Klinische Elektrokardiologie der Arrhythmien
Erik Sandøe und Bjarne Sigurd

Deutsche Bearbeitung
Martin Schlepper

Mit freundlichen
Empfehlungen
überreicht durch

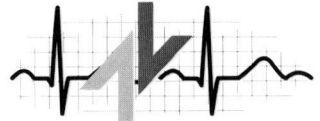

Herz-Kreislauf-Service

**Boehringer
Ingelheim**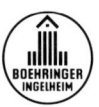

Klinische Elektrokardiologie der Arrhythmien

Erik Sandøe
Bjarne Sigurd

Deutsche Bearbeitung
Martin Schlepper

Mit einem Vorwort von
Ronald Campbell

**Publishing Partners
Verlags GmbH**

Die Autoren und der Verlag haben sich intensiv darum bemüht sicherzustellen, daß die in diesem Buch dargestellte Arzneimittelauswahl und -dosierung dem aktuellen jetzigen Kenntnisstand und der klinischen Anwendung entsprechen. Unter Berücksichtigung fortlaufender Forschung und sich stetig änderndem Erkenntnisstand in bezug auf medikamentöse Therapie, aber auch wegen möglicher Fehler im drucktechnischen Bereich ist der Leser aufgefordert, jede Dosierungsangabe – auch die auf Packungsbeilagen – sowohl hinsichtlich Indikations- und Dosierungsänderungen als auch zusätzlicher Warnungen und Vorsichtsmaßnahmen zu beachten. Dies ist bei jedem neuen und/oder selten angewendeten Medikament besonders wichtig.

© Copyright 1991 by
Publishing Partners Verlags GmbH
Ockenheimer Chaussee 5
D-6530 Bingen

ISBN-Nr. 3-927925-01-2

Gestaltung, Satz und EKG-Zeichnungen:
STUDIO Z
Corporate Communication
Ockenheimer Chaussee 5
D-6530 Bingen

Zeichnungen: 1.7, 1.11–1.16, 1.20–1.23, 1.25, 1.31 und 3.6: Peter Skanning

Es hat mich nicht gereut, meinen dänischen Kollegen und Freunden zuzusagen, die neue Auflage ihres bereits bekannten Buches über Herzrhythmusstörungen für deutschsprachige Leser zu übersetzen und zu bearbeiten. Es wurde mir gestattet, eigene Anschauungen einfließen zu lassen. Ich habe dabei gelernt!

Das Buch ist didaktisch hervorragend aufgebaut, und wenn es scheint, daß manche Wiederholungen vermeidbar gewesen wären, so tragen gerade diese zum Verständnis bei. Die einfache Darstellung wird es dem Unerfahrenen erlauben, sich in die Materie einzuarbeiten; der Erfahrene wird Nutzen aus den speziellen Darlegungen ziehen. Das Buch gewinnt seinen Wert einmal durch die vorzüglichen Abbildungsbeispiele, zum anderen durch den immer wieder hervortretenden Bezug auf das Wesentliche, nämlich die Krankheit des Patienten.

Ich bin sicher, das Buch wird seine Leser finden und für diejenigen eine Bereicherung – auch zum Wohl ihrer Patienten – sein, die sich ernsthaft mit dem Inhalt auseinandersetzen.

Martin Schlepper

Over the years there have been many great text-books devoted to electrocardiography: Lewis "The Mechanisms and Graphic Registration of the Heart Beat" 1925; Korth "Klinische Elektrokardiographie" 1941; Katz "Electrocardiography" 1941; Lepeschkin "Modern Electrocardiography" 1951; Marriott "Practical Electrocardiography" 1952; Graybiel et al "Electrocardiography in Practice" 1952; Scherf and Boyd "Clinical Electrocardiography" 1953; Scherf and Schott "Extrasystoles and Allied Arrhythmias" 1953; Goldman "Principles of Clinical Electrocardiography" 1956; Sodi Pallares and Calder "New Basis of Electrocardiography" 1956; Katz and Pick "Clinical Electrocardiography" 1956; Grant "Clinical Electrocardiography" 1957; Latour and Puech "Electrocardiographie endocavitaire" 1957; Massie and Welsh "Clinical Vectorcardiography and Electrocardiography" 1960; Hoffman and Cranefield "Electrocardiography of the Heart" 1960; Wolff "Electrocardiography. Fundamentals and Clinical Applications" 1962; Bellet "Clinical Disorders of the Heart Beat" 1963; Hoffman "Sudden Cardiac Death" 1964; Langendorf and Pick "Mechanisms and Therapy of Cardiac Arrhythmias" 1966; Rosenbaum "Los Hemibloques" 1968; Stock "Diagnosis and Treatment of Cardiac Arrhythmias" 1969; Schamroth "The Disorders of Cardiac Rhythm" 1971; Bayes and Cosin "Diagnosis and Treatment of Cardiac Arrhythmias" 1980.

As the dates attest, the pace has slowed. Have time and research revealed the final mysteries of the surface ECG? Experience tells otherwise. The surface ECG pattern of ischaemia and infarction are well recognised but their cellular basis is not understood. Considerable precision in arrhythmia diagnosis is possible from the surface ECG but the fundamental mechanisms of the arrhythmia are rarely exposed. In an era of aggressive intervention for ischaemia, infarction and arrhythmias, these deficiencies are not merely of academic interest. The surface ECG is a fragile tool. It offers a simple non-invasive "average" view of cardiac electrical events but cellular phenomena are not exposed, rather they are inferred from clinical experience and from basic research results. There have been dramatic advances in cellular cardiac electrophysiological research. The ionic fluxes and control mechanisms responsible for electrical events are now relatively well established and in the isolated heart or in tissue bath preparations, the fundamental mechanisms of arrhythmia production have been studied and analysed, stripped of confounding and confusing external factors. The advent of invasive electrophysiological examinations in man in 1969 was heralded as the bridge between basic research and clinical practice but those expectations have been satisfied only in part. Invasive electrophysiology has helped understand some specific arrhythmias although disappointingly, arrhythmia management remains empirical and unscientific. Interpreting the surface electrocardiogram still owes as much to art as it does to science. The clinician must allow for underlying autonomic influences and the effects of destabilising disease, yet remarkably, from this volatile representation of the heart's electrical activity, clinical diagnosis and management of cardiac electrical events and arrhythmias has reached its present day sophistication.

It is a major challenge to communicate the art and science of electrocardiography. This book is a unique and worthy addition to the library of electrocardiography. It combines the experience and wisdom of traditionalist grand masters of cardiology with modern knowledge of cellular cardiac electrophysiology. Here are spectacular high quality examples of cardiac arrhythmias – common and uncommon. Here are explanations that involve basic science and clinical invasive electrophysiology. Here are up-to-date key references for every aspect of electrocardiography and of arrhythmias and their management. Here are treatment suggestions that acknowledge our ever increasing armamentarium for the management of arrhythmias and include the new non-pharmacological procedures of ablation, antitachycardia pacing, implantable defibrillators and surgery. Here is a good common sense. As a reference text, as a teaching source or as a primer in clinical electrocardiography, there is something in this fine book for everyone.

Newcastle upon Tyne, October 1990

Ronald W.F. Campbell

Dieses Buch dient dem Ziel, den gegenwärtigen Wissensstand über kardiale Arrhythmien in einem klinischen Kontext einem breiten medizinischen Publikum vom praktischen Arzt über den Internisten bis zum klinischen Kardiologen zugänglich zu machen, wobei auch das Pflegepersonal einer kardiologischen Intensivstation eingeschlossen werden soll. Um die Aussagen anwendbar und brauchbar für den täglichen Umgang mit Herzrhythmusstörungen in der Klinik zu machen, sind sie in Form von Leitlinien dargestellt. Die Prinzipien der Rhythmusstörungen und der antiarrhythmischen Behandlungen wurden bewußt in einfachen Sätzen dargelegt, um den Text auch für die Leser verständlich zu machen, die keine besonderen Kenntnisse in Physik und Elektronik aufweisen.

Das Buch ist mit einer großen Anzahl von EKG-Aufzeichnungen illustriert, die in 25 mm-Papiervorschubgeschwindigkeit 1:1 wiedergegeben sind. Die Legenden zu den Abbildungen erklären die Charakteristika der EKG-Ableitungen im Detail, so daß das Buch auch als EKG-Atlas benutzt werden kann mit einer zusammengefaßten Darstellung der gewöhnlichen Arrhythmien und einer vernünftigen Auswahl der seltenen, aber oft lebensbedrohlichen Herzrhythmusstörungen.

Um Mißverständnisse durch ungebräuchliche oder nichtspezifische Terminologie zu vermeiden, haben wir uns im Hinblick auf die Erklärungen, die Definitionen und die Klassifikation von Herzrhythmusstörungen strikt an die Vorschläge der „Task Force" der Weltgesundheitsorganisation (WHO) und der Internationalen Gesellschaft und Föderation für Kardiologie (ISFC) gehalten (s. WHO/ISFC Task Force, Definitions of terms related to cardiac rhythm. Europ J Cardiol 1978, 8: 127–44).

Die vielen im Buch wiedergegebenen EKG-Beispiele kommen fast ausschließlich aus der Medizinischen Abteilung B, Rigshospitalet, Universitätsklinik Kopenhagen. Besonderer Dank gebührt dem Pflegepersonal der Intensivstation, die halfen, die EKG-Beispiele zu sammeln.

Unsere Anerkennung und unser Dank gilt Professor Martin Schlepper für seine herausragende und engagierte Arbeit bei der Übersetzung und Bearbeitung des Manuskriptes vom Englischen ins Deutsche, wie es sich in der jetzt vorliegenden deutschen Ausgabe darstellt.

Die Herausgabe des Buches wurde durch eine großzügige Unterstützung von Boehringer Ingelheim möglich gemacht. Wir möchten diesem pharmazeutischen Unternehmen danken für das Verständnis und die Kooperation, mit der sie unseren Vorstellungen während der Arbeit an diesem Buch begegneten.

Kopenhagen, Oktober 1990

Erik Sandøe

Bjarne Sigurd

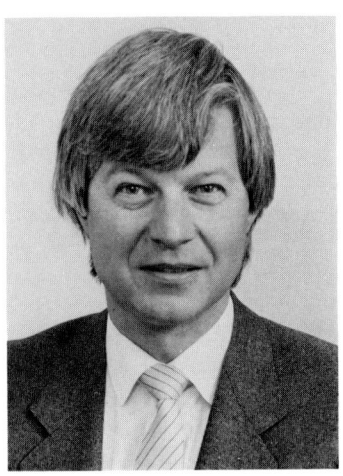

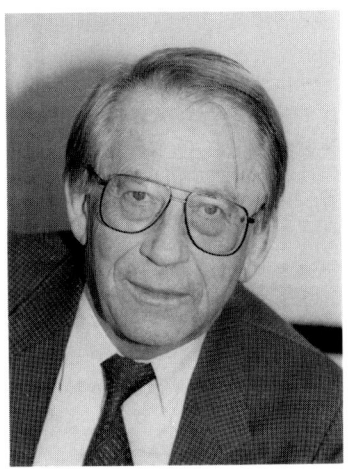

Ronald Campbell

Professor Campbell, geboren 1946, ist Kardiologe mit den Schwerpunkten Arrhythmien, Elektrophysiologie und Elektrochirurgie. Er graduierte 1969 in Edinburgh und arbeitete im Duke University Medical Centre bevor er nach England zurückkehrte, wo er in Newcastle upon Tyne arbeitete. 1986 Ernennung zum Leiter der akademischen Kardiologie-Abteilung. Seine Abteilung, gefördert von British Heart Foundation, ist international bekannt für Arrhythmie-Behandlung und physiologische Forschung.

Martin Schlepper

Geboren 1928. Studium der Medizin an den Universitäten Mainz, Innsbruck und Münster. Weitere Ausbildung in Deutschland, USA und England. Seit 1970 Direktor der Kerckhoff-Klinik der MPG in Bad Nauheim. Habilitation 1969. Professor an der Universität Gießen seit 1973. 1982–1986 Chairman der Europäischen Studiengruppe für Arrhythmieforschung. 1988 Präsident der Deutschen Gesellschaft für Herzkreislaufforschung.

Veröffentlichungen über Arrhythmien und antiarrhythmische Behandlung, Herzinsuffizienz und Pathopysiologie des Herzkreislaufes.

Kapitel 1

Grundlagen der Elektrokardiographie   1

Kapitel 2

Das normale EKG   29

Kapitel 3

Herzrhythmusstörungen   35

Inhalt

Kapitel 4

Behandlung von Herzrhythmusstörungen 67

Kapitel 5

Extrasystolen, Ersatzschläge und Parasystolie 107

Inhalt

Inhalt

Kapitel 12

Digitalis und EKG

Kapitel 13

Elektrolyte und das EKG

Kapitel 14

Deutung des EKG bei Sinusrhythmus und supraventrikulären Arrhythmien

Kapitel 1
Grundlagen der Elektrokardiographie

Die Herzmuskelzellen [1, 2] sind quergestreifte Muskelzellen, die sowohl Myosin als auch Aktin-Filamente enthalten. Benachbarte Zellen sind End-zu-End durch Glanzstreifen verbunden (Abb. 1.1). Diese Scheiben, die aus Zellmembranen bestehen, haben eine sehr niedrige elektrische Impedanz bzw. einen sehr niedrigen Widerstand, der die Erregungsausbreitung von Zelle zu Zelle begünstigt. Sowohl in den Vorhöfen als auch in den Ventrikeln besteht ein zusammenhängendes Netzwerk von Zellen, ein funktionelles Syncytium. Wenn eine Zelle in dieser Vernetzung elektrisch erregt wird, dann wird sie die nächste erregen und so weiter, bis das gesamte Vorhof- oder Ventrikelmyokard erregt ist.

Das Erregungsleitungssystem des Herzens [1, 2]

Das Erregungsleitungs- und -bildungssystem des Herzens besteht aus Arealen und Bahnen spezialisierter Zellen mit besonderen elektrophysiologischen Eigenschaften für Leitung und Erregungsbildung (Schrittmacheraktivität). Das System setzt sich zusammen aus (Abb. 1.2): der Sinusknotenregion (SA), dem Atrioventrikulärknoten (AV), dem His'schen Bündel, einem rechten Schenkel und, vereinfacht dargestellt, einem linken Schenkel mit seinen zwei Faszikeln, dem eher schmalen linksanterioren Faszikel und dem mehr breitgefächerten linksposterioren Faszikel, sowie aus den Purkinje-Fasern.

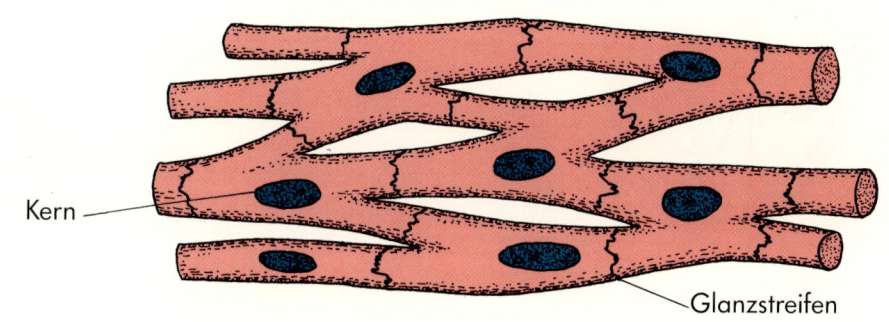

Abb. 1.1
Mikroskopischer Schnitt eines Myokardareals. Die gestreiften Muskelzellen sind voneinander abgegrenzt, gleichzeitig aber End-zu-End durch modifizierte Zellmembranen mit dem Glanzstreifen verbunden, die die Erregungsausbreitung von Zelle zu Zelle begünstigen.

Kern

Glanzstreifen

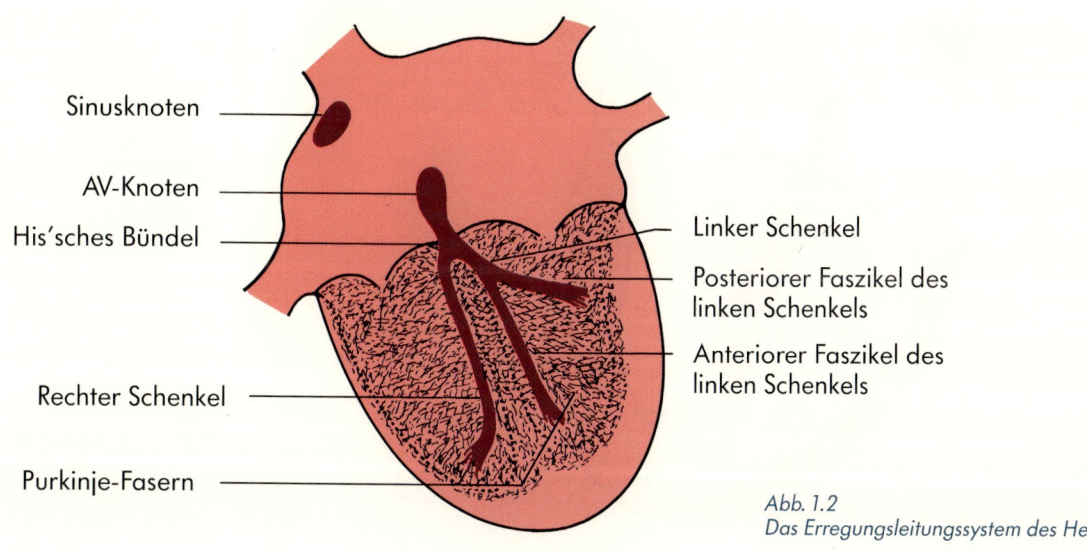

Sinusknoten

AV-Knoten

His'sches Bündel

Linker Schenkel

Posteriorer Faszikel des linken Schenkels

Anteriorer Faszikel des linken Schenkels

Rechter Schenkel

Purkinje-Fasern

Abb. 1.2
Das Erregungsleitungssystem des Herzens

Das Zweikammer-Herz [2, 3]

Elektrophysiologisch ist das Herz zweigekammert (Abb. 1.3), da die Vorhöfe vom Ventrikelmyokard isoliert sind durch das Bindegewebe des atrioventrikulären Ringes. Die einzige Verbindung zwischen diesen zwei „Kammern", den Vorhöfen und den Ventrikeln, ist eine dünne muskuläre Brücke, das atrioventrikuläre Leitungssystem.

Atrioventrikuläres Leitungssystem [2, 4–8]

Die muskuläre Verbindung zwischen den Vorhöfen und den Ventrikeln, das atrioventrikuläre Leitungssystem, setzt sich zusammen aus (Abb. 1.4):

1. einem monofaszikulären Leitungsweg: der AV-Knoten selbst und seine Fortsetzung, das His'sche Bündel;
2. einem bifaszikulären Leitungsweg: der linke Schenkel und parallel dazu der erste Teil des rechten Schenkels;
3. einem trifaszikulären Leitungsweg: der anteriore und posteriore Faszikel des linken Schenkels, die parallel zum rechten Schenkel verlaufen. Der AV-Knoten selbst und das His'sche Bündel (die den monofaszikulären Abschnitt des AV-Leitungssystems bilden) werden zusammen als Erregungsleitungssystem bezeichnet.

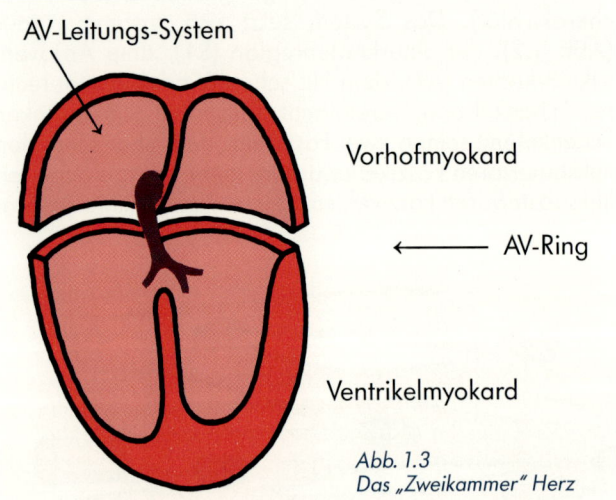

AV-Leitungs-System

Vorhofmyokard

← AV-Ring

Ventrikelmyokard

Abb. 1.3
Das „Zweikammer" Herz

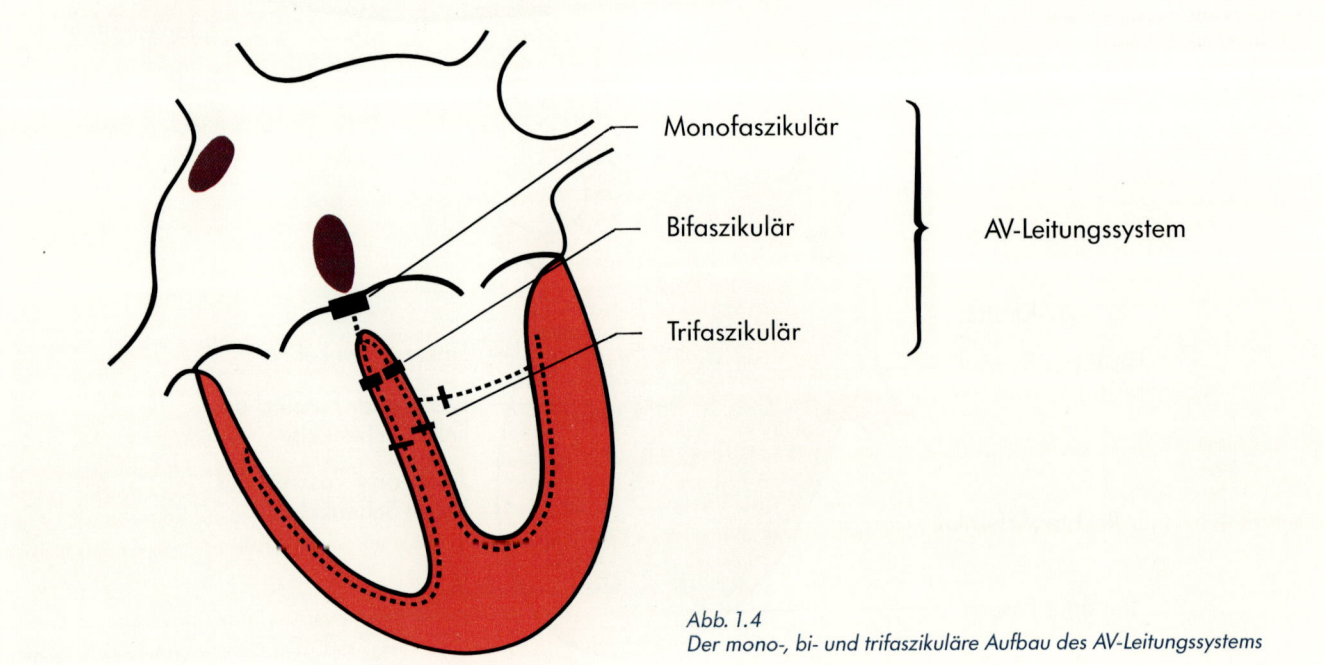

Monofaszikulär

Bifaszikulär   AV-Leitungssystem

Trifaszikulär

Abb. 1.4
Der mono-, bi- und trifaszikuläre Aufbau des AV-Leitungssystems

Das Aktionspotential[1, 9, 10]

Die Zellmembran der ruhenden Zelle ist in der Diastole elektrisch polarisiert mit einer positiven Ladung an der Außenseite und einer negativen Ladung im Zellinneren. Dieses Ruhe-Membranpotential hat eine Größe von 60–90 mV (Abb. 1.5). Die Zelle kann erregt werden, wenn ein negativer elektrischer Strom an ihrer Oberfläche angreift. Die Einwirkung eines sehr schwachen elektrischen Stromes bewirkt zunächst nur eine vorübergehende, geringe Reduktion des Membranpotentials (gestrichelte Linie in Abb. 1.5). Wenn jedoch das Membranpotential über einen kritischen Wert – den Schwellenwert – reduziert wird, wird die Zelle vollständig erregt und kontrahiert sich. Das ursprünglich negative Membranpotential vermindert sich abrupt zum Wert Null und darüber hinaus, so daß ein sogenannter „overshoot" von bis zu 30 mV entsteht.

Dieser schnellen Depolarisation der Zellmembran (Phase 0) folgt eine kurze Phase einer schnellen Repolarisation, die den „overshoot" auf Null zurückführt (Phase 1); dann folgt eine Plateau-Phase (Phase 2), in der das Membranpotential um den Wert Null gehalten wird. Letztlich wird die Erregung durch eine schnelle Repolarisation beendet (Phase 3), die das Ruhe-Membranpotential wiederherstellt. Die darauffolgende diastolische Periode mit gleichbleibend negativem Membranpotential wird als Phase 4 bezeichnet.

Die gesamte Folge der Potentialveränderungen vom Beginn der Depolarisation bis zum Ende der Repolari-

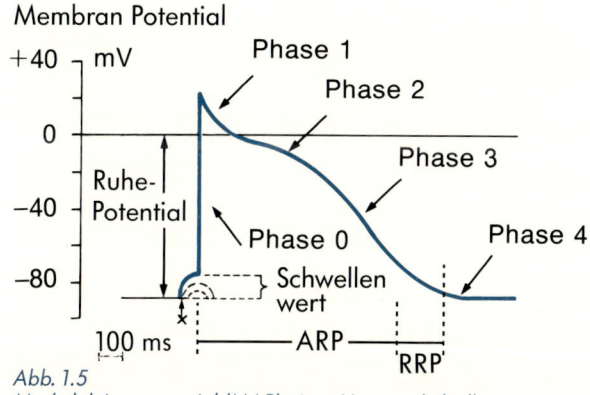

Abb. 1.5
Muskelaktionspotential (MAP) einer Herzmuskelzelle
ARP: Absolute Refraktärperiode, RRP: Relative Refraktärperiode.

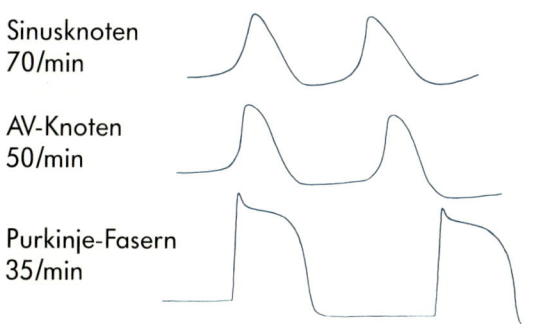

Sinusknoten
70/min

AV-Knoten
50/min

Purkinje-Fasern
35/min

Abb. 1.6
Muskelaktionspotentiale isolierter, im Elektrolytbad suspendierter Schrittmacherzellen, die sich mit der ihnen eigenen Frequenz entladen.

sation wird als Muskelaktionspotential (MAP) der Zelle bezeichnet (Abb. 1.5).

Vom Beginn der Depolarisation bis zu dem Zeitpunkt, an dem die Repolarisation das Membranpotential auf einen gewissen Wert, meist um −50 mV, zurückgebracht hat, kann die Zelle durch einen noch so starken Stimulus nicht wieder reaktiviert werden, so daß absolute Refraktärität besteht (absolute Refraktärperiode – ARP). Von da an bis zum Zeitpunkt der vollständigen Repolarisation sind stärkere Stimuli zur erneuten Erregung notwendig, so daß jetzt eine relative Refraktärperiode besteht (RRP). Ein Aktionspotential, das während der relativen Refraktärperiode ausgelöst wird, hat gewöhnlich eine verringerte Amplitude, eine langsamere Aufstiegsgeschwindigkeit und ist weniger imstande, die benachbarte Zelle zu stimulieren und so zur Impulsausbreitung beizutragen.

Die Mehrzahl der Myokardzellen bilden das gewöhnliche Arbeitsmyokard und können nur durch einen äußeren Reiz aktiviert werden. Daneben gibt es Zellen mit der Fähigkeit zu eigener Erregungsbildung, sogenannte Schrittmacherzellen, die über das Leitungssystem verteilt sind. In diesen Schrittmacherzellen ist nach dem Erreichen der vollständigen Repolarisation (Ende Phase 3) eine langsame, aber stetige Verminderung des Ruhe-Membranpotentials während der Diastole zu beobachten. Diese diastolische Depolarisation (Phase 4 des Aktionspotentials der Schrittmacherzellen) erreicht den Schwellenwert (Abb. 1.6.), so daß die Zelle dann vollständig erregt wird und ein neues Aktionspotential entsteht, das seinerseits benachbarte Zellen erregt. Je früher bei der langsamen diastolischen Depolarisation der Schwellenwert erreicht wird, desto höher ist die spontane Frequenz der Erregungsbildung. Die Steilheit der diastolischen Depolarisation während der Phase 4 wird umso geringer, je peripherer die Schrittmacherareale im Leitungssystem liegen, und damit wird die Eigenfrequenz dieser Schrittmacherareale niedriger. Ein Schrittmacherareal ist eine Gruppe von Zellen mit der Fähigkeit, das Herz anzutreiben und zu erregen. Der Schrittmacher des Herzens ist derjenige, von dem wirklich die jeweilige Erregung ausgeht; er treibt das Herz an. Schrittmacherzellen des Sinusknotens haben normalerweise eine Entladungsfrequenz von 60–100/min, die des AV-Knotens von 40–60/min und die Schrittmacherzellen des Purkinje-Systems entladen sich etwa 30–40mal pro Minute. Normalerweise ist der Sinusknoten der primäre Schrittmacher des Herzens. Aufgrund seiner hohen Eigenentladungsfrequenz werden andere Schrittmacherareale von Sinusknotenimpulsen so früh erregt, daß ihre eigene spontane Depolarisation nicht mehr zur Wirkung kommt. Die physiologische Rolle der anderen, untergeordneten Schrittmacherareale, der sogenannten ektopen oder Hilfsschrittmacher, besteht darin, als Reserve-Schrittmacher dann in Funktion zu treten, wenn die normale Erregungsbildung oder -leitung ausfällt.

Prinzipien der Elektrokardiographie[11, 12]

Während Depolarisation und nachfolgender Repolarisation verhalten sich die vielen Zellen des Herzens wie ein elektrischer Generator, von dem ein elektrischer Strom in den Körper hineinfließt und in das Herz zurückkehrt. Auf diese Weise treten sich verändernde elektrische Potentiale an der Körperoberfläche auf. Die Elektrokardiographie (EKG) ist die Technik, die benutzt wird, diese elektrischen Manifestationen der Herztätigkeit aufzuzeichnen. Grundlegende Bestandteile eines EKG-Aufzeichnungssystems sind in Abb. 1.7 dargestellt. Die Spannungsdifferenz wird zwischen zwei Elektroden abgegriffen, die unmittelbaren Kontakt mit der Haut haben (1). Jeweils ein Paar von Elektroden bildet eine EKG-Ableitung (2), die verbunden ist mit den zwei Eingangsendstufen (3) eines EKG-Verstärkers (4). Das verstärkte Signal wird dann auf ein Aufzeichnungsgerät (5), einen Monitor oder ein Oszilloskop übertragen. Die

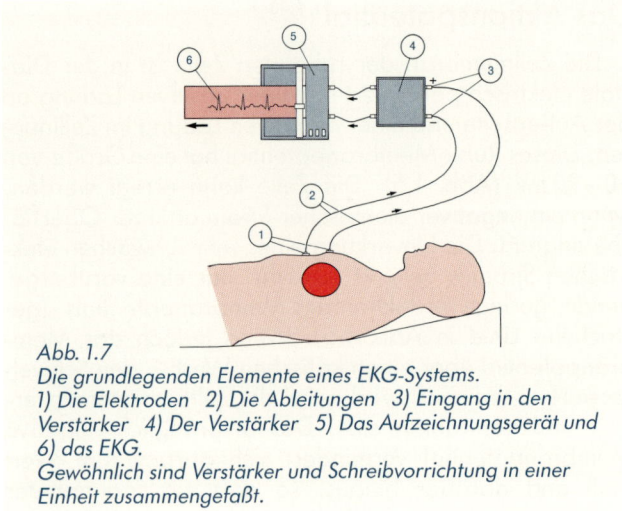

Abb. 1.7
Die grundlegenden Elemente eines EKG-Systems.
1) Die Elektroden 2) Die Ableitungen 3) Eingang in den Verstärker 4) Der Verstärker 5) Das Aufzeichnungsgerät und 6) das EKG.
Gewöhnlich sind Verstärker und Schreibvorrichtung in einer Einheit zusammengefaßt.

zeitliche Auflösung der Signale bildet die Kurve des Elektrokardiogramms. Das EKG ist somit ein Diagramm, das Spannungsdifferenzen als Funktion der Zeit wiedergibt. Spannungsänderungen werden auf der Y-(vertikalen) Achse aufgetragen und der Zeitablauf auf der horizontalen X-Achse (Abb. 1.8). Ist keine Spannungsdifferenz zwischen den Elektroden der EKG-Ableitungen vorhanden, wird eine gerade Linie, die isoelektrische Linie, aufgezeichnet. Eine Aufwärtsdeflexion von dieser Linie wird nach Übereinkunft als positiver Ausschlag,

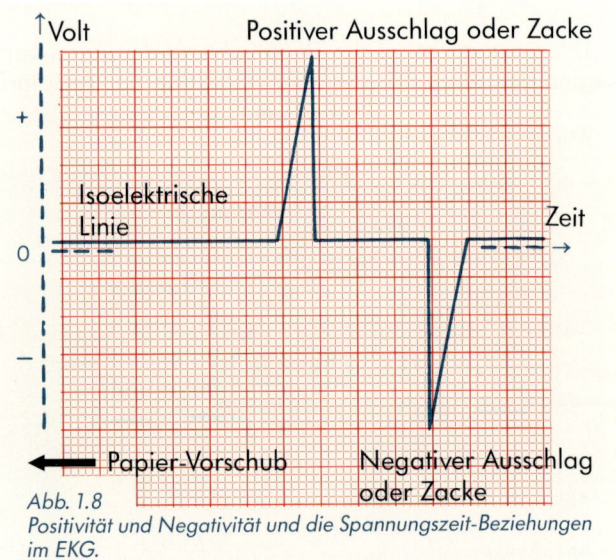

Abb. 1.8
Positivität und Negativität und die Spannungszeit-Beziehungen im EKG.

Zacke oder Welle bezeichnet. Gleichermaßen wird eine abwärtsgerichtete Deflexion von der isoelektrischen Linie als negativer Ausschlag, Zacke oder Welle bezeichnet.

Eichung des EKG[13, 14]

EKG-Kurven werden meist auf Millimeterpapier mit entsprechender horizontaler und vertikaler Linienunterteilung geschrieben. Dabei werden durch jeweils unterschiedliche Dicke der Linien große (10x10 mm), mittlere (5x5 mm) und kleine (1x1 mm) Quadrate gebildet (Abb. 1.9). Bei einer Vorschubgeschwindigkeit von 50 mm/s entspricht die Grundlinie des großen Quadrates 0,2 s, die des mittleren 0,1 s und die des kleinen Quadrates 0,02 s. Beträgt die Papiergeschwindigkeit jedoch 25 mm/s, wie bei den meisten Abbildungen dieses Buches, sind die Zeitwerte entsprechend zu verdoppeln (0,4 s, 0,2 s und 0,04 s). Die Verstärker werden in der Regel so geeicht, daß ein Eichausschlag von 10 mm 1 mV entspricht. Es kann z. B. bei ausgesprochener Hypertrophie des linken Ventrikels der Verstärkereffekt so vermindert werden, daß 1 mV einer Ausschlaghöhe von 5 mm entspricht, so daß die Ausschläge ohne Verzerrung wiedergegeben werden können. Die jeweils gewählte Verstärkung sollte in mm = mV angegeben werden.

Bestimmung der Herzfrequenz

Die Herzfrequenz kann auf einfache Weise durch die sogenannte 600er- (50 mm/s Papiervorschub) oder 300er- (25 mm/s Papiervorschub) Regel bestimmt werden. Bei 50 mm/s Vorschubgeschwindigkeit beträgt die

$$\text{Herzfrequenz/min} = \frac{600}{\text{RR-Abstand gemessen in mittleren Quadraten}}$$

Bei 25 mm/s Vorschubgeschwindigkeit, wie bei den Abbildungen dieses Buches, ist die

$$\text{Herzfrequenz} = \frac{300}{\text{RR-Abst. gemessen in mittl. Quadr. (Grundlinie 5 mm)}}$$

Man nimmt dabei eine R-Zacke oder P-Welle, die mit einer stärker ausgezogenen vertikalen Linie zusammenfällt, und mißt den Abstand zur nächsten R-Zacke bzw. P-Welle. Ein RR-Abstand von einer Linie zur nächsten entspricht dabei einer Frequenz von 300/1 = 300/min, von 300/2 = 150/min bzw. 50 mm/s Papiergeschwindigkeit 600/2 = 300/min usw. (Abb. 1.10).

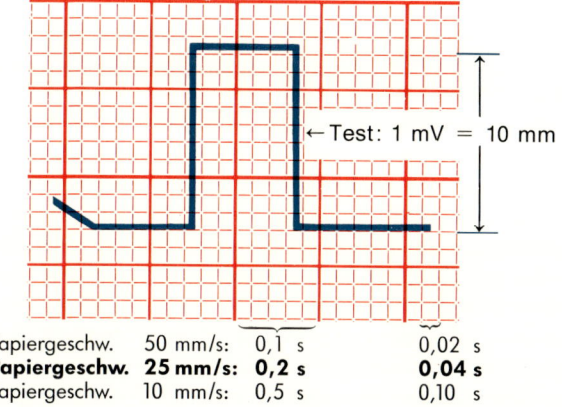

Papiergeschw.	50 mm/s:	0,1 s	0,02 s
Papiergeschw.	**25 mm/s:**	**0,2 s**	**0,04 s**
Papiergeschw.	10 mm/s:	0,5 s	0,10 s

Abb. 1.9
Papiergeschwindigkeit und Spannungseichung in einer EKG-Aufzeichnung.

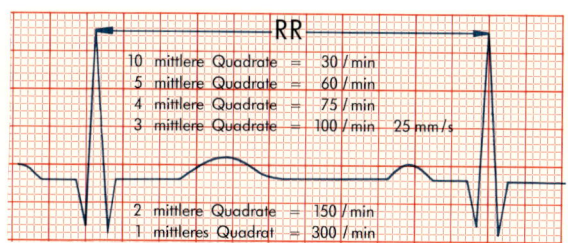

Abb. 1.10
Schnelle Abschätzung der Herzfrequenz durch die „300er Regel" (25 mm/s).

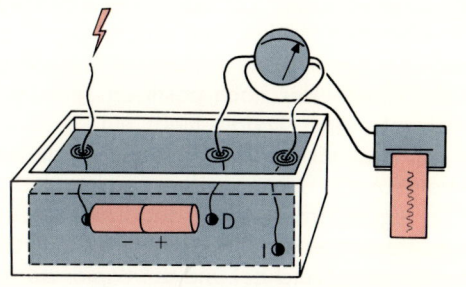

Abb. 1.11
In-vitro-Experiment zum Nachweis der Erregungsausbreitung an einem in einer Elektrolytlösung aufgehängten Herzmuskelstreifen. Der Ausschlag des Voltmeters wird über einen Tintenschreiber aufgezeichnet.
D = differente oder Suchelektrode
I = indifferente Elektrode

Ergebnisse an isolierten Herzmuskel-streifen [11, 12]

Verständnis für einige der elektrophysiologischen Vorgänge, die zur Bildung des EKG führen, kann durch die Analyse der Depolarisations- und Repolarisationsvorgänge an isolierten Muskelstreifen, die aus der Wand des linken Ventrikels genommen wurden, gewonnen werden (Abb. 1.11, S. 7). Ein solcher Muskelstreifen, der in Analogie zur klinischen Gegebenheit als repräsentativ für das Gesamtherz betrachtet werden kann, wird in einem Gefäß, das mit Elektrolytlösung gefüllt ist, aufgespannt, wobei dieses Gefäß den Körper darstellt. Spannungsunterschiede in der Elektrolytlösung werden über ein Elektrodenpaar, welches eine EKG-Ableitung darstellt, durch ein Voltmeter mit einem Tintenschreiber aufgezeichnet, das so einem EKG-Kanal gleicht. Eine der Elektroden befindet sich am Punkt E, nahe dem Muskelstreifen selbst, und mißt die Spannungsunterschiede an diesem Punkt. Die andere Elektrode, die sogenannte indifferente Elektrode, wird als Null-Referenz benutzt und wird entfernt vom Muskelstreifen am Rande des Gefäßes plaziert (I).

Die Depolarisation des Muskelstreifens erfolgt durch Anwendung eines kurzen elektrischen Schocks an einem Ende des Muskelstreifens. Einmal erregt, wird die Erregungswelle über den ganzen Streifen fortgeleitet, bis er vollständig depolarisiert ist und die Welle das andere Ende erreicht hat.

Die Erregungsfront bildet einen elektrischen Dipol mit einer positiven Seite vor der Erregungsfront, d.h. am noch ruhenden Muskel, und einem negativen Ende im Bereich des gerade depolarisierten Muskels (Abb. 1.12). Aus der Quelle der noch positiven Seite vor der Erregungsfront dieses Dipols fließt ein elektrischer Strom über unregelmäßige Leitungswege in die umgebende Elektrolytlösung und von da zurück auf die Rückseite der Erregungsfront. Die dadurch erzeugte Spannungsdifferenz in der Elektrolytlösung wird durch das Voltmeter aufgezeichnet und auf Papier ausgeschrieben (Abb. 1.13). Eine Vielzahl einfacher Regeln zur Erklärung der Ausschläge und Wellen in einem EKG kann aus diesem einfachen Versuch abgeleitet werden:

Eine Erregungsfront, die sich auf die differente oder Suchelektrode zubewegt, führt zu einem positiven Aus-

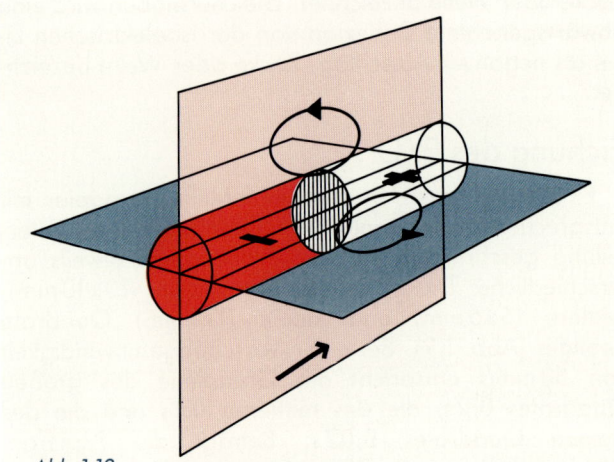

Abb. 1.12
Dipol einer fortschreitenden Erregungsfront, bei dem das elektrische Feld nicht geradlinig, sondern auf „verwundenen" Wegen von der frontalen Ursprungsquelle nach hinten fließt. Experimenteller Aufbau wie in Abb. 1.11

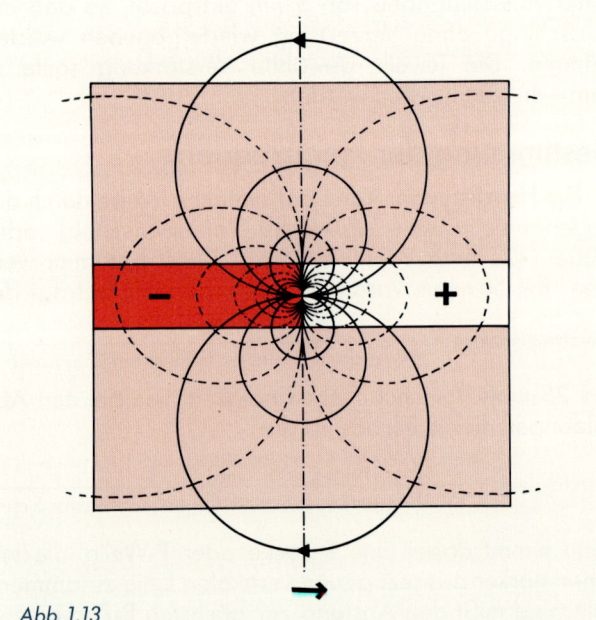

Abb. 1.13
Planare Aufzeichnung des elektrischen Feldes aus der Versuchsanordnung in Abb. 1.12. Die ausgezogenen Linien zeigen das jeweilige elektrische Feld, die gepunkteten Linien die dadurch hervorgerufenen Potentialdifferenzen.

schlag (einer R-Zacke) im EKG. Je größer die Muskelmasse, um so größer ist der Ausschlag. In dem Moment, wo der gesamte Muskel erregt ist, hört der Dipol auf zu existieren und die EKG-Kurve wird plötzlich wieder isoelektrisch (Abb. 1.14). Umgekehrt wird durch eine Erregungsfront, die sich von der differenten Elektrode wegbewegt, ein negativer Ausschlag hervorgerufen (eine Q- oder eine QS-Zacke), und wiederum gilt, daß je größer die Muskelmasse, um so größer der negative Ausschlag. Wenn der gesamte Muskel, der das Herz repräsentiert, erregt ist, kehrt die EKG-Kurve vom Negativen plötzlich auf die isoelektrische Linie zurück (Abb. 1.15). Letztlich verändert sich das Muster der EKG-Ausschläge durch die Elektrodenlokalisation in Beziehung zu der Richtung der Erregungsfront entlang der langen Achse des Muskelstreifens. Die bestimmende Größe ist der Winkel oder auch die Achse zwischen einer gedachten Linie vom Mittelpunkt des Muskelstreifens zu der differenten Elektrode und der Richtung der Erregungsfront (Abb. 1.16).

Die größten Ausschläge im EKG findet man, wenn die gedachte Linie oder Achse parallel zur Richtung der Erregungsfront verläuft; dabei gibt es die höchsten positiven Wellen, wenn die Erregungsfront sich direkt auf

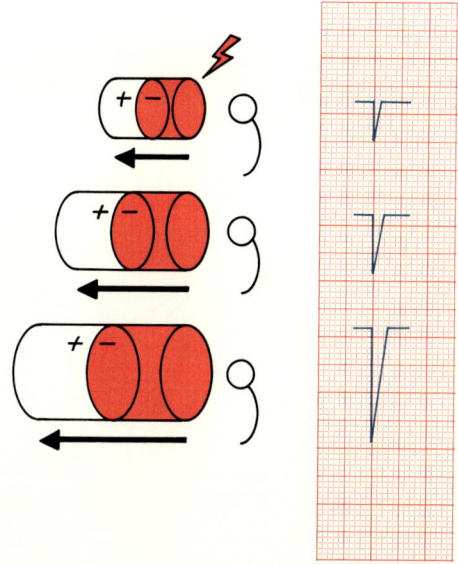

Abb. 1.15
Erregung weg von der differenten oder Suchelektrode bewirkt einen negativen Ausschlag; je größer die Muskelmasse, desto tiefer der Ausschlag. Versuchsaufbau wie in Abb. 1.11.

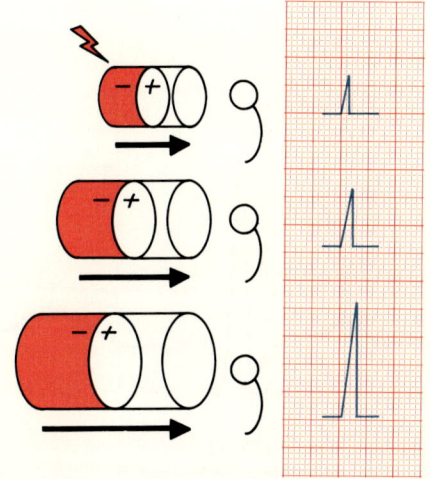

Abb. 1.14
Erregungsausbreitung auf die differente Elektrode zu bewirkt einen positiven Ausschlag. Je größer die Muskelmasse, desto höher ist der Ausschlag. Versuchsaufbau wie in Abb. 1.11.

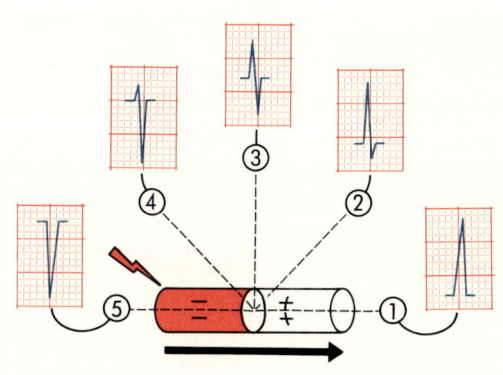

Abb. 1.16
Aufzeichnung mit differenten Elektroden, deren Achsenrichtung unterschiedlich zur Richtung der Erregungsausbreitungsfront entlang dem Muskelstreifen steht (Erklärung s. Text). Gleicher experimenteller Aufbau wie in Abb. 1.1.

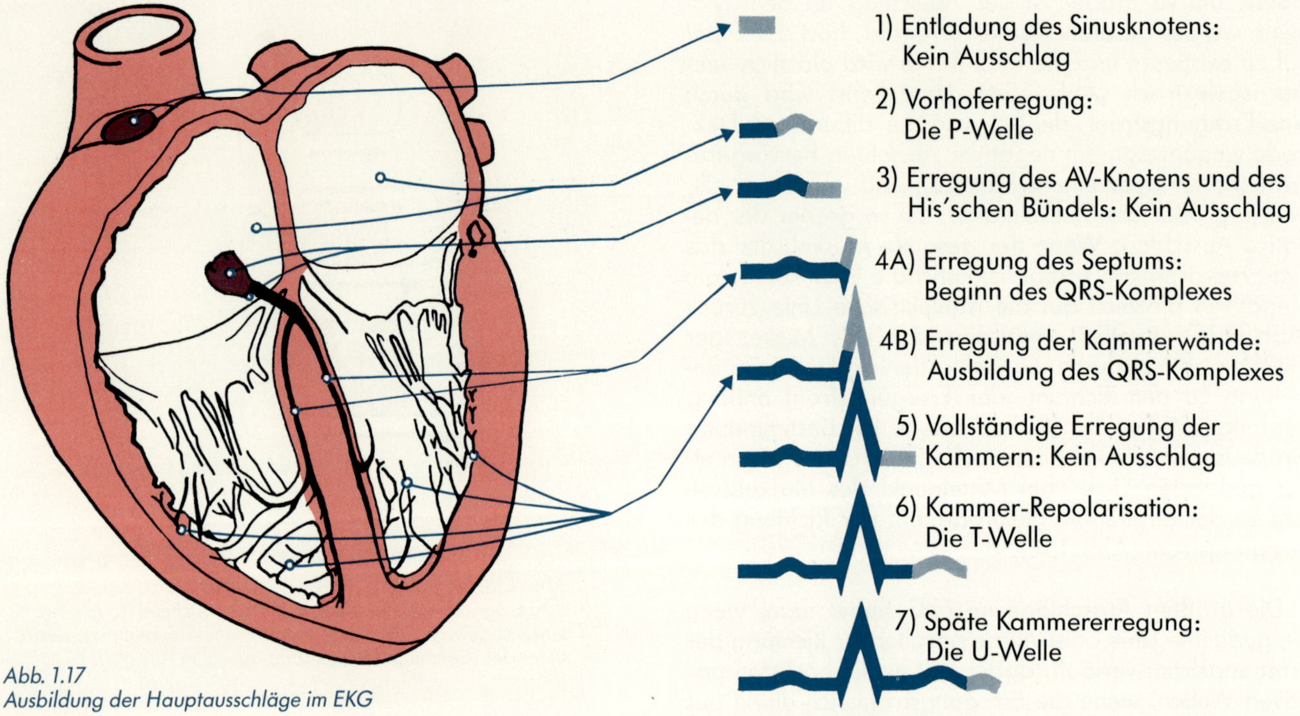

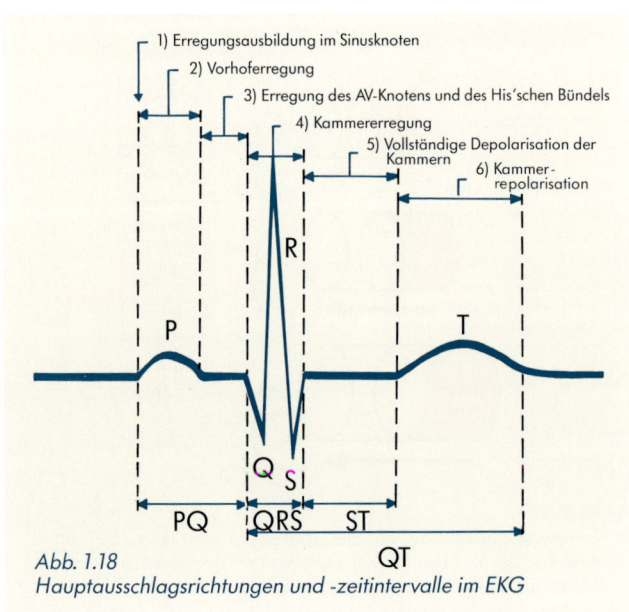

Abb. 1.17
Ausbildung der Hauptausschläge im EKG

1) Entladung des Sinusknotens:
   Kein Ausschlag

2) Vorhoferregung:
   Die P-Welle

3) Erregung des AV-Knotens und des
   His'schen Bündels: Kein Ausschlag

4A) Erregung des Septums:
    Beginn des QRS-Komplexes

4B) Erregung der Kammerwände:
    Ausbildung des QRS-Komplexes

5) Vollständige Erregung der
   Kammern: Kein Ausschlag

6) Kammer-Repolarisation:
   Die T-Welle

7) Späte Kammererregung:
   Die U-Welle

die Elektrode zubewegt, und die größten negativen Ausschläge, wenn die Erregungsfront sich in direkter Linie von der differenten Elektrode wegbewegt (Abb. 1.16-1 und -5, S. 9).

Eine kleinamplitudige biphasische Welle, die aus etwa gleichen positiven und negativen Ausschlägen besteht und die eine Nettofläche unter der Welle von nahezu Null aufweist, resultiert dann, wenn die gedachte Linie oder Achse im rechten Winkel zur Ausbreitungsrichtung der Erregungsfront liegt (Abb. 1.16-3).

Eine Nettofläche unter der Welle von dazwischenliegender Größe kommt dann zur Darstellung, wenn die gedachten Linien oder Achsen eine Zwischenstellung einnehmen (Abb. 1.16-2 und -4).

1) Erregungsausbildung im Sinusknoten

2) Vorhoferregung

3) Erregung des AV-Knotens und des His'schen Bündels

4) Kammererregung

5) Vollständige Depolarisation der Kammern

6) Kammer-repolarisation

P   R   T   Q   S

PQ   QRS   ST

QT

Abb. 1.18
Hauptausschlagsrichtungen und -zeitintervalle im EKG

Hauptausschläge und Zeitintervalle des EKG [3, 13, 18]

Die Ausbildung der Hauptausschläge im EKG ist eng verbunden mit der Depolarisation und nachfolgenden Repolarisation der Vorhöfe und des Ventrikelmyokards (Abb. 1.17):

1. Während der Erregungsbildung im Sinusknoten wird im EKG eine isoelektrische Linie aufgezeichnet. Der elektrische Strom, der durch die Erregung der kleinen Muskelmasse im SA-Knoten entsteht, ist zu schwach, um das Potential der differenten Elektrode zu verändern.

2. Während der Erregung des atrialen Myokards wird im EKG eine kleine Welle aufgezeichnet, die P-Welle.

3. Während der Erregung des AV-Knotens und des His'schen Bündels fällt das EKG zur isoelektrischen Linie ab, da wiederum die Erregung dieser kleinen Areale nicht ausreicht, das Potential der differenten Elektrode zu verändern.

4. Während der Ventrikelerregung wird zuerst das Septum (A) und dann die freie Wand (B) erregt. Während dieser Zeit zeigt das EKG einen, gewöhnlich aber zwei bis drei Hauptausschläge verschiedener Richtung, die insgesamt als QRS-Komplex bezeichnet werden.

5. Sind alle Teile des Myokards voll erregt, zeigt sich im EKG wiederum eine isoelektrische Linie, die ST-Strecke.

6. Während der Repolarisation des ventrikulären Myokards, die etwa der Phase 3 des Aktionspotentials entspricht, wird im EKG die T-Welle sichtbar. In der Regel wird die T-Welle die gleiche Ausschlagsrichtung haben wie die Hauptausschlagrichtung des QRS-Komplexes. Ein QRS-Komplex mit einer vorherrschend positiven Ausschlagsrichtung, einer R-Zacke, wird daher nachfolgend eine positive T-Welle haben, und ein QRS-Komplex, der sich durch eine hauptsächlich negative Ausschlagsrichtung auszeichnet, eine Q- oder QS-Zacke, hat eine negative T-Welle.

7. Während der späten Repolarisation einiger Abschnitte des Ventrikelmyokards (Papillarmuskel und Purkinje-Fasern) kann das EKG noch eine Welle nach der T-Welle, die sogenannte U-Welle, zeigen.

Die wesentlichen Variablen des EKG, wie Herzfrequenz, AV-Überleitungszeit, die Depolarisationszeit der Kammer und die Dauer der ventrikulären elektrischen Systole, können durch das Messen einiger wichtiger Zeitintervalle des EKG beurteilt werden (Abb. 1.18).

Das RR-Intervall (oder das PP-Intervall) ist das Intervall zwischen den höchsten Deflexionspunkten zweier R-Zacken (oder P-Zacken) in Folge. Dieses Intervall zeigt eine inverse Beziehung zur Herzfrequenz. Wenn der Kammerrhythmus regelmäßig ist, kann die Herzfrequenz pro Minute durch das RR-Intervall in Sekunden, dividiert durch 60 Sekunden, festgelegt werden.

Das PQ-Intervall ist die Zeitspanne vom Beginn der P-Welle bis zum ersten Ausschlag des QRS-Komplexes, wobei dies sowohl eine Q- als auch eine R-Zacke sein kann. Das PQ-Intervall spiegelt die AV-Überleitungszeit wider, schließt aber ebenso die Zeit für die Erregungsausbreitung in den Vorhöfen ein.

Das QRS-Intervall ist die Zeit vom Beginn des QRS-Komplexes bis zu seinem Ende und gibt die Kammer-Erregungszeit wieder vom Beginn der septalen Erregung bis zu dem Zeitpunkt, in dem das gesamte Ventrikelmyokard erregt ist.

Das QT-Intervall beginnt mit dem ersten Ausschlag des QRS-Komplexes und dauert bis zum Ende der T-Welle. Es reflektiert die Gesamtdauer der elektrischen Systole und beinhaltet die ventrikuläre Erregungsausbreitung (QRS-Komplex), die Zeit, in der das Ventrikelmyokard voll erregt ist (ST-Segment) und die ventrikuläre Repolarisation (T-Welle).

Die verschiedenen EKG-Ableitungen und ihre Achsen [3, 13, 19]

Die klinische Elektrokardiographie basiert auf EKG-Aufzeichnungen über mehrere Ableitungen, üblicherweise sechs Extremitätenableitungen und sechs Brustwandableitungen. Man kann die EKG-Kurven von verschiedenen Ableitungen mit Aufnahmen des Herzens aus verschiedenen Winkeln vergleichen (Abb. 1.19, S. 12). Jede Ableitung hat ihre eigene führende Achse, eine gedachte Linie, über die sie das Herz sieht. So wie die „EKG-Aufzeichnungen", die mit der differenten Elektrode unter verschiedenen Winkeln (Achsen) zur langen Achse eines Muskelstreifens im isolierten Muskelstreifenversuch registriert werden (Abb. 1.16, S. 9), kann jede einzelne Ableitung im 12-Ableitungs-EKG speziell die Erregung und Repolarisation aufzeichnen, die parallel zu der eigenen Achse stattfindet. Da die Erregung des Ventrikelmyokards vom innenliegenden Purkinje-Netzwerk nach außen verläuft, wird eine Ableitung mit einer Achse, die direkt auf ein Ventrikelareal zielt oder von diesem weggerichtet ist, durch die elektrische Aktivität gerade dieser Region beherrscht werden. Eine solche Ableitung würde von diesem Areal entweder wegschauen oder hinschauen.

Zwischen unipolaren und bipolaren Ableitungen besteht ein wesentlicher Unterschied: Eine unipolare Ableitung gleicht in etwa der Ableitung von einem isolierten Muskelstreifen (Abb. 1.11, S. 7) und besteht gleichsam aus einer differenten Elektrode und einer indifferenten Elektrode. Die differente oder Suchelektrode kann an einer Extremität angelegt werden (Abb. 1.21, S. 14, unipolare Extremitätenableitung) oder auch auf der Brustwand (Abb. 1.22, S. 15, unipolare Brustwandableitungen). Eine mittlere stabile Spannung der indifferenten Elektrode wird durch einen Kurzschluß über hohen elektrischen Widerstand zwischen Elektroden hervorgerufen, die an zwei oder drei Extremitäten angeschlossen sind (Abb. 1.22 und 1.23, S. 17). Über die bi-

polaren Ableitungen werden Spannungsdifferenzen zwischen zwei Elektroden an verschiedenen Extremitäten aufgezeichnet (Abb. 1.20, Standardableitungen) oder zwischen verschiedenen Teilen der Brustwand (Abb. 3.19, S. 54, Monitor-Ableitungen).

Für jede unipolare Ableitung entspricht die Hauptachsenrichtung einer Linie, die von der differenten oder Suchelektrode zum elektrischen Mittelpunkt des Herzens gezogen wird mit einer positiven Orientierung zur differenten Elektrode. Die Extremitätenelektroden werden dabei so betrachtet, als ob sie am Ursprung der Extremität, z.B. in der Leiste oder an der Schulter, angelegt worden wären. Die bipolaren Standardableitungen können in Form des Einthoven'schen Dreiecks versinnbildlicht werden.

Ein EKG für diagnostische Zwecke beinhaltet normalerweise 12 Ableitungen: die 3 Standardableitungen I, II, III (Einthoven'sche Ableitungen), die 3 unipolaren Extremitätenableitungen aVR, aVL, aVF (Goldberg-Ableitungen) und die 6 unipolaren Brustwandableitungen V_1, V_2, V_3, V_4, V_5 und V_6 (Wilson-Ableitungen).

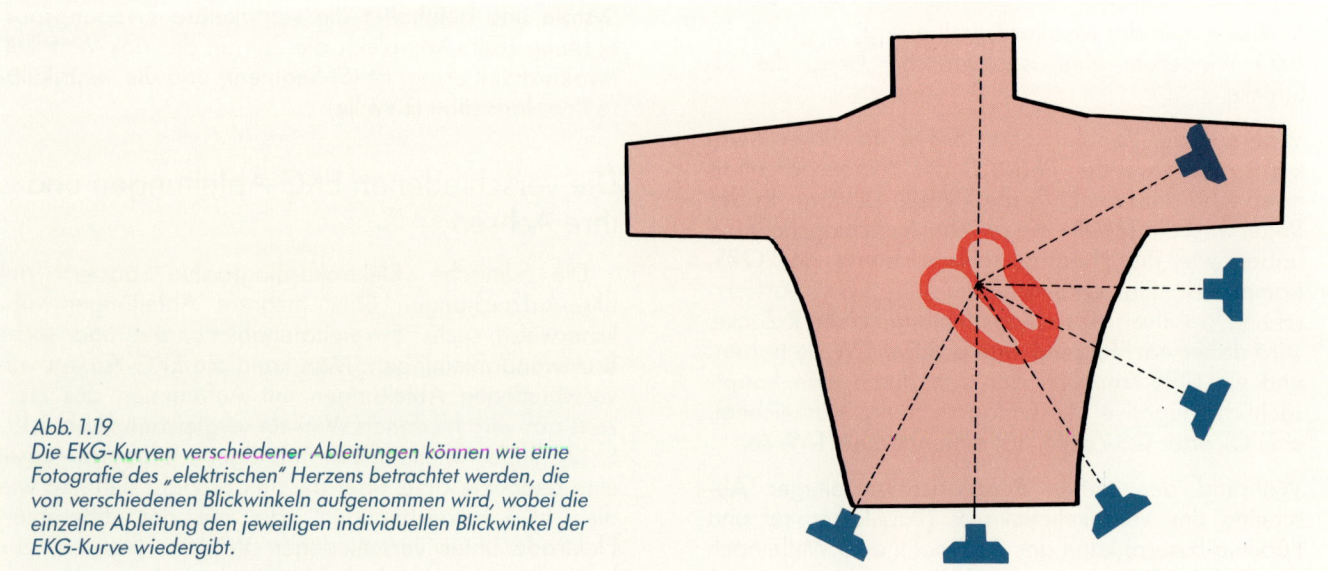

Abb. 1.19
Die EKG-Kurven verschiedener Ableitungen können wie eine Fotografie des „elektrischen" Herzens betrachtet werden, die von verschiedenen Blickwinkeln aufgenommen wird, wobei die einzelne Ableitung den jeweiligen individuellen Blickwinkel der EKG-Kurve wiedergibt.

Die Standardableitungen I, II und III nach Einthoven [3, 13, 19]

Die Standardableitungen (Abb. 1.20 A) sind bipolare Extremitätenableitungen, die die Spannungsdifferenzen zwischen den Armen oder zwischen einem Arm und dem linken Bein aufzeichnen:

Ableitung I zwischen linkem und rechtem Arm

Ableitung II zwischen linkem Bein und rechtem Arm und

Ableitung III zwischen linkem Bein und linkem Arm.

Alle Punkte an der gleichen Extremität haben das gleiche Potential, das dem des anliegenden Körperteils entspricht. Die exakte Position der Elektrode an der Extremität ist daher von geringerer Bedeutung. Sie kann für praktische klinische Zwecke z.B. am Ursprung der Extremität angelegt werden, d.h. an der rechten und linken Schulter, in der linken Leistenbeuge oder oberhalb der Symphyse. Durch Übereinkunft ist das linke Bein zur Elektrodenplazierung bestimmt, das rechte Bein zur Erdung.

Die Achsen der Standardableitungen liegen parallel zur Frontalebene (Abb. 1.20 B). Ableitung I sieht auf die Seitenwand des linken Ventrikels, Ableitung II und III auf die diaphragmale bzw. inferiore Wand (Abb. 1.23, S. 17).

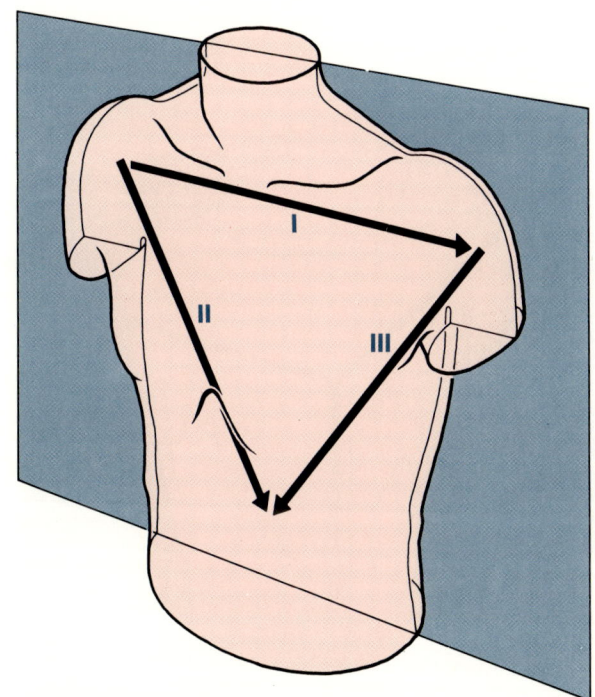

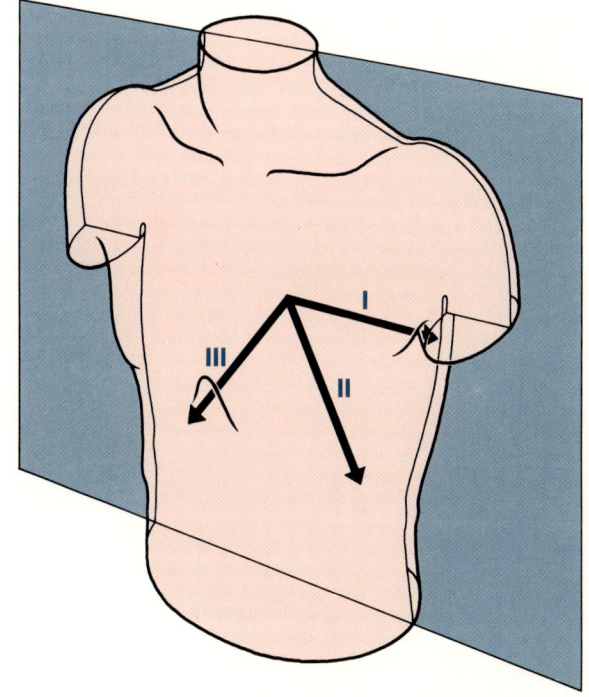

Abb. 1.20
Die Standardableitungen und ihre Achsen.
A. Elektroden-Lokalisation

B. Ableitungsachsen

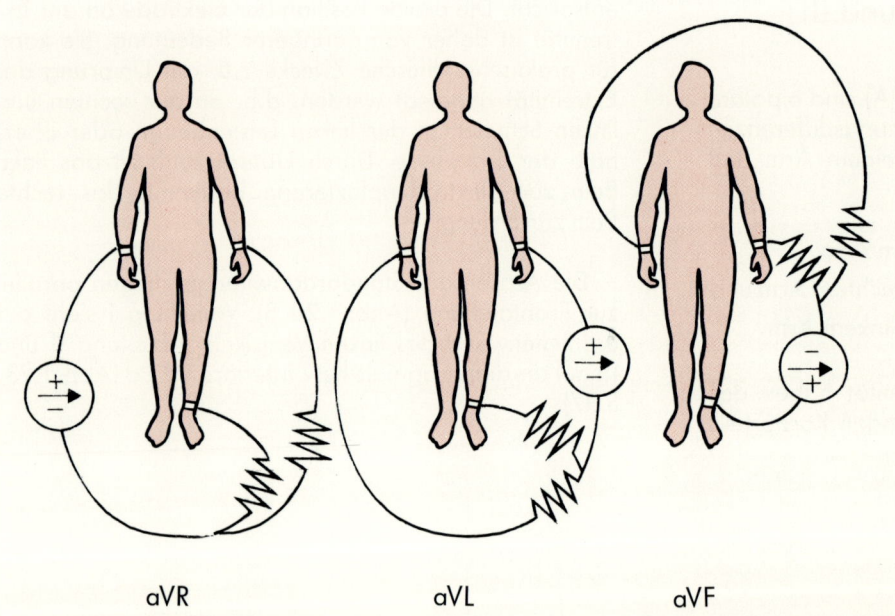

aVR   aVL   aVF

A. Elektroden-Lokalisation

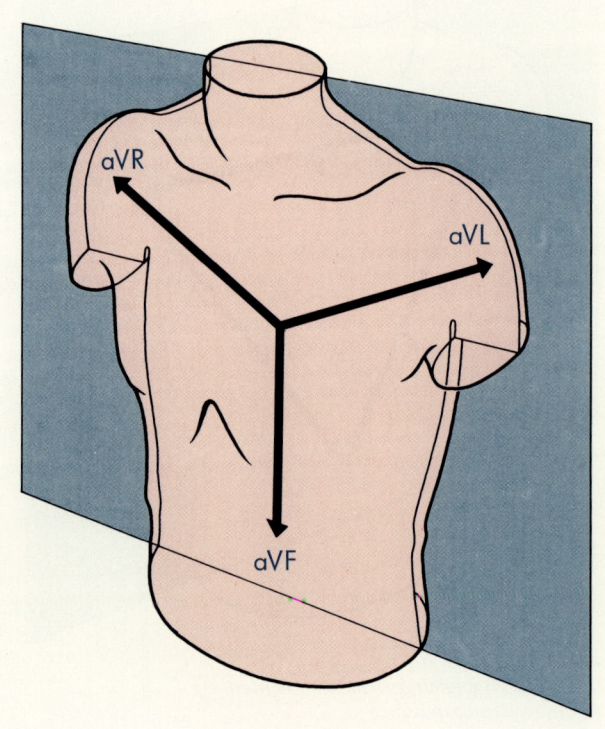

B. Ableitungsachsen

Abb. 1.21
Die unipolaren Extremitätenableitungen und ihre Achsen

Unipolare Extremitätenableitungen: aVR, aVL, aVF (Goldberger) [3, 13, 19]

Die differenten Elektroden der unipolaren Extremitätenableitungen aVR, aVL und aVF (Abb. 1.21 A) werden am rechten Arm (aVR), am linken Arm (aVL) und am linken Bein (aVF) angebracht oder auch an der rechten oder linken Schulter sowie in der linken Leistenbeuge und gerade oberhalb der Symphyse. Die indifferente Elektrode wird durch ein im Elektrokardiograph befindliches Terminal geschaltet, das jeweils mit den Elektroden verbunden wird, die an den zwei anderen Extremitäten angelegt sind. Bei den neueren EKG-Apparaten wird die Aufzeichnung dadurch bewerkstelligt, daß die Elektroden an den drei Extremitäten angelegt werden und der Wahlschalter des Elektrokardiographen auf aV geschaltet wird, wobei dann automatisch die jeweiligen Extremitätenelektroden gegen eine korrekte indifferente Elektrode für die unipolaren Extremitätenableitungen

abgeleitet werden. Zusammen mit den Standardableitungen liegen die Achsen der unipolaren Extremitätenelektroden ebenfalls parallel zur Frontalebene und damit zur ventralen und dorsalen Körperoberfläche (Abb. 1.21 B). aVF sieht dann auf den diaphragmalen inferioren Anteil des linken Ventrikels, während aVR und aVL jeweils die rechte und linke Herzhöhle erfassen (Abb. 1.23, S. 17).

Unipolare Brustwandableitungen V_1-V_6 (Wilson) [3, 13, 19]

Die differente oder Suchelektrode der unipolaren Brustwandableitungen V_1-V_6 (Abb. 1.22 A) wird nach folgendem Schema an der Brustwand angebracht:

V_1: über dem 4. Interkostalraum, direkt rechts neben dem Sternum

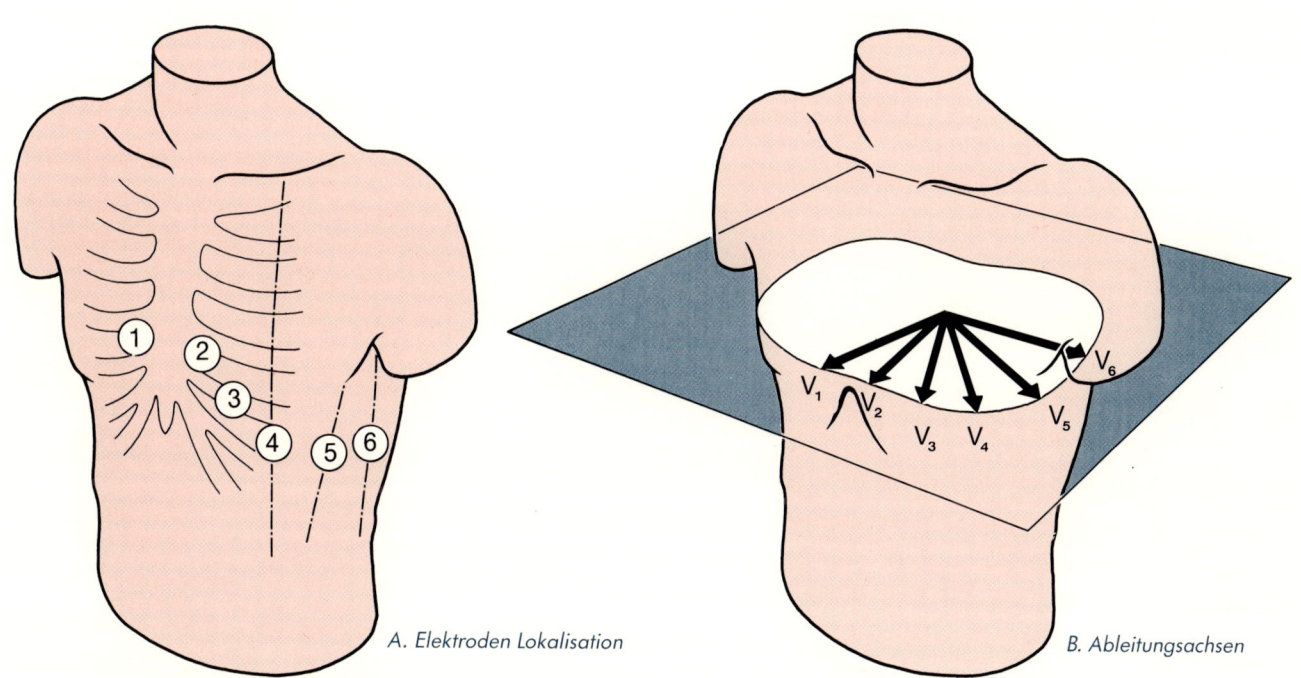

A. Elektroden Lokalisation

B. Ableitungsachsen

Abb. 1.22
Die unipolaren Brustwandableitungen und ihre Achsen

V_2: über dem 4. Interkostalraum, direkt links neben dem Sternum

V_3: in der Mitte zwischen V_2 und V_4

V_4: über dem 5. Interkostalraum in der Medioklavikularlinie links

V_5: in der gleichen Höhe wie V_4, jedoch in der linken vorderen Axillarlinie

V_6: in der gleichen Höhe wie V_4 in der mittleren Axillarlinie links.

Die indifferente Elektrode ist für alle 6 präkardialen Ableitungen gleich. Sie wird automatisch hergestellt durch ein im EKG-Gerät befindliches Terminal durch Zusammenschaltung der drei Extremitätenableitungen. Der Wahlschalter des Elektrokardiographen wird dabei auf „V" gestellt. Die Achsen der Brustwandableitungen liegen in der Horizontalebene (Abb. 1.22 B, S. 15). V_1 leitet über dem rechten Ventrikel ab, $V_2 - V_4$ gibt im wesentlichen Potentiale des interventrikulären Septums wieder und $V_5 - V_6$ registriert Potentiale der Seitenwand des linken Ventrikels (Abb. 1.23).

Dreidimensionale Orientierung der Achsen des 12-Ableitungs-EKG [3, 19]

Die Achsen der Standard- und unipolaren Extremitätenableitungen liegen parallel zur Frontalebene und damit zur ventralen und dorsalen Körperoberfläche. Die Brustwandableitungen sind dagegen in einer horizontalen Ebene angeordnet (Abb. 1.23). Die Überschneidung der zwei Ebenen koinzidiert mit der Achse von Abl. I, die daher in beiden Ebenen in Erscheinung tritt. Aus der biplanen Orientierung der Ableitungsachsen kann geschlossen werden, daß die Extremitätenableitungen einen Referenzrahmen für die Erregungsausbreitung in der frontalen Ebene bilden; die präkardialen Ableitungen dagegen bilden den Referenzrahmen in der horizontalen Ebene.

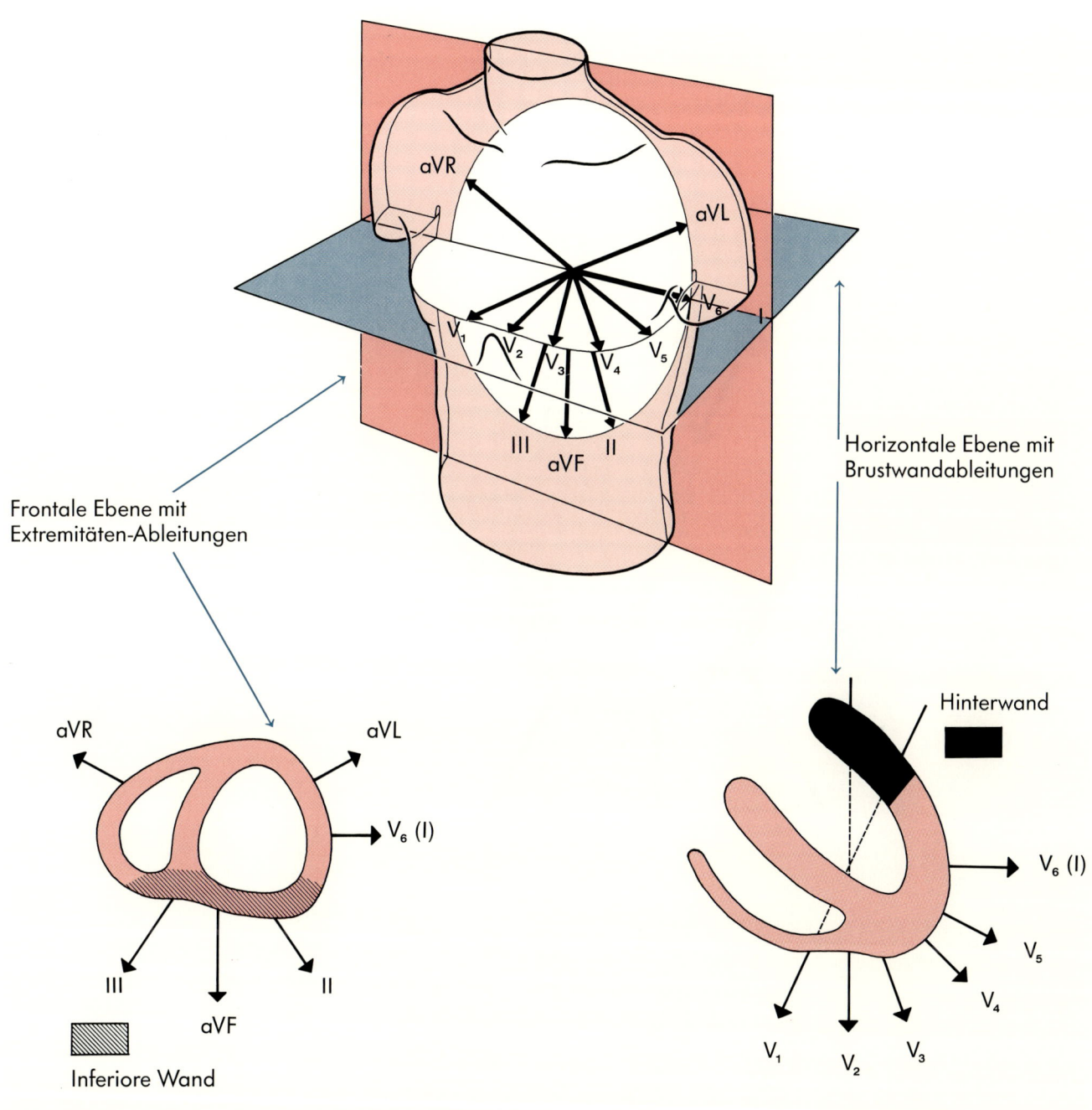

Frontale Ebene mit
Extremitäten-Ableitungen

Horizontale Ebene mit
Brustwandableitungen

Abb. 1.23
Die Achsenorientierung der 12 Ableitungen auf die verschiedenen Myokardabschnitte

Die P-Welle [3, 14–16]

Die Erregung der Vorhöfe beginnt im oberen Anteil des rechten Vorhofes und breitet sich in jeder Richtung aus. Ob dabei präferentielle Bahnen benutzt werden, ist bisher umstritten. Die vorwiegende Richtung der atrialen Erregungsausbreitung ist aber nach links und nach unten (Abb. 1.24). Daher ist die normale P-Welle positiv in I, II und V$_5$ und V$_6$ und üblicherweise auch in Abl. III und aVF.

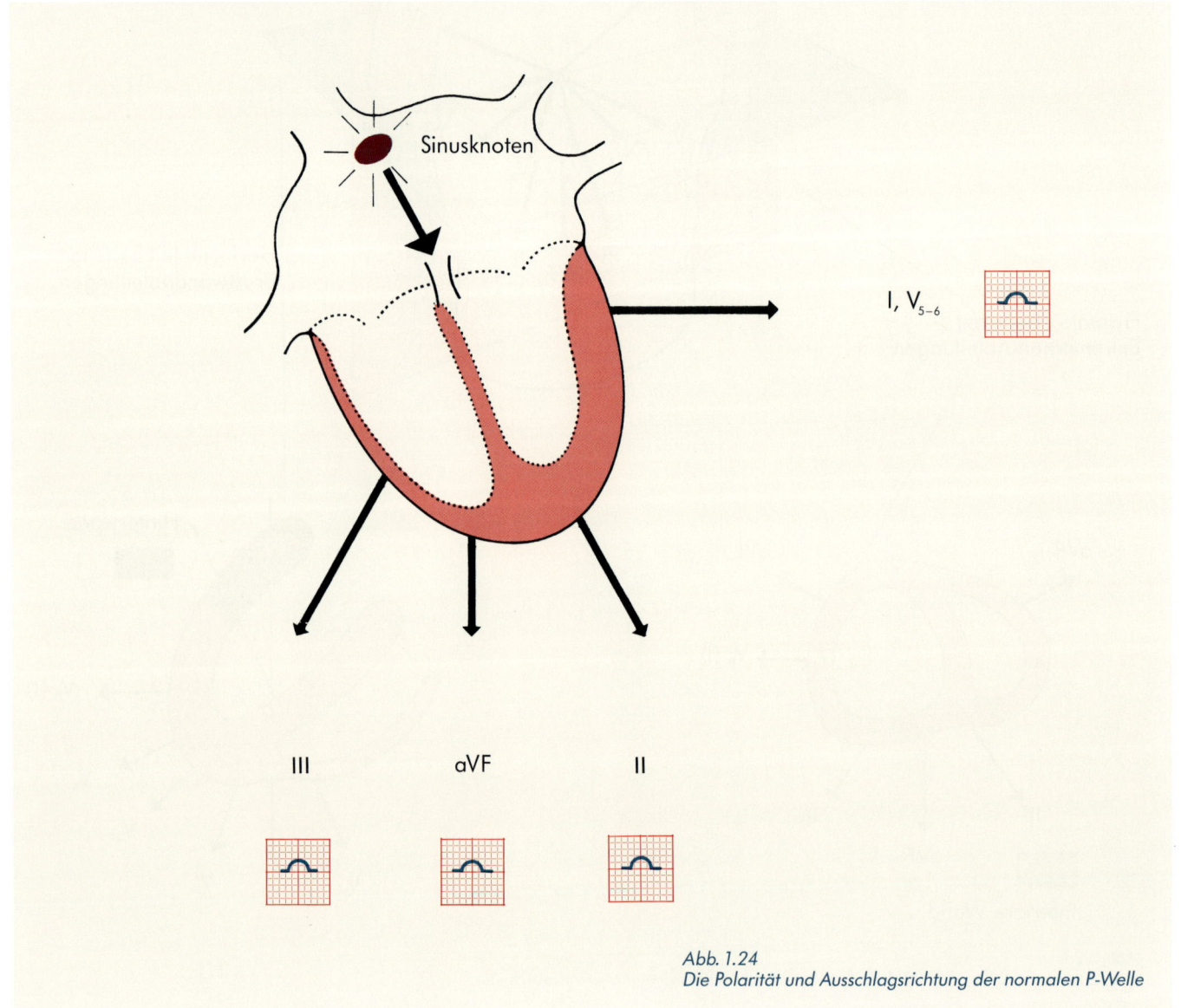

Abb. 1.24
Die Polarität und Ausschlagsrichtung der normalen P-Welle

Die mittlere QRS-Achse [3, 14, 20, 21]

Die mittlere QRS-Achse soll die allgemeine Richtung der Erregungsausbreitung durch das Ventrikelmyokard wiedergeben. Naturgemäß stellt sie einen dreidimensionalen Vektor dar, aber für klinische Belange kann man sich auf die mittlere QRS-Achse in den Extremitätenableitungen beschränken, die der Projektion des Vektors auf die Frontalebene entspricht (Abb. 1.25).

Die mittlere QRS-Achse kann in Beziehung gesetzt werden zu einem 6-achsigen Referenzsystem mit den Achsen der 6 Frontalableitungen (I, II, III, aVR, aVL, aVF), die auf einem in Grad eingeteilten Kreis, der das Herz umgibt, eingezeichnet werden (Abb. 1.26, S. 20). Der positive Pol von Abl. I wird als Null-Grad definiert mit einer positiven Gradeinteilung im Uhrzeigersinn von 0 über 90 bis 180° und einer negativen, gegen den Uhr-

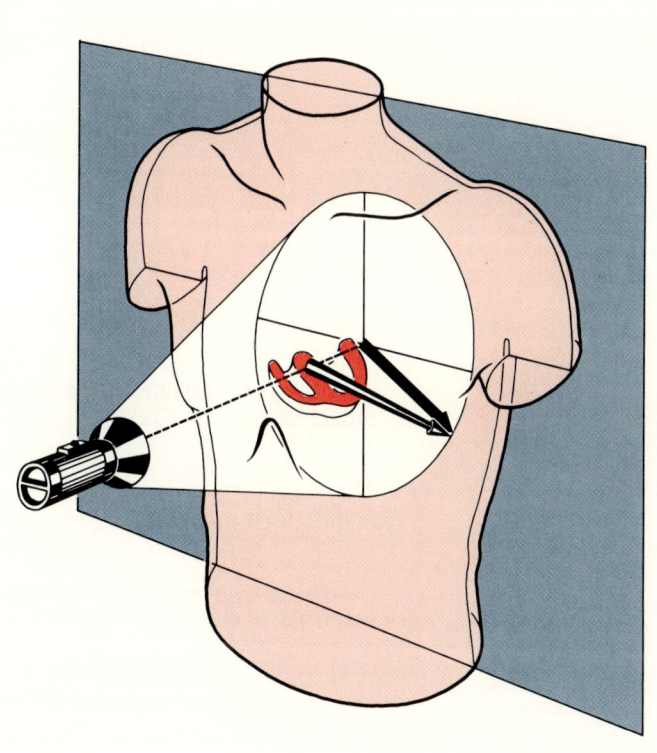

Abb. 1.25
Mittlerer Hauptvektor der
Ventrikelerregung und seine
Projektion in der Frontalebene,
die in der Achse übereinstimmt
mit der mittleren QRS-Achse der
Extremitätenableitungen.

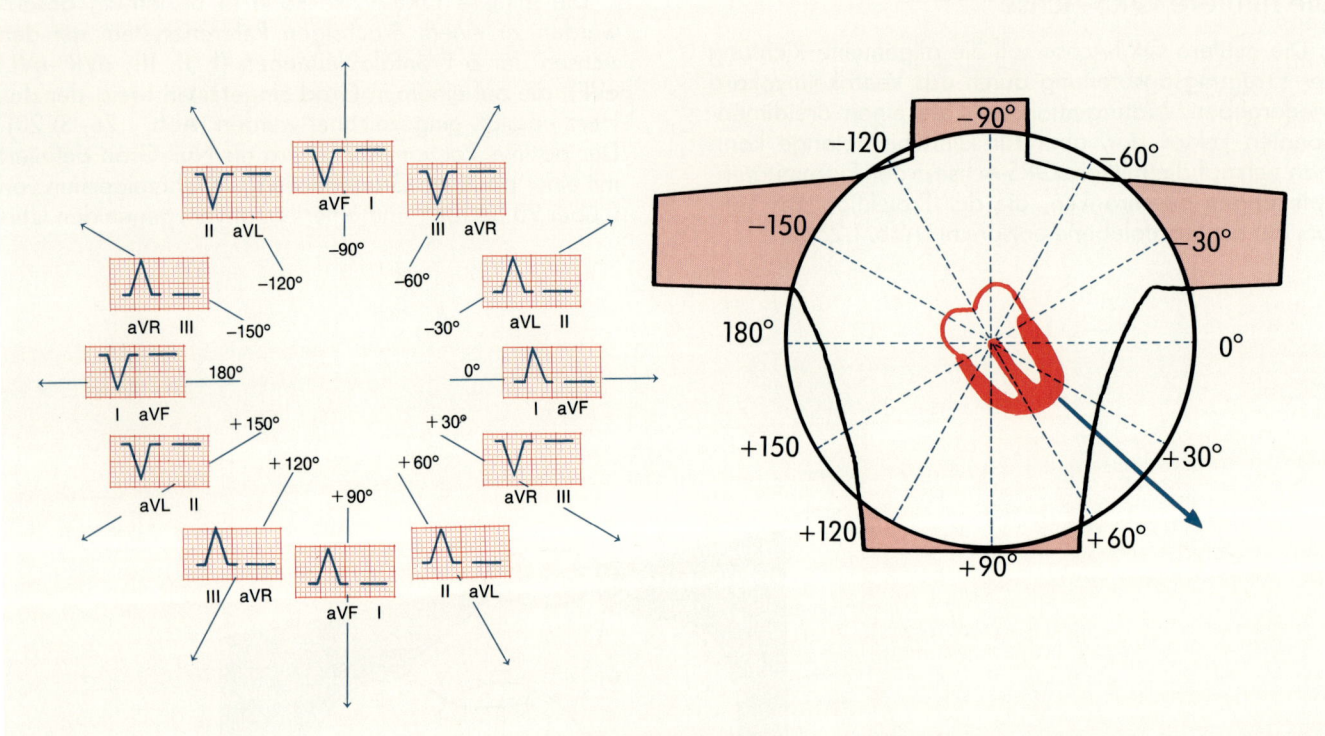

∧   Ableitung mit maximaler positiver
Netto-Fläche von QRS.

∨   Ableitung mit maximaler negativer
Netto-Fläche von QRS.

—   Ableitung mit Netto-Fläche von 0
von QRS.

Abb. 1.26
Das „Zwölf-Achsiale"-
Bezugssystem. Abschätzung der
mittleren QRS-Hauptachse in
30° Stufen aus den Extremitäten-
Ableitungen.

zeigersinn laufenden Einteilung von 0 über − 90 bis −180°. Die mittlere QRS-Achse wird bestimmt durch eine Schätzung der relativen Größe der Nettofläche des QRS-Komplexes (Abb. 1.27) in den sechs Extremitäten-ableitungen. Die größte positive Nettofläche findet sich in der Ableitung mit der Achse in gleicher Richtung; die größte negative Nettofläche in der Ableitung mit der Achse, die in Gegenrichtung verläuft, und ein kleiner biphasischer QRS-Komplex mit einer Nettofläche nahe Null entspricht einer Achse, die im rechten Winkel zu der QRS-Achse steht. Durch Vergleich mit Abb. 1.26 können die QRS-Achsen in Näherung auf 30° geschätzt

werden. Die QRS-Achse, die sich normalerweise über einen Bereich von 120° erstrecken kann, liegt gewöhnlich zwischen −30 und +90°. In Abb. 1.28, S. 22 wird klar, daß eine QRS-Achse in diesen Grenzabweichungen charakterisiert wird durch eine positive QRS-Fläche in Abl. I und Abl. II. Die QRS-Achse wird immer in den Grenzen des Normalen schwanken, und dies hängt mit der Position des Herzens im Brustkorb zusammen. Individuen mit asthenischem Körperbau und einem vertikal orientierten Herzen haben häufig eine QRS-Achse um +90°.

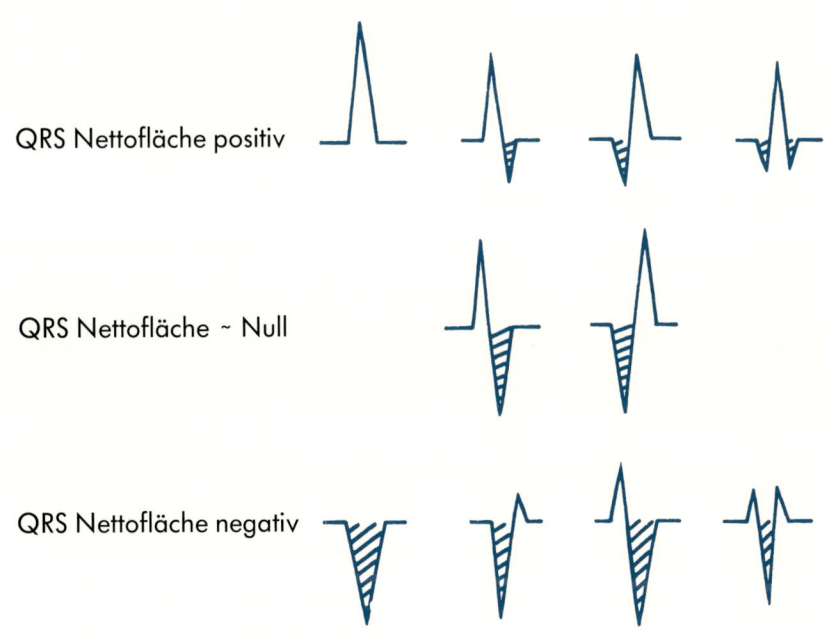

QRS Nettofläche positiv

QRS Nettofläche ~ Null

QRS Nettofläche negativ

Abb. 1.27
Bestimmung der QRS-Netto-
fläche. Die gestrichelte Linie
unterhalb der isoelektrischen
wird von der Fläche oberhalb
der isoelektrischen abgezogen.

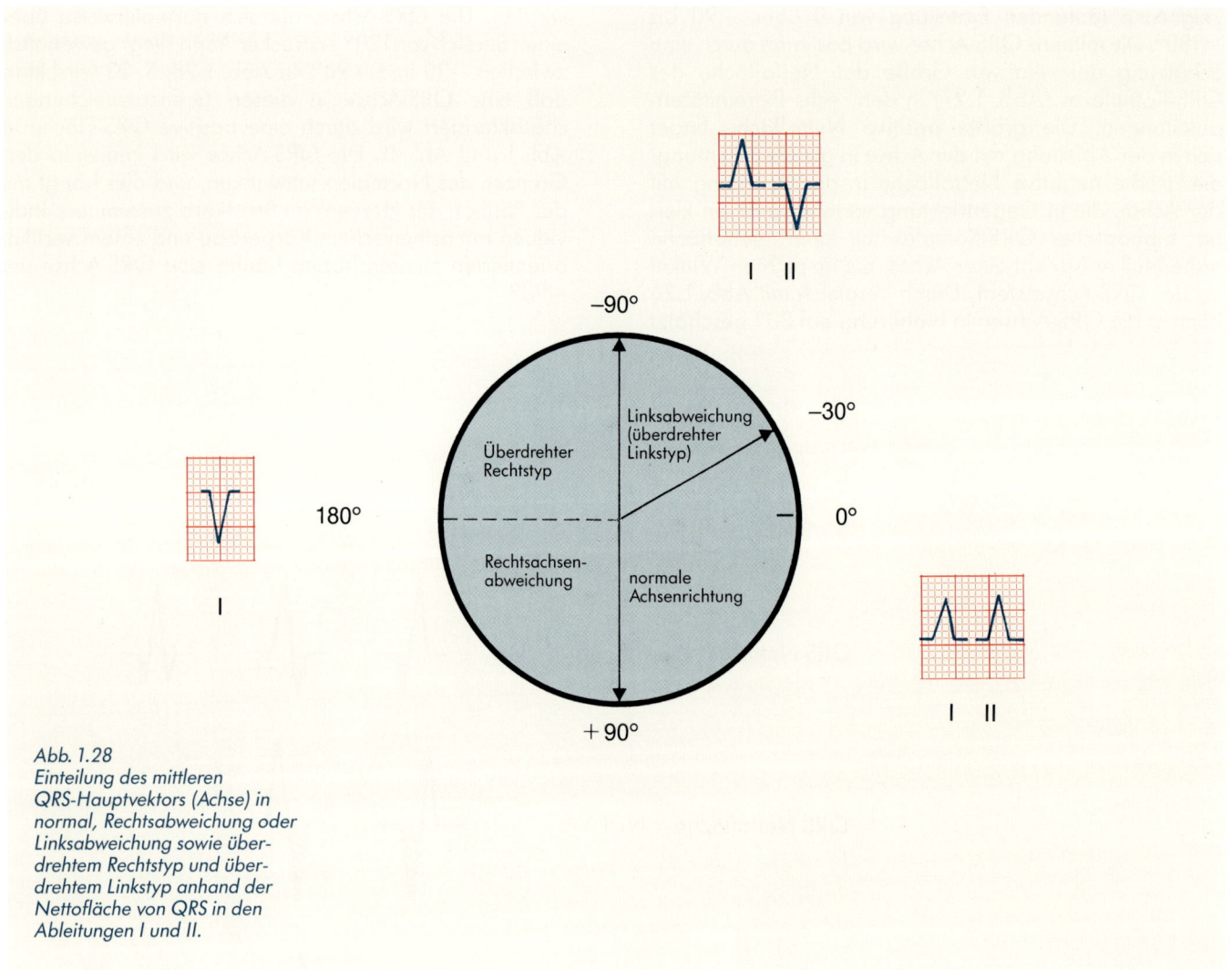

Abb. 1.28
Einteilung des mittleren
QRS-Hauptvektors (Achse) in
normal, Rechtsabweichung oder
Linksabweichung sowie über-
drehtem Rechtstyp und über-
drehtem Linkstyp anhand der
Nettofläche von QRS in den
Ableitungen I und II.

1. Opie LH. The heart. Physiology, metabolism, pharmacology and therapy. London, New York: Grune & Stratton, 1984.
2. Davies MJ., Anderson RH, Becker AE. The conduction system of the heart. London, Boston: Butterworths, 1983.
3. Schamroth L. An introduction to electrocardiography. Oxford, London: Blackwell Scientific Publications, 1976.
4. Rosenbaum MD, Elizari MV, Lazzari JO. The hemiblocks. Oldsmar, Florida: Tampa Tracings, 1970.
5. Kulbertus HE, Demoulin JC. Pathological basis of concept of left hemiblock. In: Wellens HJ, Lie KI, Janse MJ, eds. The conduction system of the heart. Structure, function and clinical implications. Philadelphia; Lea and Febiger, 1976.
6. Kulbertus HE. The hemiblocks. Ten years experience. Ingelheim am Rhein: Boehringer Ingelheim Postgraduate Medical Services, 1978.
7. Demoulin J-C. The conduction system of the heart. Ingelheim am Rhein: Boehringer Ingelheim, 1988.
8. Meijler FL, Janse MJ. Morphology and electrophysiology of the mammalian atrioventricular node. Physiol Rev 1988; 68: 608−47.
9. Bigger JT, Jr. Electrophysiology for the clinician. Europ Heart J 1984; 5 (Suppl. B): 1−9.
10. Gadsby DC, Wit AL. Normal and abnormal electrical activity in cardiac cells. In: Mandel WJ, ed. Cardiac arrhythmias. Their mechanisms, diagnosis and management. Philadelphia: J.B. Lippincott Co., 1987; 53−80.
11. Liebman J, Plonsey R. Basic principles for understanding electrocardiography. Paediatrician 1973; 2: 251−68.
12. Plonsey R. The biophysical basis for electrocardiography. In: Liebman J, Plonsey R, Gillette PC, eds. Pediatric electro-cardiography. Baltimore, London: Williams & Wilkins, 1982; 1−14.
13. American Heart Association Report. Recommendations for standardization of leads and of specifications for instruments in electrocardiography and vectorcardiography: Circulation 1975 (August) 52: pages 11−31.
14. Prineas RJ, Crow RS, Blackburn H. The Minnesota code manual of electrocardiography findings: Standards and procedures for measurement and classification. Boston, Bristol, London: John Wright-PSG Inc, 1982.
15. Barr RC. Genesis of the electrocardiogram. In: Macfarlane PW, Veitch Lawrie TD, eds. Comprehensive electrocardiology. Theory and practice in health and disease. New York, Oxford: Pergamon Press, 1989; 129−52.
16. van Dam RTh, Janse MJ. Activation of the heart. In: Mac farlane PW, Veitch Lawrie TD, eds. Comprehensive electro-cardiology. Theory and practice in health and disease. New York, Oxford: Pergamon Press, 1989; 101−28.
17. Noble D, Cohen I. The interpretation of the T wave of the electrocardiogram. Cardiovasc Res 1978; 12: 13−27.
18. Lepeschkin E. The U wave of the electrocardiogram. Mod Concepts Cardiovasc Dis 1969; 38: 39−45.
19. Macfarlane PW. Lead systems. In: Macfarlane PW, Veitch Lawrie TD. Comprehensive electrocardiology. Theory and practice in health and disease. New York, Oxford: Pergamon Press, 1989; 316−52.
20. Schamroth L. The electrical axis, its determination and signi-ficance. Ingelheim am Rhein: Boehringer Ingelheim Post graduate Medical Servise, 1976.
21. Dubin S, Staib J. Numerical calculation of the mean electrical axis of electrocardiographic deflections. J Electrocardiol 1977; 10: 77−78.

Deutschsprachige zusammenfassende Literatur

Trautwein W, Isenberg G. Elektrophysiologie des Herzens. In: Krayenbühl H-P, Kübler W. (Hrsg.) Kardiologie in Klinik und Praxis. Thieme Verlag: Stuttgart, New York. Bd I 1981, Kap. 6.

Kapitel 2
Das normale EKG

Sinusrhythmus (Abb. 2.1)[1-3]

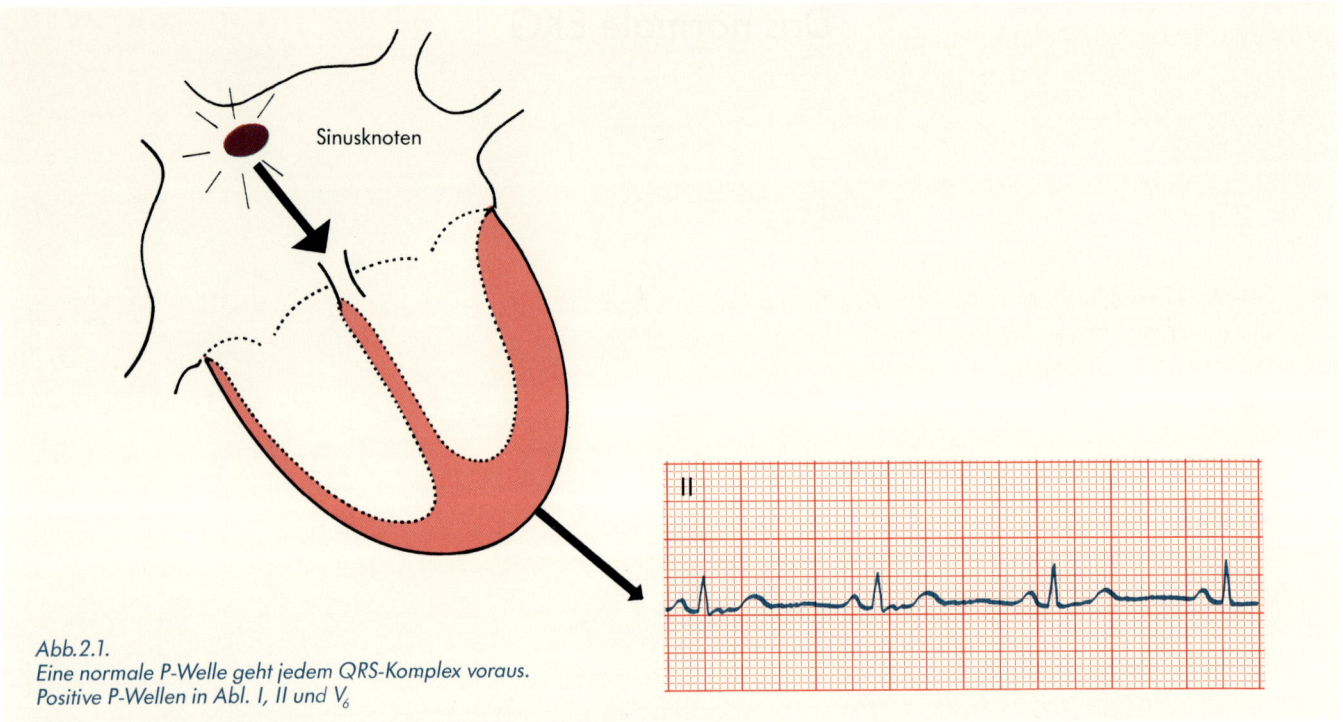

Sinusknoten

II

Abb. 2.1.
Eine normale P-Welle geht jedem QRS-Komplex voraus.
Positive P-Wellen in Abl. I, II und V$_6$

Regelmäßiger Rhythmus und Herzfrequenz innerhalb normaler Grenzen (Abb. 2.2)[1-3]

Gleichmäßige RR- und PP-Intervalle. RR- (und PP-)
Intervalle 5−3 mittlere Quadrate auseinander = Herzfrequenz zwischen 60 und 100 / min.

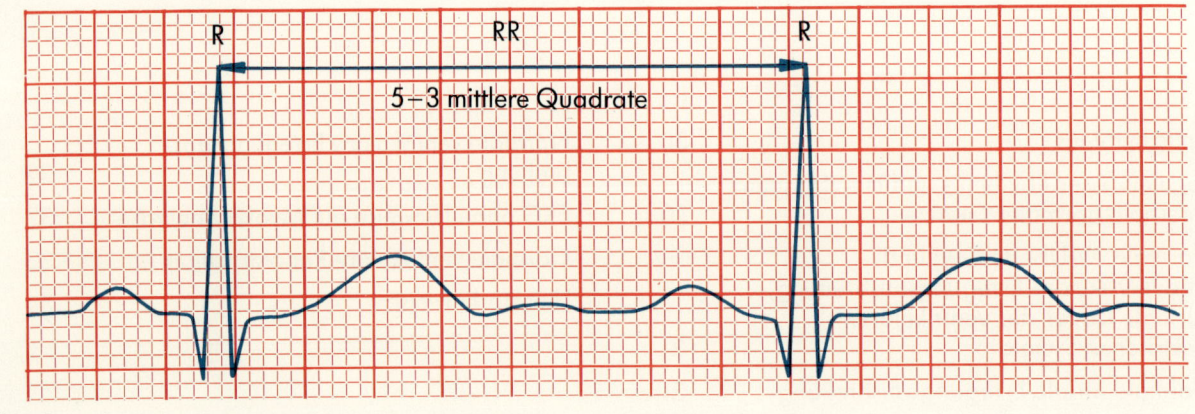

R   RR   R

5−3 mittlere Quadrate

Abb. 2.2
Normale Frequenz und regelmäßiger Rhythmus

Normale AV-Überleitung und intraventrikuläre Erregungsausbreitung, normale Dauer der ventrikulären elektrischen Systole (Abb. 2.3)[1-5]

PQ > 0,12 und < 0,22 s (normale AV-Überleitung, frequenzabhängig)

QRS < 0,12 s (normale intraventrikuläre Erregungsausbreitung)

QT innerhalb normaler Grenzen entsprechend der Tabelle 2.1 (normale Dauer der elektrischen Ventrikel-Systole).

Herzfrequenz	QT	Herzfrequenz	QT
40 / min	< 0,50 s	80 / min	< 0,38 s
50 / min	< 0,46 s	90 / min	< 0,36 s
60 / min	< 0,43 s	100 / min	< 0,35 s
70 / min	< 0,42 s	110 / min	< 0,33 s

Tab. 2.1
Obere Grenzwerte des normalen QT-Abstandes

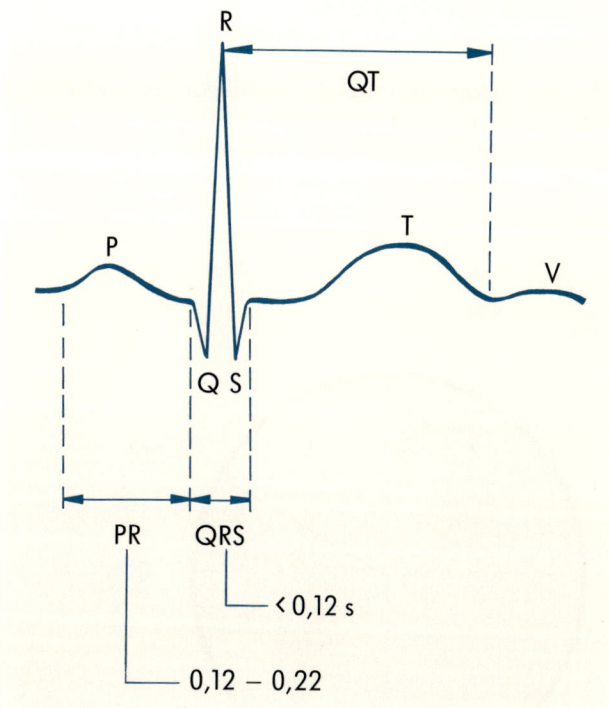

Abb. 2.3
Normale AV-Überleitung (PQ 0,12 bis 0,22″), normale intraventrikuläre Erregungsausbreitung (QRS < 0,12 s) und normale Dauer der elektrischen Kammersystole (QT normal)

Normale atriale Erregungsausbreitung (Abb. 2.4)[1-3]

In Abl. II ist die P-Welle weniger als 2 mm hoch und weniger als 0,12 s weit.

In Abl. V_1 ist die P-Welle meist biphasisch mit einem nachfolgenden negativen Anteil; der negative Anteil überschreitet dabei zeitlich nicht den vorangehenden positiven Anteil. Die P-Welle kann auf einen kleinen positiven Ausschlag reduziert sein.

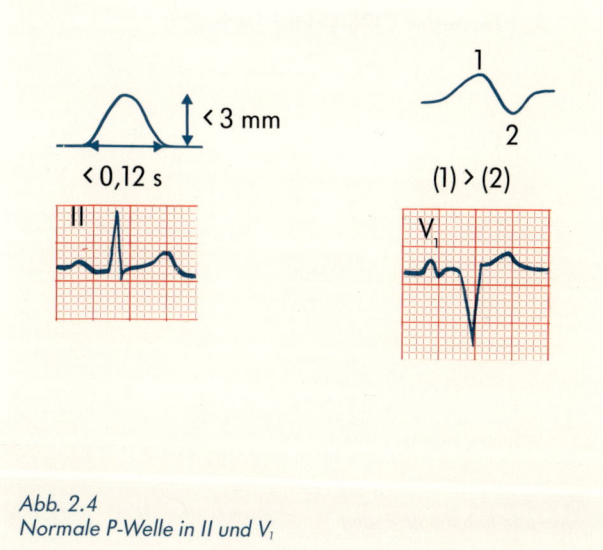

Abb. 2.4
Normale P-Welle in II und V_1

Normale ventrikuläre Erregungsausbreitung (Abb. 2.5)[1-3]

In den Extremitätenableitungen liegt die QRS-Achse im Bereich zwischen −30 und +90°. In den Brustwandableitungen besteht ein rS-Muster in Abl. V_1 und ein qR(s)-Muster in den Ableitungen V_5 und V_6 mit einem R-Ausschlag von weniger als 27 mm in V_5 und V_6 und einer Summe von R in V_5 oder V_6 und S in V_1 von weniger als 35 mm (Sokolow-Lyon-Index).

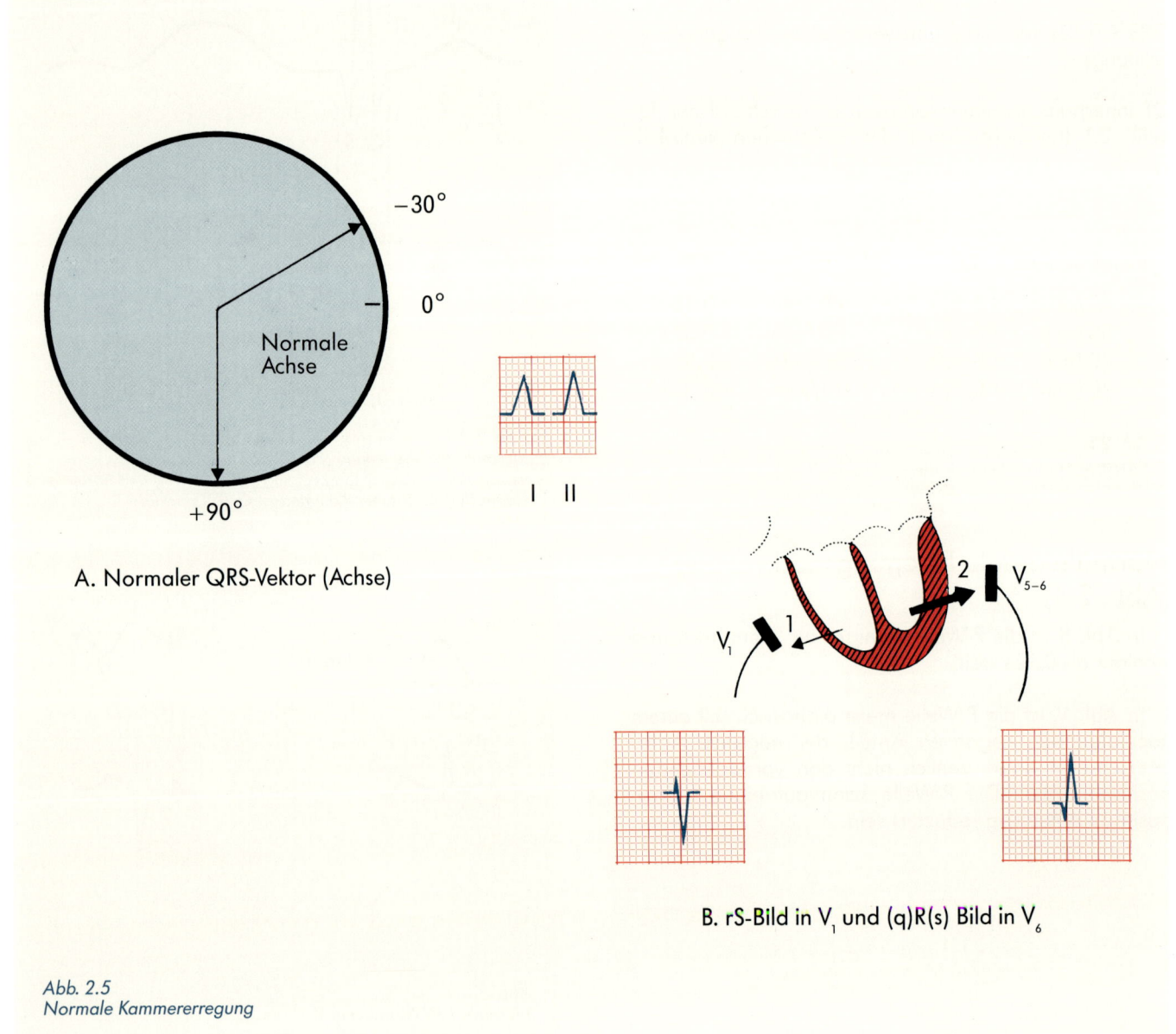

−30°

0°

Normale Achse

+90°

I II

A. Normaler QRS-Vektor (Achse)

V_1 1

2 V_{5-6}

B. rS-Bild in V_1 und (q)R(s) Bild in V_6

Abb. 2.5
Normale Kammererregung

EKG ohne Hinweise auf Myokardnekrose (Abb. 2.6)

Eine Q-Zacke von weniger als 0,04 s Weite und von weniger als 25 % der nachfolgenden R-Zacke als negativer Ausschlag, vorausgesetzt die R-Zacke selbst ist größer als 5 mm.

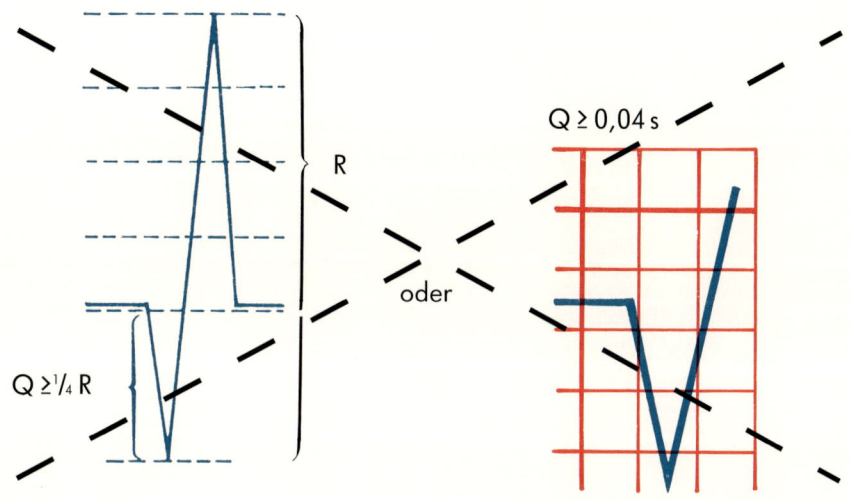

Abb. 2.6
Merkmale pathologischer Q-Zacken, die auf Myokardinfarkt hinweisen.

Normale ventrikuläre Repolarisation[1-3]

ST-Segment: ST-Anhebung < 2 mm (< 4 mm in V_2-V_4)
　　　　　　ST-Negativierung < 1 mm
T-Welle: 　 T-Welle positiv in Abl. I und V_5 und V_6
U-Welle: 　 Sofern vorhanden, positiv in den Ableitungen mit positivem T und U < 25 % Höhe der vorausgehenden T-Welle,
　　　　　　in V_2-V_4 < 2 mm.

1. Macfarlane PW, Veitch Lawrie TD. The normal electrocardio-
    gram and vectorcardiogram. In: Macfarlane PW, Veitch Lawrie
    TD, eds. Comprehensive electrocardiology. Theory and practice
    in health and disease. New York, Oxford: Pergamon Press,
    1989; 407–58 and 1442–1524.
2. The Criteria Committee of the New York Heart Association.
    Nomenclature and criteria for diagnosis of diseases of the
    heart and great vessels. 8th edition. Boston: Little, Brown and
    Co. 1979.
3. Davignon A, Rautaharju P, Boisselle E, et al. Normal ECG
    standards for infants and children. Ped Cardiol 1979/80; 1:
    123–31.
4. Simonsen E, Cady LD, Woodbury M. The normal Q-T interval.
    Am Heart J 1962; 63: 747–53.
5. Campbell RWF, Gardiner P, Amos PA, et al. Measurement of
    the QT interval. Europ Heart J 1985; 6 (Suppl. D): 81–83.

Kapitel 3
Herzrhythmusstörungen

Herzrhythmusstörungen[1, 2]

Herzrhythmusstörungen oder Arrhythmien sind Sammelbegriffe für alle kardialen Rhythmen, die vom normalen Sinusrhythmus abweichen. Arrhythmien können verursacht werden durch Störungen der Impulsbildung oder -leitung oder beiden. Daher ist Arrhythmie ein allgemeiner Ausdruck für nicht normale Erregungsbildung oder -leitung, nicht aber ein Synonym für eine unregelmäßige Herztätigkeit. Bei einer Herzrhythmusstörung kann die Erregungsbildung vom Sinusknoten oder von einem ektopen Schrittmacherzentrum kommen, der Rhythmus kann regelmäßig oder unregelmäßig sein und die Frequenz schnell, normal oder langsam.

Ein Überblick über die Arrhythmien mit anormaler Erregungsbildung ist in Abb. 3.1 wiedergegeben und mit nicht normaler Erregungsleitung (Blockbildung) in Abb. 3.2, S. 39. Die Beispiele beinhalten sowohl anormale Erregungsbildung als auch -leitung, z.B. passive Heterotopien (escapes) in Verbindung mit SA- und AV-Blöcken in Abb. 3.1, und sekundäre Rhythmen in Verbindung mit einem AV-Block III° in Abb. 3.2.

Arrhythmien mit nicht normaler Erregungsbildung[1–3]

Beruhend auf der Lokalisation der Erregungsbildung oberhalb oder unterhalb der Bifurkation des His'schen Bündels ergibt sich folgende Unterteilung:

— Supraventrikuläre Arrhythmien (Abb. 3.1 I und 3.10, S. 45) mit Erregungsbildung in Teilen des Herzens oberhalb der Bifurkation des His'schen Bündels — in den Vorhöfen oder dem AV-Knoten.

— Ventrikuläre Arrhythmien (Abb. 3.1 II und 3.16, S. 50) mit Erregungsbildung distal der Bifurkation des His'schen Bündels in den Schenkeln oder den Purkinje-Fasern oder auch im Arbeitsmyokard der Ventrikel.

Nach der Frequenz und der Unregelmäßigkeit der Erregungsbildung können Arrhythmien folgendermaßen klassifiziert werden:

— Extrasystolen: eine vorzeitig einfallende Erregung (oder gelegentlich zwei aufeinanderfolgende), die außer durch ihre Vorzeitigkeit durch eine feste Ankopplung an den vorangehenden Komplex des Grundrhythmus charakterisiert ist (Abb. 3.1 A).

— Tachykardie: drei oder mehr aufeinanderfolgende Erregungen aus der gleichen Schrittmacherregion mit einer Frequenz, die 100/min übersteigt (Abb. 3.1 B).

— Flattern: schnelle (200—400/min) und reguläre elektrische Erregungen der Vorhöfe oder der Ventrikel, die mindestens in einer Ableitung durch das Fehlen einer isoelektrischen Linie zwischen den Ausschlägen des flatternden Herzteiles charakterisiert sind (Abb. 3.1 C).

— Flimmern: sehr schnelle (300—600/min) und irreguläre, desorganisierte elektrische Erregungen der Vorhöfe oder der Ventrikel. Die EKG-Ausschläge des flimmernden Herzteiles verändern kontinuierlich ihr Aussehen, ihre Dauer und ihre Amplitude. Beim Vorhofflimmern wird der Rhythmus der QRS-Komplexe völlig irregulär (absolute Arrhythmie). Beim Kammerflimmern kann ein QRST-Komplex nicht mehr identifiziert werden (Abb. 3.1 D). Beim Vorhofflimmern können regelmäßige Vorhoferregungen nicht mehr ausgemacht werden.

— Ersatzschläge: eine oder zwei aufeinanderfolgende Erregungen, die meistens in gleichen, gelegentlich aber auch in verschiedenen Schrittmacherarealen entstehen und die auf einer Verzögerung der Erregungsbildung oder -leitung der zu erwartenden Erregungen des vorherrschenden Grundrhythmus beruhen (Abb. 3.1 E).

— Ersatzrhythmen: drei oder mehr aufeinanderfolgende Ersatzschläge (Abb. 3.2 B, S. 39, die beiden unteren Kurven). Ersatzschläge und Ersatzrhythmen fallen unter den Begriff der passiven Heterotopie, da sie erst durch das „Passiv-Werden" des primären Schrittmachers in Erscheinung treten.

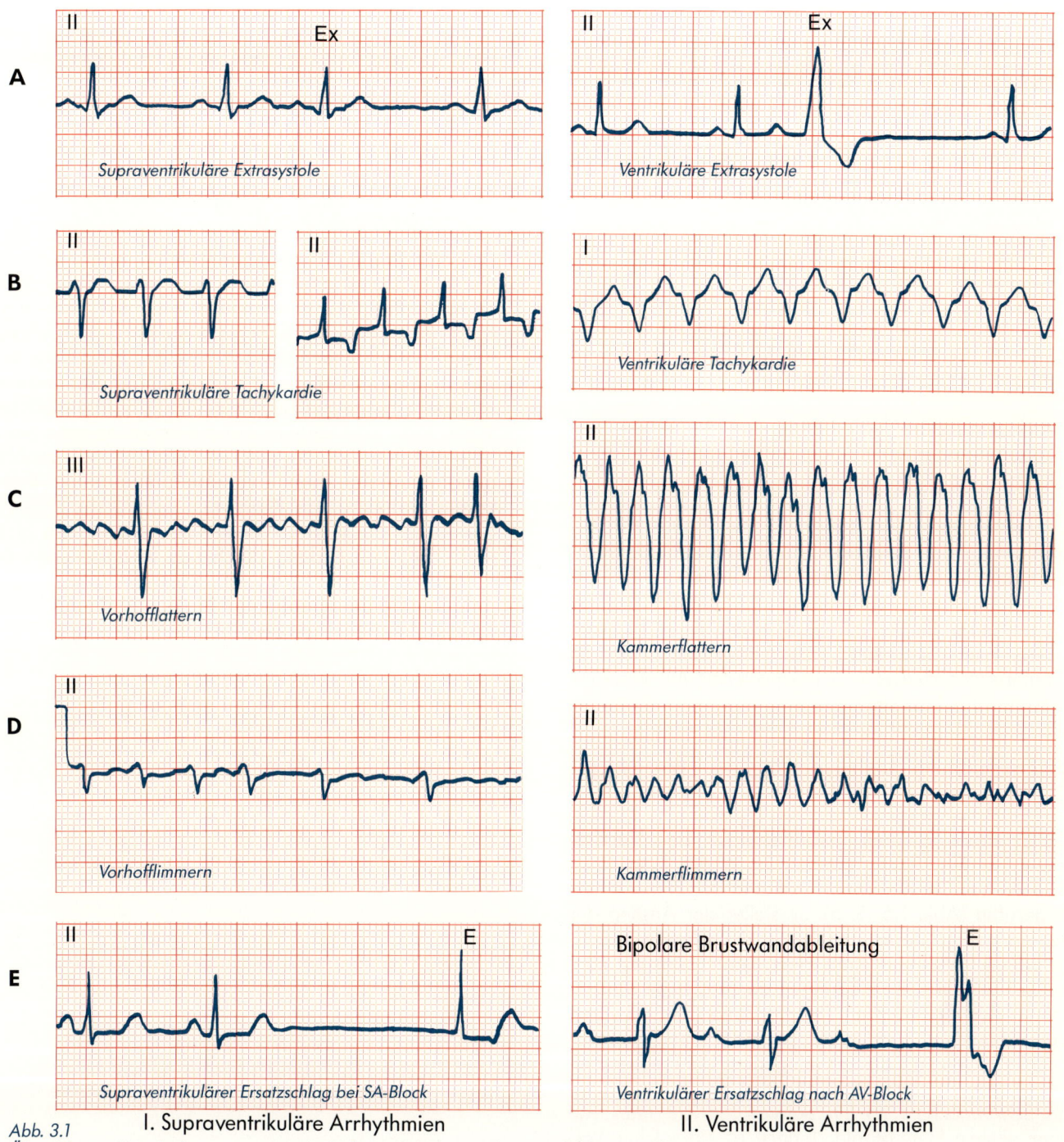

Abb. 3.1
Übersicht von Herzrhythmusstörungen: Arrhythmien mit ektoper Erregungsbildung

Arrhythmien mit abnormer Erregungsleitung (Blockbilder)[1-3]

Verzögerung in oder Versagen von Erregungsleitung wird als Herzblock bezeichnet. Solche Blöcke können nach der anatomischen Lokalisation der Schädigung in folgende Formen unterteilt werden (Abb. 3.2 und 3.3, S. 40):

A. Sinoatriale Blöcke mit einem Block der Erregungsleitung zwischen dem Sinusknoten und dem benachbarten atrialen Myokard. Erregungsbildungsstörungen bis hin zum Sinusknotenarrest können schwierig von SA-Blöcken zu unterscheiden sein. Die ersteren beruhen auf einem Versagen der Schrittmacherfunktion im SA-Knotenbereich.

B. Atrioventrikuläre (AV) Blöcke, bei denen die Verzögerung oder der Block im AV-Leitungssystem selbst liegt.

C. Schenkelblöcke, bei denen der Block oder die Verzögerung der Erregungsleitung entweder im rechten oder im linken Schenkel lokalisiert ist.

D. Faszikuläre Blöcke mit Blockierung eines Faszikels des linken Schenkels, linksanterior mit Block im anterioren Faszikel und linksposterior mit Block im posterioren Faszikel.

Mechanismen der abnormalen Erregungsbildung[1-5]

Die physiologischen Veränderungen der Herzfrequenz werden durch Veränderungen der langsamen diastolischen Depolarisation während der Phase 4 hervorgerufen (Abb. 1.5, S. 5). Je steiler der Anstieg der Depolarisation, desto schneller ist die schnelle Impulsentladung. Während einer Herzrhythmusstörung können schnelle Impulsentladungen durch gleiche Mechanismen der diastolischen Depolarisation im zellulären Aktionspotential auch in ektopen Schrittmachern vorkommen. Wenn bei dieser Gelegenheit die Frequenz eines ektopen Schrittmachers höher ist als die des primären Schrittmachers im Sinusknoten, spricht man von einer aktiven Heterotopie. Jedoch ist ein solcher Vorgang eher die Ausnahme. Gelegentlich kann aber eine solche schnelle Erregungsbildung durch einen Mechanismus, der als getriggerte Aktivität bezeichnet wird, hervorgerufen werden. Sehr häufig liegt einem solchen Mechanismus, der dann nicht mehr zu den aktiven Heterotopien gerechnet werden kann, ein Reentry-Mechanismus oder ein Flimmern zugrunde.

Getriggerte Aktivität[4-7]

Verschiedene pathologische Bedingungen, z.B. eine Myokardischämie, können eine Instabilität des Membranpotentials hervorrufen und zwar am Ende eines sonst noch normalen Aktionspotentials. Es treten sogenannte Nachpotentiale auf. Solche Nachpotentiale können den Schwellenwert der Zelle erreichen und eine erneute Erregung in Form einer Extrasystole auslösen. Wenn über eine längere Zeitspanne ein solches Nachpotential stets den Schwellenwert erreicht und eine Erregung ausklinkt, kann dies eine paroxysmale Tachykardie auslösen. Das Phänomen wird deshalb getriggerte oder ausgelöste Aktivität genannt, da die anormale Erregungsbildung durch das vorangehende Aktionspotential getriggert wird. Sehr viel häufiger dagegen wird eine anormale Erregungsbildung durch Reentry-Mechanismen oder Flimmern hervorgerufen.

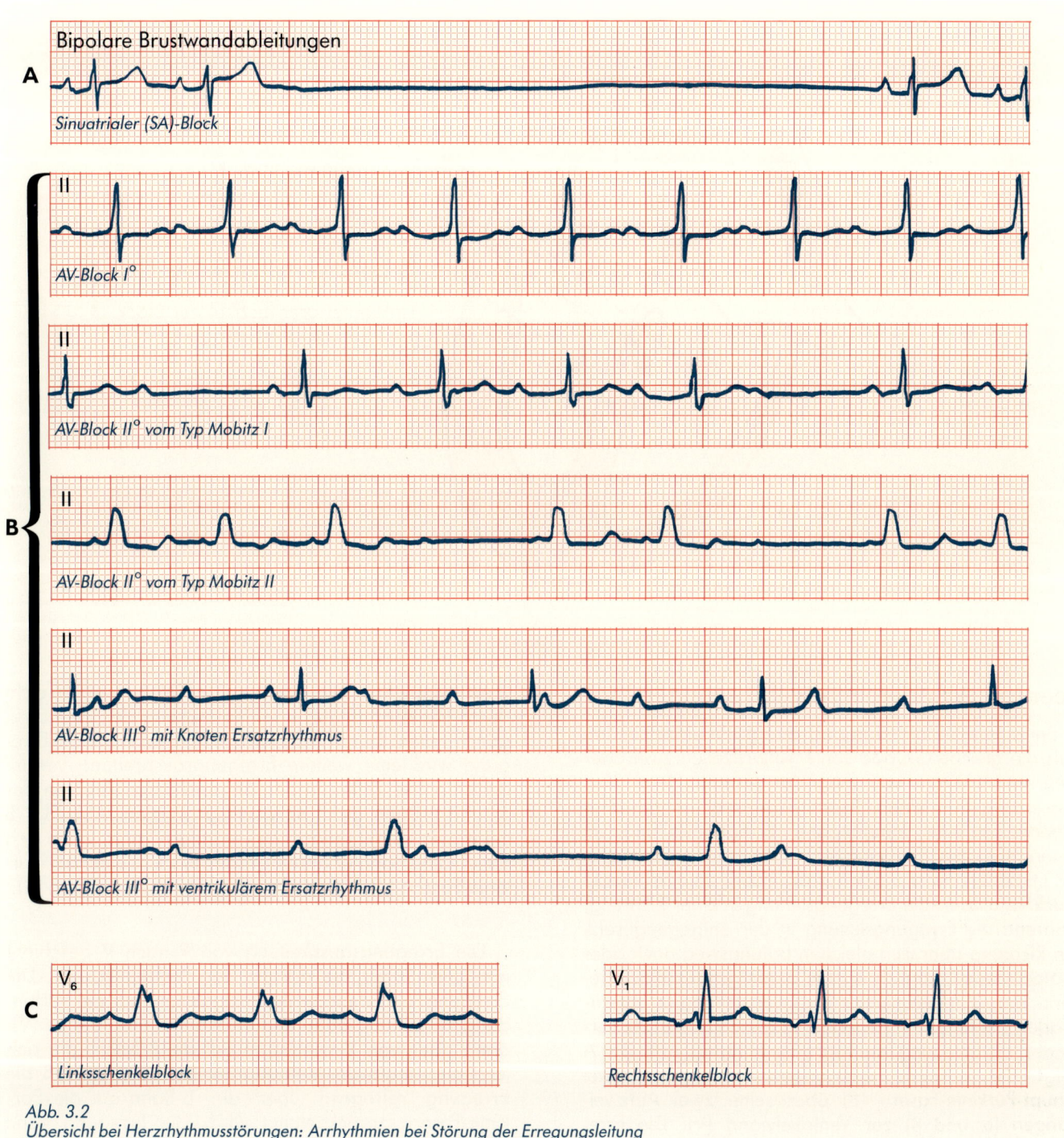

Bipolare Brustwandableitungen

A
Sinuatrialer (SA)-Block

B

II
AV-Block I°

II
AV-Block II° vom Typ Mobitz I

II
AV-Block II° vom Typ Mobitz II

II
AV-Block III° mit Knoten Ersatzrhythmus

II
AV-Block III° mit ventrikulärem Ersatzrhythmus

C
V₆
Linksschenkelblock

V₁
Rechtsschenkelblock

Abb. 3.2
Übersicht bei Herzrhythmusstörungen: Arrhythmien bei Störung der Erregungsleitung

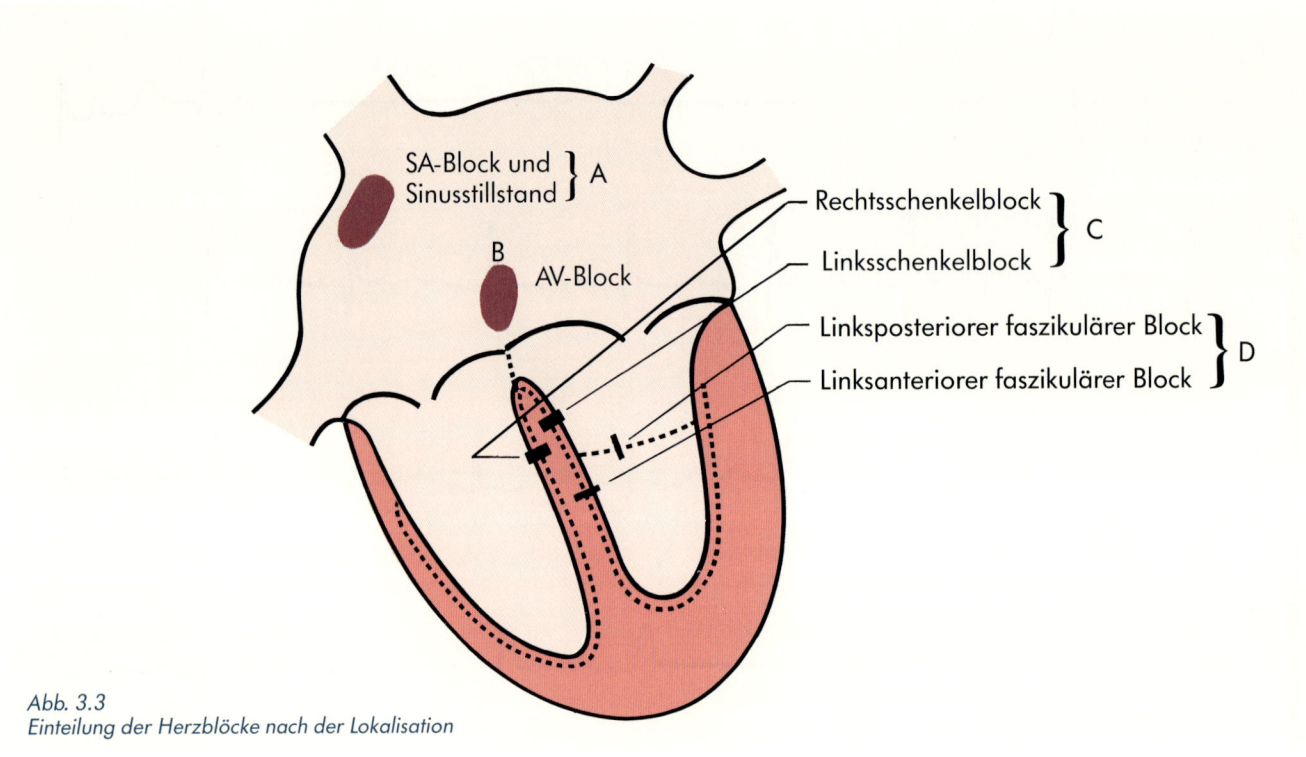

Abb. 3.3
Einteilung der Herzblöcke nach der Lokalisation

Reentry- (Wiedereintritts-)Erregungen [4–6]

Bei einem Reentry-Vorgang erregt ein einzelner Impuls die gleiche Gruppe von Myokardzellen zwei oder mehrere Male (und von daher das gesamte Herz). Voraussetzung für einen Reentry-Vorgang ist gewöhnlicherweise eine inhomogene Erregungsleitung im Querschnitt des Erregungsleitungssystems, in dem sich ein unidirektionaler Block ausbildet. Der unidirektionale Block verhindert die Erregungsleitung in einer Richtung, während die Erregungsleitung in der entgegengesetzten Richtung über den gleichen Leitungsweg noch oder später wieder möglich ist. Ein anterograder Block bewirkt eine Blockierung der Erregungsleitung in anterograder Richtung, ein gegensinnig gerichteter Block verhindert die Erregung in retrograder Richtung. Abb. 3.4 A zeigt die normale Erregungsausbreitung in zwei Haupt-Purkinje-Fasern (P) über seine zwei Aufzweigungen (α und β) zur Ventrikelwand (V). Die Erregungsleitung in der α- und β-Bahn geschieht mit gleicher

Geschwindigkeit. Die Erregung der Wand wird erreicht durch die Ausbreitung und Auslöschung der zwei Erregungswellen. Durch die gleichzeitige vollständige Erregung wird eine weitere Erregungsausbreitung verhindert, da alle Zellen in den angrenzenden Arealen der α- und β-Bahn gleichzeitig erregt werden. Abb. 3.4 B zeigt, wie die Situation sich verändern kann, wenn sich ein unidirektionaler anterograder Block in einer der Purkinje-Fasern (β) entwickelt und nicht in der anderen (α).

Die Erregungsausbreitung von P nach V geschieht nun allein über die α-Bahn der Purkinje-Fasern. Die Erregung wird dann weiter fortgeleitet über die Verbindung zwischen α-Bahn und myokardialem Gewebe (V), dann aber von V wiederum auf die β-Bahn, die sich jetzt außerhalb der Refraktärität befindet, so daß die Erregung retrograd über die β-Bahn auf die Purkinje-Fasern zurückgeleitet wird. Die Erregung kann damit an der Verbindung zwischen β-Bahn und Haupt-

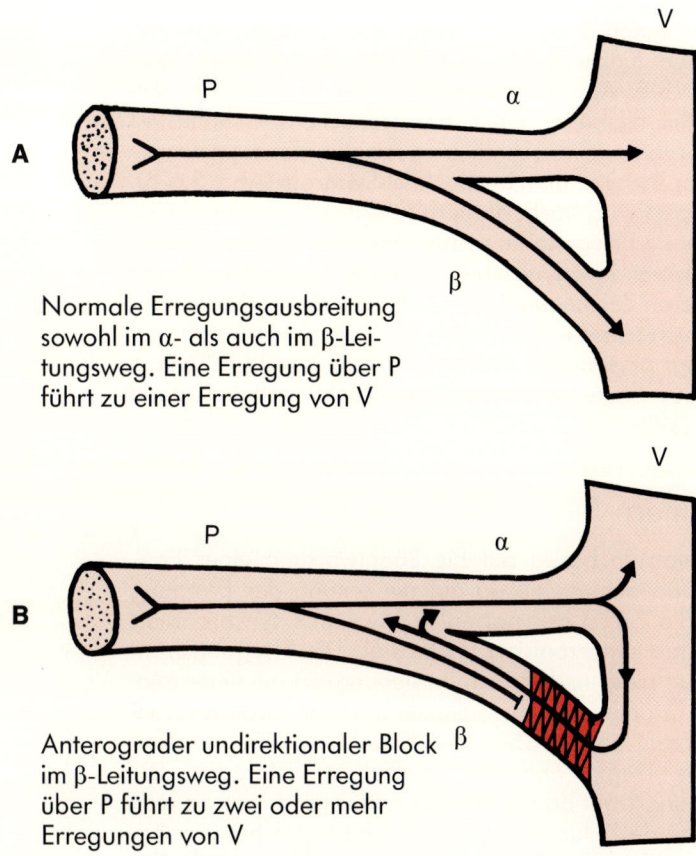

A

Normale Erregungsausbreitung
sowohl im α- als auch im β-Leitungsweg. Eine Erregung über P
führt zu einer Erregung von V

B

Anterograder undirektionaler Block
im β-Leitungsweg. Eine Erregung
über P führt zu zwei oder mehr
Erregungen von V

Abb. 3.4
Reentry (Wiedereintritt) in Purkinjefasern
(Erklärung s. Text)

Purkinje-Fasern P ankommen und dort so spät auf die α-Bahn treffen, daß deren Zellen sich von der früheren Erregungsleitung wieder erholt haben und sich außerhalb der Refraktärität befinden. Damit sind die Voraussetzungen erfüllt für das Ingangkommen einer kreisenden Erregung von α nach V und von V über die β-Bahn mit Wiedereintritt in die α-Bahn (Reentry). Tritt eine solche kreisende Erregung nur einmal auf, führt sie zu einer einzelnen Extrasystole; ein zweimaliges Durchlaufen des Reentry-Kreises führt zu einem Paar von Extrasystolen, und beim ständigen Durchlaufen führt die kreisende Erregung zu einer ventrikulären Tachykardie. Der unidirektionale Block ist seiner Natur nach funktionell und kommt und geht mit der Tachykardie. Sein pathophysiologischer Hintergrund ergibt sich aus den unter-schiedlichen Leitungsgeschwindigkeiten und der Länge der Refraktärperiode in der α- und β-Bahn des Reentry-Kreises. Es besteht eine langsame Leitungsgeschwindigkeit zusammen mit einer kurzen Refraktärperiode in der α-Bahn und gleichzeitig in der parallel leitenden β-Bahn eine schnelle Erregungsleitung mit einer langen Refraktärperiode. Diese elektrophysiologischen Unterschiede können, wenn eine zeitlich kritisch gelegene Zusatzerregung auftritt, einen unidirektionalen Block in der β-Bahn erzeugen und somit die Reentry-Tachykardie auslösen (Abb. 3.22, S. 57).

Ähnliche Reentry-Kreise können sich auch in anderen Regionen des Herzens etablieren (Abb. 3.5, S. 42). Eine longitudinale funktionelle Dissoziation des AV-Knotens

41

mit zwei Leitungswegen, von denen der eine einen uni-direktionalen Block hat, kann die Ursache von AV-nodalen Extrasystolen und Reentry-Tachykardien sein (Abb. 3.5 A). Das Bestehen einer zusätzlichen AV-Überleitungsbahn, einer akzessorischen AV-Bahn, ist die Grundlage von Anfällen paroxysmaler supraventri-kulärer Tachykardien beim WPW-Syndrom (Abb. 3.5 B). Dagegen wird Vorhofflattern hauptsächlich durch eine kreisende Erregung im rechten Vorhof ausgelöst, wobei ein großer Erregungskreis mit einer Circumferenz von mehreren Zentimetern (Abb. 3.5 C) vorliegt. Dabei müs-sen auch hier die Anteile des Erregungskreises nicht un-bedingt anatomisch präformiert sein, sondern können sich aus einem unterschiedlichen funktionellen Zustand entwickeln.

Flimmern

Sowohl in bezug auf die Beantwortung einer Erre-gung als auch in bezug auf die Leitung der Erregung sind die Zellen des normalen Myokards synchronisiert oder fast synchronisiert (Abb. 3.6). Die Erregungsfront verläuft gleichmäßig vom Entstehungsort mit einer rela-tiv konstanten Geschwindigkeit in einer stabil bleiben-den Front weg, wobei scharf getrennt wird zwischen bereits erregten und nicht erregten Muskelarealen. Die Erregungsfront breitet sich nur anterograd aus, da jede retrograde Leitung durch das Nichtansprechen der be-reits erregten Zellen verhindert wird (Abb. 3.6 A2). Die Erregung breitet sich kontinuierlich aus, bis alle Teile des Myokards erregt und alle Zellen refraktär gewor-den sind (Abb. 3.6 A3). Die normale Erregung des Her-zens verläuft also „in Phase". Dieser funktionelle Zu-stand kann sich dann ändern und aus der Phase gera-ten, wenn sich die Refraktärverhältnisse einzelner Zell-gruppen ohne bestimmte Ordnung zueinander ändern. Dadurch kommt es zu einer Desintegration der Erre-gungsausbreitung (Abb. 3.6 B1).

Wenn die Erregungsfront in einem solchermaßen asynchron erregten Herz isolierte, noch refraktäre Zel-len erreicht, teilt sich die Erregung auf und verläuft um diese Zellareale herum. Auf diese Weise teilt sich die normalerweise synchronisierte einzelne Erregungsfront in zwei oder mehrere kleinere Erregungsfronten auf (Abb. 3.6 B2). Dies setzt einen Circulus vitiosus in Gang. Die kurz vorher noch isoliert refraktären Zell-

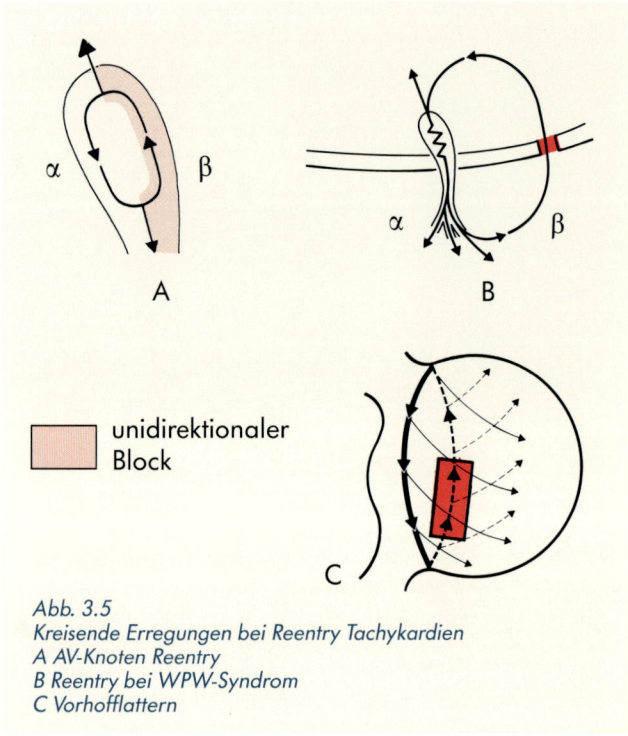

Abb. 3.5
Kreisende Erregungen bei Reentry Tachykardien
A AV-Knoten Reentry
B Reentry bei WPW-Syndrom
C Vorhofflattern

areale kommen aus ihrer Refraktärität heraus und kön-nen nun durch die Erregungsfronten aktiviert werden. Sie wiederum bewirken eine erneute Erregung der Zel-len, die entlang des Verlaufes der primären Erregungs-front liegen und die gerade nicht mehr refraktär sind (Abb. 3.6 B3). Dieser Vorgang kann sich dann wieder-holen. Das Flimmern wird also hervorgerufen durch eine sehr schnelle und komplett irreguläre desorgani-sierte Erregung des Myokards. Die kontraktile Antwort auf eine solche unorganisierte Erregung eines Herzab-schnittes besteht in unregelmäßigen Zuckungen, die nicht mehr in der Lage sind, eine Pumpaktion zu be-werkstelligen.

Flimmern wird im EKG aufgezeichnet als fortlau-fende Linie sehr schneller, irregulärer Ausschläge, die man als Flimmerlinie bezeichnen kann. Bei Vorhofflim-mern (Abb. 3.7, S. 44) wird diese fibrillatorische Linie im Intervall der QRS-Komplexe sichtbar (jedoch nicht

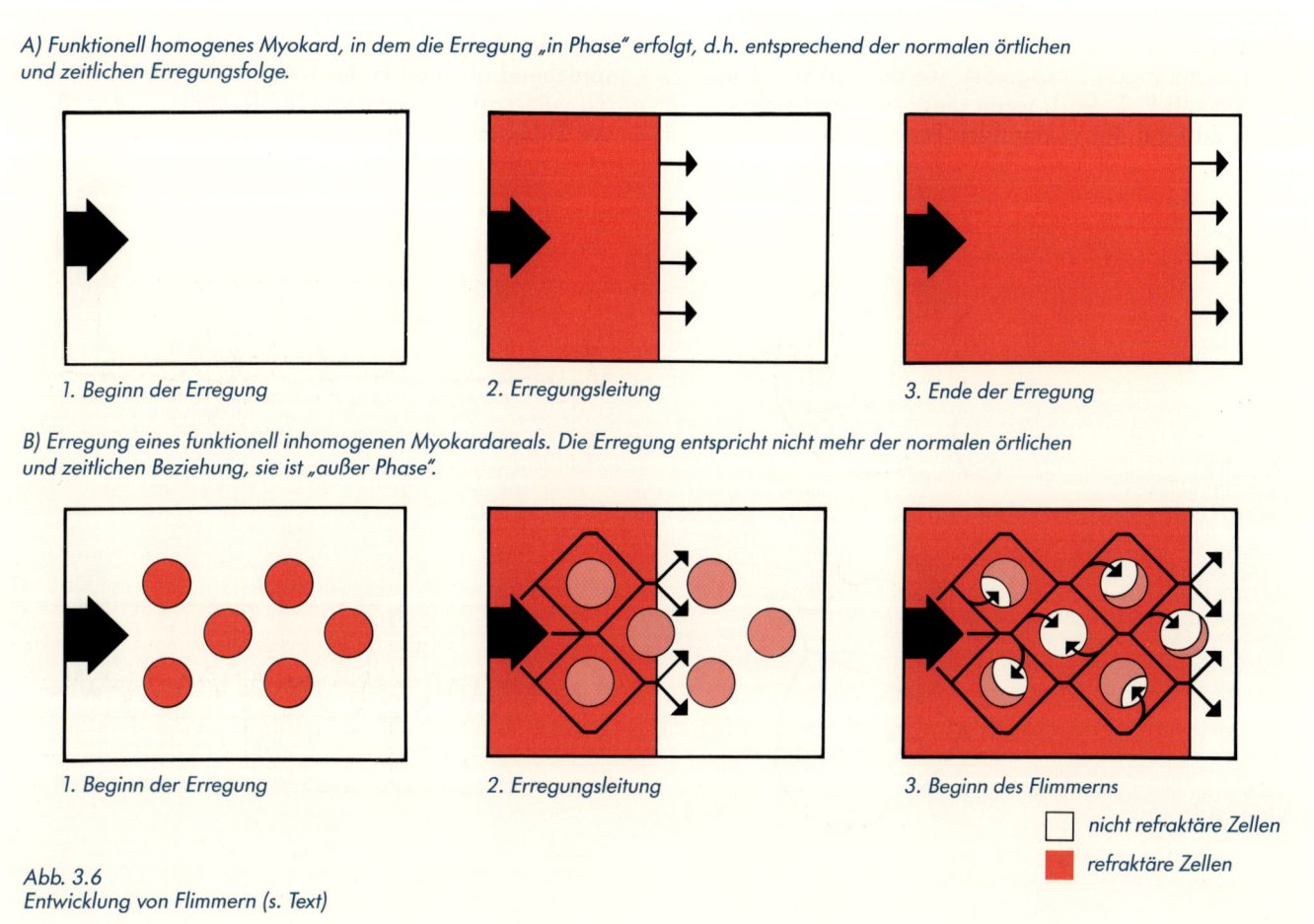

A) Funktionell homogenes Myokard, in dem die Erregung „in Phase" erfolgt, d.h. entsprechend der normalen örtlichen und zeitlichen Erregungsfolge.

1. Beginn der Erregung

2. Erregungsleitung

3. Ende der Erregung

B) Erregung eines funktionell inhomogenen Myokardareals. Die Erregung entspricht nicht mehr der normalen örtlichen und zeitlichen Beziehung, sie ist „außer Phase".

1. Beginn der Erregung

2. Erregungsleitung

3. Beginn des Flimmerns

☐ nicht refraktäre Zellen

🟥 refraktäre Zellen

Abb. 3.6
Entwicklung von Flimmern (s. Text)

immer in allen Ableitungen), wobei die QRS-Komplexe im Sinne einer absoluten Arrhythmie völlig irregulär auftreten. Dies wird durch die ständige Erregung des AV-Knotens von verschiedenen Seiten hervorgerufen. Die kardiale Pumpfunktion ist dabei aber erhalten, jedoch irregulär und sehr oft, insbesondere zu Beginn des Flimmerns, sehr schnell. Entwickelt sich Kammerflimmern, werden die EKG-Ableitungen zu einer fibrillatorischen Linie reduziert, ohne daß QRS-Komplexe scharf abgrenzbar sind (Abb. 3.8, S. 44). In diesem Fall bricht die Pumpfunktion des Herzens sofort zusammen; klinisch besteht das Bild eines Herzstillstandes, der Pa-

tient ist pulslos, verliert das Bewußtsein und erliegt ohne therapeutische Intervention oder spontaner Beendigung des Kammerflimmerns einem plötzlichen Tod.

Flimmern kann ausgelöst werden durch schnelle, sich wiederholende Stimulation der Vorhöfe oder der Ventrikel mit einer Stimulationsfrequenz zwischen 250 und 300/min. Bei dieser sehr schnellen Stimulationsfrequenz verlieren Teile des Myokards die Fähigkeit, den Stimulus zu beantworten. Die funktionelle Homogenität geht verloren, und mit weiterer schneller Stimulation tritt Flimmern auf.

Flimmern kann ebenso durch eine einzelne Zusatzerregung, z.B. eine ventrikuläre Extrasystole oder einen Schrittmacherimpuls, ausgelöst werden (Abb. 6.43, S. 182 und 10.9, S. 261), wenn diese das Ventrikelmyokard im Zustand der vulnerablen Periode trifft. Die vulnerable Periode für den Ventrikel besteht während der Zeit des Aufstieges bis zum Gipfel der T-Welle, entsprechend etwa 80 % der T-Welle. Für die Vorhöfe liegt die vulnerable Periode im QRS-Komplex und im Beginn des ST-Segmentes (Abb. 3.9).

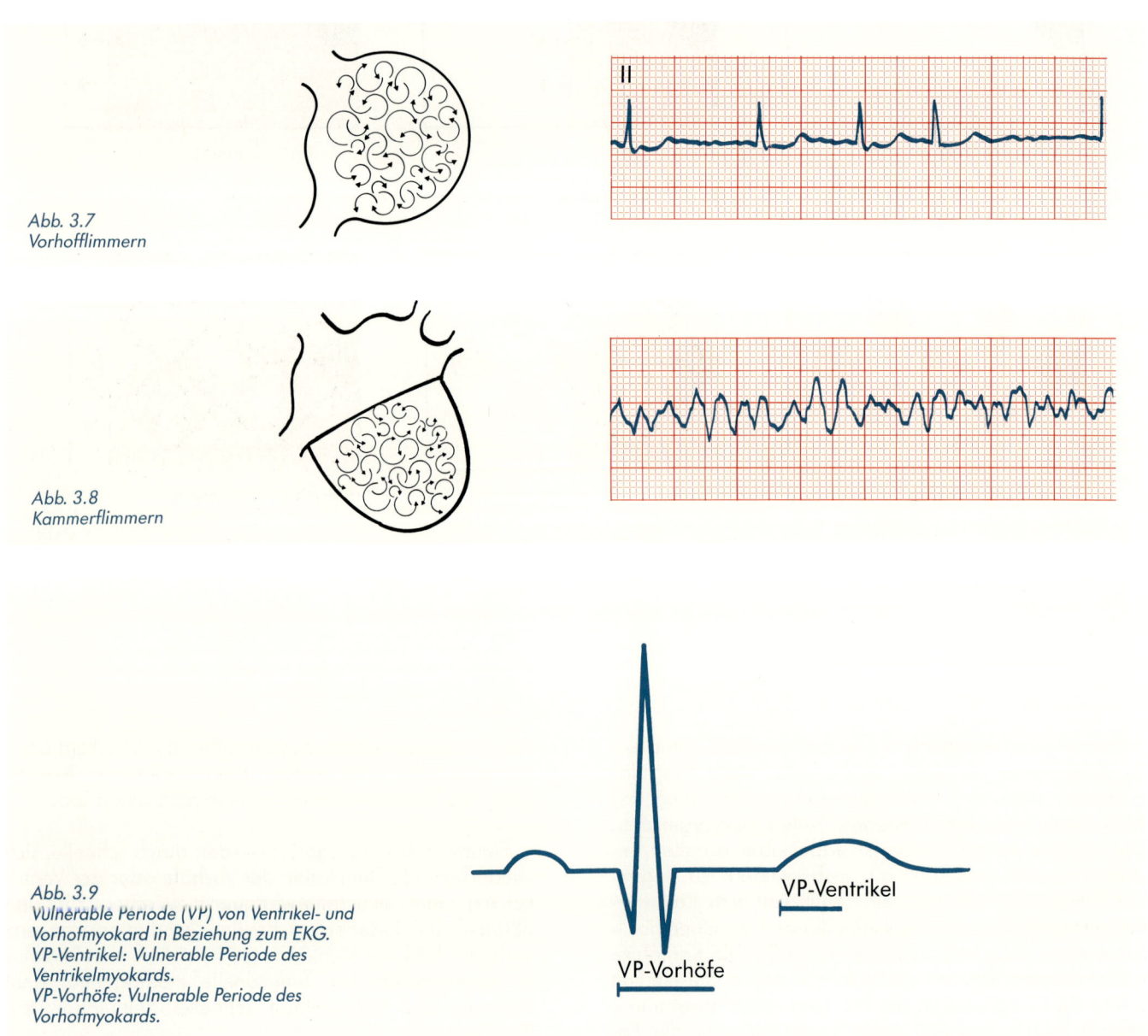

Abb. 3.7
Vorhofflimmern

Abb. 3.8
Kammerflimmern

Abb. 3.9
Vulnerable Periode (VP) von Ventrikel- und Vorhofmyokard in Beziehung zum EKG.
VP-Ventrikel: Vulnerable Periode des Ventrikelmyokards.
VP-Vorhöfe: Vulnerable Periode des Vorhofmyokards.

VP-Ventrikel

VP-Vorhöfe

Supraventrikuläre Arrhythmien: Der QRST-Komplex[15–18, 28, 29]

Gewöhnlich wird während einer supraventrikulären Arrhythmie das Kammermyokard über die normale Erregungsleitung erregt: das His'sche Bündel, die Schenkel und die Purkinje-Fasern. Gelegentlich wird jedoch der zeitliche Ablauf der Erregung und des Repolarisationsprozesses geringgradig verändert. Entsprechend finden sich folgende EKG-Befunde bei supraventrikulären Arrhythmien:

– Ein QRST-Komplex identisch dem, der während Sinusrhythmus aufgezeichnet wird: ein schmaler QRS-Komplex < 0,12 s, der von einem isoelektrischen ST-Segment und einer stumpfen T-Welle gefolgt wird, die in den meisten Ableitungen positiv ist (Abb. 3.10), oder

– ein QRST-Komplex ähnlich dem während Sinusrhythmus, jedoch mit kleinen Unterschieden in bezug auf die QRS-Konfiguration, die QRS-Achse, die Amplitude oder die Breite des QRS-Komplexes (aber immer noch eine Dauer des QRS-Komplexes < 0,12 s) und/oder ein gesenktes oder erhöhtes ST-Segment und eine invertierte T-Welle.

Die Aufzeichnung eines verbreiterten QRS-Komplexes von 0,12 s oder mehr – dies ist die Ausnahme – wird bei Patienten gefunden, die bereits während Sinusrhythmus eine QRS-Verbreiterung aufgrund eines Schenkelblockbildes aufweisen (Abb. 5.10, S. 113 und 6.2, S. 127). Darüber hinaus kann der QRS-Komplex breiter werden durch „aberrante ventrikuläre Erregungsausbreitung".

Aberrante ventrikuläre Erregungsausbreitung[15–18, 28, 29]

Dieser Ausdruck bezieht sich auf eine intraventrikuläre Erregungsausbreitungsstörung in Verbindung mit Veränderungen der Herzfrequenz. Es ist ein reversibles Phänomen, das mit den Veränderungen der Herzfrequenz auftritt und verschwindet. Bei supraventrikulären Extrasystolen und Tachykardien kann eine aberrante ventrikuläre Erregungsausbreitung auftreten, wenn die supraventrikuläre Erregung zeitlich so einfällt, daß die AV-übergeleitete Erregung die Bifurkation des His'schen Bündels zu einem Zeitpunkt erreicht, wenn ein Schenkel sich gerade außerhalb, der andere aber noch in der

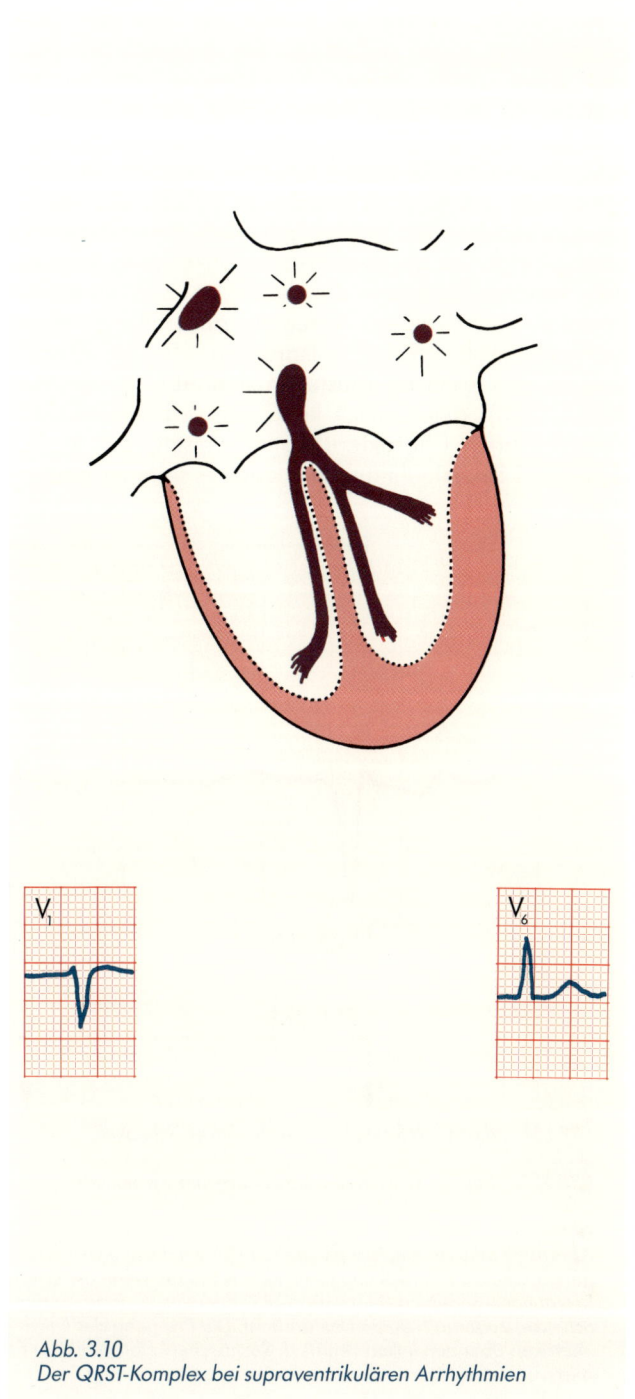

Abb. 3.10
Der QRST-Komplex bei supraventrikulären Arrhythmien

Refraktärperiode befindet. Bei dieser Konstellation wird zunächst der Kammerteil erregt, zu dem die Erregungsleitung schon außerhalb der Refraktärzeit liegt, und dann nach einiger Verzögerung der andere Kammerteil. Auf diese Weise kommt ein verbreiterter QRS-Komplex (> 0,12 s) mit einer veränderten Konfiguration zustande, die einem Schenkelblockbild entspricht (Abb. 3.11; 5.11 C, S. 114 und 6.3, S. 128). Da die Refraktärperioden des rechten Schenkels ohnehin geringgradig länger als die des linken Schenkels sind, wird bei den meisten Patienten das häufigste Bild einer aberranten ventrikulären Erregungsausbreitung einem Rechtsschenkelblockbild entsprechen. Es ist charakterisiert durch ein rR'-Muster in den Abl. V_1–V_2 (Abb. 9.4, S. 228), gelegentlich kann der verbreiterte QRS-Komplex noch Charakteristika aufweisen, die ähnlich denen bei Sinusrhythmus sind, oder – seltener noch –

kann ein Linksschenkelblockbild mit einem rR'-Muster in V_5 und V_6 entstehen. Die Dauer der Refraktärperiode wechselt mit der Länge der RR-Abstände des Grundrhythmus. Je länger der einer supraventrikulären Extrasystole oder der ersten Erregung einer supraventrikulären Tachykardie vorangehende RR-Abstand ist, umso wahrscheinlicher vergrößert sich die Differenz zwischen den Refraktärperioden der Schenkel. Daher wird durch eine Erregungsfolge eines langen RR-Intervalles (X) des Grundrhythmus, gefolgt von einer kurz gekoppelten supraventrikulären Extrasystole (Y) (und gleichermaßen durch eine kurz gekoppelte erste supraventrikuläre Erregung einer Tachykardie), eine aberrante ventrikuläre Erregungsausbreitung begünstigt: Ashman-Phänomen (Abb. 3.11; 6.3 B, S. 129; 6.19, S. 146).

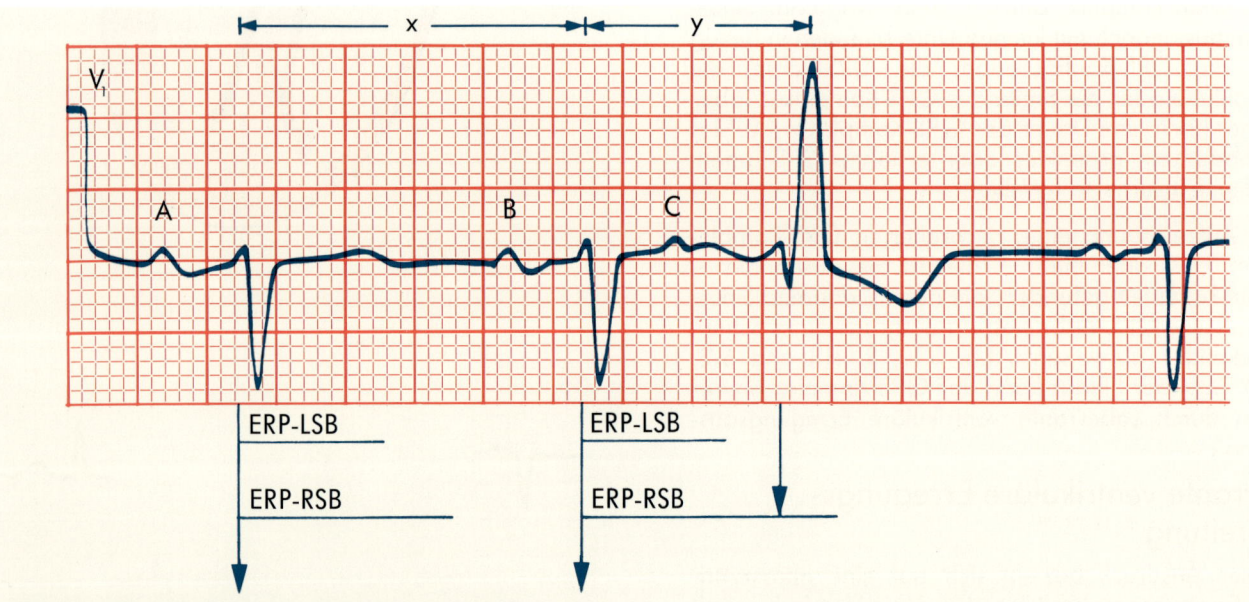

ERP-LSB: Effektive Refraktärperiode des linken Schenkels

ERP-RSB: Effektive Refraktärperiode des rechten Schenkels

Abb. 3.11
Aberrante intraventrikuläre Erregungsleitung einer supraventrikulären Extrasystole. A und B: Zeitgerecht einfallende supraventrikuläre Erregungen. Beide Schenkel sind nicht mehr refraktär, wenn die Erregung die Bifurkation des His'schen Bündels erreicht: Normale ventrikuläre Erregungsausbreitung. Normaler QRST-Komplex. C: Eine supraventrikuläre Erregung wird auf die Ventrikel übergeleitet, bevor der rechte Schenkel außerhalb der Refraktärität ist. Die Erregung des linken Ventrikels erfolgt über den linken Schenkel, verspätete Erregung des rechten Ventrikels über den linken Ventrikel: Rechtsschenkelblockbild im EKG. Zusätzlich ist die PQ-Zeit verlängert, da die AV-Überleitung während der relativen Refraktärperiode des AV-Leitungssystems erfolgt.

Supraventrikuläre Arrhythmien: Die P-Welle [19–21]

Bei supraventrikulären Arrhythmien (Abb. 3.12), bei denen der Ort der Erregungsbildung im SA-Knoten oder im oberen Teil des rechten Vorhofes lokalisiert ist, wird eine positive P-Welle in Abl. II und gewöhnlich auch in Abl. III und aVF gefunden. Beim Erregungsursprung im AV-Knoten oder in tieferen Teilen des Vorhofes wird eine retrograde P-Welle aufgezeichnet, deren Polarität gegensätzlich zu der einer P-Welle bei Sinusrhythmus ist, d.h. negatives P in Abl. II, III und aVF.

Bei einer AV-Knoten-Arrhythmie werden durch die Unterschiede in der Erregungsleitungszeit vom Erregungsursprung zu den Vorhöfen und dem Ventrikel die Zeitverhältnisse zwischen P-Welle und QRS-Komplex individuell beeinflußt (Abb. 3.13, S. 48):

A. Üblicherweise fallen P-Welle und QRS-Komplex zusammen, wobei die P-Welle im QRS-Komplex verborgen ist. Sie kann dann identifiziert werden durch eine Ösophagus-Ableitung oder durch ein intraatriales EKG.

B. Die P-Welle kann sichtbar im ST-Segment lokalisiert sein, gewöhnlich unmittelbar nach dem QRS-Komplex; mitunter ist sie später lokalisiert.

C. Retrograde P-Wellen können mit unterschiedlichem Zeitintervall vor dem QRS-Komplex auftreten, meist direkt vor dem QRS-Komplex, gelegentlich auch mit einem RP'-Abstand, der sich dem PR-Abstand bei Sinusrhythmus nähert oder diesen sogar übertrifft.

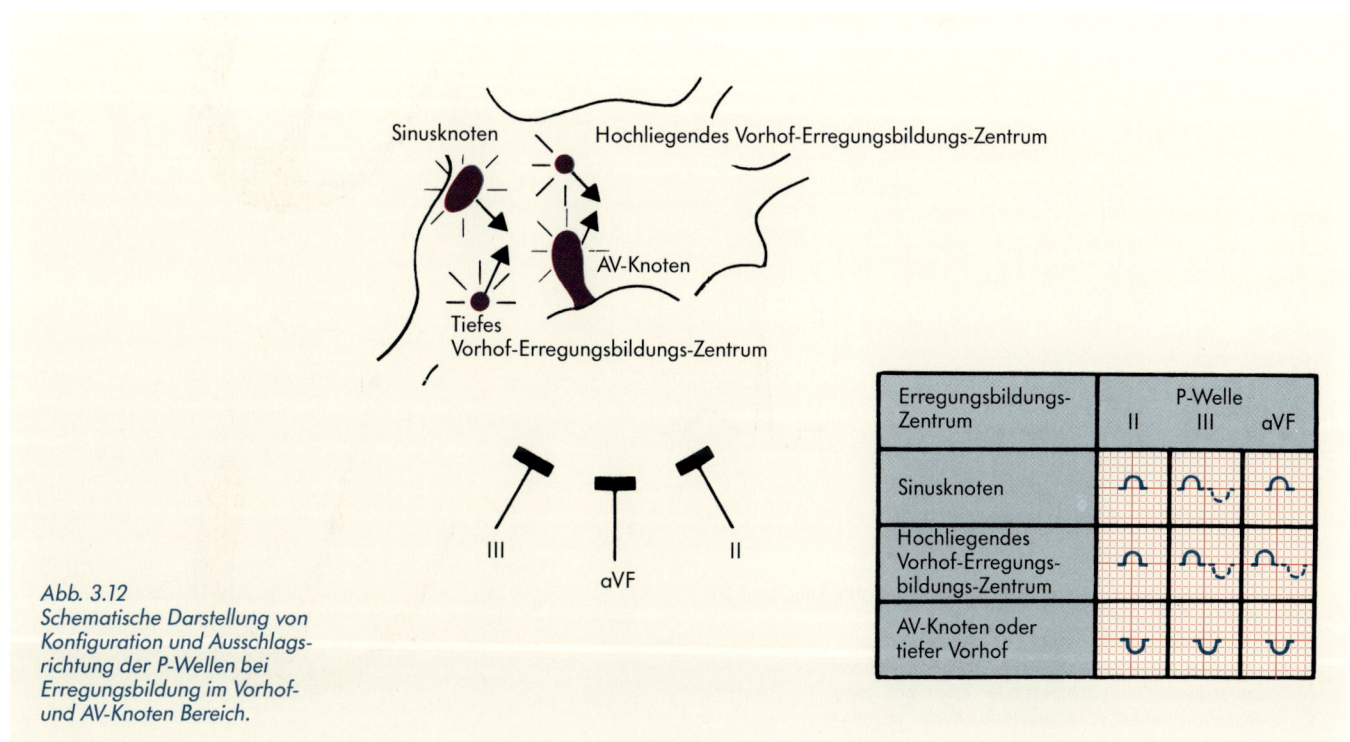

Abb. 3.12
Schematische Darstellung von Konfiguration und Ausschlagsrichtung der P-Wellen bei Erregungsbildung im Vorhof- und AV-Knoten Bereich.

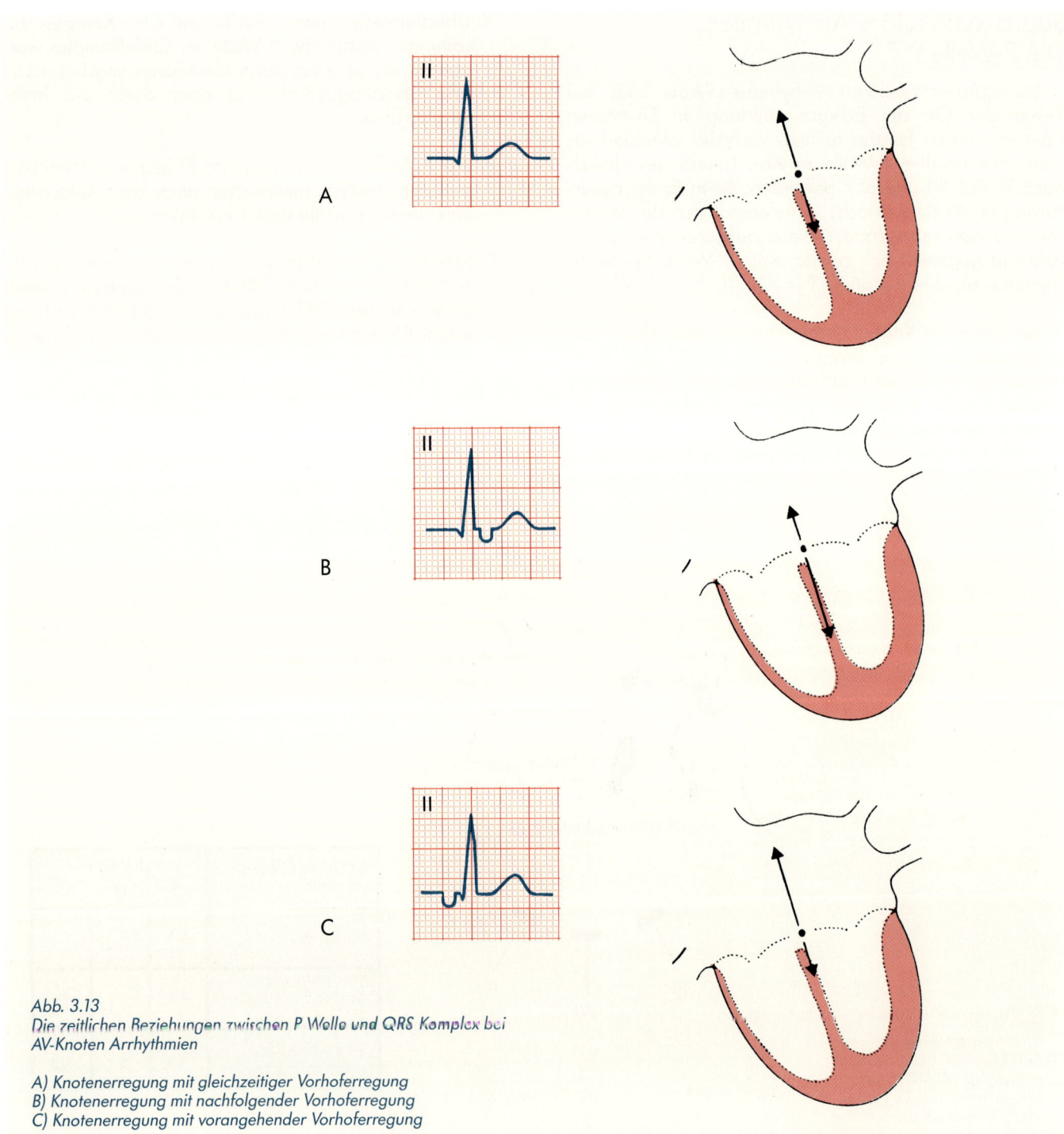

Abb. 3.13
Die zeitlichen Beziehungen zwischen P Welle und QRS Komplex bei
AV-Knoten Arrhythmien

A) Knotenerregung mit gleichzeitiger Vorhoferregung
B) Knotenerregung mit nachfolgender Vorhoferregung
C) Knotenerregung mit vorangehender Vorhoferregung

Supraventrikuläre Arrhythmien: AV-Leitung[22-24]

Die Zellen des Vorhofmyokards haben eine kurze Refraktärperiode und können daher eine Impulsleitung und eine Erregungsfolge aufweisen, die in ihrer Frequenz signifikant höher liegt als die des AV-Knotens, der vergleichsweise eine sehr lange Refraktärperiode besitzt. Daher wird die AV-Überleitung einer atrialen Extrasystole in Abhängigkeit von der Ankopplung an den vorhergehenden normalen QRS-Komplex variieren (Abb. 3.14):

A. Sie wird nicht im AV-Knoten übergeleitet werden, wenn das Kopplungsintervall so kurz ist, daß der Impuls der Extrasystole den AV-Knoten während seiner effektiven Refraktärperiode erreicht; dies entspricht etwa dem ST-Segment und dem ersten Teil der T-Welle. In diesem Fall wird die atriale Extrasystole im EKG als P-Welle in Erscheinung treten, der kein QRS-Komplex folgt (Abb. 5.11 A, S. 114).

B. Eine atriale Zusatzerregung wird mit einem verlängerten PQ-Intervall übergeleitet, wenn sie den AV-Knoten im Zustand der relativen Refraktärperiode trifft. Die P-Welle liegt dann in der Hälfte bis zu einem Drittel der T-Welle (Abb. 5.11 B, S. 114).

C. Noch später angekoppelte Extrasystolen werden normal über den AV-Knoten mit einem normalen PQ-Intervall geleitet.

Die lange Refraktärperiode des AV-Knotens dient als Sicherheitsfilter, der das Ventrikelmyokard davor schützt, daß bei schneller Vorhoferregung, z.B. bei Vorhofflimmern oder -flattern, diese Impulse über den AV-Knoten zur Kammer geleitet werden (Abb. 3.15). Im allgemeinen ist die obere begrenzende Herzfrequenz für die AV-Überleitung – die AV-Leitungskapazität – bei älteren Menschen niedriger als bei Kindern und Jugendlichen. Sie wird weiterhin beeinflußt durch den parasympathischen und sympathischen Tonus sowie durch Arzneimittel; jedoch sind die individuellen Unterschiede groß.

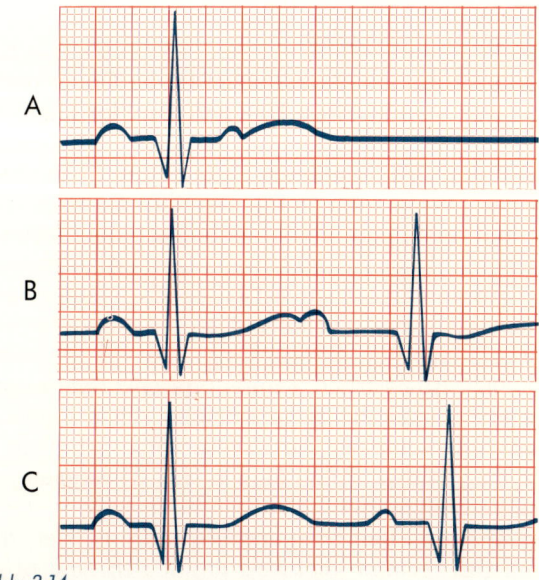

Abb. 3.14
Die Refraktärperioden des AV-Knotens.
A Vorhoferregung während der absoluten Refraktärität des AV-Knotens. Die P-Welle vor der T-Welle wird nicht übergeleitet, und es folgt ihr daher kein QRS-Komplex.
B Vorhoferregung während der relativen Refraktärperiode des AV-Knotens. Die P-Welle, sichtbar in der T-Welle, wird übergeleitet, aber das PQ-Intervall ist infolge der langsamen AV-Überleitung verlängert.
C Außerhalb der Refraktärität des AV-Knotens wird die Vorhoferregung übergeleitet und der P-Welle folgt mit einem normalen PQ-Intervall ein QRS-Komplex.

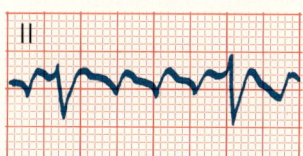

Abb. 3.15
Vorhofflattern mit 4:1 AV-Überleitung. Nur jede vierte Vorhoferregung (Flatter-Welle) wird zu den Ventrikeln übergeleitet

Ventrikuläre Arrhythmien:
Der QRST-Komplex [25-29]

Bei ventrikulären Arrhythmien ist die Dauer und die Folge der ventrikulären De- und Repolarisation vollständig verändert; dabei zeigen sich Veränderungen sowohl des QRS-Komplexes als auch des ST-Segmentes und der T-Welle (Abb. 3.16). Der QRS-Komplex ist immer auf mehr als 0,12 s verbreitert mit Zeitwerten zwischen 0,15 und 0,20 s breit. Das Erscheinungsbild des QRS-Komplexes variiert erheblich. Häufig besteht er nur aus einer hochamplitudigen monophasischen oder biphasischen Schwankung. Das ST-Segment ist nicht mehr isoelektrisch, sondern gesenkt oder angehoben, fast immer mit gegensinnigen Ausschlägen zum Haupt-QRS-Komplex. Die T-Welle wird verbreitert und spitz mit gleicher Polarität wie das ST-Segment. Alle diese Veränderungen hängen in hohem Maße von der Frequenz ab. Bei Erregungsursprung in der freien Wand des rechten Ventrikels ergibt sich eine positive QRS-Nettofläche in Abl. V_5 und V_6 und I, so daß das Bild auch in seiner Polarität einem Linksschenkelblock gleicht (Abb. 9.3 C, S. 227). Bei Erregungsursprung in der freien Wand des linken Ventrikels entsteht ein QRS-Komplex mit einer positiven Nettofläche in Abl. V_1–V_2, so daß das Bild, auch in seiner Polarität, eher einem Rechtsschenkelblock gleicht (Abb. 9.3 B, S. 227). Liegt der Erregungsursprung in den tieferen Teilen des Septums, kann das QRS-Muster, unabhängig von der Ventrikelseite des Septums, Mischbilder zeigen.

Ventrikuläre Arrhythmien:
Vorhoferregungen [8, 27-29]

Ventrikuläre Extrasystolen und Tachykardien können zu folgenden Bildern führen (Abb. 3.17):

A. AV-Dissoziation mit vollständiger oder fast vollständiger Unabhängigkeit der Vorhoferregungen von den Ventrikelerregungen. Dies ist der übliche Befund bei ventrikulären Extrasystolen und bei etwa 60–70% der Anfälle von ventrikulären Tachykardien. Der Sinusknoten wird durch die gleichzeitige Ektopie nicht beeinflußt und behält seine Entladungsfrequenz, die lediglich durch hämodynamische Parameter verändert werden kann. Die vom Sinusknoten ausgehen-

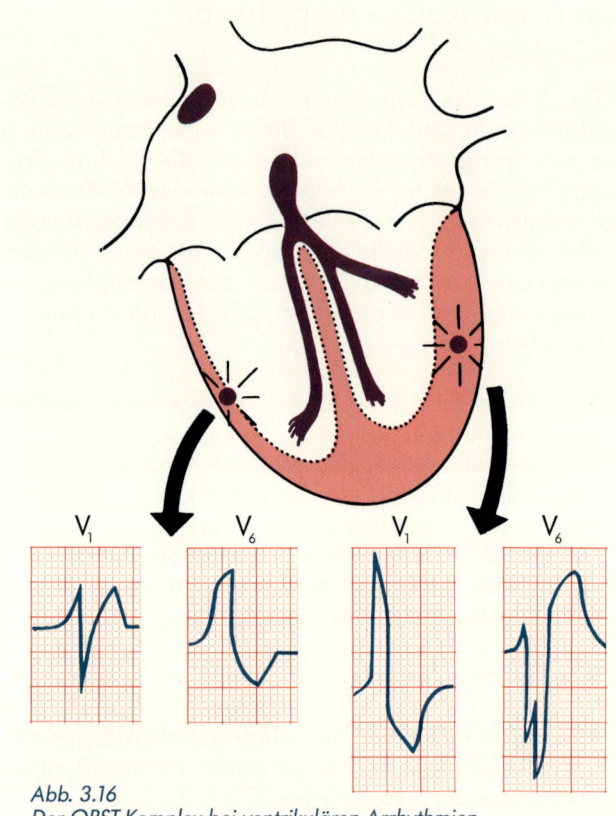

Abb. 3.16
Der QRST-Komplex bei ventrikulären Arrhythmien

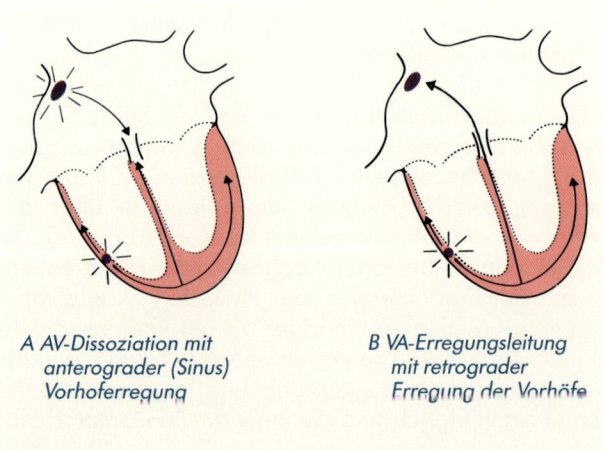

A AV-Dissoziation mit anterograder (Sinus) Vorhoferregung

B VA-Erregungsleitung mit retrograder Erregung der Vorhöfe

Abb. 3.17
Vorhoferregung bei ventrikulären Extrasystolen und Tachykardie. Eine AV-Dissoziation ist bei weitem am häufigsten (Abb. 5.3, S. 111; Abb. 6.27–6.29, S. 157–159)

den Erregungen werden anterograd in die AV-Verbindung geleitet, während die ventrikulären Erregungen retrograd in Richtung der Vorhöfe fortgeleitet werden. Die zwei Erregungsfronten penetrieren somit den oberen und unteren Teil der AV-Verbindung, und irgendwo im HV-Knoten/His-Bündel-Bereich wird eine der Erregungsfronten dadurch blockiert, daß sie ein Areal der Refraktärität erreicht, das durch die andere Erregungsfront bereits entstanden ist (Abb. 3.17 A). Das kontinuierliche Auslöschen der AV- und VA-Erregungsleitung einer ventrikulären Tachykardie kann jedoch gelegentlich unterbrochen werden durch einen supraventrikulären Impuls, dem es gelingt, den AV-Knoten und das His'sche Bündel zu passieren und das Ventrikelmyokard in Form eines eingefangenen Schlages (capture beat) zu erregen. Charakteristisch für einen eingefangenen Vorhofschlag bei einer ventrikulären Tachykardie ist, daß er früher in den Tachykardiezyklus einfällt und dennoch eine supraventrikuläre Konfiguration hat (Abb. 6.28, S. 158). Ebenso können bei gelegentlicher VA-Erregungsleitung ventrikuläre Erregungen zu einem eingefangenen Schlag der Vorhöfe führen (atrial capture beat).

B. Retrograde Vorhoferregung mit VA-Leitung der ventrikulären Erregungen. Dies ist die Ausnahme bei einer ventrikulären Extrasystole (Abb. 5.6, S. 112), aber bei einem Viertel bis einem Drittel der Patienten mit ventrikulären Tachykardien ist dieses Phänomen zu beobachten. Die retrograde (Abb. 6.29, S. 159) atriale Erregung ist häufig verbunden mit einem intermittierenden VA-Block, der alterieren kann von einer 1:1 zu einer 2:1 oder 3:1 VA-Leitung, d.h. es wird entweder jede ventrikuläre Erregung auf die Vorhöfe zurückgeleitet oder jede zweite oder jede dritte.

Welche EKG-Ableitungen sollten bei einer Tachykardie geschrieben werden?

Wenn möglich sollten immer 12 Ableitungs-EKG geschrieben werden, insbesondere aber bei paroxysmalen Tachykardien, da:

– das Erkennen der Vorhoferregung (P-Wellen), das von vielen Gesichtspunkten her essentiell für die Differentialdiagnose der Tachykardie ist, zwischen den einzelnen Ableitungen variiert. Vorhoferregungen können sich in einer Ableitung klar darstellen und in anderen nicht sichtbar werden.

– Das unterschiedliche Aussehen des QRS-Komplexes in den 12 Ableitungen kann zur Differentialdiagnose zwischen supraventrikulären und ventrikulären Tachykardien beitragen (Abb. 6.25, S. 155 und 6.26, S. 155).

– Bei paroxysmalen ventrikulären Tachykardien kann allein ein EKG mit 12 Ableitungen beim spontan auftretenden Anfall als das einzige verläßliche Identifikationsmerkmal bei der Unterscheidung zwischen einer klinisch relevanten und einer nicht-klinisch relevanten Tachykardie dienen, wie sie z.B. durch programmierte elektrische Stimulation bei einer elektrophysiologischen Untersuchung ausgelöst werden kann (s. unten).

Mit dem Ziel, Vorhoferregungen zu identifizieren und ihre zeitliche Zuordnung zu ventrikulären Erregungen darzulegen, muß gelegentlich eine Ösophagus-Ableitung benutzt werden, insbesondere in den Fällen von paroxysmalen Tachykardien, in denen ein EKG mit 12 Ableitungen diese Bedingungen nicht klar darlegt, d.h. keine P-Wellen zu erkennen sind.

Das Ösophagus-EKG[30–32]

In einem Abschnitt von einigen Zentimetern liegt das untere Drittel des Ösophagus in unmittelbarer Nachbarschaft zu den Vorhöfen, hauptsächlich dem linken Vorhof. Daher sollte eine Elektrode, die in diesem Teil des Ösophagus liegt, besonders geeignet sein, atriale Erregungen mit hoher Amplitude zu registrieren. Bei nur gering tieferer Position der Elektrode im Ösophagus wird sie in engen Kontakt mit der „echten" Hinterwand des linken Ventrikels kommen und so über diese Ableitung in einem umschriebenen Areal Zeichen von Ischämie oder Infarkt aufzeichnen. Meistens wird für eine Ösophagus-EKG-Ableitung eine sogenannte „Pillen-Elektrode" verwandt (Abb. 3.18, S. 52). Sie besteht aus einer etwa 15 mm langen Elektrode, die in einer normalen pharmazeutischen Gelatine-Kapsel eingebettet und mit einem gewundenen Paar sehr dünner Teflon-isolierter Stahldrähte verbunden ist. Nach Anästhesie des Pharynx mit Lidocain-Spray wird der Patient angehalten, die Kapsel mit etwas Wasser zu schlucken, während gleichzeitig das Kabel nachgegeben wird. Nach kurzer Zeit löst sich die Kapsel auf, und die Peristaltik schiebt die Elektrode in Höhe des linken Vorhofs (ungefähre Entfernung von der Zahnreihe 40 cm). Das Kabel mit den drei Drähten wird dann an den Elektrokardiographen über einen Differentialverstärker angeschlossen. Durch sanften Zug am Kabel kann die Elektrode vorsichtig in die Höhe des Ösophagus gebracht

werden, in der das EKG eine klar zu unterscheidende Vorhoferregung anzeigt mit einem Verhältnis von etwa 3:1 zwischen der Amplitude der P-Welle und dem QRS-Komplex (Abb. 3.18). Ableitungen von einer Ösophagus-Elektrode sollten stets simultan mit der Aufzeichnung über konventionelle Ableitungen (V_1 oder II) erfolgen. Dabei dient die konventionelle Ableitung als Referenzelektrode zur Abgrenzung des QRS-Komplexes, da es schwierig sein kann, zwischen der Vorhof- und der ventrikulären Erregung in der Ösophagus-

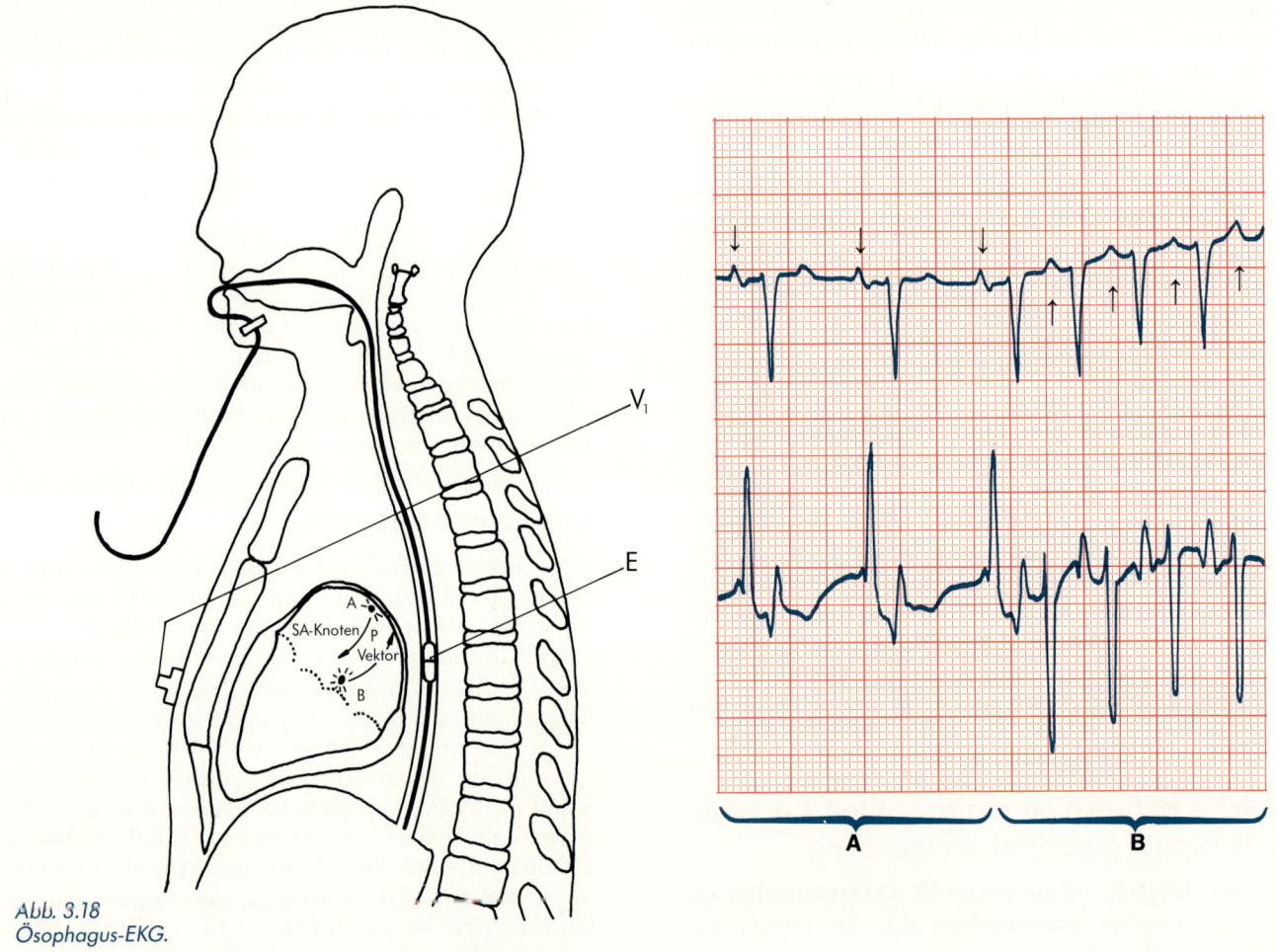

Abb. 3.18
Ösophagus-EKG.

Links eine semidiagrammatische Zeichnung der „Pillen"-Elektrode lokalisiert im Ösophagus. Rechts eine EKG-Ableitung, die einen Wechsel von Sinusrhythmus (A) zu einer paroxysmalen supraventrikulären Tachykardie (B) zeigt, während der es zu einer retrograden Vorhoferregung kommt, die durch die Veränderung der P-Wellen-Polarität im Ösophagus-EKG angezeigt wird.

Elektrode zu unterscheiden. Die Ösophagus-Ableitungen, die in diesem Buch abgebildet sind, wurden unter Verwendung einer etwas komplizierteren Technik geschrieben, die es gestattet, von zwei bis drei Ösophagus-Elektroden, die leiterförmig im Ösophagus plaziert sind, gleichzeitig abzuleiten. Dabei haben die Elektroden zueinander einen Abstand von 2–3 cm. Sie sind bezeichnet als Ex, wobei E für Ösophagus steht und x den Abstand der Elektrode von der Cardia (nicht von der Zahnreihe) anzeigt.

EKG-Aufzeichnungen von Arrhythmien bei Patienten mit wenigen und nicht voraussagbaren Anfällen [32–39]

Herzrhythmusstörungen zeigen in bezug auf Dauer und Häufigkeit eine große Variationsbreite. Dies kann im Zusammenhang mit Streßsituationen, mit körperlicher Belastung oder mit der Tageszeit stehen, häufiger jedoch treten sie spontan und völlig unvorhersehbar auf. Perioden mit wiederholten und länger anhaltenden Anfällen wechseln sich häufig ab mit langen Zeiträumen, in denen ein normaler Herzrhythmus besteht.

Es kann sehr schwierig sein, eine EKG-Aufzeichnung von Patienten mit solchen Rhythmusstörungen zu gewinnen. Die einfachste und billigste Lösung kann der Rat an den Patienten sein, ohne Verzögerung ein EKG bei Beginn des nächsten Anfalls schreiben zu lassen. Dieser Rat ist dann praktisch nicht zu befolgen, wenn die Anfälle kurzdauernd sind oder mit einer erheblichen Beeinträchtigung einhergehen. Die Möglichkeiten einer EKG-Aufzeichnung der Arrhythmie sind jedoch nach wie vor mannigfaltig mit einer Auswahl zwischen:

– Man stattet den Patienten mit einem Taschen-EKG-Aufzeichnungsgerät aus. Dieses hat die Größe einer Zigarettenschachtel und enthält einen Speicher zur Aufzeichnung von 15–30 min EKG. Wenn der Anfall eintritt, kann der Patient den Apparat anstellen und sich selbst anschließen, indem er die angefeuchteten Finger beider Hände gegen die zwei Elektroden, die an der Oberfläche des Gerätes angebracht sind, drückt. Später kann das so aufgezeichnete EKG vom Speicher abgerufen werden.

– 24-Stunden-Langzeit-EKG-Aufzeichnung, bei der der Patient über diesen Zeitraum an entsprechende Elektroden angeschlossen ist und ein kleines Band-Speicher-EKG-Gerät trägt, das nach seinem Erfinder auch Holter-Gerät genannt wird. Die Bandaufzeichnung kann automatisch durch Computer oder halbautomatisch im Dialog zwischen Computer-Analyse und visueller Kontrolle ausgewertet werden.

– Aufnahme auf eine Intensiveinheit ist dann angezeigt, wenn Patienten Anfälle von lebensbedrohlichen Arrhythmien erleiden oder auch nur ein Verdacht besteht. In der Intensiveinheit wird die kontinuierliche EKG-Aufzeichnung des bettlägerigen Patienten normalerweise durch Kabelverbindungen zum Monitor mit EKG-Verstärker durchgeführt. Kann der Patient aufstehen, wird das EKG durch Radiotelemetrie eingespielt, wobei das Aufzeichnungsgerät einen EKG-Verstärker und einen Sender enthält, der am Gürtel getragen wird. Das Telemetrie-Signal wird über eine Antenne aufgefangen, die an einer strategisch wichtigen Position der Station steht oder auch an einem anderen Ort, wenn es dem Patient erlaubt ist, sich in einem größeren Umkreis zu bewegen. In beiden Fällen wird das EKG kontinuierlich auf dem Schirm der zentralen Monitoreinheit der Intensivstation aufgezeichnet, überwacht und, in technisch besser ausgestatteten Abteilungen, auch kontinuierlich mittels Computer analysiert. Die Sicherheit des Patienten wird durch ständige Bereitschaft erfahrenen Personals in der Intensiveinheit gewährleistet, das imstande ist, bei lebensbedrohlichen Arrhythmien sofort einzuschreiten.

– Die Aufzeichnung eines Belastungs-EKGs ist dann indiziert, wenn der Patient anamnestisch belastungsinduzierte Arrhythmien angibt (Abb. 6.41, S. 178/179 und 14.22, S. 336/337).

Die Zeitverhältnisse zwischen den Symptomen, die vom Patienten angegeben werden, und den EKG-Aufzeichnungen ist von großer klinischer Bedeutung. Gleichzeitiges Auftreten von Symptomen und Arrhythmie bestätigt den arrhythmogenen Ursprung der Symptome, während eine normale EKG-Aufzeichnung bei Angabe von Symptomen diese Möglichkeit weitgehend ausschließt.

EKG-Ableitungen für Langzeit-EKG-Registrierung [33–35]

Ableitungen, die für eine Langzeit-EKG-Registrierung gebraucht werden sollten, sind in Abb. 3.19 abgebildet. Die Lokalisation der Elektroden wird mit der Absicht modifiziert, Hintergrund-Muskelaktivität oder Bewegungsartefakte auszuschalten. Daher entsprechen die Kurven nur in etwa denen der Abl. II, III, V_1 und V_6. Aus praktischen Gründen wird bei der Langzeit-EKG-Registrierung häufig nur eine Ableitung benutzt. Jedoch besonders beim 24-Stunden-Langzeit-EKG bietet ein Zweikanalableitungssystem erhebliche Vorteile. Dadurch werden Artefakte leichter von Arrhythmien unterschieden und Aufzeichnungsfehler durch Ablösen einer Elektrode oder Veränderung der QRS-Achse, die dann zu kleinen Amplituden führt, verhindert. Bei Langzeit-EKG-Aufzeichnungen zur Dokumentation von Ischämien durch ST-Streckenveränderungen müssen immer zwei Ableitungen benutzt werden. Die Ableitungsachsen der zwei Langzeit-Registrierungsableitungen sollten sich vorzugsweise gegenüberliegen.

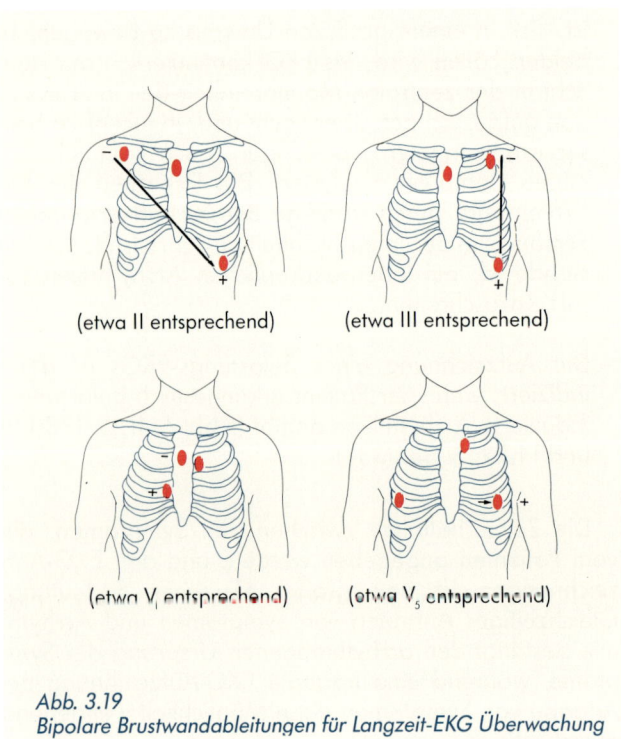

(etwa II entsprechend) (etwa III entsprechend)

(etwa V_1 entsprechend) (etwa V_5 entsprechend)

Abb. 3.19
Bipolare Brustwandableitungen für Langzeit-EKG Überwachung

Elektrophysiologische Untersuchungen [4–39,46]

Elektrophysiologische Untersuchungen sollten nur im Katheterlaboratorium einer kardiologischen Abteilung durchgeführt werden. Sie haben unter sterilen Bedingungen zu geschehen, wobei der Patient leicht sediert werden kann. Unter röntgenologischer Kontrolle werden intravenöse Katheterelektroden an verschiedenen Stellen des Herzens plaziert (Abb. 3.20). Die Elektrodenkatheter sind meistenteils multipolar mit dem Ziel, optimale lokale Elektrogramme (Elektrogramm = intrakardiales EKG) zu erhalten und gleichzeitig eine optimale Elektrostimulation zu gewährleisten. In Abhängigkeit vom Typ der Arrhythmie kann sich die Untersuchung auf die Registrierung eines His-Bündel-Elektrogramms (HBE), einer Sinusknotenerholungszeit, einer

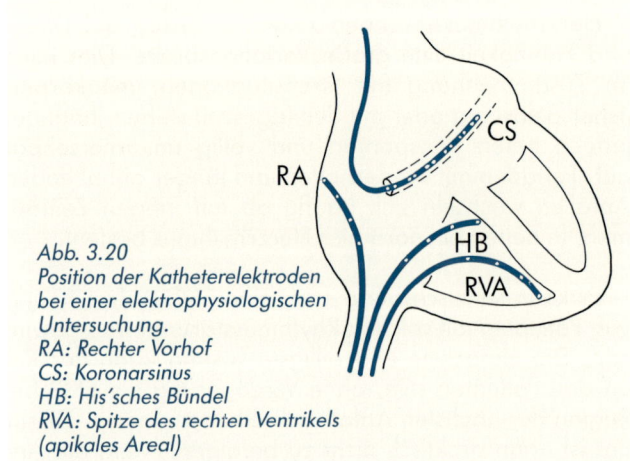

Abb. 3.20
Position der Katheterelektroden bei einer elektrophysiologischen Untersuchung.
RA: Rechter Vorhof
CS: Koronarsinus
HB: His'sches Bündel
RVA: Spitze des rechten Ventrikels (apikales Areal)

programmierten Elektrostimulation (PES) oder auf elektrophysiologisches Mapping beschränken, oder es können mehrere dieser Verfahren in einem Untersuchungsgang angewandt werden.

Das His-Bündel-Elektrogramm (HBE) [4, 40–43]

Ein Elektrodenkatheter wird über die Femoralvene so vorgeschoben, daß er über dem septalen Segel der Tricuspidalklappe dem Septum anliegt. Bei korrekter Position wird eine der Elektroden gerade am His'schen Bündel liegen. Die korrekte Position wird durch ein Elektrogramm angezeigt, das aus einer scharfen Deflexion, dem sogenannten His Spike besteht, und das zwischen der Vorhof- und der Ventrikelerregung liegt.

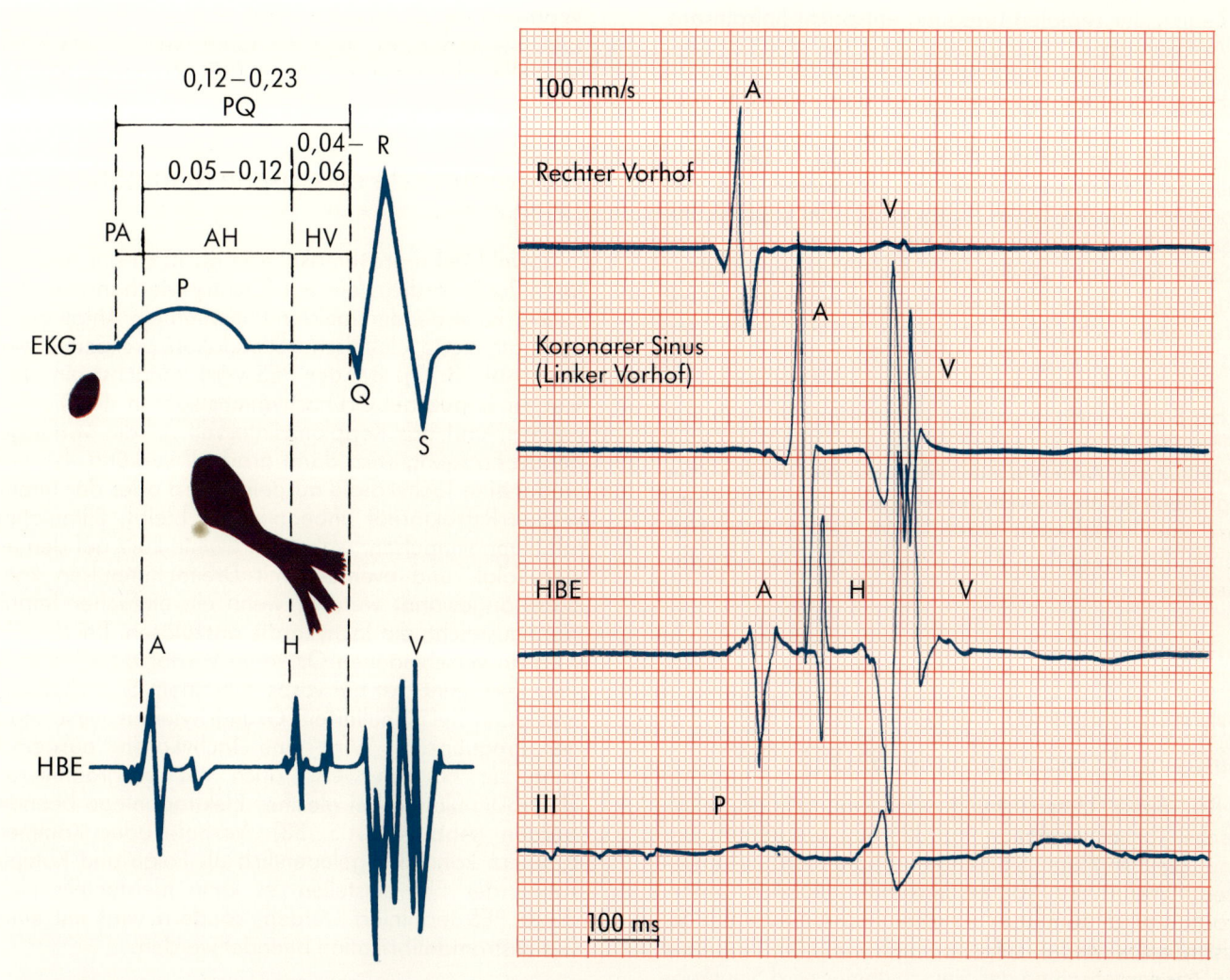

Abb. 3.21
His-Bündel-Elektrogramm (HBE). Links eine schematische Zeichnung, rechts die HBE-Kurven mit simultaner Aufzeichnung der Elektrogramme vom rechten Vorhof, dem Koronarsinus, dem His'schen Bündel und einem Oberflächen-EKG (Abl. III).

Die Großbuchstaben A, H und V werden für die Hauptausschläge des His-Bündel-Elektrogramms benutzt (Abb. 3.21): A für den Beginn der Vorhoferregung, H für den Beginn der His-Deflexion und V für den Beginn der Ventrikelerregung. Während das PR-Intervall des Oberflächen-EKGs die Gesamt-AV-Überleitungszeit widerspiegelt, kann mit Hilfe des His-Bündel-Elektrogramms diese Zeitspanne unterteilt werden in:

– Das AH-Intervall, das die Erregung durch den AV-Knoten selbst wiedergibt bis zum Beginn des His'schen Bündels (suprahisäre AV-Leitungszeit). Dieses Intervall beträgt zwischen 50 und 90 ms und ist frequenzabhängig.

– Das HV-Intervall, das etwa 45 ms mißt, frequenzunabhängiger ist und der Leitungszeit vom His'schen

Bündel durch den ersten Anteil der Schenkel bis zum Beginn der septalen Erregung entspricht (infrahisäre AV-Leitungszeit).

His-Bündel-Elektrogramme wurden ursprünglich meistens bei Patienten mit AV-Leitungsstörungen angewandt, um den Ort des AV-Blockes ober- oder unterhalb des His'schen Bündels zu lokalisieren und die Blockbilder einzuteilen in 1) proximale oder suprahisäre Blöcke mit verlängertem AH-Intervall oder nach dem A-Spike fehlenden AV-Intervall und 2) distale Blockierungen (infrahisär) mit einem verlängerten HV-Intervall oder einer fehlenden Ventrikelerregung nach der His-Bündel-Erregung (Abb. 10.1, S. 247).

His-Bündel-Elektrogramme können jedoch auch zur Differentialdiagnose zwischen supraventrikulären und ventrikulären Arrhythmien herangezogen werden. Bei supraventrikulären Arrhythmien geht dem QRS-Komplex eine H-Deflexion voran, beim Fehlen einer His-Bündel-Erregung liegt eher eine ventrikuläre Arrhythmie vor.

Sinusknotenerholungszeit (sinus node recovery time, SNRT) [4, 40-47]

Bei dieser Untersuchung wird eine schnelle elektrische Vorhofstimulation für 30−60 s ausgeführt, um eine gleichmäßige Sinusknotensuppression zu erreichen. Wenn die Vorhofstimulation plötzlich unterbrochen wird, kommt es zu einer Pause, bevor der Sinusrhythmus wieder aufgenommen wird. Die Pause bis zur Wiederaufnahme des Sinusrhythmus wird Sinusknotenerholungszeit (SNRT) genannt. Eine deutlich verlängerte Sinusknotenerholungszeit bei einem Patienten mit Synkopen gibt einen diagnostisch verwertbaren Hinweis, daß die Synkopen durch paroxysmalen sinoatrialen Block oder Sinusarrest verursacht werden (Abb. 11.3−11.7, S. 281−287). Jedoch schließt eine normale Sinusknotenerholungszeit die Diagnose des „Syndroms des kranken Sinusknotens" nicht aus. Um die Spontanvariabilität der Sinusknotenerholungszeit zu reduzieren, wird in den meisten Untersuchungen die sogenannte korrigierte Sinusknotenerholungszeit bestimmt, bei der von der gemessenen Sinusknotenerholungszeit die Si-

nusknotenfrequenz vor Stimulation abgezogen wird. Während die Sinusknotenerholungszeit selbst bis etwa 1500 ms normal ist, liegt der Grenzwert für die korrigierte Sinusknotenerholungszeit (CSNRT) bei ca. 520 ms.

Programmierte elektrische Stimulation (PES) [39-42]

Sowohl bei supraventrikulären als auch bei ventrikulären Tachykardien, die auf Reentry-Mechanismen beruhen, kann bei den meisten Patienten ein Anfall durch programmierte elektrische Stimulation provoziert werden (Abb. 3.22). Bei der PES wird zunächst ein elektrischer Impuls bei Grundrhythmus spät in die Diastole gesetzt, und das Kopplungsintervall an die vorhergehende Erregung wird dann graduell verkürzt, bis entweder eine Tachykardie ausgelöst wird oder der Impuls wegen Refraktärität unbeantwortet bleibt. Stimulation mit Doppelimpulsen, wobei der zweite kurz auf den ersten folgt, und eventuell mit Dreifachimpulsen kann dann angewandt werden, wenn ein einfacher Impuls nicht ausreicht, die Tachykardie auszulösen. Bei der PES wird an verschiedenen Orten im Vorhof oder Ventrikel stimuliert, zunächst bei vorbestehendem Sinusrhythmus und dann bei stimuliertem Grundrhythmus verschiedener Frequenzen. Wird eine Tachykardie ausgelöst, kann sie normalerweise auch mit programmierter Elektrostimulation bei gleicher Elektrodenlage beendet werden (Abb. 4.12, S. 88). Vorhof- oder Kammerflimmern kann sich gelegentlich als Folge und Komplikation der PES einstellen; es kann meistenteils nicht durch PES terminiert werden, sondern wird mit einer Gleichstromdefibrillation beendet werden.

Ein Hauptproblem bei der Untersuchung von Patienten mit paroxysmalen ventrikulären Tachykardien besteht in dem Risiko, daß eine „nicht klinische" ventrikuläre Tachykardie ausgelöst wird. Dieses Risiko erhöht sich bei Anwendung mehr aggressiver Stimulationsprogramme, die mit vier oder fünf Extrastimuli oder einem „burst" von Stimulationsimpulsen durchgeführt werden.

Aus diesem Grunde ist es äußerst wichtig, ein EKG mit 12 Abbildungen während eines spontanen Anfalls zum Vergleich vorliegen zu haben, um danach zu

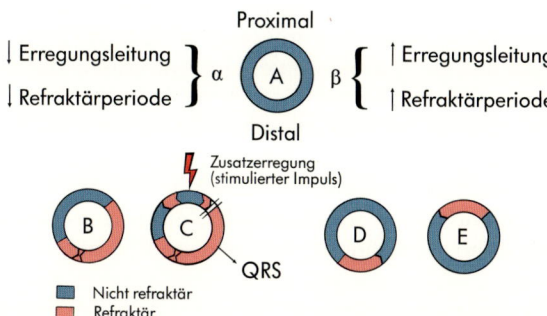

Abb. 3.22
Vereinfachtes Modell der Grundlagen der programmierten elektrischen Stimulation (PES). In Diagrammform gibt die Abbildung die elektrophysiologischen Vorgänge wieder, die der Auslösung einer Reentry-Tachykardie in einem der Reentry-Substrate, die in Abb. 3.4, 3.5A und 3.5B dargestellt sind, zugrundeliegen. Diese Vorgänge können während einer PES im Labor oder nach einer Extrasystole im täglichen Leben des Patienten auftreten. Die Abbildung gibt lediglich eine der vielen Möglichkeiten wieder, wie eine vorzeitige Erregung auf die elektrophysiologische Inhomogenität eines Reentry-Substrates wirken und so einen Anfall von Reentry-Tachykardie mit kreisender Erregung auslösen kann.

A Das Reentry-Substrat in der Diastole mit Hinweisen auf die elektrophysiologischen Unterschiede des alpha- und beta-Leitungswegs im Reentry-Substrat.

B Das Reentry-Substrat kurz nach einer normalen Erregung; der proximale Anteil des alpha-Leitungsweges ist bereits außerhalb der Refraktärität, während der proximale Teil des beta-Leitungsweges sich noch im Refraktärstadium befindet.

C Während des Stimulationsvorganges in der Diastole fällt ein Stimulationsimpuls so zeitkritisch ein, daß er das proximale Ende des Reentry-Kreises während des kurzen Momentes erreicht, in dem der alpha-Leitungsweg nicht refraktär und der beta-Leitungsweg refraktär ist. Die stimulationsinduzierte Erregung wird ungehindert, aber langsam über den alpha-Weg geleitet, wird jedoch blockiert durch die Refraktärität des beta-Leitungsweges.

D Wenn die Erregung die distale Verbindung zwischen alpha- und beta-Weg erreicht (unterer gemeinsamer Leitungsweg), ist der beta-Weg inzwischen nicht mehr refraktär, so daß die Erregung nun retrograd über den beta-Weg bis zur proximalen Verbindung von alpha- und beta-Weg (oberer gemeinsamer Leitungsweg) geleitet werden kann.

E Von der proximalen Verbindung zwischen alpha- und beta-Leitungsweg wird die Erregung distal über den alpha-Weg und dann erneut retrograd über den beta-Weg geleitet und so fort.

entscheiden, ob es sich um eine klinisch relevante oder „nicht klinische" Tachykardie handelt. Die Auslösung multiformer ventrikulärer Tachykardien oder von Kammerflimmern wird als nicht spezifischer Endpunkt einer solchen Untersuchung betrachtet.

Die Auslösung von Reentry-Tachykardien durch PES dient über die Erkennung der der Tachykardie zugrundeliegenden Mechanismen weiteren Zielen:

1. Eine Tachykardie, die durch kritisch in den Zyklus eingebrachte Elektrostimuli ausgelöst und beendet werden kann, beruht mit hoher Wahrscheinlichkeit auf einem Reentry-Mechanismus. Jedoch können Tachykardien, die auf ausgelöster Automatie (triggered automaticity) beruhen, gelegentlich durch PES in ähnlicher Weise beendet werden.

2. Die Auswahl einer optimalen antiarrhythmischen medikamentösen Behandlung. Eine PES wird mit dem Ziel ausgeführt, eine Tachykardie vor und nach Arzneimittelgabe auszulösen, um Aussagen über die Wirksamkeit einer medikamentösen Therapie zu erhalten. Die Auswahl der medikamentösen Therapie und Überprüfung des Therapie-Effektes durch PES sind wahrscheinlich die wirksamsten Methoden, eine „maßgeschneiderte" antiarrhythmische Therapie für den Patienten zu finden. In einer solchen kontrollierten Situation können antiarrhythmische Pharmaka seriell untersucht werden. Pharmaka, welche die Auslösung der Tachykardie am wirksamsten verhindern, können auch bei einer Dauertherapie Tachykardieanfälle am erfolgreichsten unterdrücken.

Bei supraventrikulären Tachykardien, nicht jedoch bei ventrikulären Tachykardien, kann die PES auch nicht-invasiv durchgeführt werden, wenn die Stimulation über eine Ösophagus-Elektrode erfolgt. Die PES- und Salven(burst)-Stimulation über Ösophagus-Elektroden sind zur elektrophysiologischen Untersuchung von Patienten mit WPW-Syndrom angewandt worden, tragen jedoch nicht zur Erkennung und Lokalisation der akzessorischen Bahnen bei (Kapitel 7).

Elektrophysiologisches Mapping[39-41]

Grundsätzlich erfolgt das „Mapping" durch Simultanaufzeichnung von Elektrogrammen strategisch wichtiger, ausgesuchter Lokalisationen in den Vorhöfen oder

Ventrikeln. Wenn eine Simultanaufzeichnung nicht möglich ist, müssen die lokalen Elektrogramme gegen eine Referenz-Elektrode zeitlich analysiert werden, wobei die Referenz-Elektrode immer an gleicher Stelle im Herzen liegen muß. Vorzugsweise sollte eine solche Aufzeichnung während einer anhaltenden paroxysmalen Reentry-Tachykardie, die durch PES ausgelöst wurde, durchgeführt werden. Das Ziel des Mapping ist die Lokalisation des Reentry-Kreises, beispielsweise des Punktes der frühesten myokardialen Erregung:

— Die Insertion einer akzessorischen Bahn beim WPW-Syndrom, über die während der Tachykardie retrograd (VA-Leitung) geleitet wird, also die übliche Form der WPW-Tachykardie. Sie würde übereinstimmen mit dem Punkt der frühesten Erregung im linken oder rechten Atrium während der Tachykardie.

— Die Lage des Ursprungsortes einer ventrikulären Tachykardie, der übereinstimmen würde mit dem frühesten Punkt der endokardialen Erregung im linken (oder weniger häufig im rechten) Ventrikel.

Die Lokalisierung eines arrhythmogenen Fokus oder einer akzessorischen Bahn durch elektrophysiologisches Mapping mit endokardial plazierten Elektrodenkathetern ist nicht genau genug, um als Basis für eine chirurgische Therapie zu dienen. Daher muß ein Patient während der Operation erneut einem Mapping-Verfahren im Operationssaal unterworfen werden, wobei durch PES die Tachykardie ausgelöst wird und Elektrokardiogramme über Elektroden am freigelegten Herzen aufgezeichnet werden.

Welche Patienten sollten elektrophysiologisch untersucht werden?[39–41]

Eine Indikation für eine elektrophysiologische Untersuchung besteht bei Patienten mit:

— paroxysmalen ventrikulären Tachykardien, die nicht beim akuten Herzinfarkt auftreten;
— plötzlichem Herzstillstand (Kammerflimmern oder -flattern), nicht im Gefolge eines akuten Myokardinfarkts;
— Patienten mit WPW-Syndrom, die eine Synkope erlit-

ten haben oder bei denen anfallsweises Vorhofflimmern oder -flattern auftritt (Kapitel 7, S. 187);
— Patienten mit paroxysmalen Tachykardien, die nicht durch eine medikamentöse Therapie kontrolliert werden können, und die erhebliche Symptome im Anfall haben.

Eine Indikation zur elektrophysiologischen Untersuchung sollte in Erwägung gezogen werden bei:

— Patienten mit Verdacht auf „Syndrom des kranken Sinusknotens" (Kapitel 11, S. 277); hier kann die Diagnose durch eine verlängerte Sinusknotenerholungszeit gesichert werden;
— Patienten mit Synkopen unklarer Pathogenese, nachdem alle anderen Ursachen (wie vaskuläre, neurologische oder metabolische) ausgeschlossen wurden und bei denen eine Herzuntersuchung nichts Krankhaftes ergeben hat;
— Patienten mit AV-Block Grad I° bis II° zur Lokalisation des AV-Blocks (aus prognostischen Überlegungen, s. Kapitel 10).

Ventrikuläre Spätpotentiale[47–49]

Ventrikuläre Spätpotentiale (Abb. 3.23) sind Signale von kleiner Amplitude im Mikrovolt-Bereich (1–25 Mikrovolt), wobei die Frequenz der Schwingungen 25 Hz übersteigt. Sie gehen nahtlos aus dem QRS-Komplex hervor und bleiben für Zehntel von Millisekunden in der ST-Strecke bestehen. Sie sollen in Arealen mit verzögerter Leitung entstehen, z.B. in der Grenzzone eines alten Myokardinfarktes. Sie können daher möglicherweise dazu benutzt werden, Gewebe zu identifizieren, aus dem Tachykardien entstehen.

Das Hauptproblem bei der Aufzeichnung dieser kleinen bioelektrischen Signale besteht in der Interferenz mit dem externen Geräuschpegel. Die Umgebungsquellen dieses Geräuschpegels schließen Skelettmuskelaktivität, mangelnde Elektrodenposition, Verstärker und die Interferenz mit einem 50 Hz Wechselstrom ein. Das Problem der Geräuschpegelüberlagerung kann dadurch gelöst werden, daß die hochverstärkten Signale einem Signalmittelungsverfahren zugeführt werden. Durch das Verfahren werden die zufälligen Geräusche,

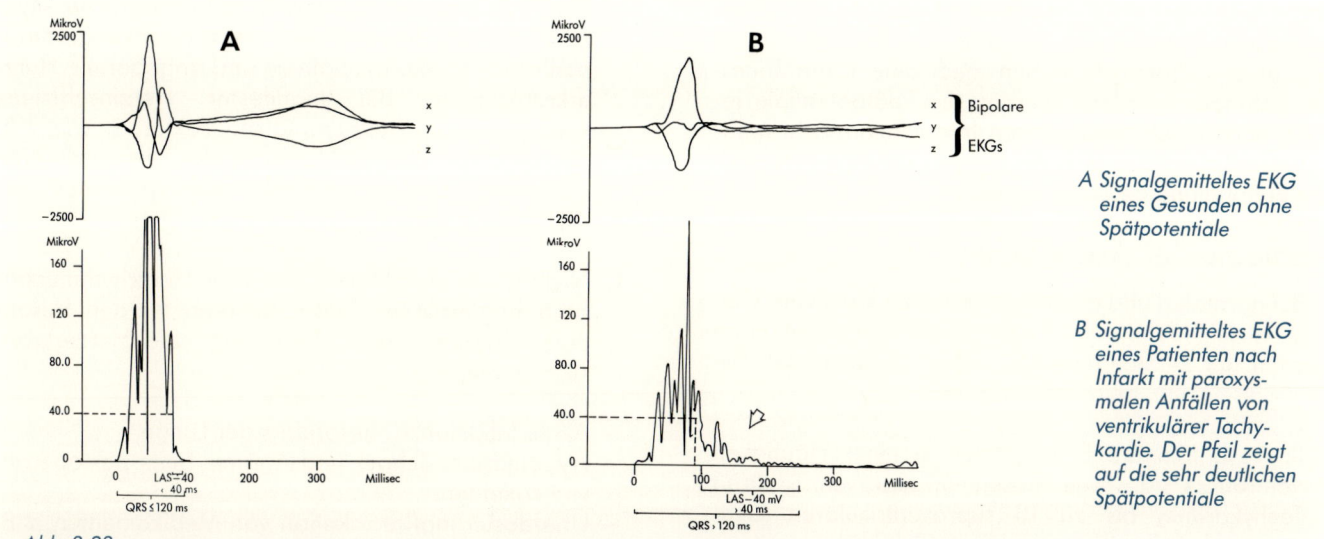

A Signalgemitteltes EKG
eines Gesunden ohne
Spätpotentiale

B Signalgemitteltes EKG
eines Patienten nach
Infarkt mit paroxys-
malen Anfällen von
ventrikulärer Tachy-
kardie. Der Pfeil zeigt
auf die sehr deutlichen
Spätpotentiale

Abb. 3.23
Darstellung von ventrikulären Spätpotentialen durch Signalmittlungstechnik des EKG. Zugrunde liegen drei bipolare orthogonale Oberflächen-
ableitungen x, y und z (oberer Teil der Abbildung). Das hoch verstärkte und signalgemittelte EKG von den drei Ableitungen wird computerunter-
stützt in eine signalgemittelte EKG-Ableitung = $\sqrt{x^2 + y^2 + z^2}$ umgewandelt (unterer Teil der Abbildung). Spätpotentiale sind dann vorhanden,
wenn die Dauer des QRS-Komplexes im signalgemittelten EKG 120 ms übersteigt (ohne daß ein Schenkelblock vorliegt) und/oder wenn die klein-
amplitudigen terminalen Komponenten des Komplexes mit einer Amplitude von weniger als 40 mv (LAS-40) 40 ms übersteigt, und/oder die
mittlere Amplitude der terminalen 40ms des QRS-Komplexes (RMS 40ms) geringer als 40 Mikrovolt ist.

die nicht mit der konstanten QRS-Form synchronisiert sind, unterdrückt, wobei Extrasystolen nicht berücksichtigt werden. Das gemittelte EKG-Signal wird dann durch einen „High-Pass"-Filter weiter gereinigt, indem die hochfrequenten Ausschläge der zellulären Erregung berücksichtigt werden und die niedrigen Frequenzen, die der Repolarisation entsprechen, unterdrückt werden. Durch die „High-Pass"-Filterung werden die im Mikrovolt-Bereich liegenden Ausschläge, die durch die Erregung kleiner Myokardareale entstehen, besser sichtbar gemacht. Die Techniken, ventrikuläre Spätpotentiale aufzuzeichnen und zu analysieren, sind jedoch kompliziert und durchaus unterschiedlich. Regeln für eine Standardisation müssen noch erstellt werden, jedoch ist diese Aufgabe bereits in Angriff genommen.

Die klinische und prognostische Bedeutung ventrikulärer Spätpotentiale ist nach wie vor nicht völlig klar. Eine hohe Häufigkeit (71−92%) von Spätpotentialen ist bei Patienten aufgezeichnet worden, die einen Myokardinfarkt durchgemacht haben und die unter Anfällen von Kammertachykardien leiden. Ein deutlich geringeres Vorkommen von ventrikulären Spätpotentialen

(7−34%) wurde dagegen bei Patienten nach Herzinfarkt, aber ohne Anfälle von ventrikulärer Tachykardie gefunden und ein sehr geringes Vorkommen (0−6%) bei Personen ohne früher durchgemachten Infarkt und ohne Anfälle von ventrikulärer Tachykardie. Werden Patienten mit überstandenem Herzinfarkt während der ersten 4−8 Wochen nach dem akuten Ereignis untersucht, zeigen ventrikuläre Spätpotentiale augenscheinlich ein erhöhtes Risiko im Hinblick auf das Auftreten symptomatischer Anfälle von ventrikulärer Tachykardie an und damit auch für den plötzlichen Herztod. Wird eine solche Untersuchung aber später als zwei Monate nach Eintritt des Infarktes durchgeführt, besteht zwischen dem Nachweis von ventrikulären Spätpotentialen und dem Auftreten von Arrhythmien eine weit geringere Korrelation.

Es erhebt sich die Frage, ob durch Behandlung mit antiarrhythmischen Pharmaka oder durch Antitachykardie-Chirurgie das Auftreten von ventrikulären Spätpotentialen so verändert wird, daß eine antiarrhythmische Wirksamkeit besser beurteilt werden kann. In den bisherigen klinischen Untersuchungen konnte diese

Frage nicht einheitlich beantwortet werden, da unterschiedliche Beziehungen zwischen den Spätpotentialen und einer antiarrhythmischen medikamentösen Therapie gefunden wurden. Werden die Spätpotentiale jedoch nach einer chirurgischen Intervention nicht mehr aufgezeichnet, kann dies als Hinweis auf eine erfolgreiche Behandlung gewertet werden.

Ätiologie der Arrhythmien [50–79]

Bei normalen und gesunden Personen kann eine Vielzahl verschiedener Herzrhythmusstörungen gefunden werden. Im 24-Stunden-EKG sollten die folgenden Befunde als normal betrachtet werden:

— Supraventrikuläre Extrasystolen in einer Häufigkeit von 100/24 Std. sowie Phasen von supraventrikulären Tachykardien bis zu 10 supraventrikulären Erregungen in Folge (Personen über 40 Jahre).
— Ventrikuläre Extrasystolen bis 200/24 Std. und ventrikuläre Extrasystolen in Paaren bis zu 50/24 Std. (Personen über 50 Jahre).
— Aussetzen des Herzrhythmus bis zu 2 s.
— Bradykardie von 40–60/min als mittlere Herzfrequenz über 1 min.
— SA-Block und AV-Block I° oder II° vom Mobitz-Typ II während des Schlafes.

Ätiologisch können klinisch bedeutsame Herzrhythmusstörungen wie folgt unterteilt werden:

A. Herzrhythmusstörungen bei einem sonst Gesunden ohne erkennbare Herzerkrankung, die anfallsweise auftreten oder chronisch bestehen:

— Paroxysmale Tachykardie beim WPW-Syndrom (Abb. 7.9, S. 196), paroxysmale Reentry-AV-Knoten-Tachykardie (Abb. 6.10, S. 135), anfallsweises Vorhofflimmern, angeborene Syndrome mit verlängerter QT-Zeit (Abb. 6.35, S. 168) und paroxysmale ventrikuläre Tachykardien im jüngeren Lebensalter (Abb. 6.39– 6.41, S. 176–179).
— Anfallsweise oder chronisch vorhandener Block beim „Syndrom des kranken Sinusknotens" (Abb. 11.7, S. 287) und bei nachgewiesenen Stokes-Adams-Anfällen (Abb. 10.10, S. 263 und 10.11, S. 265).

B. Bei vorhandener Herzerkrankung. Jede Herzerkrankung kann Ursache von Herzrhythmusstörungen

sein; z.B.: akuter Myokardinfarkt, chronische Myokardischämie, hypertensive Herzerkrankung, Klappenfehler, Kardiomyopathien und angeborene Herzerkrankungen. Bei manifester Herzinsuffizienz können sowohl neurohumorale Faktoren, wie z.B. ein erhöhtes Plasma-Noradrenalin, als auch eine vermehrte Kammerwandspannung potentiell arrhythmogen wirken.

C. Nicht-kardiale Faktoren, die eine Herzrhythmusstörung begünstigen. Diese Faktoren werden besonders wirksam, wenn gleichzeitig eine Herzerkrankung vorliegt:

— Akute Infektionen, besonders der Lunge.
— Hypotension, Schock und Anämie beim postoperativen Patienten.
— Überdosierung/Intoxikation von Medikamenten, z.B. Digitalis, antiarrhythmische Pharmaka jeden Typs, besonders solche der Klasse IA und IC, trizyklische Antidepressiva, Thioridazin, sympathikomimetische, parasympathikomimetische und parasympathikolytische Arzneimittel.
— Störungen im Serumelektrolytgehalt. Sowohl Hypo- wie Hyperkaliämie können Arrhythmien begünstigen, während eine Hypomagnesiämie und eine Hyperkalziämie vorwiegend den arrhythmogenen Effekt einer Hypokaliämie verstärken.

D. Endokrine Erkrankungen, besonders Hyper- und Hypothyreosen, weniger häufig Phäochromozytome oder Hyperparathyreodismus.

E. Katheter und Katheterelektroden, die in die Herzhöhlen eingeführt werden, können Extrasystolen, Tachykardien oder Kammerflimmern auslösen, da sie mechanisch das Vorhof- oder Ventrikelmyokard irritieren können oder elektrischen Strom auf das Myokard übertragen. Daher müssen sämtliche elektrischen Geräte, die bei der Herzkatheteruntersuchung zur Anwendung kommen, gegen elektrische Ströme abgesichert sein.

F. Einflüsse des vegetativen Nervensystems auf das Herz. Allgemein verstärkt ein überwiegender Vagustonus eine supraventrikuläre Bradykardie, einen sinoatrialen Block oder einen AV-Block, der oberhalb des His'schen Bündels lokalisiert ist, während ein Überwiegen des Sympathikus solche Erscheinungen eher verhindert (Kapitel 10). Eine Zunahme des Vagustonus kann Vorhofflimmern bei prädisponierten Personen auslösen. Wahrscheinlich beruht dies auf einer ungleichmäßigen Verteilung der Vagusfasern in den Vorhöfen. Ein erhöhter Sympathikustonus kann die Neigung zu ventrikulären Extrasystolen, Tachykardien und Flimmern verstärken.

Häufig sind Herzrhythmusstörungen multifaktoriell bedingt. Eine antiarrhythmische Therapie sollte jedoch auf einer sorgfältigen Untersuchung basieren, nicht nur im Hinblick auf die zugrundeliegende Herzerkrankung, sondern auch auf die anderen aufgezählten arrhythmogenen Faktoren.

Klinische Manifestationen [80-86]

Es gibt hauptsächlich drei klinische Manifestationen von Herzrhythmusstörungen: Beschwerden durch die Arrhythmie selbst, hämodynamische Auswirkungen sowie neurologische Symptome. Oft fehlen auf die Arrhythmie zu beziehende Beschwerden ganz, und das klinische Bild wird monosymptomatisch durch die vorherrschenden hämodynamischen oder neurologischen Symptome bestimmt.

Beschwerden durch die Arrhythmie.

Das Bewußtsein für eine durch Arrhythmie gestörte Herzschlagfolge ist interindividuell sehr verschieden. Eine kurze leichte Arrhythmie kann Ursache für erhebliches Unwohlsein und Ängstlichkeit bei einem Patienten sein, während eine anhaltende schwere Arrhythmie sich bei einem anderen Patienten manifestieren kann, ohne daß er sie bemerkt. Besonders bei ohnehin vegetativ stigmatisierten Patienten können Extrasystolen postextrasystolische Sensationen hervorrufen, die als Überschlagen des Herzens, Stolpern des Herzens, kurzes Aussetzen oder sehr starken Herzschlag geschildert werden. Einige Patienten werden sogar durch isolierte einzelne Extrasystolen gestört, während bei anderen zahlreiche Extrasystolen ohne Befindensstörungen toleriert werden. Bei einer Tachykardie wird häufig über eine schnelle Herzschlagfolge oder über ein „Flattern" in der Brust geklagt, verbunden mit einer Vielzahl von Symptomen wie Ängstlichkeit, Kurzatmigkeit, Mattigkeit oder Schwindel. Einige Patienten hingegen erkennen eine schnelle Herzschlagfolge überhaupt nicht und klagen über mehr diffuse Symptome. Paroxysmale Tachykardien gehen oft einher mit einer Urina spastica, d.h. einem vermehrten Drang zum Wasserlassen. Eine niedrige Herzfrequenz wird dagegen sehr viel seltener von Patienten wahrgenommen.

Hämodynamische Auswirkungen.

Die hämodynamischen Auswirkungen einer Arrhythmie werden nicht nur durch die Schwere der Arrhythmie bestimmt, sondern ebenso durch den funktionellen Status des Myokards und des Kreislaufsystems. Bei Personen mit gesundem Myokard und normalen Koronararterien wird eine Beschleunigung der Herzfrequenz bis zu 200/min häufig nur geringe Symptome auslösen, beispielsweise Palpitation, Abgeschlagenheit und das Gefühl des physischen Unwohlseins. Bei Patienten mit erkranktem Myokard wird dagegen schon eine geringe Zunahme der Herzfrequenz auf 140–150/min zu einer Herzinsuffizienz führen, zum Lungenödem oder schwerer Angina pectoris. Eine Bradykardie mit Herzfrequenzen um 25–30/min wird bei guten myokardialen Verhältnissen vom Patienten gut toleriert, kann aber bei Vorliegen eines akuten Myokardinfarktes, einer chronischen ischämischen Herzerkrankung oder einer Klappenerkrankung zum Schock führen.

Neurologische Symptome.

Während einer Tachykardie oder gelegentlich auch bei einer Bradykardie können Phasen von Verwirrtheit, Schwindel oder geistiger Erschöpfung insbesondere bei älteren Patienten auftreten. Schwere neurologische Symptome arrhythmogenen Ursprungs sind Stokes-Adams-Anfälle mit und ohne Krämpfe, die Anlaß zu plötzlichem Herztod infolge arrhythmogenen Herzversagens sein können.

Herzstillstand, plötzlicher Tod und Stokes-Adams-Anfälle (Synkopen) [87-89]

Herzstillstand bedeutet plötzliches Sistieren der Pumpfunktion des Herzens. Die häufigste Ursache ist das Auftreten einer Arrhythmie, seltener eines plötzlichen Pumpversagens des Herzens aus myokardialer Ursache (primäres Pumpversagen). Auslösende Arrhythmien, die zum Herzstillstand führen, können sowohl ventrikuläre Arrhythmien mit schneller, aber ineffektiver ventrikulärer Erregung sein als auch AV- oder SA-Blockierungen mit konsekutivem Kammerstillstand. Klinische Kardinalzeichen des Herzstillstandes sind plötzlicher Bewußtseinsverlust und nicht mehr erkennbarer arterieller Puls. Da die Zellen der Großhirnrinde gegenüber einem Sauerstoffmangel außerordentlich empfindlich sind, stellen sie ihre Funktion 8−20 s nach Unterbrechung des zerebralen Blutflusses ein, bei älteren Menschen früher, bei jüngeren später. Die zunächst reversible Funktionseinbuße der Hirnzellen wird irreversibel bei länger dauernder zerebraler Ischämie. Endresultat eines Herzstillstandes über einige Minuten hinaus, gewöhnlich 4−6 min., ist der Hirntod. Beim akuten Herzinfarkt geht dem Herzstillstand gelegentlich ein schwerer retrosternaler Schmerz voraus. Meistens tritt der Herzstillstand jedoch ohne vorhergehende Symptome auf. Der Patient bemerkt lediglich, daß er sich in seinen sensorischen Funktionen „entfernt" verhält. Wiederbelebte Patienten berichten, daß sie ein warmes Gefühl überkommt, dann wird ihnen schwarz vor Augen, und sie verlieren das Bewußtsein, ohne nach Hilfe rufen zu können. Der Beobachter bemerkt lediglich, daß der Patient plötzlich kollabiert. Das Gesicht des bewußtlosen Patienten ist blaß oder zyanotisch. Die Pupillen sind offen, aber nicht immer erweitert. Die Atmung kann sofort oder innerhalb kurzer Zeit aufhören. Ein arterieller Puls ist nicht mehr zu fühlen.

Stokes-Adams-Anfälle sind Anfälle mit plötzlichem Bewußtseinsverlust und immer durch zeitweiligen Herzstillstand verursacht, jedoch mit spontaner Wiederbelebung. In Abhängigkeit von der Schnelligkeit der Wiederaufnahme der Herzaktion reicht die Bewußtlosigkeit von einem momentanen kurzen Bewußtseinsverlust (Blackout) bis zur Synkope. Klonische oder tonische Anfälle können auftreten, Verletzungen sind häufig. Kurze Anfälle von Herzstillstand mit spontaner Erholung sind häufig die Vorläufer eines länger dauernden fatalen Herzstillstandes. Ein Stokes-Adams-Anfall ist daher klinisch relevant und als ernst zu betrachten, da er als Prodrom eines plötzlichen Todes auftreten kann. Differentialdiagnostisch sind bei Stokes-Adams-Anfällen transitorische zerebrale Ischämien und bei Krampfanfällen auch eine Epilepsie in Erwägung zu ziehen.

1. WHO/ISFC Task Force. Definition of terms related to cardiac rhythm. Am Heart J 1978; 95: 796–806.
2. WHO/ISFC Task Force. Classification of cardiac arrhythmias and conduction disturbances. Am Heart J 1979; 98: 263–67.
3. Surawicz B, Uhley H, Borun R, et al. Optimal electrocardiography. Task force I: Standardization of terminology and interpretation, Bethesda Conference Report. Am J Cardiol 1978; 41: 130–45.
4. Singh BN, Opie LH, Harrison DC, et al. Antiarrhythmic agents. In: Opie LH, ed. Drugs for the heart. Orlando, New York, London: Grune & Stratton, Inc., 1987; 54–90.
5. Bigger JT, Jr. Electrophysiology for the clinician. Europ Heart J 1984; 5 (Suppl. B): 1–9.
6. Gadsby DC, Wit AL. Normal and abnormal electrical activity in cardiac cells. In: Mandel WJ, ed. Cardiac arrhythmias. Their mechanisms, diagnosis, and management. 2nd edition. Philadelphia: J. B. Lippincott Co., 1987; 53–80.
7. Gorgels APM, Vas MA, Brugada P, Wellens HJJ. The clinical relevance of abnormal automaticity and triggered activity. In: Brugada P, Wellens HJJ, eds. Cardiac arrhythmias: Where to go from here? Mount Kisco, New York: Futura Publishing Co., 1987; 147–69.
8. Scherf D, Schott A. Extrasystoles and allied arrhythmias. London: William Heinemann, 1973; 397–402.
9. Moe GK, Rheinholdt WC, Abildskov JA. A computer model of atrial fibrillation. Am Heart J 1964; 67: 200–20.
10. Allessie MA, Lammers WJEP, Rensma PL, Bonke FIM. Flutter and fibrillation in experimental models: What has been learned that can be applied to humans? In: Brugada P, Wellens HJJ, eds. Cardiac arrhythmias: Where to go from here? Mount Kisco, New York: Futura Publishing Co., 1987; 67–82.
11. Olsson SB, Dohnal M. Is atrial fibrillation propencity linked to intrinsic AV-nodal Function? New Trends Arrhythmias 1988; 4: 569–74.
12. Surawicz B. Ventricular fibrillation. Am J Cardiol 1971; 28: 268–85.
13. Josephson ME, Spielman SR, Greenspan AM, Horowitz LN. Mechanism of ventricular fibrillation in man. Observations based on electrode catheter recordings. Am J Cardiol 1979; 44: 623–331.
14. Wiggers CJ, Wegreia R. Ventricular fibrillation due to single localized induction and condenser shocks applied during the vulnerable phase of ventricular systole. Am J Physiol 1940; 128: 500–05.
15. Marriott HJL, Conover MH. Advanced concepts in arrhythmias. Aberrant ventricular conduction: 244–67; Phase 3 and phase 4 block: 155–66. St. Louis: The C.V. Mosby Co., 1983.
16. Blondeau M. Aberrant ventricular conduction. (Functional, pardoxical and intermittent bundle branch block.) In: Puech P, Siama R, eds. The cardiac arrhythmias by the arrhythmia working group of the French Cardiac Society. Paris: Corbière and Roussel, 1979; 127–38.
17. Pick A, Langendorf R. Interpretation of complex arrhythmias. Philadelphia: Lea & Febiger, 1979; 367–90.
18. Schamroth L. Aberrant ventricular conduction. Ingelheim am Rhein: Boehringer Ingelheim Postgraduate Medical Services, 1983.
19. Puech P. The P wave: Correlation of surface and intraatrial electrograms. Cardiovasc Clin 1974; 6; 43–68.
20. Josephson ME. Paroxsysmal supraventricular tachycardia: An electrophysiologic approach. Am J Cardiol 1978; 41: 1122–26.
21. Kuchar DL, Thorburn CW, Sammel NL, et al. Surface electrocardiographic manifestations of tachyarrhythmias: Clues to diagnosis and mechanism. Pace 1988; 11: 61–82.
22. Wit AL, Weiss MB, Berkowitz WD, et al. Patterns of atrioventricular conduction in the human heart. Circulat Res 1970; 32: 345–57.
23. Meijler FL, Fisch C. Does the atrioventricular node conduct? Br Heart J 1989; 61: 30915.
24. Pick A, Langendorf R. Interpretation of complex arrhythmias. Philadelphia: Lea & Febiger, 1979; 471–541.
25. Josephson ME, Waxman HL, Marchinski FE, et al. Relation between site of origin and QRS configuration in ventricular rhythms. In: Wellens HJJ; Kulbertus HE, eds. What's new in electrocardiography. The Hague, Boston, London: Martinus Nijhoff Publishers, 1981; 200–28.
26. Josephson ME. The origin of premature ventricular complexes – role and limitation of the 12-lead electrocardiogram. Int J Cardiol 1982; 2: 87–90.
27. Kuchar DL, Ruskin JN, Garan H. Electrocardiographic localization of the site of origin of ventricular tachycardia in patients with prior myocardial infarction. Pace 1989; 13: 893–900.
28. Wellens HJJ, Brugada P. Diagnosis of venticular tachycardia from the 12-lead electrocardiogram. Cardiol Clin 1987; 5: 511–25.
29. Akhtar M, Shenasa M, Jazayeri M, et al. Wide QRS complex tachycardia. Reappraisal of a common clinical problem. Ann Int Med 1988; 109: 905–12.
29.A Gouaux JL, Ashman R. Auricular fibrillation with aberration simulating ventricular paroxysmal tachycardia. Am Heart J 1947; 34: 366.
30. Schnittger I, Rodriguez IM, Winkle RA. Esophageal electrocardiography: A new technology revives an old technique. Am J Cardiol 1986; 57: 604–07.
31. Guarnieri T. Eophageal recording and pacing. In: Zipes DP, Rowlands DJ, eds. Progress in cardiology. Philadelphia: Lea & Febiger, 1988; 305–15.
32. Brown AP, Dawkins KD, Davies JG. Detection of arrhythmias: Use of a patient-activated ambulatory electrocardiogram device with a solid-state memory loop. Br Heart J 1987; 58: 251–53.
33. Campbell RWF, Murray A. Dynamic electrocardiography. Edinburgh, London, New York: Churchill Livingstone, 1985.
34. Leclercq JR, Coumel Ph. Ambulatory electrocardiogram monitoring. In: Macfarlane PW, Veitch Lawrie TD, eds. Comprehensive electrocardiology. Theory and practice in health and disease. New York, Oxford: Pergamon Press, 1989; 1063–66.
35. Knoebel SB, Crawford MH, Dunn MI, et al. Guidelines for ambulatory electrocardiography. A report of the American College of Cardiology/American Heart Association Task Force on assessment of diagnostic and therapeutic cardiovascular procedures (Subcommittee on ambulatory electrocardiography). ACC/AHA Task Force, Br Heart J 1982; 47: 213–20.
36. Arndal P, Damgaard Andersen J. Ten years experience with routine use of radiottelemetry in a coronary care unit. In: Cathignol P, Faust U, Kimmich H, eds. Medical wireless telemetry. Luxembourg: Comm Europ Comm 1983; 3–6.

37. Coumel P, Cokkinos DV, eds. Symposium on exercise in the diagnosis and evaluation of treatment of arrhythmias. Europ Heart J 1987; 8 (Suppl. D).

38. Podrid PJ, Venditti FJ, Levine PA, Klein MD. The role of exercise testing in evaluation of arrhythmias. Am J Cardiol 1988; 62: 24–33.

39. Josephson ME, Seides ST. Clinical cardiac electrophysiology. Techniques and interpretations. Philadelphia: Lea & Febiger, 1979.

40. Ward DE, Camm AJ. Clinical electrophysiology of the heart. London: Edward Arnold, 1987.

41. Rahimtoola SH, Zipes DP, Akhtar M, et al. Consensus statement of the conference on the state of the art of electrophysiologic testing in the diagnosis and treatment of patients with cardiac arrhythmias. Circulation 1987; 75 (Suppl. III): 3–11.

42. Horowitz LN, Kay HkR, Kutalek SP, et al. Risks and complications of clinical cardiac electrophysiologic studies: A prospective analysis of 1,000 consecutive patients. JACC 1987; 9: 1261–68.

43. Bloch Thomsen PE. Intracardiac electrography in patients with bifascicular bundle branch block. Acta med scand 1981; Suppl. 653.

44. Reiffel JA. Electrophysiologic evaluation of sinus node function. Cardiol Clin 1986; 4: 401–16.

45. Simonsen E. Sinus node dysfunction. A prospective clincal study with special reference to the diagnostic value of ambulatory electrocardiography, electrophysiologic study and exercise testing. Odense: CAVI, 1987.

46. Fujimura O, Yee R, Klein GF, et al. The diagnostic sensitivity of electrophysiologic testing in patients with syncope caused by transiet bradycardia. New Engl J Med 1989; 321: 1703–07.

47. Simson MB. Signal averaging. Circulation 1987; 75 (Suppl. III): 69–73.

48. Breithardt G, Borggrefe M. Recent advances in the identification of patients at risk of ventricular tachyarrhythmias: Role of ventricular late potentials. Circulation 1987; 75: 1091–96.

49. Cripps TR, Camm AJ, Bennett ED, Ward DE. Prediction of serious post-infarction cardiac arrhythmias. Lancet 1989; ii: 845–47.

50. Chamberlain DA, Kulbertus H, Mogensen L, et al, eds. Cardiac arrhythmias in the active population. Prevalence, significance and management. Mölndal: Hässle, 1980.

51. Bjerregaard P. Premature beats in healthy subjects 40–79 years of age. Europ Heart J 1982; 3: 493–503.

52. Bjerregaard P. Mean 24-hour heart rate, minimal heart rate and pauses in healthy subjects 40–79 years of age. Europ Heart J 1983; 4: 44–51.

53. Ingerslev J, Bjerregaard P. Prevalence and prognostic significance of cardiac arrhythmias detected by ambulatory electrocardiography in subjects 85 years of age. Europ Heart J 1986; 7: 570–75.

54. Viitasalo MT, Kala R, Eisalo A. Ambulatory electrocardiographic findings in young athletes between 14 and 16 years of age. Europ Heart J 1984; 5: 2–6.

55. Viitasalo MT, Kala R, Eisalo A. Ambulatory electrocardiographic recording in endurance athletes. Circulat Res 1989; 79: 206–15.

56. Bigger JD Jr, Dresdale RJ, Heissenbuttel RH, et al. Ventricular arrhythmias in ischemic heart disease: Mechanism, prevalence, significance, and management. Cardiovasc Dis 1977; 19: 255–300.

57. Pantridge JF, Webb SW, Adgey AAJ. Arrhythmias in the first hours of acute myocardial infarction. Cardiovasc Dis 1981; 23: 265–78.

58. Rehnqvist N, Ericsson C-G, Erhardt L, Olsson G. Arrhythmias in acute myocardial infarction: Special considerations in treatment and monitoring. Europ Heart J 1988; 9 (Suppl. B): 547–61.

59. Møller M, Nielsen BL, Fabricious J. Paroxysmal ventricular tachycardia during 24-hour ambulatory ECG tape recording in postmyocardial infarction patients. Br Heart J 1980; 43: 447–53.

60. Borggrefe M, Kuhn H, Königer HH, et al. Arrhythmias in hypertrophic obstructive and non-obstructive cardiomyopathy. Europ Heart J 1983; 4 (Suppl. F): 245–51.

61. McKenna WJ. Sudden death in hypertrophic cardiomyopathy: Identification of the „high risk" patient. In: Brugada P, Wellens HJJ, eds. Cardiac arrhythmias: Where to go from here? Mount Kisco, New York: Futura Publishing Co., 1987; 353–65.

62. Olshausen KV, Stienen U, Math D, et al. Long-term prognostic significance of ventricular arrhythmias in idiopathic dilated cardiomyopathy. Am J Cardiol 1988; 61: 146–51.

63. Shih HT, et al. Frequency and significance of cardiac arrhythmias in chronic obstructive lung disease. Chest 1988; 94: 44–8.

64. Campbell RWF, Godman MG, Fiddler GI, et al. Ventricular arrhythmias in syndrome of ballon deformity of mitral valve. Definition of possible high risk group. Br Heart J 1976; 38: 1053–57.

65. Savage DD, Levy D, Garrison RJ, et al. Mitral valve prolapse in the general population. 3. Dysrhythmias: The Framingham study. Am Heart J 1983; 106: 582–86.

66. Parmley WW. Factors causing arrhythmias in chronic congestive heart failure. Am Heart J 1987; 114: 1267–72.

66.A Captopril-Digoxin Multicenter Research Group: Comparative effects of therapy with captopril and digoxin in patients with mild to moderate heart failure. JAMA 1988; 259: 539–544

67. Angelini P, Felman MI, Lufschanowski R, et al. Cardiac arrhythmias during and after heart surgery: Diagnosis and management. Prog Cardiovasc Dis 1974; 26: 469–95.

68. Goldman L. Supraventricular tachyarrhythmias in hospitalized adults after surgery: Clinical correlates in patients over 40 years of age after major noncardiac surgery. Chest 1978; 73: 450–54.

69. Hultén B-Å, Health A. Clinical aspects of tricyclic antidepressant poisoning. Acta med scand 1983; 213: 275–78.

70. Brorson L, Wennerblom B. Electrophysiological methods in assessing cardiac effects of the tricyclic antidepressant imipramin. Acta med scand 1978; 203: 429–32.

71. Montalescot G, Levy Y, Hatt PY. Serious sinus node dysfunction caused by therapeutic doses of lithium. Int J Cardiol 1984; 5: 94–6.

72. Surawicz B, Mangiardi ML. Electrocardiogram in endocrine and metabolic disorder. In: Rios JD, ed. Clinical-electrocardiographic correlations. Cardiovasc Clin 1977; 8/3: 243–66.

73. Voukydis PC, Cohen SI. Catheter-induced arrhythmias. Am Heart J 1974; 88: 588–92.

74. Whalen RE, Starmer CF. Electric shock hazards in clinical cardiology. Mod Concepts Cardiovasc Dis 1967; 36: 7–12.

75. Raftery EB, Green HL, Yacoub MH. Disturbances of heart rhythm produced by 50 Hz leakage currents in human subjects. Cardiovasc Res 1975; 9: 263–65.
76. Geselowitz DB, Arzbaecher RC, Barr RC, et al. Electrical safety standards for electrocardiographic apparatus. Circulation 1980; 61: 669–70.
77. Verrier RL. Autonomic stubstrates for arrhythmias. In: Zipes DP, Rowlands DJ, eds. Progress in cardiology. Phila delphia: Lea & Febiger, 1988; 65–81.
78. Schlepper M. The automatic nervous system and supraventricular rhythm disturbances. (Einflüsse des autonomen Nerven systems bei supraventrikulären Rhythmusstörungen). Z Kardiol 1986; 75 (Suppl. 5): 35–40.
79. Malliani A, Schwartz PJ, Zanchettei A. Neural mechanisms in life-threatening arrhythmias. Am Heart J 1980; 100: 705–15.
80. Samet P. Hemodynamic sequelae of cardiac arrhythmias. Circulation 1973; 47: 399–407.
81. Godberg AD, Raftery EB, Cashman PMM. Ambulatory electrocardiographic records in patients with transient cerebral attack or palpitation. Br Med J 1975; 4: 569–71.
82. Abdon N-J, Malmcrona R. High pacemaker implantation rate following "cardiogenic neurology". Results in 120 consecutively paced patients. Acta med scand 1975; 198: 455–61.
83. Johansson BVW. Long-term ECG in ambulatory clinical practice: Analysis and 2-year follow-up of 100 patients studied with a portable ECG tape recorder. Europ J Cardiol 1977; 5: 39–48.
84. Beder SD, Cohen MH, Reimenschneider TA. Occult arrhythmias as the etiology of unexplained syncope in children with structurally normal hearts. Am Heart J 1985; 109: 309.
85. Camm AJ, Lau CP. Syncope of undetermined origin: Diagnosis and management. In: Zipes DP, Rowlands DJ, eds. Progress in Cardiology. Philadelphia: Lea & Febiger, 1988; 139–56.
86. Ringqvist I, Jonason T, Nilsson G, et al. Diagnostic value of longterm ambulatory ECG in patients with syncope, dizziness or palpitations. Clin Physiol 1989; 9: 47–55.
87. Jensen G, Sigurd B, Meibom J, Sandøe E. Adams-Stokes syndrome caused by paroxysmal third-degree atrio-ventricular block. Br Heart J 1973; 35: 516–20.
88. Editorial. Both ends of the stethoscope: Cardiac arrest. Lancet 1969; ii: 262–64.
89. Wellens HJJ, Brugada P. Sudden cardiac death: A multifactorial problem. In: Brugada P, Wellens HJJ, eds. Cardiac arrhythmias: Where to go from here? Mount Kisco, New York: Futura Publishing Co., 1987; 391–99.

Deutschsprachige zusammenfassende Literatur

Schlepper M. Elektrophysiologische Methoden. In: Krayenbühl H-P, Kübler W (Hrsg). Kardiologie in Klinik und Praxis. Thieme Verlag: Stuttgart, New York. Bd I 1981, Kap. 28.

Seipel L. Klinische Elektrophysiologie des Herzens. Thieme Verlag: Stuttgart, New York, 2. Aufl. 1987.

Trautwein W, Isenburg G. Elektrophysiologie des Herzens. In: Krayenbühl H-P, Kübler W (Hrsg). Kardiologie in Klinik und Praxis. Thieme Verlag: Stuttgart, New York. Bd I 1981, Kap. 6.

Kapitel 4
Behandlung von Herzrhythmusstörungen

Wann behandeln und wann nicht?[1-2]

Maligne Herzrhythmusstörungen können zum Lungenödem, zum Schock und zum Herzstillstand führen. Sofortiger Einsatz lebensrettender Maßnahmen ist daher notwendig. Bei anderen Arrhythmien kann quälende Symptomatik auftreten, oder sie können eine ernsthafte prognostische Bedeutung haben. Beide Situationen rechtfertigen unter Umständen eine lang dauernde antiarrhythmische Behandlung, immer verbunden mit dem Risiko ernsthafter Nebenwirkungen. Daneben gibt es eine Vielzahl von benignen Herzrhythmusstörungen ohne prognostische Bedeutung. Bei diesen würde eine antiarrhythmische Behandlung nur zur EKG-Kosmetik dienen. Die Behandlung kann in solchen Fällen aber durch Nebenwirkungen die Lebensqualität beeinträchtigen oder sogar das Leben gefährden.

Die Entscheidung zur Behandlung sollte daher auf der Grundlage von Beweisen über die klinische Signifikanz solcher Herzrhythmusstörungen beruhen, wobei folgende Punkte zu berücksichtigen sind:

— EKG-Diagnose und Differentialdiagnose. Welche EKG-Befunde stützen die Diagnose der Herzrhythmusstörung? Welche anderen Arrhythmien können in Übereinstimmung mit den gleichen oder ähnlichen EKG-Befunden gebracht werden?

— Symptome. Wird durch die Herzrhythmusstörung die Lebensqualität beeinträchtigt? Welches sind die hämodynamischen Auswirkungen der Arrhythmie? Kann sie zu Herzinsuffizienz oder Schock führen, oder können darüber hinaus neurologische Symptome wie Schwindel oder Bewußtseinsverlust hervorgerufen werden?

— Ätiologie. Was sind die Ursachen der Herzrhythmusstörung: „Arrhythmogenität" bestimmter zugrundeliegender Herzerkrankungen oder nicht kardiale, die Arrhythmie begünstigende Faktoren?

— Prognose. Wie hoch ist das Risiko eines plötzlichen Todes, eines Stokes-Adams-Anfalles, einer Herzinsuffizienz, eines Schocks oder einer Embolie?

— Umfang zusätzlicher Untersuchungen. Die Untersuchung eines Patienten mit Herzrhythmusstörungen erfordert routinemäßig eine sehr ausführliche klinische Anamnese, ein EKG mit 12 Ableitungen, möglichst zwischen den Anfällen, eine Röntgenuntersuchung der Brustorgane, ein Echokardiogramm und eine Vielzahl an Laboruntersuchungen, wie z.B. Bestimmungen von Hämoglobin, Serum-Kalium, Serum-Kreatinin und evtl. Schilddrüsenhormonen.

In Abhängigkeit vom Typ der individuellen Herzrhythmusstörung besteht die Notwendigkeit zusätzlicher Untersuchungen, um die Ätiologie und die klinische Signifikanz abzuklären, d.h. Belastungs-EKG, 24-Stunden-Langzeit-EKG und die elektrophysiologische Untersuchung.

Die Suche nach Tachykardie-begünstigenden Faktoren

Der sorgfältige Ein- oder Ausschluß von begünstigenden Faktoren für eine Tachykardie ist primäres Ziel einer gezielten Behandlung der Herzrhythmusstörung. Viele Tachykardien können durch Behandlung solcher begünstigenden Faktoren korrigiert oder gar unterdrückt werden:

A. Herzinsuffizienz. Beim insuffizienten Herzen kann die Aktivierung neurohumoraler Faktoren, wie z.B. ein erhöhter Plasma-Noradrenalinspiegel, und erhöhter enddiastolischer Druck mit Wandspannungserhöhung in der Kammer potentiell arrhythmogen wirken. Daher sollte die Behandlung von Arrhythmien zunächst und primär auch auf die Behandlung der Herzinsuffizienz gerichtet sein, und die Therapie sollte mit Diuretika, Vasodilatatoren (ACE-Hemmer) und/oder Digitalis optimiert werden.

B. Gestörte Respiration und Ventilation, Infektionen, Anämie, Hypotension, Schock oder Herzinsuffizienz. Anfälle von supraventrikulären Tachykardien, inklusive Vorhofflimmern, in der postoperativen Phase werden besser durch Korrektur der postoperativen Komplikationen, die die Herzrhythmusstörungen begünstigten, als durch eine spezifische antiarrhythmische medikamentöse Therapie behandelt.

C. Überdosierung und Intoxikation, z.B. mit antiarrhythmischen Pharmaka der Klasse IC (Flecainid, Propafenon) und IA (Chinidin, Disopyramid, Procainamid), mit Digitalis und mit trizyklischen Antidepressiva,

Thioridazin und möglicherweise auch theophyllinhaltigen Arzneimitteln.

D. Störungen der Elektrolyt-Serumkonzentrationen, insbesondere Hypo- und Hyperkaliämien, seltener der Hypomagnesiämie und der Hypercalciämie.

E. Arrhythmogene kardiale Funktionsstörungen, die sich im EKG z.B. durch ein WPW-Syndrom (Abb. 7.3, S. 191) oder das Syndrom des langen QT-Intervalles (Abb. 6.34, S. 167) bemerkbar machen.

F. Belastungsinduzierte ventrikuläre Tachykardien (Abb. 6.41, S. 178 und 14.20, S. 334). Die Diagnose ist dann klar, wenn eine enge Verbindung zwischen körperlicher Belastung und Anfällen von Tachykardie nachgewiesen werden kann (spezifische Behandlung mit Betablockade oder bei der chronisch ischämischen Herzerkrankung durch Myokardrevaskularisation).

G. Hyper- und Hypothyreosen, die Vorhofflimmern oder -flattern begünstigen können. Dabei sind oftmals die Herzrhythmusstörungen das vorherrschende klinische Symptom der Erkrankung.

Behandlung von Tachykardie und Flimmern

Die Behandlung von Tachykardien und Flimmern geschieht unter zwei Gesichtspunkten: Beendigung eines akuten Anfalls und Prophylaxe des Wiederauftretens. Das therapeutische Spektrum, einen akuten Anfall zu beenden, enthält: Maßnahmen zur Vagusstimulation, antiarrhythmische Pharmaka, Digitalis, Defibrillation bzw. Kardioversion.

Zur Prophylaxe des Wiederauftretens paroxysmaler Tachykardien oder von Flimmern oder Flattern ist eine Langzeitbehandlung mit Antiarrhythmika nach wie vor die vorherrschende Therapie. In letzter Zeit werden zunehmend nicht pharmakologische Alternativbehandlungsmethoden eingeführt und haben zunehmende Bedeutung erlangt: Katheterablation des His'schen Bündels, bei günstiger Lage Ablation einer akzessorischen Bahn und Ablationen „arrhythmogener Foci" im Vorhof und im Ventrikel. Darüber hinaus Implantation antitachykarder Schrittmachersysteme und automatischer Defibrillatoren (AICD).

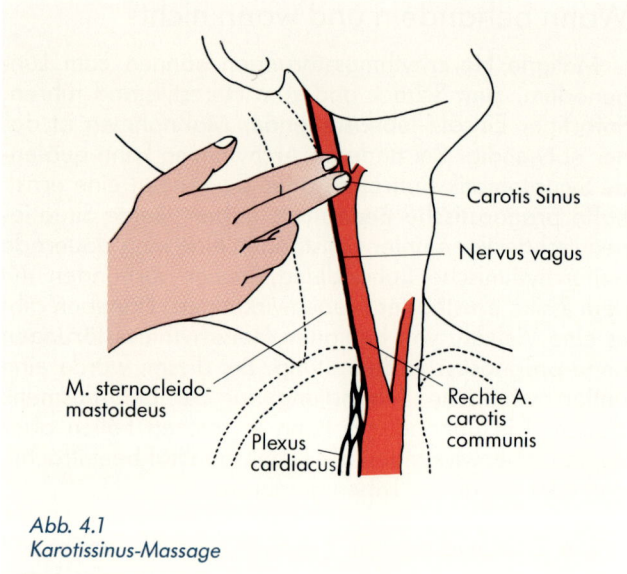

Abb. 4.1
Karotissinus-Massage

Vagus-stimulierende Maßnahmen [3–5]

Solche Maßnahmen erhöhen über Reflexmechanismen den Vagustonus. Sie können überraschend erfolgreich sein bei der Beendigung supraventrikulärer Tachykardien, nicht dagegen bei Vorhofflattern und -flimmern. Bei letzterem kommt es jedoch dabei zu einer vorübergehenden Senkung der Kammerfrequenz, wodurch unter Umständen die EKG-Diagnose erleichtert wird, z.B. durch den Nachweis vorher verborgener Flatter- oder Flimmerwellen. Eine ventrikuläre Tachykardie wird fast regelhaft nicht auf eine Erhöhung des Vagustonus ansprechen.

Verschiedene Vagus-stimulierende Maßnahmen können angewandt werden:

A. Karotissinus-Massage (Abb. 4.1), die am liegenden Patienten durchgeführt wird. Der Kopf wird dabei leicht zu einer Seite gedreht und durch ein Kissen unterstützt. Eine sanfte Massagebewegung durch zwei Fingerspitzen wird in der Gegend unterhalb des Mandibularwinkels und ventral vom Sternocleidomastoideus angewandt, wo die Pulsationen der Karotis am besten palpiert werden können. Der Massagedruck erfolgt jeweils nur an einer Seite und sollte nicht länger als 5 bis 10 s dauern. Normalerweise wird Karotismassage erst auf der rechten Seite und, wenn ineffektiv, dann auf der linken Seite appliziert. Vor der Karotismassage sollten die Karotiden auskultiert werden. Bei Bestehen eines autochthonen Strömungsgeräusches ist die Karotismassage kontraindiziert, da arteriosklerotische Plaques abgelöst werden können.

B. Durchführung eines Vasalva'schen Preßdruckversuches mit verstärkter und anhaltender Expiration gegen die geschlossene Glottis.

C. Finger in den Rachen zur Auslösung eines Würgereflexes.

D. Lagewechsel mit der Absicht, den venösen Rückstrom zu verstärken, das Schlagvolumen und den arteriellen Blutdruck zu erhöhen und über die Barorezeptoren den Vagustonus zu erhöhen. Dafür kommen Hockstellung oder Anheben der Beine gegen eine Wand in Frage. Die kombinierte Ausführung des Vasalva'schen Preßdruckversuches mit Karotissinusmassage und Lagewechsel kann den vagotonischen Effekt deutlich verstärken.

E. Trinken von eiskaltem Sprudelwasser, das zum Aufstoßen führen muß.

F. Eintauchen des Gesichtes in Eiswasser für einige Sekunden führt zu einer erheblichen Vagusstimulation (Tauchreflex). Berichte über die erfolgreiche Termination supraventrikulärer Tachykardien bei Kindern liegen vor. Diese Maßnahme hat jedoch bisher wenig Eingang gefunden in die Erwachsenenkardiologie.

Druck auf die Augäpfel, um den Vagustonus zu erhöhen, ist kontraindiziert, da das Risiko einer Ablatio retinae besteht. Der Erfolg der verschiedenen Vagus-stimulierenden Maßnahmen ist individuell unterschiedlich, so daß der Patient selbst herausfinden muß, welche der Maßnahmen oder welche Kombination von Maßnahmen am wirkungsvollsten ist. Die Wirksamkeit dieser Maßnahmen ist weitaus größer in den ersten Minuten eines Anfalles, so daß der Patient angehalten werden sollte, sie sofort bei Eintritt des Anfalles anzuwenden.

Antiarrhythmische Pharmaka

Mit wenigen Ausnahmen werden antiarrhythmische Pharmaka sowohl für die Beendigung akuter Anfälle als auch für ihre Prophylaxe angewandt. Im akuten Anfall werden die Medikamente gewöhnlicherweise intravenös als Bolus injiziert, so daß ein vorübergehender und da-

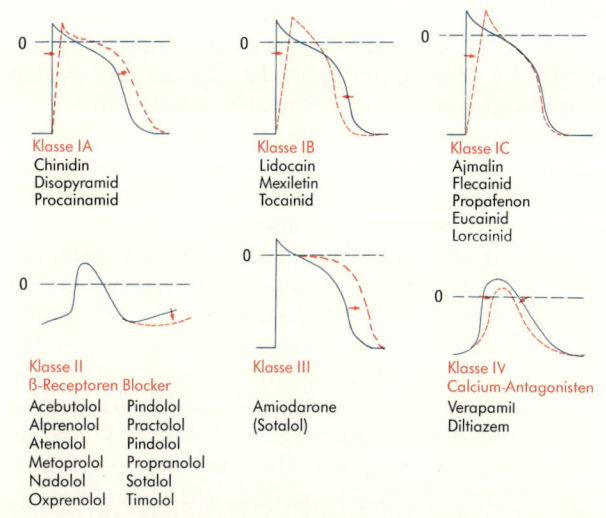

Abb. 4.2 Klassifikation der Antiarrhythmika nach ihrer vorwiegenden Wirkung auf das MAP (Muskelaktionspotential). Die Abbildung zeigt die Wirkung von Klasse I und III Pharmaka auf das MAP einer ventrikulären Myokardzelle, von Klasse II Medikamenten auf eine Zelle des Sinusknotens und von Klasse IV Antiarrhythmika auf Zellen des AV-Knotens.

her tolerabler hoher Serumspiegel entsteht, der die Tachykardie meistenteils beendet. Langzeit-Prophylaxe kann aber nur durch orale Medikation mit niedrigeren Dosen und einer vergleichbar niedrigen Serumkonzentration des Pharmakons durchgeführt werden. Dies könnte zum Teil die relativ geringen Erfolge einer Langzeit-Prophylaxe erklären, die gewöhnlich nicht mehr als 30–35 % betragen. Die Erfolgsrate ist lediglich höher mit dem wirksamsten Arzneimittel, Amiodaron.

Entsprechend ihrer Wirkung auf das Aktionspotential der Zelle können die antiarrhythmischen Pharmaka in vier Klassen eingeteilt werden. Diese Klassifikation basiert auf in vitro Experimenten an Herzmuskelfasern, die im Elektrolytbad suspendiert sind, dem das Pharmakon in einer angenommenen therapeutischen Konzentration zugesetzt wird. Nach ihrer Wirkung auf das Aktionspotential können die Antiarrhythmika folgendermaßen eingeteilt werden (Abb. 4.2):

– Klasse-I-Pharmaka: Der gemeinsame Nenner von Medikamenten dieser Klasse ist die Senkung der Anstiegsgeschwindigkeit des Aktionspotentials in der

Phase 0. Der schnelle Natriumkanal wird gebremst, und sie wirken Membran-stabilisierend. Da sie zusätzliche Wirkungen auf die Dauer des Aktionspotentiales entfalten, werden sie unterteilt in:

— Klasse-IA-Pharmaka [7–10], die das Aktionspotential verlängern. Zu dieser Klasse gehören Chinidin, Disopyramid und Procainamid.
— Klasse-IB-Pharmaka [8, 9, 11–18], die das Aktionspotential verkürzen; in diese Klasse gehören Lidocain, Mexiletin und Tocainid sowie Diphenylhydantoin, das eine besondere Wirkung bei Digitalis-induzierten Tachykardien haben soll [7, 8, 19–23].
— Klasse-IC-Pharmaka [7, 8, 19–23] verändern die Dauer des Aktionspotentials nicht. Dieser Klasse sind Ajmalin, Propafenon, Flecainid und neuere Pharmaka wie Encainid und Lorcainid zuzurechnen.

— Klasse-II-Pharmaka [7, 8, 24] werden durch die Betarezeptorenblocker repräsentiert. Sie schwächen den Einfluß sympathikomimetischer Substanzen auf das Aktionspotential. Werden solche sympathikomimetische Substanzen dem Elektrolytbad zugesetzt und wirken auf die Herzmuskelfasern ein, wird sowohl die Aufstiegsgeschwindigkeit in der Phase 0 als auch die langsame diastolische Depolarisation in der Phase 4 beschleunigt. Pharmaka der Klasse II können reversibel diese sympathikomimetischen Wirkungen aufheben.

— Klasse-III-Pharmaka [7, 8, 25–29] verlängern die Wirkung des Aktionspotentials, ohne die Aufstiegsgeschwindigkeit der Phase 0 zu beeinflussen. Amiodaron ist das z.Zt. einzig erhältliche Medikament mit diesem Aktionstyp für die Langzeit-Therapie. Neben seiner betablockierenden Eigenschaft hat Sotalol ebenfalls eine verlängernde Wirkung auf das Aktionspotential. Bretylium, das primär gegen Kammerflimmern eingesetzt wird, besitzt ebenfalls Klasse-III-Eigenschaften, kann aber wegen seiner orthostatisch hypotensiven Nebenwirkungen nur in der Akuttherapie und beim liegenden Patienten eingesetzt werden.

— Klasse-IV-Pharmaka [7, 8]. Hierzu gehören Calziumantagonisten, die den Calziumfluß durch die Zellmembran beeinflussen. Diese Wirkung ist besonders ausgeprägt an den Schrittmacherzellen des AV-Knotens, die mehr vom langsamen Calzium- als vom Natrium-

influx abhängig sind. Verapamil (und Diltiazem) gehören in diese Klasse. Andere Calziumkanal-blockierende Medikamente, wie z.B. Nicardipin und Nifedipine, haben keine antiarrhythmischen Eigenschaften, da sie nur geringe Wirkung auf den transmembranösen Calziumfluß der Herzmuskelzelle aufweisen.

Das Spektrum der antiarrhythmischen Pharmaka ist groß, und neue Substanzen werden entwickelt. Um über Verabreichungsform, Wirksamkeit und Nebenwirkungen Erfahrungen zu sammeln, sollte sich der Arzt für eine begrenzte Anzahl von Medikamenten entscheiden, die ein oder zwei Pharmaka aus jeder Gruppe der sieben antiarrhythmischen Klassen (Klasse IA, IB, IC, II, III und IV) umfaßt, sowie zusätzlich für ein Digitalisglykosid, vorzugsweise Digoxin, bei gegebener Indikation (s. Kapitel 12) auch für Digitoxin.

Spezifität antiarrhythmischer Pharmaka [7, 8, 29, 31]

In bezug auf ihre therapeutische Wirksamkeit bei supraventrikulären und ventrikulären Arrhythmien können die antiarrhythmischen Pharmaka unterteilt werden (Abb. 4.3):

I. Pharmaka mit einem engen Wirkspektrum
A. Medikamente mit vorzugsweiser Wirkung bei supraventrikulären Extrasystolen und Tachykardien ohne sicheren Effekt auf ventrikuläre Arrhythmien. Hierzu gehören die Pharmaka der Klasse IV, die Calziumantagonisten Verapamil und Diltiazem. Bis auf zwei Ausnahmen sind sie bei ventrikulären Tachykardien nicht wirksam, nämlich bei ventrikulären Tachykardien des „faszikulären Typs" (Abb. 6.40, S. 177) und möglicherweise auch bei repetitiven ventrikulären Tachykardien im jüngeren Lebensalter (Abb. 6.39, S. 176).
B. Medikamente mit primärer Wirkung auf ventrikuläre Extrasystolen und Tachykardien und unsicherer Wirkung auf supraventrikuläre Arrhythmien. Hierzu gehören die Klasse-IB-Pharmaka wie Lidocain, Mexiletin und Tocainid.

II. Pharmaka mit einem breiten Wirkspektrum, die sowohl bei supraventrikulären als auch ventrikulären

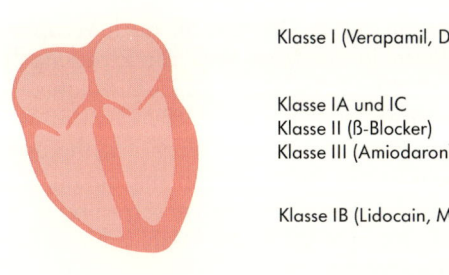

Klasse I (Verapamil, Diltiazem)

Klasse IA und IC
Klasse II (ß-Blocker)
Klasse III (Amiodaron)

Klasse IB (Lidocain, Mexiletin)

Abb. 4.3
Antiarrhythmika mit engem und weitem Wirkspektrum

Extrasystolen und Tachykardien wirksam sind. Hierzu gehören die Klasse-IA-Pharmaka wie Chinidin, Disopyramid und Procainid, die Klasse-IC-Pharmaka wie Ajmalin, Propafenon und Flecainid, die Klasse-II-Pharmaka (Betarezeptorenblocker) sowie Antiarrhythmika der Klasse III (Amiodaron).

Im allgemeinen ist Amiodaron die wirksamste Substanz bei allen Arrhythmien, jedoch mit einem erheblichen Nebenwirkungsspektrum behaftet. Dies ist der Grund, warum viele Ärzte (auch die Autoren und der Übersetzer) dazu neigen, Amiodaron als Mittel der letzten Wahl anzusehen. Wegen seines überlegenen therapeutischen Wirkpotentials kann Amiodaran dann als Mittel der ersten Wahl gelten, wenn es sich um lebensbedrohliche Herzrhythmusstörungen handelt:

— Bei Patienten mit Kardiomyopathien, insbesondere bei hypertropher Kardiomyopathie mit paroxysmalen ventrikulären Tachykardien, Vorhof- und Kammerflimmern.

— Beim Patienten mit WPW-Syndrom mit häufigen Anfällen von Vorhofflimmern und -flattern, solange bis eine chirurgische Behandlung durchgeführt wurde.

— Bei der chronisch ischämischen Herzerkrankung mit paroxysmalem Kammerflimmern, wenn nicht-medikamentöse Therapien, z.B. die Implantation eines automatischen Defibrillators (AICD), nicht möglich erscheinen.

— Bei der chronischen ischämischen Herzerkrankung mit paroxysmalen ventrikulären Tachykardien, wenn der Patient weder für die Resvaskularisationschirurgie noch für die Implantation eines automatischen Defibrillators geeignet ist.

— Bei Patienten mit WPW-Syndrom (Kapitel 7) werden Klasse-IC-Antiarrhythmika, wie Ajmalin, Propafenon oder Flecainid, und/oder in Kombination mit Klasse-III-Antiarrhytmika (Amiodaron) als die wirksamsten Pharmaka angesehen.

— Beim kongenitalen QT-Syndrom mit Anfällen von ventrikulären Tachykardien vom Torsade de Pointes-Typ (Abb. 6.35, S. 168/169) und bei belastungsinduzierten ventrikulären Tachykardien (Abb. 6.41, S. 178/179) sind Betarezeptorenblocker Mittel der ersten Wahl.

Bei der akuten Behandlung ventrikulärer Tachykardien ist die intravenöse Lidocain-Applikation Therapie der ersten Wahl. Lidocain zeichnet sich durch eine hohe Wirksamkeit mit wenig Nebeneffekten und wenig hämodynamischen Veränderungen aus und hat überdies eine kurze Halbwertszeit. Während die meisten antiarrhythmischen Pharmaka sowohl intravenös als oral gegeben werden können, kann Lidocain und das Klasse-IC-Pharmakon Ajmalin nur intravenös verabreicht werden, jedoch kann Prajmalin auch zur oralen Behandlung verwendet werden.

Senkung der Kammerfrequenz bei Vorhofflimmern oder -flattern [32–37]

Digitalis, Verapamil, Diltiazem, Betablocker und Amiodaron verringern die AV-Leitungskapazität, und über diesen Mechanismus wird die Kammerfrequenz bei Vorhofflimmern oder -flattern gesenkt (Abb. 4.4). An erster Stelle sollte für diese Wirkung jedoch Digitalis in Betracht gezogen werden, da es mit dem frequenzsenkenden Effekt auf die Kammern auch eine positiv inotrope Wirkung entfaltet. Vorhofflimmern oder -flat-

tern bei Patienten mit WPW-Syndrom stellen eine Kontraindikation sowohl gegen Digitalis als auch Verapamil dar, da beide Mittel in der Lage sind, die Erregungsleitung über die akzessorische Bahn zu begünstigen. Bei der medikamentösen Therapie des WPW-Syndroms ist Amiodaron zur Prophylaxe der Vorhofrhythmusstörung, möglicherweise in Kombination mit einem Klasse-IC-Antiarrhythmikum zur Leitungsverzögerung in der akzessorischen Bahn, das Mittel der Wahl (Chirurgische Behandlung s. Kapitel 7).

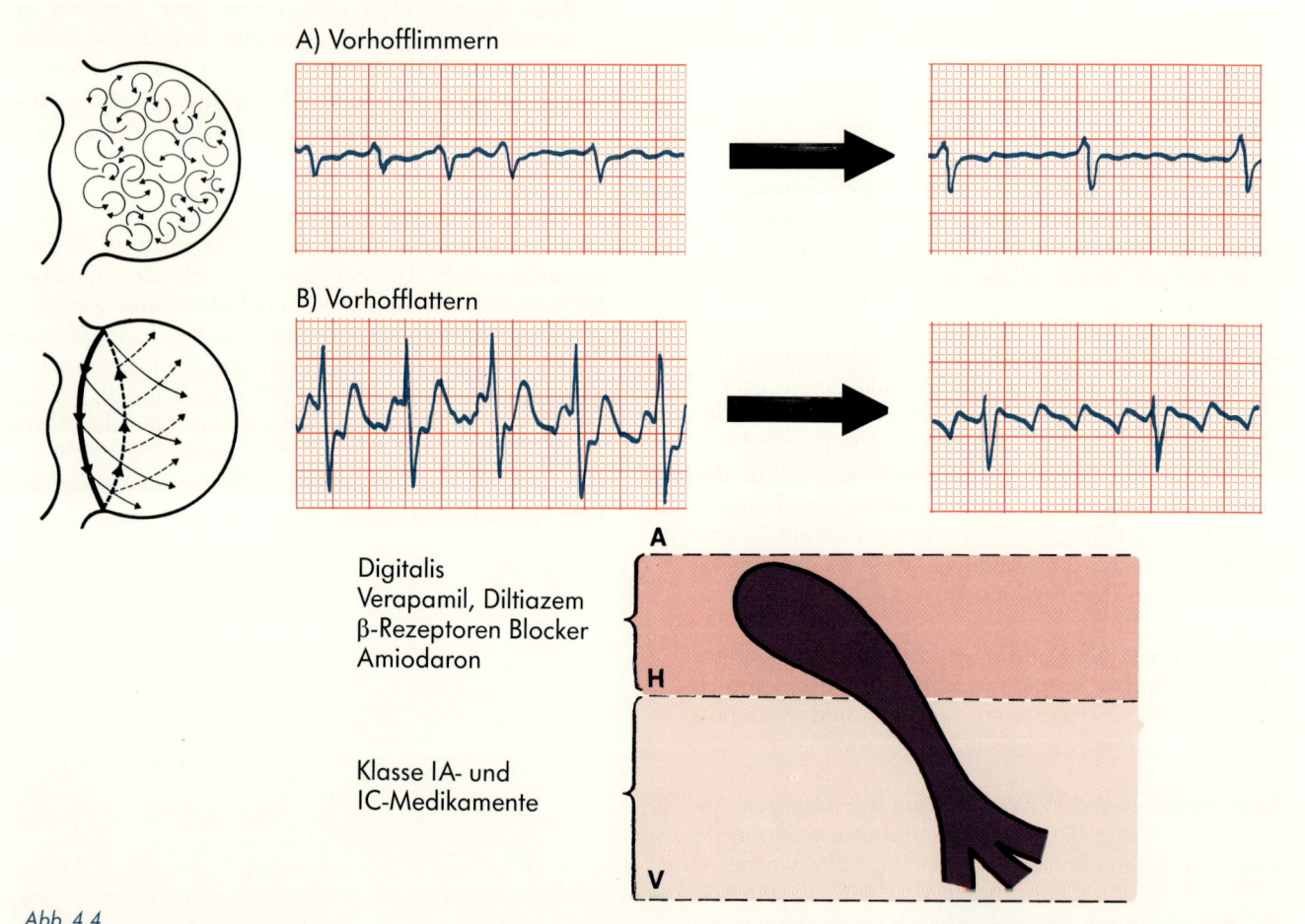

A) Vorhofflimmern

B) Vorhofflattern

Digitalis
Verapamil, Diltiazem
β-Rezeptoren Blocker
Amiodaron

Klasse IA- und
IC-Medikamente

A

H

V

Abb. 4.4
Wirkung antiarrhythmischer Pharmaka auf das AV-Überleitungssystem. Nur Medikamente, die das AH-Intervall im His-Bündel-Elektrogramm verlängern (Abb. 3.21, S. 55) haben die Fähigkeit, die Kammerfrequenz bei Vorhofflimmern (A) und -flattern (B) zu senken. Eine Zunahme der Kammerfrequenz bei Vorhofflimmern und -flattern kann während der Behandlung mit Chinidin und Disopyramid wegen des vagolytischen Effektes dieser Pharmaka auftreten.

min auf Frequenzen über 200/min auftreten. Diese Frequenzzunahme ist erstens zurückzuführen auf einen plötzlichen Anstieg der AV-Leitungskapazität von z.B. 3–4:1 auf 1:1 (Abb. 4.7). Über diese Komplikation wurde am häufigsten bei der Behandlung mit vagolytischen Medikamenten der Gruppe IA wie Chinidin und Disopyramid berichtet. Mehrere Fälle dieser Art sind auch beschrieben worden bei der Behandlung mit Klasse-IC-Substanzen wie Flecainid und Propafenon und nur wenige bei dem Klasse-IB-Pharmakon Lidocain. Die Ursache für diese Frequenzzunahme ist zweitens eine Abnahme der Flatterfrequenz in den Vorhöfen, bei der die verborgene Leitung in das AV-Leitungssystem abnimmt und mehr Impulse auf die Kammer übergeleitet werden. Die Neigung zur Verringerung der AV-Überleitungsblockierung kann durch Digitalisierung vor der Behandlung mit Klasse-IA oder IC-Medikamenten aufgehoben werden.

Nicht-kardiale Nebenwirkungen [25, 70–73]

Einige der häufiger zu beobachtenden nicht-kardialen Nebenwirkungen der Klasse-I-Medikamente sind in Tabelle 4.1 aufgeführt. Die nicht-kardialen Nebeneffekte der Klasse II (Betablocker) und der Klasse IV (Verapamil, Diltiazem) sind gering und gut bekannt und sollen hier nicht weiter erörtert werden.

Die nicht-kardialen Nebenwirkungen des Klasse-III-Antiarrhythmikums Amiodaron sind vielfältig, oft beeinträchtigend und gelegentlich lebensbedrohlich. Verschiedene Organsysteme können einbezogen sein:

Augen: Während Langzeitbehandlung bilden sich Hornhautmikro-Ablagerungen bei fast allen Patienten. Sie führen kaum zu einer Beeinträchtigung des Sehens, sind dosisabhängig und bilden sich nach einiger Zeit zurück, wenn die Behandlung abgebrochen wird. Wegen der Harmlosigkeit dieser Nebenwirkungen sind routinemäßige Augenuntersuchungen nicht notwendig.

Haut: Photosensitivität mit Ausschlag oder Hautpigmentationen werden bei ungefähr 20% der Patienten gefunden. Eine bläuliche Verfärbung des Gesichtes, insbesondere der Nase, wird dagegen nur bei wenigen gesehen.

Disopyramid:	Mundtrockenheit, Miktionsschwierigkeit, Urinverhaltung, verwaschenes Sehen, Verstopfung, Schwindel, Magenschmerzen, Erbrechen, Hautausschlag.
Flecainid:	Taumeligkeit, Schwindel, Kopfleere, Doppelsehen, verwaschenes Sehen, Übelkeit, Erbrechen.
Lidocain:	Schläfrigkeit, Parästhesien, verwaschene Sprache, Unorientiertheit, fokale oder grand mal-Anfälle.
Mexiletin:	Übelkeit, Nystagmus, Schläfrigkeit, Parästhesien, Ataxie, Tremor.
Procainamid:	Gelenkschmerzen, systemischer Lupus erythematosis, Hautausschlag, Fieber, Depression, Taumeligkeit, Kopfschmerzen, Krämpfe.
Propafenon:	Gastrointestinale Störungen, Unorientiertheit, Kopfschmerzen, Cholestase, Krämpfe.
Chinidin:	Durchfall, Übelkeit mit Tinnitus, Hörstörungen, Drehschwindel, Doppelsehen, Lichtscheu, Hautausschlag, Fieber, petechiale Blutungen, Thrombozytopenie.

Tab. 4.1
Nicht-kardiale Nebenwirkungen von Klasse-I-Antiarrhythmika. Zu Nebenwirkungen von Digitalis s. Seite 82

Schilddrüse: Kropf oder Myxödem entwickeln sich nur gelegentlich. Hyperthyreosen treten in einer Häufigkeit von 2 bis 10% auf. Wegen der Nebenwirkungen auf die Schilddrüse sind Schilddrüsenfunktionskontrollen bei allen Patienten, die unter einer Langzeit-Therapie mit Amiodaron stehen, nötig. Auch nach Absetzen der Medikation sollte die Kontrolle fortgeführt werden, da eine Hyperthyreose sich sogar nach einem Zeitintervall von 6–8 Monaten nach Absetzen der Therapie entwickeln kann.

Zentrales Nervensystem: Tremor, Ataxie, Schlafstörungen und Müdigkeit sind frühe Symptome mit der Neigung, auch bei Fortführung der Therapie zu verschwinden.

Peripheres Nervensystem: Periphere Neuropathien mit schweren sensomotorischen Symptomen treten als Spätsymptom auf, fast immer nur bei Patienten unter hoher Erhaltungsdosis.

Leber: Häufig wird ein Anstieg der Leberenzymwerte beobachtet, selten kommt es zu einer nicht-infektiösen Hepatitis.

Lungen: Die interstitielle Pneumonitis, die sich zur Lungenfibrose entwickelt, ist eine seltene, aber schwerwiegende Nebenwirkung der Amiodaron-Therapie. Diese Komplikation wird hauptsächlich bei Patienten mit hoher Erhaltungsdosis (400 bis 800 mg täglich) und unter Langzeit-Therapie beobachtet. Die Frühsymptome bestehen in einer Anstrengungsdyspnoe, einem nicht-produktiven Husten und gelegentlich geringgradigem Fieber. Röntgenologisch findet man diffuse bilaterale interstitielle Veränderungen und diffuse oder fleckförmige alveolare Infiltrationen. Gelegentlich wird eine Spontanrückbildung nach dem Absetzen der Therapie beobachtet. Eine Corticoid-Therapie wird empfohlen und ist offensichtlich bei einigen Patienten erfolgreich. Bei Patienten mit hoher Erhaltungsdosis von Amiodaron sind monatliche Lungenröntgenkontrollen angezeigt. Generell sollten ernsthafte Versuche unternommen werden, die Langzeit-Erhaltungsdosis auf ein Minimum zu reduzieren, sobald die Arrhythmie unter Kontrolle ist.

Medikamentöse antiarrhythmische Kombinationstherapie: Vorzüge und Nachteile[7, 74, 75]

Eine Kombinationstherapie mit Antiarrhythmika kann unter der Voraussetzung in Betracht gezogen werden, daß eine größere antiarrhythmische Wirksamkeit bei gleichbleibenden oder nicht deutlich erhöhten Nebenwirkungen erreicht wird. Positive Wirkungen wurden von einer Kombination von Klasse-I-Medikamenten (Chinidin oder Mexiletin) und Betarezeptorenblockern berichtet, ebenso über eine Kombination von Klasse-IA- (Chinidin) und Klasse-IB- (Mexiletin) Pharmaka und mit Amiodaron und Mexiletin. Die Kombinationsbehandlung mit anderen Antiarrhythmika und sogar mit den eben erwähnten Kombinationen birgt das Risiko unvorhersehbarer Interaktionen, und die Patienten bedürfen einer noch sorgfältigeren Überwachung. Als nützliche Richtlinie kann gelten, Kombinationen mit Pharmaka gleicher oder ähnlicher Wirkungsweise zu vermeiden, um nicht eine Addition von Nebenwirkungen hervorzurufen. Dies gilt für:

— Pharmaka der gleichen Subklasse;
— besonders arrhythmogen wirkende Pharmaka (Klasse IA und IC);

Substanz	Interaktion mit	Ergebnis
Chinidin	Digoxin	Anstieg des Digoxin-Spiegels
	andere Klasse-IA-Pharmaka	Gesteigerte negativ inotrope Wirkung und/oder verminderte AV-Leitung
	Klasse-IC-Pharmaka	Arrhythmogenität, verminderte SA- und AV-Leitung, gesteigerte negativ inotrope Wirkung
	β-Blocker, Verapamil	Hypotension, gesteigerte negativ inotrope Wirkung
	Amiodaron, Sotalol	Erhöhtes Risiko von Torsade de Pointes-Tachykardien
	Diuretika	Bei Hypokaliämie Risiko von Torsade de Pointes-Tachykardien
	Verapamil	Anstieg des Chinidin-Spiegels
	Cumarinderivate	Vermehrte Antikosgulation
Disopyramid	andere Klasse-IA-Pharmaka	Gesteigerte negativ inotrope Wirkung und/oder verminderte AV-Leitung
	β-Blocker, Verapamil	Hypotension, gesteigerte negativ inotrope Wirkung
	Anticholinergika	Gesteigerte anticholinerge Wirkung
	Pyridostigmin	Herabgesetzte anticholinerge Wirkung
Lidocain	β-Blocker	Verringerte hepatische Clearance von Lidocain; Lidocain-Intoxikation
	Imetidin	
	Alotha	
Tocainid	Interaktionen selten	
Mexiletin	Interaktionen selten	
Flecainid	β-Blocker, Verapamil Diltiazem, Digoxin	Gesteigerte Verminderung der SA- und AV-Leitungskapazität
	β-Blocker, Chinidin Disopyramid	Gesteigerte negativ inotrope Wirkung
	Klasse-IA-Pharmaka	Arrhythmogenität, verminderte SA- und AV-Leitung und/oder gesteigerte negativ inotrope Wirkung
	Amiodaron	Anstieg des Flecainid-Spiegels
Propafenon	Siehe Flecainid, jedoch ist eine Interaktion mit Amiodaron nicht berichtet worden	Siehe Flecainid
Sotalol	Diuretika, Klasse-IA-Pharmaka, Amiodaron, trizyklische Antidepressiva, Phenothiazine	Risiko von Torsade de Pointes-Tachykardien
Amiodaron	Diuretika, Klasse-IA-Pharmaka, Sotalol, trizyklische Antidepressiva, Phenothiazine	Risiko von Torsade de Pointes-Tachykardien
	Digoxin	Anstieg des Digoxin-Spiegels
	Flecainid	Anstieg des Flecainid-Spiegels
Verapamil	β-Blocker, Digoxin-Spiegel erhöht	Gesteigerte Verminderung der SA- und AV-Leitungskapazität

Tab. 4.2
Nebenwirkungen bei antiarrhythmischer Therapie

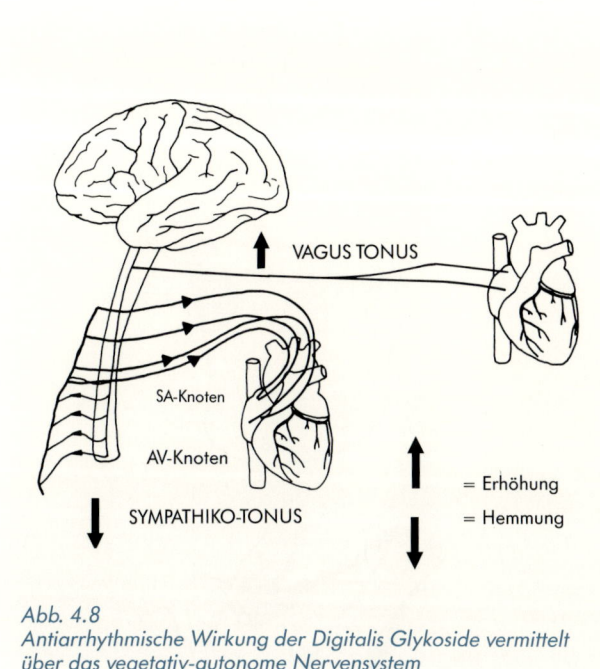

Abb. 4.8
Antiarrhythmische Wirkung der Digitalis Glykoside vermittelt über das vegetativ-autonome Nervensystem

— Medikamente, die das QT-Intervall verlängern (Klasse-IA-Antiarrhythmika, Sotalol und Amiodaron);
— Pharmaka mit deutlicher negativ inotroper Nebenwirkung (Disopyramid, Betarezeptorenblocker und möglicherweise Verapamil).

Eine gleichzeitige Behandlung von Digoxin mit Chinidin, Amiodaron oder Verapamil vermindert die Nierenausscheidung von Digoxin ungefähr um jeweils 50, 30 und 10—15%. Daher muß die tägliche Digoxin-Erhaltungsdosis entsprechend angepaßt werden, um einer Digoxin-Intoxikation vorzubeugen.

Digitalis [7, 32, 76, 77]

Wirkweise. Die antiarrhythmischen Effekte von Digoxin und anderen Glykosiden werden durch das Zentralnervensystem vermittelt (Abb. 4.8). Es kommt zu einer Zunahme des Vagustonus und einer Herabsetzung des Sympathikotonus am AV-Knoten und im Sinusknotenbereich.

Indikation. Durch seinen hemmenden Effekt auf die AV-Überleitung vermindert Digitalis die Kammerfrequenz bei Vorhofflimmern und -flattern. Hierdurch und aufgrund ihrer positiv inotropen Wirkung sind Digitalis-Glykoside Pharmaka der ersten Wahl bei der Kontrolle der Kammerfrequenz. Digitalis wird ebenso eingesetzt bei der Behandlung des paroxysmalen Vorhofflimmerns und -flatterns, kann jedoch als Prophylaktikum nicht das Auftreten neuer Anfälle verhindern, sondern sichert lediglich eine vernünftig niedrige Kammerfrequenz bei neuen Anfällen. Bei Behandlung des paroxysmalen Vorhofflatterns mit Klasse-I-Pharmaka kann durch vorherige Digitalisierung verhindert werden, daß es bei Senkung der Vorhoffrequenz und/oder zusätzlichen vagolytischen Wirkungen zur 1:1 AV-Überleitung kommt. Beim WPW-Syndrom kann Digitalis die Leitung über die akzessorische Bahn verbessern und sollte in der Regel nicht verordnet werden. Eine Ausnahme bildet das Säuglingsalter, wo es gut vertragen wird und wirksam sein soll.

Digoxin: Für die schnelle Aufsättigung mit Digoxin muß die Aufsättigungsdosis hoch sein und auf 3—4 Einzeldosen über 24 Stunden verteilt werden. Der Patient wird dann auf die zu errechnende Erhaltungsdosis eingestellt. Ist eine schnelle Digitalisierung nicht angezeigt, kann von Beginn an mit der oralen Erhaltungsdosis behandelt werden, wobei die Wirkung nach gewissen Zeitintervallen zu kontrollieren ist. Bei Patienten mit normaler Nierenfunktion wird ein ausreichender Effekt innerhalb einer Woche erzielt.

Die Erhaltungsdosis ist abhängig vom Alter, im wesentlichen aber von der Nierenfunktion des Patienten, und zeigt zusätzliche, größere interindividuelle Schwankungen. Eine Abschätzung der Erhaltungsdosis kann mittels einer Formel in Abhängigkeit vom Serum-Kreatinin aus Tabellen abgelesen oder errechnet werden. Diese Abschätzungen beruhen auf der Beziehung zwischen Kreatinin-Clearance einerseits und Alter, Geschlecht, Körpergewicht und Serum-Kreatiningehalt andererseits. Die Erhaltungsdosis muß in allen Fällen individuell festgelegt werden in Abhängigkeit von der Wirkung und den Nebeneffekten. Ein Myödem oder eine Hypothyreose geht einher mit einer hohen Glykosid-Empfindlichkeit, eine Hyperthyreose mit verminderter Empfindlichkeit, so daß mehr Digitalis benötigt wird. Durch Chinidin wird die Nierenausscheidung von Digoxin bis zu 50% vermindert, so daß die Erhaltungsdosis dementsprechend um 50% reduziert werden muß. Amiodaron und Verapamil senken die Nierenausscheidung um 30 bzw. 15%, so daß hier nur geringe Anpassungen der Digoxin-Erhaltungsdosis notwendig werden.

Digitoxin: Digitoxin wird hauptsächlich verstoffwechselt oder im Darm ausgeschieden, so daß die Serumspiegel wenig durch eine Funktionsminderung der Niere beeinflußt werden. Es hat eine lange Halbwertszeit von 6–7 Tagen (Abklingquote 7%; enterohepatischer Kreislauf) verglichen mit einer Halbwertszeit von nur 36 Std. für Digoxin (Abklingquote ca. 25%). Die Behandlung beginnt gewöhnlich mit einer Aufsättigungsdosis, da es sonst bis zu einem Monat dauern würde, um ausgeglichene Serumspiegel zu erhalten. Die Aufsättigungsdosis beträgt zwischen 0,8 und 1,2 mg, die in vier Einzeldosierungen etwa über 24 Std. verabreicht wird. Je nach erreichtem Serumspiegel (therapeutische Spiegel zwischen 15–30 ng/ml) liegt die Erhaltungsdosis zwischen 0,07 und 0,15 mg täglich.

Nebenwirkungen. Das große Spektrum von Herzrhythmusstörungen, die bei Digitalis-Intoxikationen auftreten können, wird in Kapitel 12 dargestellt (Digitalis und EKG). Häufig vorkommende, nicht-kardiale Nebenwirkungen bestehen in Appetitlosigkeit, Schwindel, Erbrechen und Diarrhoe, verschwommenem Sehen sowie gelegentlich Farbsehen (grün und gelb). Gynäkomastie, die einseitig sein kann, ist beschrieben worden, jedoch sehr selten. Niedriges Serum-Kalium und Serum-Magnesium sowie eine Hypercalciämie erhöhen die Digitalis-Empfindlichkeit und das Risiko für das Entstehen von Herzrhythmusstörungen.

Defibrillation oder Kardioversion durch Gleichstromschock[77–79]

Bei der Defibrillation wird ein Gleichstromimpuls hoher elektrischer Energie und kurzer Dauer durch den Brustkorb und damit auch durch das Herz geleitet. Der Mechanismus der elektrischen Defibrillation ist nicht in allen Einzelheiten bekannt. Naheliegend ist, daß durch den starken kurzen elektrischen Impuls hoher Energie alle oder fast alle nichtrefraktären Herzmuskelzellen erregt werden. Wenn keine erregbaren Zellen mehr vorhanden sind, muß die desorganisierte turbulente Erre-

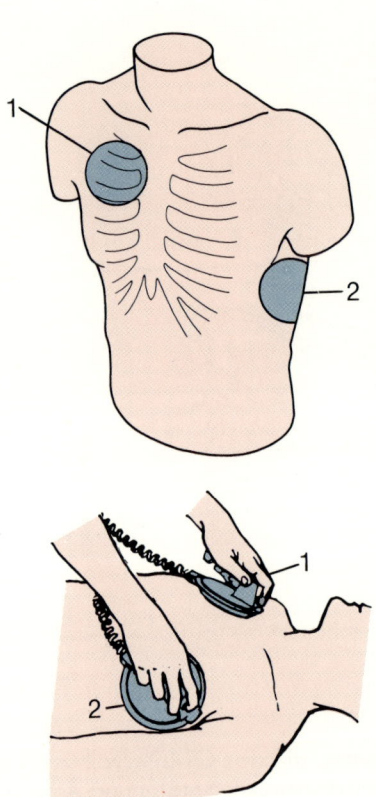

Abb. 4.9
Elektrodenlokalisation für Defibrillation und Kardioversion. Die anteriore Elektrode (1) wird rechts des oberen Sternalrandes im 3. bis 4. Interkostalraum angesetzt. Die laterale Elektrode (2) wird auf oder etwas vor die linke Medioaxillarlinie über dem 5. Interkostalraum angesetzt

gung des Myokards aufhören und damit auch das Flimmern. Nach der Defibrillation kann der SA-Knoten seine Schrittmacherfunktion wieder aufnehmen. Dieser kurze hochenergetische Impuls verursacht eine momentane Depolarisation nahezu aller Herzmuskelzellen. Hierdurch werden mögliche vorbestehende Unterschiede im funktionalen Verhalten des Myokards beseitigt und ektope Schrittmacherzentren in ihrer Erregungsbildung supprimiert. Bei einem zumindest vorübergehend voll synchronisierten Myokard kann der SA-Knoten seine Schrittmacherfunktion wieder aufnehmen.

Von Kardioversion spricht man dann, wenn der Defibrillator synchronisiert werden kann, so daß der

Gleichstromimpuls zeitlich an den QRS-Komplex ge-koppelt werden kann. Der Gleichstromimpuls wird über zwei auf den Brustkorb gehaltene Großflächenelektroden appliziert. Jede dieser Elektroden besteht aus einer runden Metallplatte, die sich an einem gut isolierten Handgriff befindet. Elektrodendurchmesser von 8–10 cm werden für Erwachsene und größere Kinder benutzt. Elektroden mit kleinerem Durchmesser werden bei kleineren Kindern unter 5 kg Körpergewicht benötigt, um einen vollständigen Kontakt zwischen Elektroden und Brustkorboberfläche sicherzustellen und so Funkenbildungen und Hautverbrennungen zu vermeiden. Normalerweise werden die Elektroden in anterolateraler Position plaziert, so daß die gedachte Verbindungslinie parallel mit der longitudinalen Achse des Herzens verläuft (Abb. 4.9). Um guten Hautkontakt herzustellen, werden die Elektroden mit Gel oder leitender Paste bedeckt, die ebensogut an der Stelle auf die Brustwand aufgetragen werden, wo die Elektroden plaziert werden sollen. Dabei muß darauf geachtet werden, daß durch das Gel keine leitende Brücke zwischen den beiden Elektroden entsteht.

Die Elektroden werden mit Druck auf die Brustwand aufgesetzt. Beim Stromstoß kommt es zu einer Aktivierung der Brust- und Armmuskulatur, so daß die Arme plötzlich vom Körper abgespreizt werden. Während des Stromstoßes wird die EKG-Überwachung für einige Sekunden automatisch abgestellt. Bei erfolgreicher Defibrillation stellt sich entweder sofort Sinusrhythmus ein oder nach einer mehr oder weniger langen Phase einer Bradykardie oder sogar nach vorübergehendem Herzstillstand.

Kardioversion[69]

Bei der Behandlung von anderen Herzrhythmusstörungen als ventrikuläre Tachykardien und Kammerflimmern besteht das Risiko, daß Kammerflimmern induziert wird. Dieses Risiko wird vermindert, wenn die Abgabe des Stromstoßes an die R-Zacke des EKG synchronisiert wird. Normalerweise wird der Stromstoß dann automatisch innerhalb von 0,02–0,04s nach der R-Zacke abgegeben. Damit erfolgt die Entladung außerhalb der vulnerablen Phase der Ventrikel, die etwa innerhalb der ersten zwei Drittel der T-Welle liegt (Abb. 3.9, S. 44).

Der Ausdruck Defibrillation bedeutet eine nicht-synchronisierte Applikation eines Gleichstromstoßes bei ventrikulären Rhythmusstörungen. Von Kardioversion wird dann gesprochen, wenn ein synchronisierter Gleichstromstoß appliziert wird bei supraventrikulären Tachykardien, Vorhofflimmern und -flattern sowie auch bei gewissen Formen der ventrikulären Tachykardie. Wird eine Kardioversion bei Vorhofrhythmusstörungen elektiv, d.h. ohne Zeitdruck vorgenommen, so hat es sich bewährt, eine Elektrode mit besonderer Form am Rücken des Patienten, etwa handbreit neben der Scapula-Spitze, anzulegen. Auf diese Weise kommt es zu einem effektiveren Stromdurchgang durch die Vorhöfe.

Indikationen für die Kardioversion[79]

Eine Gleichstrom-Kardioversion wird angewandt zur Behebung von Anfällen supraventrikulärer und genauso häufig von ventrikulären Tachykardien, entweder weil die Tachykardie trotz entsprechender antiarrhythmischer Therapie weiterbesteht oder weil sich die Hämodynamik des Patienten verschlechtert. Bei chronischem Vorhofflimmern kann eine Kardioversion indiziert sein, wenn gute Aussichten bestehen, daß der Sinusrhythmus für längere Zeit erhalten bleibt, meist mit zusätzlicher antiarrhythmischer medikamentöser Therapie.

Bei chronischem Vorhofflattern sollten bei DC-Kardioversion kleinere Energien angewandt werden. Dadurch kann der Zustand des Patienten entweder durch Wiederherstellung von Sinusrhythmus oder bei Umwandlung von Flattern in Vorhofflimmern gebessert werden, wobei letzteres durch Digitalisierung besser zu kontrollieren ist als Vorhofflattern.

Vorbehandlung und Vorsichtsmaßnahmen bei der Kardioversion[79–85]

Antikoagulation: Obwohl Ergebnisse von kontrollierten Studien nicht vorliegen, wird häufig eine Antikoagulationstherapie mit Cumarin-Derivaten oder ähnlichen einige Zeit vor der elektiv durchzuführenden Kardioversion bei chronischem Vorhofflimmern durchgeführt. Dadurch soll das Risiko einer Embolisierung vermieden werden. Allerdings muß der Prothrombinspiegel für mindestens einige Tage, besser für 1–2 Wochen, im therapeutischen Bereich liegen. Bei anderen Formen tachykarder Rhythmusstörungen ist eine Antikoagulation vor der Gleichstrom-Kardioversion nicht nötig.

Anästhesie: Eine Kardioversion ist schmerzhaft und sollte nur unter Betäubung durchgeführt werden. Eine ausreichende Anästhesie wird am besten durch intravenöse Gabe eines kurzwirkenden Barbiturats oder von Etomidate (Hypnomidate[R]) erreicht. Bei schmerzempfindlichen Patienten kann Fentanyl zugesetzt werden. Diazepam ist eine häufig empfohlene Alternative, jedoch sind lebhafte und traumatische Erinnerungen an den Stromstoß nicht selten.

Digitalis-Therapie: Bei überdigitalisierten Patienten kann Minuten oder sogar Stunden nach einer Kardioversion Kammerflimmern auftreten. Solch spätes Kammerflimmern stellt sich besonders häufig bei gleichzeitiger Hypokaliämie ein sowie nach höherenergetischen Stromstößen. Eine Kardioversion sollte daher zurückgestellt werden bei Patienten mit Verdacht auf Digitalis-Intoxikation. Eine Hypokaliämie sollte vor der Kardioversion ausgeglichen werden und allgemein sollte die Energieabgabe nicht höher sein als zur Wiederherstellung des Sinusrhythmus nötig. Dies läßt sich jedoch im voraus nicht exakt bestimmen. Da insbesondere chronisches Vorhofflimmern und -flattern mit Funktionsstörungen des Sinusknotens, d.h. dem „Syndrom des kranken Sinusknotens" verbunden sind, hat es sich dem Übersetzer bewährt, unmittelbar vor der elektiven Kardioversion von Vorhofflimmern und -flattern 1 mg Atropin intravenös zu geben. Die Post-Kardioversionspausen werden dadurch erheblich verkürzt, und es kommt nicht zum Auftreten längerdauernder SA- oder AV-Blokkierungen. Der Erfolg der Kardioversion wird durch dieses Medikament nicht gemindert.

Patienten mit implantierten Schrittmachern: Wenngleich selten, so kann doch die Elektronik eines implantierten Schrittmachers durch einen Gleichstromstoß beschädigt werden. Das Risiko einer Schrittmacherschädigung wird verringert, wenn von Anfang an kleine Energien benutzt werden und die Großflächen-Elektroden in einer Entfernung von mindestens 10 cm vom implantierten Schrittmachergenerator plaziert werden.

Energieabgabe bei Kardioversion und Defibrillation[79, 86, 87]

Prinzipiell sollte zuerst ein Stromstoß mit niedriger Energie angewendet werden. Sollte diese Energie nicht ausreichen, muß die Impulsabgabe mit steigender Energie wiederholt werden. Die Initialenergie richtet sich nach der Art der Tachykardie. Bei Vorhofflattern wird meist nicht mehr als 25–50 J benötigt. Vorhof-, AV-Knoten- und Tachykardien bei WPW-Syndrom können mit 50–100 J terminiert werden, während bei Vorhofflimmern und ventrikulären Tachykardien häufig 100–200 J und mehr gebraucht werden.

Bei Herzstillstand mit Kammerflimmern werden folgende Energieabgaben empfohlen: 200 + 200 + 360 J. Die Energiemenge für Kinder unter 30 kg Körpergewicht beträgt etwa 0,25 bis 1 J/kg Körpergewicht.

Antitachykarde chirurgische Behandlung[88–91]

Durch Auslösung der Tachykardie durch PES und elektrophysiologisches Mapping über Elektroden, die direkt an der endokardialen Oberfläche des offenen Herzens plaziert sind, wird im Operationssaal die intraoperative Lokalisation der anatomischen Substrate für verschiedene Typen der Reentry-Tachykardie vorgenommen (Abb. 3.4, S. 41 und 3.5, S. 42). Diese Ortsanalyse des Reentry-Kreises wird in enger Zusammenarbeit zwischen Elektrophysiologen und Chirurgen durchgeführt. Die darauf basierende chirurgische Ablation des Reentry-Kreises oder seiner wichtigen Teile kann sofort danach durch die Auslösung oder besser die Unmöglichkeit der Auslösung von Tachykardien durch PES überprüft werden.

Mit der Verbesserung chirurgischer Techniken haben sich auch die Indikationen erweitert, z.B. beim WPW-Syndrom (Kapitel 7) und seit kurzem auch bei Reentry-Tachykardien im AV-Knoten (Kapitel 6). Patienten mit chronisch ischämischer Herzerkrankung und Anfällen von ventrikulären Tachykardien sind dann optimale Kandidaten für eine chirurgische Behandlung, wenn ein umschriebenes ventrikuläres Aneurysma vorliegt und die Tachykardie monomorph ist. Zusammen mit einer elektrophysiologisch geführten endokardialen Resektion

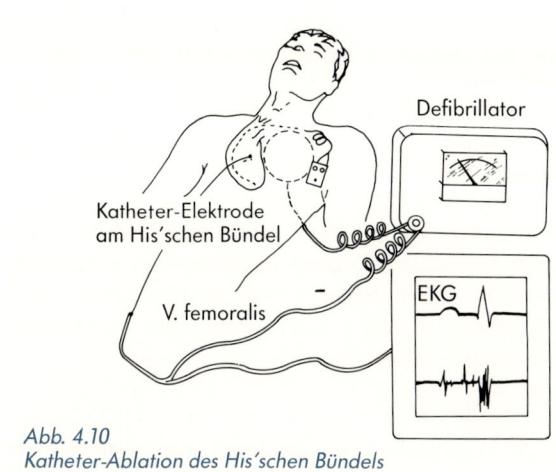

Abb. 4.10
Katheter-Ablation des His'schen Bündels

wird gewöhnlich auch eine Aneurysmektomie durchgeführt und, wenn notwendig, eine Myokardrevaskularisation. Weniger geeignet für eine chirurgische Behandlung sind — wegen hoher operativer Mortalität und häufigem Wiederauftreten der Tachykardie — Patienten mit linksventrikulärer Dysfunktion, multiformen ventrikulären Tachykardien und/oder schneller Degeneration der Tachykardien in Kammerflimmern. Hier bleibt bei der Tachykardie für ein exaktes Mapping nicht genug Zeit zur Lokalisation des Reentry-Kreises.

Katheterablation des His'schen Bündels [88–90, 92]

Supraventrikuläre Tachykardien refraktär gegen medikamentöse Behandlung, Vorhofflimmern und -flattern mit unkontrollierbarer Kammerfrequenz können durch elektrische Ablation des His'schen Bündels behandelt werden. Dabei ist es Ziel des Eingriffes, einen AV-Block III° zu erzeugen und dadurch den supraventrikulär gelegenen arrhythmogenen Focus oder die Foci von den Ventrikeln zu isolieren. Die Ventrikelerregung wird durch die Implantation eines Schrittmachers gesichert, wobei heutzutage vorzugsweise ein frequenzadaptierender Schrittmacher implantiert werden sollte, um eine physiologische Variationsbreite der Herzfrequenz bei Belastung zu garantieren.

Der Eingriff wird im Katheterlabor durchgeführt. Eine Katheterelektrode wird über die Femoralvene unter Röntgenkontrolle über den rechten Vorhof zum His'-schen Bündel vorgeschoben, so daß im Elektrogramm ein deutlicher His-Spike sichtbar ist (Abb. 3.21, S. 55 und 4.10). Die Elektrode wird dann mit der Kathode eines Defibrillators verbunden; als Anode dient eine Elektrode am Rücken des Patienten oder an der linken Seite des Brustkorbs. In Allgemeinanästhesie wird dann ein, wenn nötig auch mehrere Gleichstromstöße von 100–360 J appliziert. Die Erfolgsquote ist bei sicherer Position der Elektrode hoch: Sie liegt bei 75% bei stabilem AV-Block nach dem ersten Elektroschock und bei 80–90% bei Wiederholung.

Es ist eine schnelle und sichere Methode mit augenblicklichem und meistenteils auch anhaltendem Erfolg. Sie bietet sich besonders an bei älteren Patienten, die medikamentenrefraktär sind und häufige Anfälle von Vorhofflimmern oder -flattern mit hoher Kammerfrequenz zeigen. Natürlich kann sie auch bei jüngeren Patienten angewandt werden, bei denen die Kammerfrequenz bei chronischem Vorhofflimmern oder -flattern nicht genügend kontrolliert werden kann. Stets muß aber in Betracht gezogen werden, daß eine His-Bündel-Ablation den Patienten schrittmacherabhängig macht, so daß ein Schrittmacherausfall das Risiko eines plötzlichen Todes mit sich bringt. Auch ohne daß ein AV-Block III° durch die Ablation hervorgerufen wird, kann es zur „Modulation" der AV-Leitungskapazität kommen, die dann eine zusätzliche medikamentöse Behandlung wirkungsvoll werden läßt.

Mittels Katheterablation können auch arrhythmogene Strukturen im Herzen selbst zerstört werden. Sie wird angewandt beim WPW-Syndrom, um die akzessorische Bahn zu unterbrechen, und bei paroxysmalen ventrikulären Tachykardien, um den arrhythmogenen ventrikulären Focus zu abladieren. Die Berichte über Erfolge und Komplikationen sind nicht einheitlich. Durch andere Techniken, z.B. Einsatz von Laser- oder Hochfrequenzenergiezufuhr, werden sicher in der Zukunft bessere Resultate zu erzielen sein.

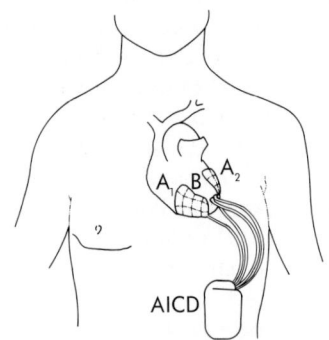

Abb. 4.11
Automatischer implantabler Kardioverter/Defibrillator (AICD)
A₁A₂: Flächenelektroden für die Defibrillation
B₁B₂: Elektroden zur Erkennung des Elektrogramms

Automatische implantierbare Kardioverter oder Defibrillatoren (AICD) [88–90, 93, 94]

Die Verkleinerung der Schaltungen eines Defibrillators hat es möglich gemacht, automatische implantierbare Defibrillatoren (AICD) zu konstruieren. Sie haben etwa die Größe der Schrittmacher der ersten Generation, d.h. 10 cm Durchmesser und 3 cm Höhe, und können in die Rectus-Scheide implantiert werden (Abb. 4.11). Eine solche AICD-Einheit überwacht ständig den Herzrhythmus und gibt automatisch einen Gleichstromstoß von 25–30 J auf das Herz, wenn sich ein Anfall von Kammerflimmern oder eine Kammertachykardie einstellt. Sie ist bestückt mit Lithiumjodid-Batterien, die etwa für 200 Stromstöße ausreichen. Die Stromstöße werden über zwei auf das Herz aufgenähte Flächenelektroden von 10–20 cm Durchmesser abgegeben. Die Überwachung des Elektrokardiogramms erfolgt durch zwei zusätzliche Elektroden, die in das Myokard eingeschraubt sind (Sensing- oder Überwachungs-Elektroden).

Derzeitige Indikationen für ein implantierbares AICD-Gerät:

– Patienten mit chronisch ischämischer Herzerkrankung, die einen Herzstillstand überlebt haben (abortives Herztodsyndrom), und sich wiederholendem Kammerflimmern.

– Patienten mit paroxysmalen ventrikulären Tachykardien bei chronisch ischämischer Herzerkrankung, wenn sie wegen diffuser linksventrikulärer Dysfunktion ungeeignet für die antitachykarde Herzchirurgie sind, und solche mit multiformen und instabilen Tachykardien, die schnell zu Kammerflimmern degenerieren.

Die Anwendung dieser ingeniösen, nicht-pharmakologischen Methode ist jedoch bei Patienten mit paroxysmalem Kammerflimmern oder Kammertachykardien und ständiger Drohung und Furcht vor einem plötzlichen Herztod limitiert durch:

– Die beschränkte Energiereserve des AICD-Systems, von dem Patienten mit häufigen Anfällen nicht voll profitieren und welche einer ständigen antiarrhythmischen medikamentösen Behandlung dennoch bedürfen, um wenigstens die Anzahl der Anfälle zu reduzieren und damit eine frühzeitige Entladung der Batterien zu vermeiden.

– Die Unvollständigkeit der Algorithmen zur Erkennung von Arrhythmien mit der Möglichkeit der Fehldeutung physiologischer Herzfrequenzsteigerungen als Anfälle von Tachykardien oder Flimmern, so daß sich das System ungerechtfertigt entlädt, besonders wenn bei einer supraventrikulären Tachykardie eine aberrante extraventrikuläre Erregungsausbreitung mit QRS > 0,12 s vorliegt.

– Letztlich auch der hohe Preis des Systems, der bei ca. 50.000 DM liegt.

Antitachykardie-Schrittmacher-systeme [88–90, 95–97]

Anfälle einer Reentry-Tachykardie können sowohl induziert als auch beendet werden durch zeitgerechte Extrastimuli, wie dies bei der programmierten elektrischen Stimulation (PES) beschrieben wurde (Kapitel 3). Das Prinzip der Beendigung paroxysmaler Reentry-Tachykardien kann daher bei Patienten mit häufig wiederkehrenden Anfällen zur automatischen Termination der Anfälle benutzt werden. Spezielle Schrittmachertypen, die sogenannten antitachykarden Schrittmacher, sind für diesen Zweck entwickelt worden. Über die implantierte Schrittmacherelektrode wird das Elektrogramm durch den antitachykarden Schrittmacher überwacht. Wenn ein Tachykardieanfall auftritt, so werden in Form einer PES automatisch Extrastimuli in die Diastole gesetzt, um die erregbare Lücke zu finden und mehrere Stimulationsimpulse in den Reentry-Kreis zu senden und damit die kreisende Erregung durch Verschließen der erregbaren Lücke zu beenden (Abb. 4.12, S. 88). Eine Voraussetzung zur erfolgreichen Beendigung einer Tachykardie ist, daß die Elektrode des antitachykarden Systems in unmittelbarer Nachbarschaft des Reentry-Kreises plaziert wird. Implantierbare antitachykarde Schrittmachersysteme sind mit begrenztem Erfolg bei AV-Knoten-Reentry-Tachykardien sowie beim WPW-Syndrom eingesetzt worden. Generell eignen sie sich nicht für die Beendigung paroxysmaler ventrikulärer Tachykardien, da das Risiko einer Frequenzbeschleunigung der Tachykardie mit Degeneration zu Kammerflimmern besteht.

Zukünftige Entwicklungen, über die bereits erste Ergebnisse vorliegen, sollten die Kombination eines antitachykarden Schrittmachersystems mit einem implantierbaren automatischen Defibrillator sein. Ein solches System könnte dazu beitragen, die begrenzte Energie des AICD-Systems nicht allzu frühzeitig zu verbrauchen. Die meisten paroxysmalen Tachykardien würden dann durch das antitachykarde System terminiert, das wesentlich geringere Energiemengen verbraucht. Das AICD-System würde als Sicherheit zur Verfügung stehen, wenn die programmierte Stimulation des antitachykarden Schrittmachersystems eine Frequenzzunahme oder gar Degeneration zu Kammerflimmern verursachen würde.

Wann und wie sollten Blockbilder und Bradykardien behandelt werden?

Eine dringliche Indikation zur Intervention besteht bei AV-Block oder SA-Block sowie bei Stokes-Adams-Anfällen, die auf anhaltendem Kammerstillstand oder Torsade de Pointes-Tachykardien beruhen. Die Möglichkeiten der akuten Intervention beinhalten:

1. Wenn nötig, unmittelbare Wiederbelebung mit Herzmassage und Atemspende; ein kräftiger Faustschlag auf die Herzgegend kann gelegentlich zur Wiederaufnahme der Herztätigkeit führen.

2. Intravenöse Gabe eines Parasympathikolytikums oder eines Sympathikomimetikums kann lebensrettend wirken. Intravenös gegebenes Atropin oder Ipratropiumbromid kann wirksam sein beim SA-Block oder einem AV-Block des proximalen Typs. Intravenöses Adrenalin oder Infusion von Isoprenalin ist sowohl bei SA-Block als auch bei AV-Block vom proximalen und distalen Typ wirksam. Da Calziumionen den Wirkungen des Kaliums an der Muskelzelle entgegenwirken, kann die intravenöse Injektion eines Bolus von Calziumsalzen (Chlorid oder Gluconat) eine lohnenswerte therapeutische Maßnahme sein, um einen AV-Block, der auf einer Hyperkaliämie beruht, zu beseitigen.

3. Temporäre Schrittmacherstimulation, die entweder transkutan oder über eine intravenös gelegte Schrittmacherelektrode durchgeführt werden kann (s. unten).

Vor einer endgültigen chirurgischen Implantation eines Schrittmachers bei Patienten mit AV-Block II° oder III° vom proximalen oder distalen Typ sollte stets vorher zur temporären Stimulation eine intraventrikuläre Elektrode gelegt werden. Dieses Standardvorgehen dient dazu, perioperativ induzierte vollständige Blockbilder oder schwere Bradykardien zu verhindern.

Eine Dauerprophylaxe von Stokes-Adams-Anfällen kann im wesentlichen nur durch Schrittmacherimplantation erreicht werden. Medikamentöse Behandlung mit oraler Gabe von Atropin, Ipratropiumbromid, Isoprenalin oder Orciprenalin ist eine unzuverlässige prophy-

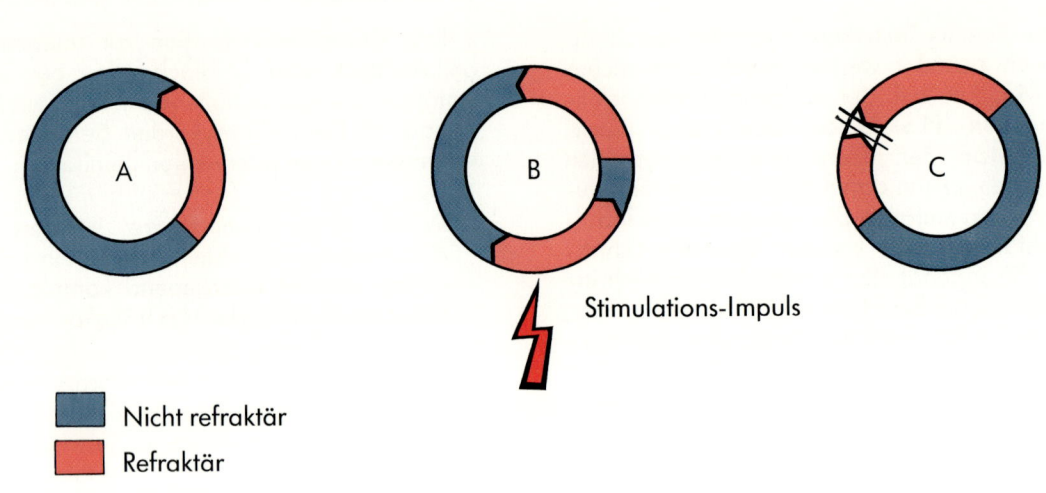

Stimulations-Impuls

Nicht refraktär
Refraktär

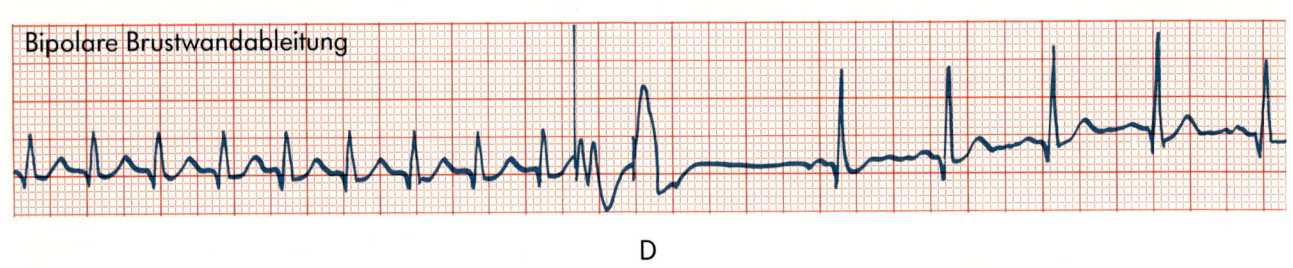

Bipolare Brustwandableitung

D

Abb. 4.12
Arbeitsprinzip antitachykarder Schrittmacher

A Reentry-Tachykardie: Es besteht ein nicht refraktäres Fenster = erregbare Lücke zwischen der fortschreitenden Erregungsfront der kreisenden Erregung und ihrem Ende

B Die Erregung durch den Stimulationsimpuls trifft die erregbare Lücke im Reentrykreis

C Die durch Stimulation induzierte Erregung schließt die erregbare Lücke und beendet die kreisende Erregung

D EKG-Aufzeichnung einer paroxysmalen AV-Knotentachykardie, die durch zwei aufeinanderfolgende Impulse eines antitachykarden Schrittmachers beendet wird (EKG-Streifen)

laktische Maßnahme bei Patienten mit Stokes-Adams-Anfällen. Sie ist generell nicht lohnenswert.

Bei Patienten, bei denen ein AV-Block III° oder ein 2:1 AV-Block durch eine chronische Herzinsuffizienz kompliziert ist, kann die Schrittmacherbehandlung durch eine Frequenzerhöhung von nur 30−40/min auf z.B. 70−90/min das Herzzeitvolumen erhöhen und die Insuffizienzsymptome des Patienten lindern. Die besten Resultate werden gewöhnlich mit einem Zweikammersystem (DDD) erzielt.

Kontraindikationen für eine Schrittmacherimplantation

Schrittmacherimplantationen sollten nur dann durchgeführt werden:

− wenn es für wahrscheinlich gehalten wird, daß der Patient für eine lange Zeit nach der Implantation weiterleben kann; und

− wenn der Patient die Möglichkeit hat, weiterhin ein erträgliches Leben zu führen ohne schwere chronische Schmerzzustände, manifeste unbehandelbare Herzfehler oder schwerwiegende zerebrale Behinderung.

Vergreisung, unbehandelbare Herzerkrankung mit schwerer Angina pectoris oder schwerer manifester Herzinsuffizienz, die durch temporäre Schrittmacherbehandlung nicht verbessert werden oder eine fortgeschrittene maligne Erkrankung stellen unseres Erachtens Kontraindikationen zur Schrittmacherimplantation dar.

Stimulation [98−100]

Wie jede individuelle Herzmuskelzelle (Abb. 1.5, S. 5) können auch Ventrikel oder Vorhöfe durch einen elektrischen Impuls insgesamt erregt werden. Dieser Stimulationsimpuls wird die myokardiale Erregungsschwelle bei einer Impulsdauer von ungefähr 1 ms und direktem Kontakt mit der unisolierten Elektrodenspitze überschreiten, wobei die Stimulationsschwelle gewöhnlich in der Größenordnung von 0,5 bis 1 Volt oder 5−10 mA

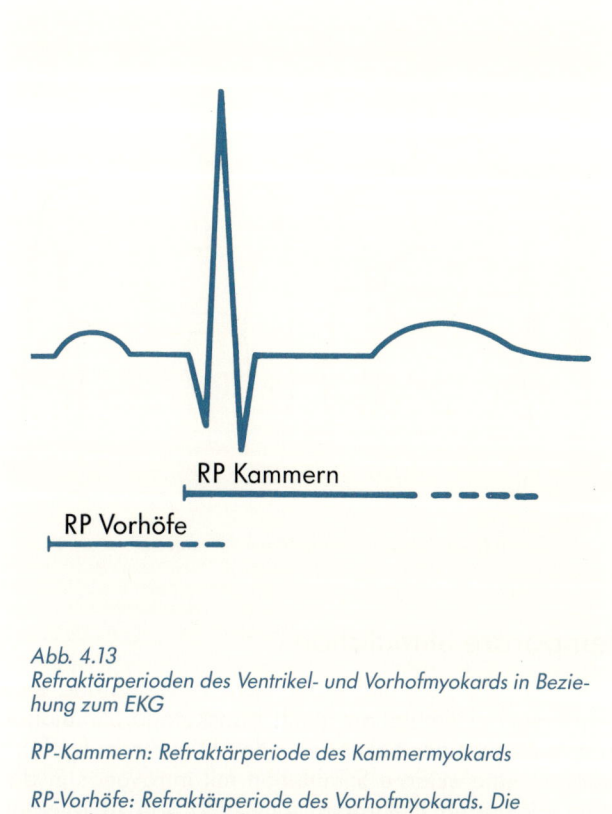

Abb. 4.13
Refraktärperioden des Ventrikel- und Vorhofmyokards in Beziehung zum EKG

RP-Kammern: Refraktärperiode des Kammermyokards

RP-Vorhöfe: Refraktärperiode des Vorhofmyokards. Die gepunktete Linie zeigt die individuellen Unterschiede an

liegt. Für die Stimulation durch die Haut und den Thorax (transkutane Stimulation) wird eine viel längere Dauer des Impulses und eine deutlich höhere elektrische Energie benötigt.

Auf die Erregung der Ventrikel oder Vorhöfe folgt eine Refraktärperiode, in welcher der jeweilige Herzteil nicht erneut erregt werden kann. Die Refraktärperiode der Ventrikel (Abb. 4.13) beginnt mit dem QRS-Komplex und endet zum Zeitpunkt der T-Welle oder wenig später. Die Refraktärperiode der Vorhöfe (Abb. 4.13) beginnt mit der P-Welle und endet mit dem Beginn oder kurz vor dem QRS-Komplex. Wegen der längeren Refraktärperiode des AV-Knotens wird es erst zu einer AV-Überleitung einer stimulationsinduzierten Vorhoferregung kommen, wenn die P-Welle im letzten Teil der T-Welle oder etwas später liegt (Abb. 3.14, S. 49).

89

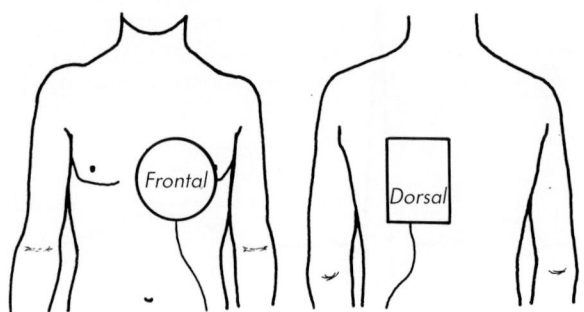

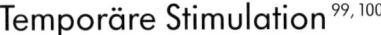

Abb. 4.14
Elektroden-Lokalisation für transkutane Stimulation

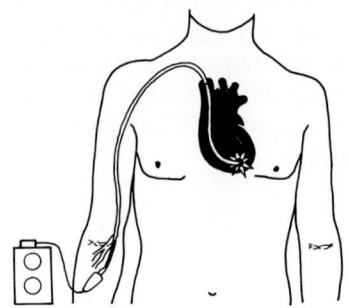

Abb. 4.15
Externe i.v. Stimulation

Temporäre Stimulation [99, 100]

In Notfallsituationen kann beim Herzstillstand eine Schrittmacherstimulation durch transkutane Stimulation innerhalb weniger Sekunden oder Minuten ausgeführt werden, eine externe Stimulation mit intravenös in das Herz plazierten Elektroden innerhalb von 10 Minuten bis zu einer halben Stunde, unter der Voraussetzung der nötigen Erfahrung und Ausrüstung.

Transkutane Stimulation [101]

Die notwendige Ausrüstung besteht aus einem transkutanen Pulsgenerator (z.B. dem nichtinvasiven transkutanen Zollinger-Schrittmacher) und Pflasterelektroden mit einem Durchmesser von 25—45 cm.

Eine Elektrode wird auf der Vorderseite der Brustwand links am unteren Sternumrand angebracht, die andere am Rücken links der Wirbelsäule gerade unterhalb der linken Scapula (Abb. 4.14). Eine erfolgreiche Stimulation tritt gewöhnlich bei einer Impulsstärke von 30—80 J ein, wobei die Dauer des Stimulationsimpulses 40 ms beträgt. Die meisten, nicht bewußtlosen Pa-

tienten klagen über Unwohlsein oder Schmerzen während der transkutanen Stimulation, so daß eine stärkere Sedierung notwendig wird.

Externe Stimulation über intravenös plazierte Stimulationselektroden [99, 100]

Die Stimulationselektrode wird entweder über eine periphere Vene oder durch Subclaviapunktion eingeführt. Unter Röntgenkontrolle wird die Elektrode in den rechten Vorhof und von da in den rechten Ventrikel vorgeschoben, bis sie in den Trabekeln der Spitzenregion liegt (Abb. 4.15). Ist die Lage dort stabil, wird die Elektrode an der Haut fixiert, steril abgedeckt, sodann an den externen Impulsgenerator angeschlossen; Alkali-Batterien sind die Energiequelle. Zusammen mit den elektronischen Komponenten des Generators werden sie in einem schmalen Kästchen untergebracht. Der externe Stimulationsgenerator wird am Bett oder am Patienten befestigt. Mittels externer Stimulation über eine intravenös gelegte Elektrode kann eine stabile rechtsventrikuläre Stimulation über einen Zeitraum von einer bis mehreren Wochen durchgeführt werden.

Implantierbare Schrittmacher[98-100, 102]

Ein implantierbarer Schrittmacher besteht aus einem Impulsgenerator, dem elektronischen Teil, der den eigentlichen Impuls hervorbringt, und einer Schrittmacherelektrode, welche den Stimulationsimpuls zum Ventrikel- oder Vorhofmyokard leitet.

Der Impulsgenerator ist eine schmale kompakte Einheit mit einer Lithium-Batterie von geringem Gewicht, die in Metall eingeschlossen wird. Die Einheit wird in eine Tasche in den tiefen Schichten der Subcutis implantiert, gewöhnlich in der Pectoralregion. Vom Eintritt in die Vene wird die Schrittmacherelektrode durch einen Tunnel im subkutanen Gewebe zur Schrittmachertasche gezogen und an den Impulsstimulator angeschlossen. Die Schrittmacherelektrode enthält ein oder auch zwei Kabel, die durch einen Plastiküberzug isoliert sind. Lediglich die Elektrode, die so den Impulsgenerator mit der endokardialen Oberfläche des Myokards in Berührung bringt, ist unisoliert.

Die Schrittmacherelektrode wird normalerweise transvenös plaziert. Die Implantation kann meist in Lokalanästhesie erfolgen. Die V. cephalica, die V. jugularis externa oder die V. subclavia werden punktiert. Sodann wird die Elektrode in die Vene vorgeschoben. Unter Röntgenkontrolle wird die Elektrode bis in den rechten Vorhof weitergeschoben und:

— bei ventrikulärer Stimulation (Abb. 4.16 A, S. 92) in den Trabekeln der Spitze des rechten Ventrikels verankert; oder

— bei Vorhofstimulation im rechten Herzohr.

Die meisten modernen Stimulationsgeneratoren sind mit einer programmierbaren Schaltung ausgestattet, so daß technische Veränderungen nichtinvasiv auch nach der Implantation vorgenommen werden können.

International wird ein Code gebraucht, der aus drei bis fünf Buchstaben besteht (Tabelle 4.3) und der die Schrittmachereigenschaften und Funktionen beschreibt. Der erste Großbuchstabe steht für den Herzteil, der stimuliert wird; der zweite Buchstabe für den Herzteil, in dem die Eigenerregungen des Herzens erfaßt werden; der dritte Buchstabe steht für die Antwort auf das er-

Position	Kategorie	
I	Kammer(n) stimuliert	O = Nicht A = Atrium V = Ventrikel D = Dual (A+V)
II	Kammer(n) Erkennung	O = Nicht A = Atrium V = Ventrikel D = Dual (A+V)
III	Antwort auf Erkennung	O = Nicht T = Getriggert I = Inhibiert D = Dual (T+I)
IV	Frequenzadaptierung Programmierbarkeit	O = Nicht R = Frequenzadaptierung P = Einfach programmierbar M = Multipel programmierbar C = Kommunizierend
V	Antitachykardie Funktionen	O = Nicht P = Stimulation (Antitachykardie) S = Schock (Defibrillation) D = Dual (P + S)

Tab. 4.3
Internationaler Schrittmacher-Code. In diesem Buch werden nur die ersten drei Buchstaben benutzt (bis IV)

faßte Signal. Zusätzliche vierte und fünfte Buchstaben des Stimulationscodes bezeichnen Frequenzadaptierung/Programmierbarkeit und antitachykarde Funktionen. In diesem Buch werden nur die ersten drei Buchstaben des Codes benutzt.

Das Schrittmacher-EKG[103, 104]

Der Schrittmacherimpuls bewirkt eine schnelle Deflexion im EKG in Form einer vertikalen Linie, die als Schrittmacher-Spike bezeichnet wird. Bei Kammerstimulation, der häufigsten Form der Stimulation (Abb. 4.16 A), folgt dem Spike sofort ein breiter QRS-Komplex vom ventrikulären Typ. Bei Vorhofstimulation (Abb. 4.16 B) folgt dem Spike eine P-Welle, die, wenn die Elektrode im rechten Herzohr plaziert ist, positiv in Abl. II ist und die bei Patienten ohne AV- oder intraventrikuläre Leitungsstörungen nach einem normalen PQ-Intervall zu einem normalen schmalen QRS-Komplex führt.

Bei starrfrequenter Kammerstimulation hängen die EKG-Befunde vom Verhältnis der spontanen Herzschläge zur Stimulationsfrequenz ab. Wenn die Eigenfrequenz des Herzens niedrig ist und immer unterhalb der Stimulationsfrequenz liegt, wird der Schrittmacher übernehmen und zum „primären Schrittmacher des Herzens" werden, da er die spontane kardiale Erregung vollständig unterdrückt. Es wird ein stabiler Schrittmacherrhythmus resultieren (Abb. 4.17). Ist aber die Spontanfrequenz des Herzens und die des Schrittmachers in etwa gleich hoch, werden die zwei Rhythmen miteinander konkurrieren oder sich überlagern. Die Herzaktion wird chaotisch (Abb. 4.18, S. 94), und sehr wahrscheinlich wird es zu einer gelegentlichen Stimulation in der vulnerablen Phase des Ventrikels kommen. Ein solches Geschehen kann bei einem Patienten mit akutem Myokardinfarkt Kammerflimmern auslösen (Abb. 10.9, S. 261).

Wird die Stimulation durch die Eigenaktivität des Herzens inhibiert (Abb. 4.19, S. 95) – die heute übliche Form der Schrittmacherstimulation –, so wird dieses

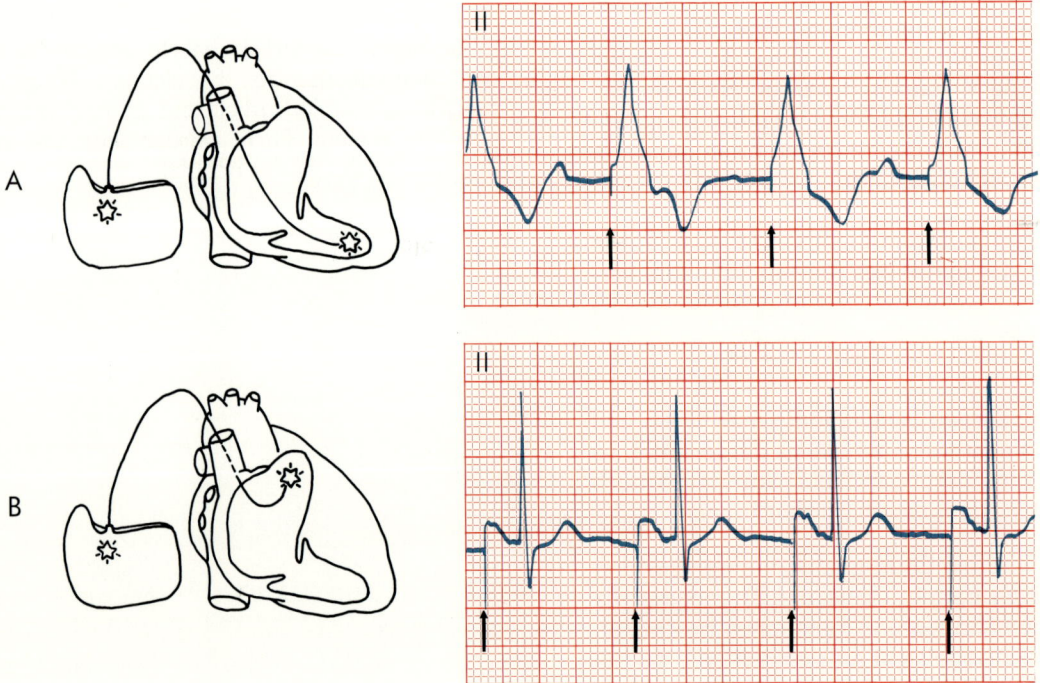

Abb. 4.16
Kammer (A)- und Vorhof (B)-Stimulation

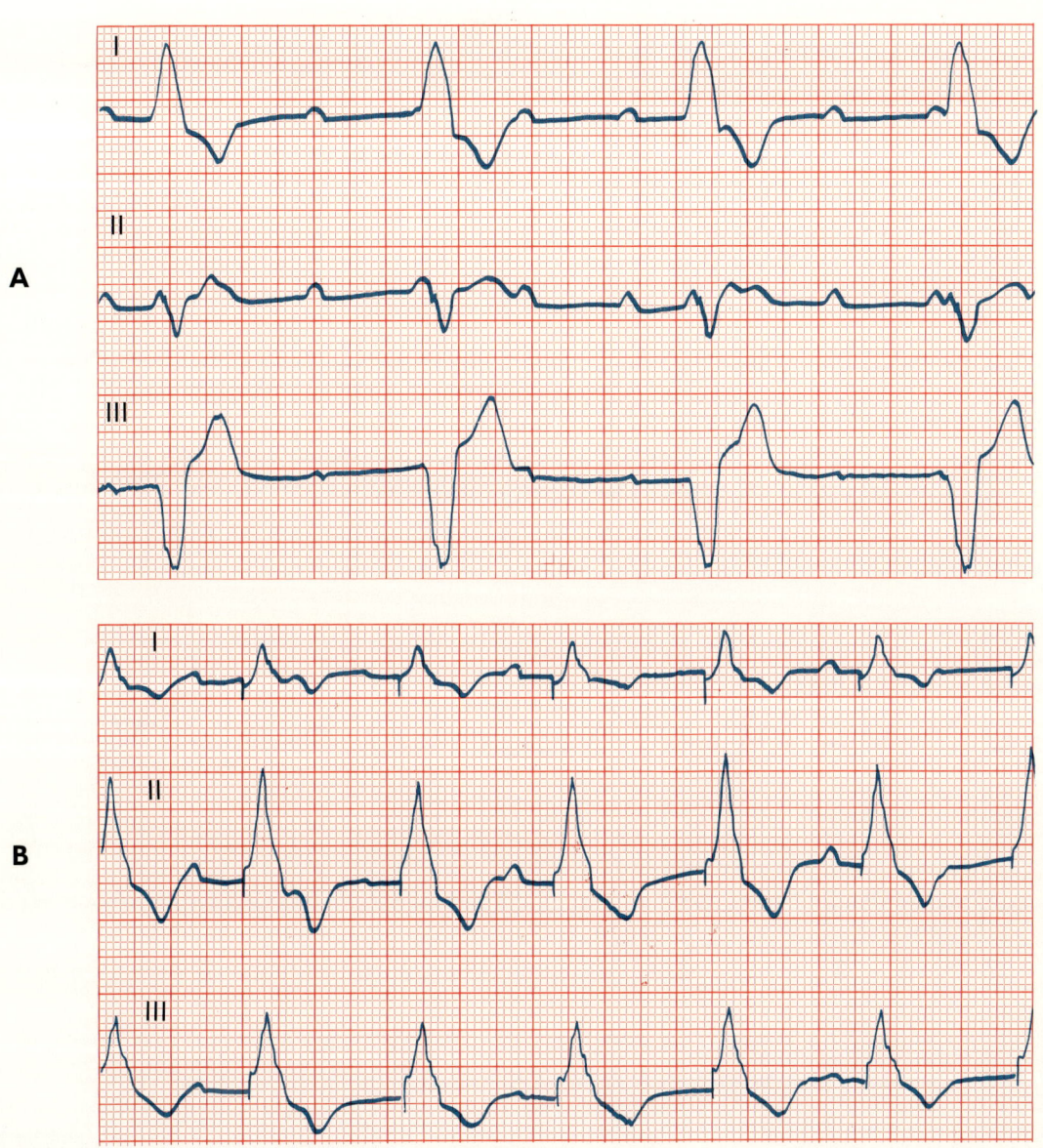

Abb. 4.17
Starrfrequente Ventrikelstimulation (VVO-Stimulation). Die spontane Herzfrequenz (Kammerersatzrhythmus) ist niedriger als die Stimulationsfrequenz.

A EKG vor Stimulation. AV-Block III°, P-Wellen-Frequenz von 104/min. Die QRS-Komplexe ventrikulären Ursprungs haben eine unabhängige Frequenz von 41/min (Kapitel 10).

B EKG nach Schrittmacherimplantation. Die stimulierten QRS-Komplexe haben eine Frequenz von 70/min, die P-Wellen eine unabhängige und unveränderte Frequenz von 100/min, keine spontane Ventrikelerregung.

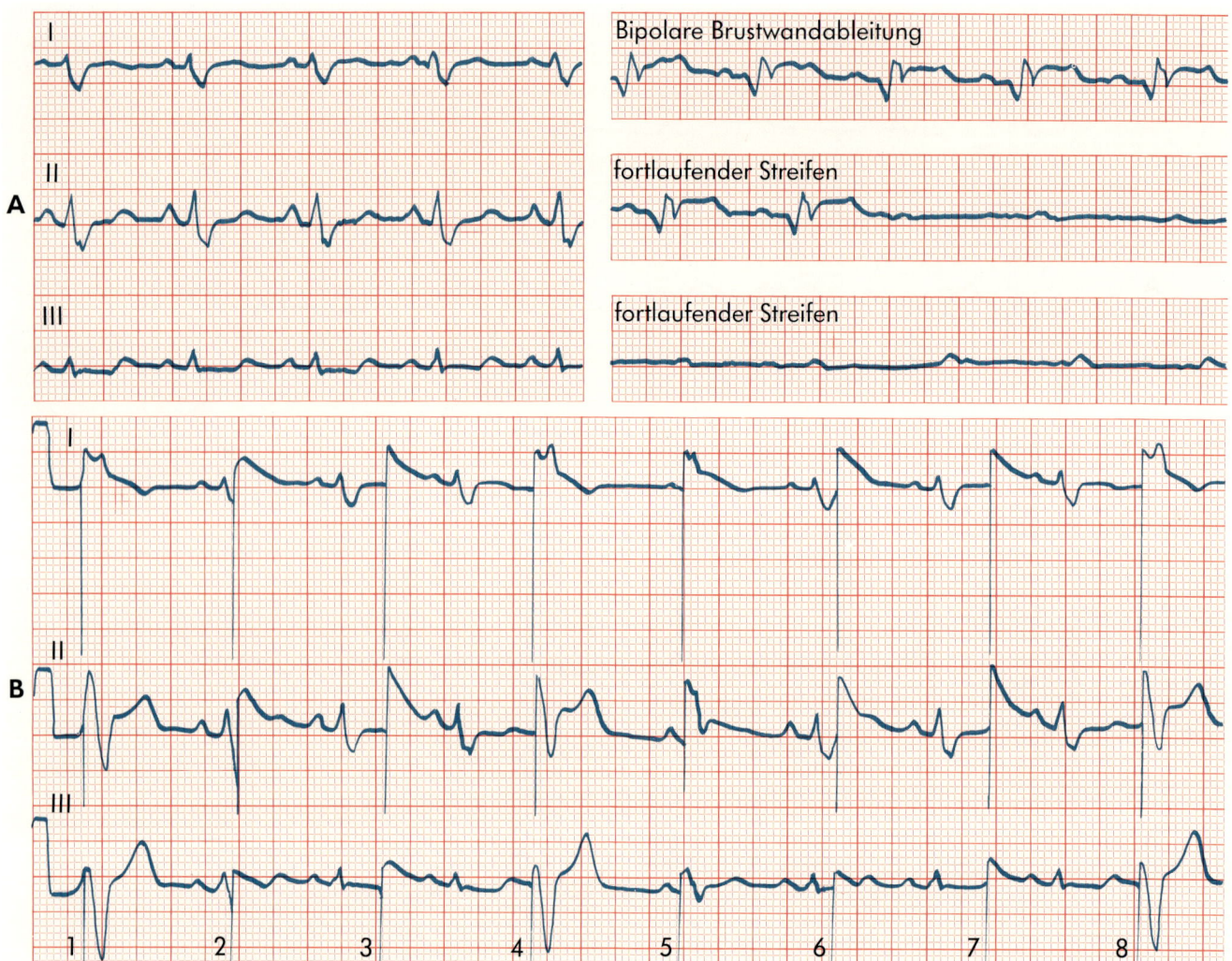

Abb. 4.18
Starrfrequente Ventrikelstimulation (VOO-Stimulation). Die spontane Erregungsfrequenz (Sinusrhythmus) ist fast gleich hoch wie die Stimulationsfrequenz.
A EKG vor Schrittmacherimplantation. Es besteht Sinusrhythmus mit Rechtsschenkelblock (linkes EKG I, II, III). Es treten Episoden eines AV-Block III° mit Kammerstillstand auf (rechtes EKG, fortlaufender Streifen), die eine Schrittmacherimplantation notwendig werden lassen.
B EKG nach Schrittmacherimplantation. Es kommt zu einer asynchronen Stimulation mit Schrittmacherentladungen von einer Frequenz von 68/min gegen einen noch bestehenden Sinusrhythmus. Die Wirkung der Stimulation ist unterschiedlich in Abhängigkeit vom zeitlichen Einfall der Schrittmacherimpulse:
- Impulse 1, 4 und 8 führen zu einem stimulierten QRS-Komplex, da die Impulse außerhalb der Refraktärität der Kammern einfallen
- Impuls 5 führt zu einer Kombinationssystole, da der Impuls kurz nach der Sinus-P-Welle einfällt, die noch nicht komplett zu einer Kammererregung geführt hat
- Impulse 2, 3, 6 und 7 lösen keinen stimulierten QRS-Komplex aus, da sie entweder in den QRS-Komplex (2) oder in die ST-Strecke (6) oder unmittelbar zu Beginn der T-Welle fallen (3, 7). Alle Impulse fallen damit in die Refraktärperiode des Myokards. Der Impuls 2 ist ein Beispiel für eine zufällige QRS/Schrittmacherimpuls-Aufzeichnung. Nach dem internationalen Code handelt es sich entweder um einen VOO-Schrittmacher oder einen VVI-Schrittmacher mit gestörter Erkennungsfunktion.

Problem nicht auftreten. Der Impulsgenerator ist mit einem Schaltkreis versehen, der es ihm ermöglicht, spontan auftretende QRS-Komplexe zu erkennen oder im Falle einer Vorhofstimulation auch die spontanen Vorhoferregungen. Wird eine Eigenerregung des Herzens erkannt, so wird die Entladung des nächsten Schrittmacherimpulses verzögert. Vorzugsweise wird die Schrittmacherstimulation so eingestellt, daß sie nicht mit Eigenaktionen des Herzens interferiert (Abb. 4.20

und 4.21, S. 96). Der Impulsgenerator wird inhibiert, solange die spontanen QRS-Komplexe oder im Falle einer Vorhofstimulation die spontanen P-Wellen erkannt werden, sofern sie mit einer höheren Frequenz als die des Impulsgenerators auftreten. Der Schrittmacher wird seine Stimulation sofort wieder aufnehmen, wenn die Pause, die der Eigenerregung des Herzens folgt, das Grundintervall der eingestellten Stimulationsfolge überschreitet.

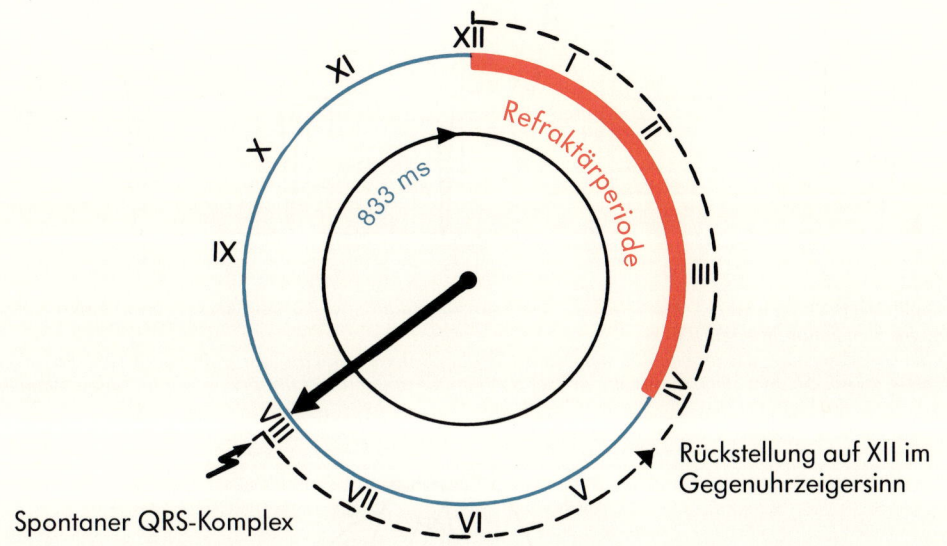

Abb. 4.19
Arbeitsprinzip inhibierter ventrikulärer Stimulation (VVI). Das Prinzip des Schrittmachergenerators kann durch eine Uhr mit einem Zeiger dargestellt werden. Fortlaufende Umdrehung des Zeigers über das Zifferblatt führt zu einer regelmäßigen Impulsentladung entsprechend der Grundfrequenz des Generators mit Abgabe eines Impulses, wenn der Zeiger XII Uhr auf dem Zifferblatt erreicht. Eine nicht unterbrochene Umdrehung des Zeigers über das Zifferblatt entspricht somit der Zykluslänge der Grundfrequenz. Wenn die Grundfrequenz des Generators 72/min beträgt, entspricht eine nicht gestörte Umdrehung 60 s/72 = 833 ms. Der erste Abschnitt des Zifferblattes von XII bis IV entspricht der Refraktärperiode des Schrittmachers und betrifft ein Zeitintervall von z.B. 300–400 ms. Während dieser Zeit ist der Schrittmacher nicht empfindlich gegen Eigenerregungen. Danach werden Ventrikel(QRS)- oder bei Vorhofstimulation Vorhoferregungen (P) während des Vorlaufens des Zeigers erkannt, der Zeiger wird im Gegenuhrzeigersinn auf XII zurückgesetzt, und ein neuer Stimulationszyklus beginnt. Der Zeiger, der sozusagen die Abgabe von Stimulationsimpulsen kontrolliert, fährt in seinen Umdrehungen fort:

- Bis er erneut „XII" passiert und einen Stimulationsimpuls abgibt oder

- wenn er im Gegenuhrzeigersinn durch eine spontane Herzerregung zwischen IV und XII auf XII zurückgedreht wird

Beide Male beginnt der Zeiger erneut seinen Umlauf um das Zifferblatt

Ist der Schrittmachergenerator für eine Hysterese programmierbar, wird der Zeiger im Gegenuhrzeigersinn nicht auf XII, sondern z. B. auf XI oder X zurückgestellt, ohne bei XII einen erneuten Impuls abzugeben. Das 1. Intervall nach der spontanen Herzerregung entspricht damit nicht dem Grundstimulationsintervall von 833 ms. Das Einprogrammieren einer Hysterese dient dazu, einem schneller werdenden Eigenrhythmus des Herzens die Übernahme der elektrischen Erregungen zu ermöglichen.

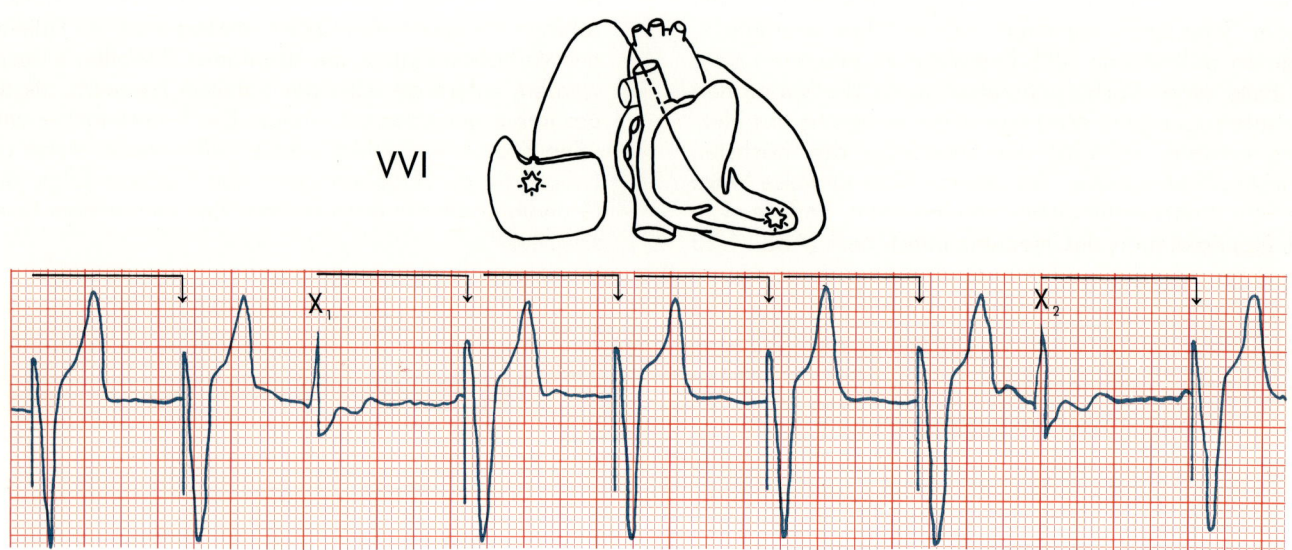

Abb. 4.20
Ventrikuläre Stimulation (VVI-Stimulation). Merkmale des Schrittmachergenerators gleichen denen in Abb. 4.19. Die Grundstimulationsfrequenz beträgt 72/min, das Stimulationsintervall 833 ms.
Das EKG zeigt die Unterbrechung des regelmäßig stimulierten Rhythmus durch zwei spontan auftretende QRS-Komplexe (X_1 und X_2). Die Stimulation wird nach einer Pause, die dem Stimulationsintervall des Schrittmachergenerators entspricht, wieder aufgenommen.

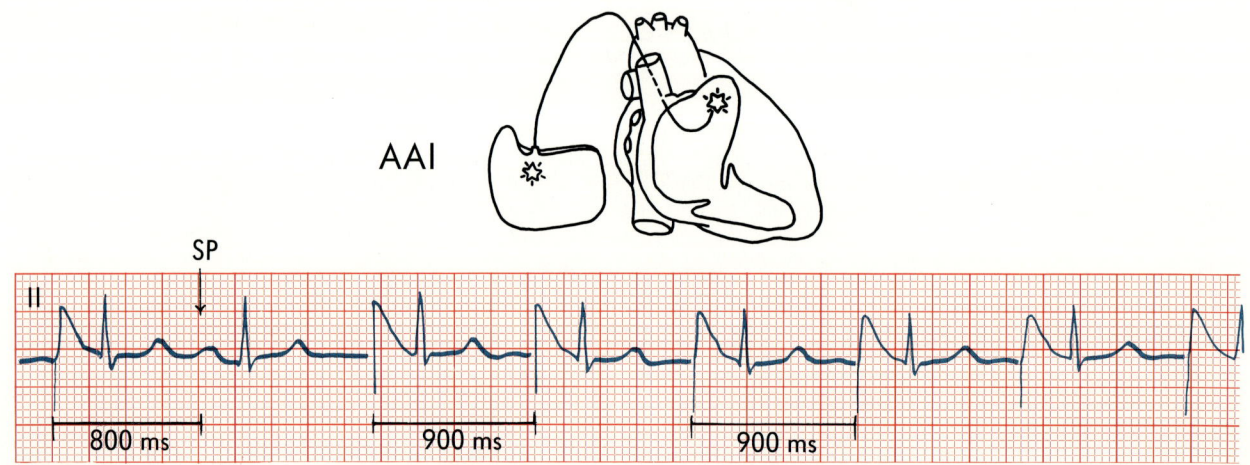

Abb. 4.21
Vorhofstimulation, inhibiert (AAI-Stimulation). Eine spontane Sinus-P-Welle (SP) erscheint 800 ms nach der Aufzeichnung des vorausgehenden Schrittmacherimpulses und der stimulationsinduzierten P-Welle. Sie tritt auf vor dem Ende des Grundstimulationsintervalles des Schrittmachers von 900 ms. Der Schrittmacher wird inhibiert, nimmt seine Entladungen aber nach Grundstimulationsintervall wieder auf und fährt fort, mit diesem Stimulationsintervall ($\frac{60.000}{900}$ = 67/min) ungestört durch spontane Erregungen weiter zu stimulieren.

Schrittmacherdysfunktion und das EKG [99, 100, 103–105]

Schrittmacherausfall oder Schrittmacherdysfunktion sind dank der technischen Entwicklung selten, können aber aus einer Reihe von Gründen dennoch auftreten (Abb. 4.22).

Eine Schrittmacherdysfunktion wird zuerst und am häufigsten durch Veränderungen des Schrittmacher-EKGs diagnostiziert. Bei Schrittmacherdysfunktion finden sich EKG-Befunde, die auf einen Austrittblock, eine Untererkennung oder Übererkennung eigener Erregungen (Sensing) hinweisen; für die häufigste Art der Schrittmacherstimulation, nämlich die ventrikulär inhibierte Stimulation (VVI-Stimulation), werden sie in Abb. 4.23 bis 4.25 (S.98/99) dargestellt und erklärt. Darüberhinaus kann der Funktionszustand des Schrittmachers durch einen Magnettest festgestellt werden. Dieser Test wird während einer EKG-Aufzeichnung durchgeführt, indem ein starker Magnet auf die Haut über der Schrittmachertasche gelegt wird. Der Magnet induziert die Umschaltung von der inhibierten zur starrfrequenten Stimulationsform. Diese Magnetfrequenz liefert Hinweise auf den Energievorrat der Batterie und den „Schrittmacher-Schwellenwert", ein komplexer Parameter, der sowohl Bezug nimmt auf die Ladung der Batterien als auch auf die Schrittmacherelektroden und den myokardialen Schwellenwert für die Stimulation.

Vorhof- und Ventrikelschrittmacher (AAI- und VVI-Schrittmacher) [99, 100, 106, 107]

Bei Vorhofstimulation wird die Vorhof- und Ventrikelerregung synchronisiert. Auch aus diesem Grunde sollte der Implantation eines inhibierten Vorhofschrittmachers (AAI-Schrittmacher, Abb. 4.21) bei Patienten mit sinoatrialem Block oder Sinusstillstand ohne komplizierende atrioventrikuläre oder intraventrikuläre Leitungsstörungen der Vorzug gegeben werden. Die Ventrikelstimulation, am häufigsten in Form eines ventrikulär inhibierten Schrittmachers (VVI-Schrittmacher, Tabelle 4.2, S. 80), wurde und wird noch am häufigsten angewandt, nicht nur für die Behandlung des AV-Blockes, wo er nötig ist, sondern auch beim sinoatrialen Block, wo dieser Implantationsort ohne zusätzliche AV-Leitungsstörungen

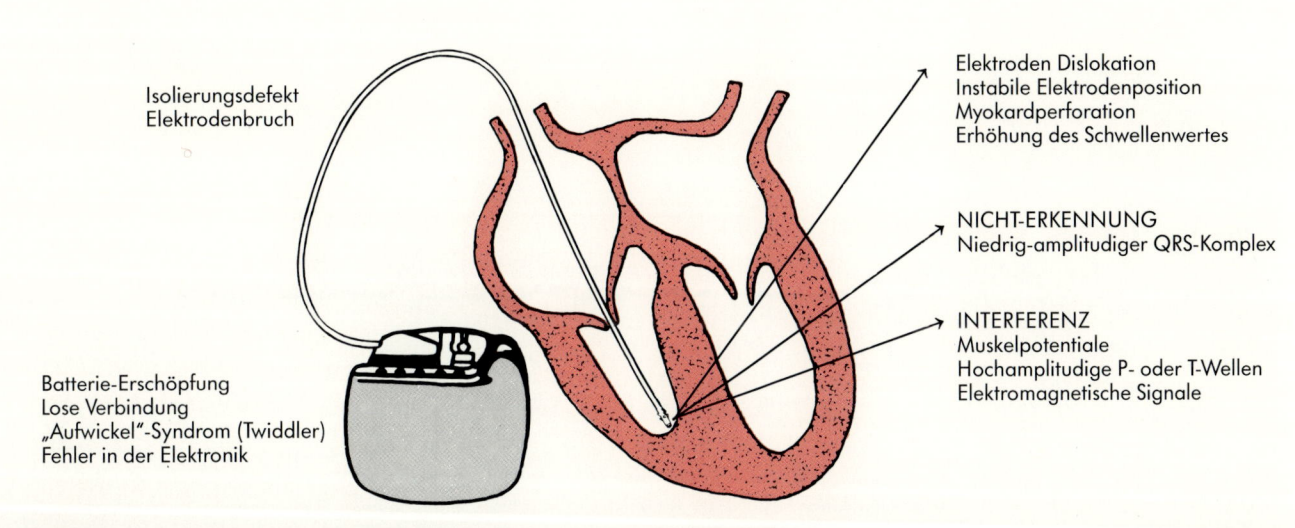

Isolierungsdefekt
Elektrodenbruch

Batterie-Erschöpfung
Lose Verbindung
„Aufwickel"-Syndrom (Twiddler)
Fehler in der Elektronik

Elektroden Dislokation
Instabile Elektrodenposition
Myokardperforation
Erhöhung des Schwellenwertes

NICHT-ERKENNUNG
Niedrig-amplitudiger QRS-Komplex

INTERFERENZ
Muskelpotentiale
Hochamplitudige P- oder T-Wellen
Elektromagnetische Signale

Abb. 4.22
Schrittmacher-Fehlfunktionen: Ein Überblick über die Vielzahl der Komplikationen, die Fehlfunktionen verursachen

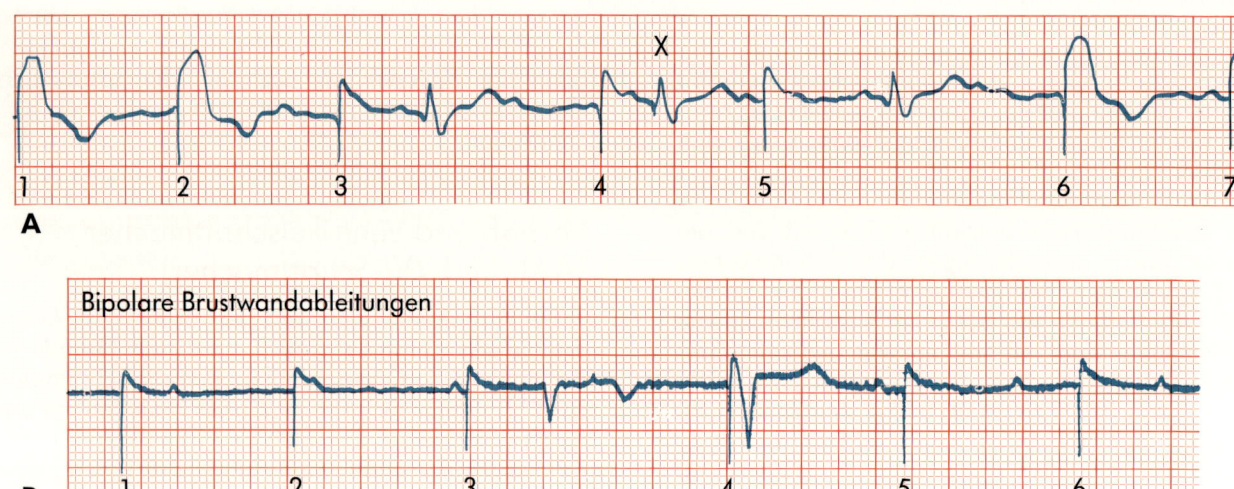

Abb. 4.23
A Intermittierender Austrittsblock. Die Schrittmacherimpulse 1, 2, 6 und 7 führen zu einem stimulierten QRS-Komplex, 3, 4 und 5 sind ineffektiv, obwohl sie alle außerhalb der Refraktärperiode des Myokards einfallen. Einer der zwei spontanen QRS-Komplexe wird erkannt, da das Intervall zum folgenden Schrittmacherimpuls (4) mit dem Grundintervall des Schrittmachers übereinstimmt. Der andere spontane QRS-Komplex (x) wird nicht erkannt, weil er innerhalb der 350 ms betragenden Refraktärperiode des Schrittmachers auftritt. Die Erkennungsfunktion des Schrittmachers scheint daher intakt zu sein.

B Intermittierender Austrittsblock. Austrittsblock besteht in bezug auf die Schrittmacherimpulse 1, 2, 3, 5 und 6, während der Schrittmacherimpuls 4 zu einem stimulierten QRS-Komplex führt. Der spontane AV-Knoten-Ersatzschlag, der kurz nach dem 4. Schrittmacherimpuls auftritt, führt zu einer Pause des Stimulationszyklus, der wieder aufgenommen wird, wenn eine Zeit entsprechend dem Grundintervall nach dem AV-Ersatzschlag verstrichen ist. Auch hier ist die Erkennungsfunktion intakt.

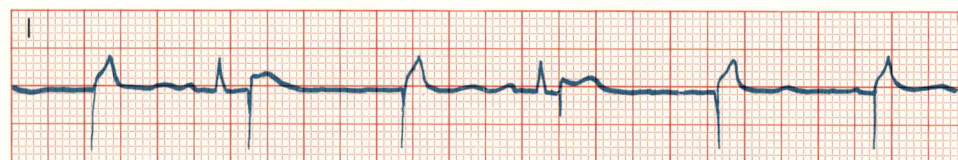

Abb. 4.24
Nichterkennung bei ventrikulär inhibierter Stimulation (VVI). Trotz zweier spontan auftretender, von einer Sinuserregung übergeleiteter QRS-Komplexe wird die regelmäßige Frequenz des Schrittmachers von 72/min beibehalten. Die Schrittmacherimpulse 2 und 4 fallen in das ST-Segment der Sinuserregungen, also innerhalb der Refraktärperiode des Myokards (s. auch Abb. 4.13, S. 89). Der Grund für die Nichterkennung war ein niedrig amplitudiger QRS-Komplex im intrakardialen Elektrogramm.

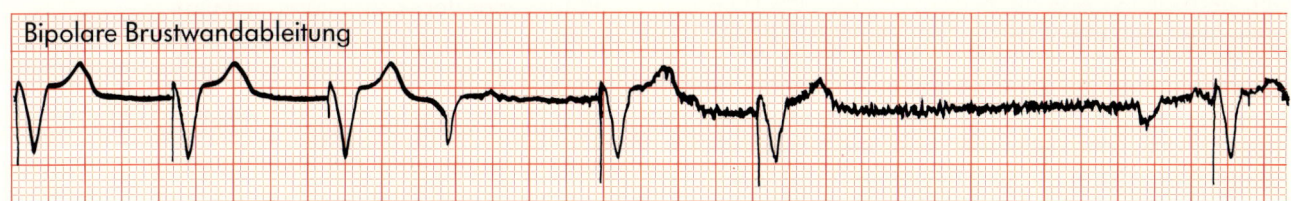

Bipolare Brustwandableitung

Abb. 4.25
Übererkennung (Oversensing) durch Muskelpotentiale. Im rechten Abschnitt der Kurve kommt es zu einer Pause von 2 sek zwischen zwei ventrikulär stimulierten QRS-Komplexen. Vor und während dieser Pausen ist die isoelektrische Linie verbreitert und irregulär, wahrscheinlich aufgrund einer Interferenz durch Muskelpotentiale. Der Patient konnte diese Pause im Stimulationsrhythmus willkürlich durch Kontraktion des Pektoralmuskels auslösen. Im linken Teil der Kurve folgt auf 3 stimulierte QRS-Komplexe eine ventrikuläre Extrasystole, die regelrecht erkannt wird, da die postextrasystolische Pause vor Wiederaufnahme des Stimulationszyklus dem Grundstimulationsintervall des Schrittmachers entspricht.

unnötig ist. Die einfache und leichte Plazierung der Elektrode in der Spitze des rechten Ventrikels und ein relativ geringer Preis des Impulsgenerators sind Vorteile des VVI-Schrittmachers.

Die Hauptnachteile einer VVI-Stimulation sind:

— Das Fehlen einer physiologischen Herzfrequenzzunahme unter Belastung bei Patienten mit AV-Block III° (auch bei den seltenen Fällen eines ungenügenden Frequenzanstiegs bei Sinusrhythmus unter Belastung und Streß).

— Asynchronität von Vorhof- und Ventrikelerregung. Diese kann bei einem Teil der Patienten eine beeinträchtigende Wirkung in Form eines sogenannten „Schrittmachersyndroms" auslösen. Das Syndrom ist nicht sehr gut definiert und besteht aus einem Komplex von Symptomen mit störenden Pulsationen im Hals und in der Brust, Müdigkeit, Schwindel bis hin zu Synkopen.

Dem Mangel an physiologischer Anpassung der Herzfrequenz an Belastung kann durch die Implantation eines frequenzadaptierenden Schrittmachersystems oder eines Zweikammer-Schrittmachers abgeholfen werden.

Die AV-Synchronisation kann wiederhergestellt werden durch die Implantation eines Vorhofschrittmachers,

wenn die AV-Überleitung nicht gestört ist, oder durch die Implantation eines Zweikammer-Systems (DDD).

Frequenzadaptierende oder frequenzmodulierende Schrittmachersysteme[108, 109]

Das Problem der physiologischen Anpassung der Herzfrequenz an unterschiedliche Belastungsstufen kann gelöst werden durch die Implantation sogenannter frequenzadaptierender oder frequenzmodulierender Schrittmacher. Diese Schrittmachertypen sind häufig ventrikuläre Schrittmacher, die mit einem Sensor für die körperliche Aktivität ausgerüstet sind. Dazu gehören Piezo-Kristalle, die Vibrationen aufnehmen, Sensoren für die Erkennung der Länge des frequenzabhängigen QT-Intervalls, der Atmungsfrequenz, der Körpertemperatur und einige andere mehr. Sie alle beantworten das Signal einer erhöhten Belastung mit einer Herzfrequenzerhöhung. Schrittmacher dieses Typs sind auch für die Vorhofstimulation entwickelt worden und dann indiziert, wenn die Sinusknotenaktivität bei Belastung nicht ansteigt.

Zweikammer-Schrittmachersysteme [110, 112]

Ein Zweikammer-Schrittmachersystem hat den Vorteil sowohl einer physiologischen Herzfrequenzregulation als auch einer atrioventrikulären Synchronisation. Ein solches System ist charakterisiert durch:

— Zwei Schrittmacherelektroden, eine atriale und eine ventrikuläre Elektrode mit Stimulations- und Erkennungseigenschaften über beide Elektroden.

— Eine eingebaute AV-Logistik, die ermöglicht, daß die Erkennung der P-Welle den ventrikulären Stimulationsimpuls auslöst, jedoch mit einer Verzögerung, die einem normalen PQ-Intervall entspricht.

Gleichzeitig arbeitet der Schrittmacher als ein vorhofinhibierter Schrittmacher mit nachfolgender, aber PQ-verzögerter ventrikulärer Stimulation.

— Sowohl die Vorhof- als auch die Kammerstimulation wird für die Dauer eines Stimulationszyklus unterdrückt, wenn ein eigener QRS-Komplex über die ventrikuläre Elektrode erkannt wird.

Schrittmacher-EKG eines Zweikammersystems werden in Abb. 4.26 und 4.27 dargestellt und erklärt.

Das Zweikammer-Schrittmachersystem hat eine besondere und beeinträchtigende Nebenwirkung: Es kann als technisches Äquivalent einer akzessorischen

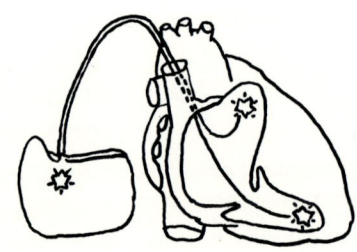

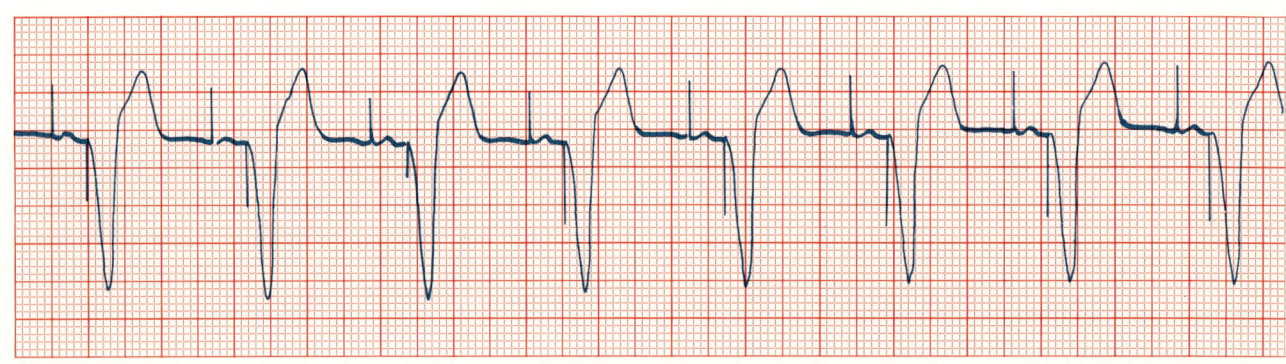

Abb. 4.26
Zweikammerstimulation. Der Vorhofimpuls führt zu einer Vorhoferregung, der nach einem „PQ-Intervall" von 200 ms stets ein stimulierter QRS-Komplex folgt.

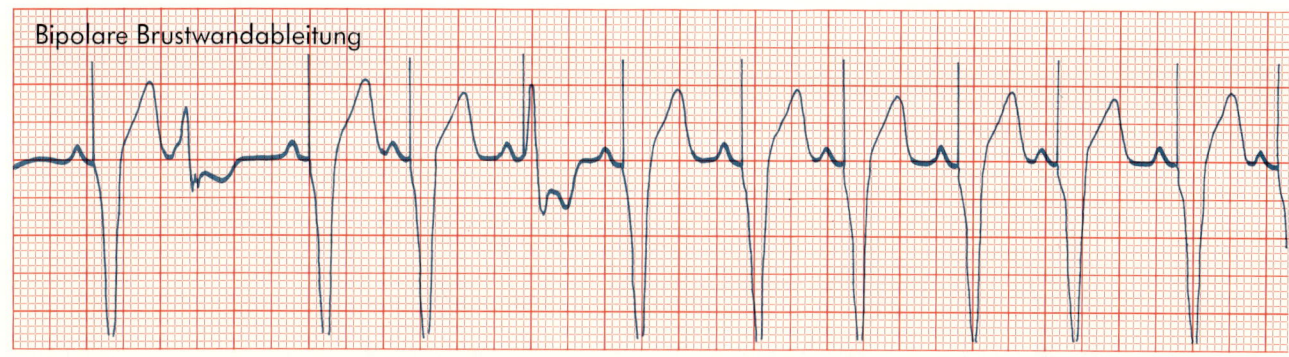

Bipolare Brustwandableitung

Abb. 4.27
Zweikammerstimulation. Die Sinus-P-Wellen werden stets von der atrialen Elektrode und dem Schrittmacher erkannt und ihnen folgt ein ventrikulär stimulierter QRS-Komplex nach einem „PQ-Intervall" von 200 ms. Zwei ventrikuläre Extrasystolen werden erkannt und unterbrechen den regulären P-QRS-Rhythmus.

AV-Verbindung wie beim WPW-Syndrom arbeiten (Abb. 7.1, S. 189) und eine schrittmachervermittelte Reentry-Tachykardie auslösen (Abb. 4.28, S. 102). Der Anfall einer Reentry-Tachykardie kann ausgelöst werden durch eine retrograde P-Welle durch retrograde VA-Leitung. Eine retrograde (VA) Leitung eines zeitlich kritischen Kammerimpulses kann sich einstellen bei Patienten mit einem intakten AV-Überleitungssystem und bei einer Anzahl von Patienten mit AV-Block sowohl II° als auch III°. Die retrograde P-Welle wird durch die atriale Elektrode des Zweikammersystems erkannt und anterograd (AV) auf die Ventrikel über den Schrittmacher geleitet, so daß ein stimulierter QRS-Komplex ausgelöst wird. Dieser QRS-Komplex kann wiederum auf die Vorhöfe rückwärts geleitet werden. Die retrograde Vorhoferregung wird erkannt, und der Schrittmacher stimuliert erneut den Ventrikel. Die anterograde (AV) Leitungsbahn dieses Reentry-Kreises besteht aus der atrialen Elektrode, dem Impulsgenerator und der Ventrikelelektrode. Die retrograde Bahn für die Impulsüberleitung auf die Vorhöfe ist das normale AV-Leitungssystem. Letztlich wird diese sogenannte „endless loop tachycardia" dadurch beendet, daß die retrograde VA-Leitung mit zunehmendem retrogradem VA-Block zusammenbricht. Die Umschaltung des Schrittmachersystems durch Magnetauflegen von der synchronen zur asynchronen Stimulationsart ist die wirkungsvollste und si-

cherste Maßnahme, eine solche Tachykardie zu beenden. Zur Prophylaxe solcher Anfälle von schrittmachervermittelten Reentry-Tachykardien kann eine Neuprogrammierung des Schrittmachersystems mit geringen Änderungen in der technischen Spezifikation vorgenommen werden, indem z.B. die Refraktärperiode für die Vorhoferkennung verlängert wird.

Die neueren technischen Entwicklungen der Zweikammer-Schrittmachersysteme (DDD) haben zu verläßlichen Systemen geführt. Die Implantation von DDD-Schrittmachern ist bereits in den kardiologischen Zentren zur Routine geworden. Mit erheblichem hämodynamischem Gewinn für den Patienten wird die Implantation von Zwei-Kammer-Schrittmachern sowohl zur Behandlung des paroxysmalen wie des permanenten AV-Blocks III° immer häufiger eingesetzt.

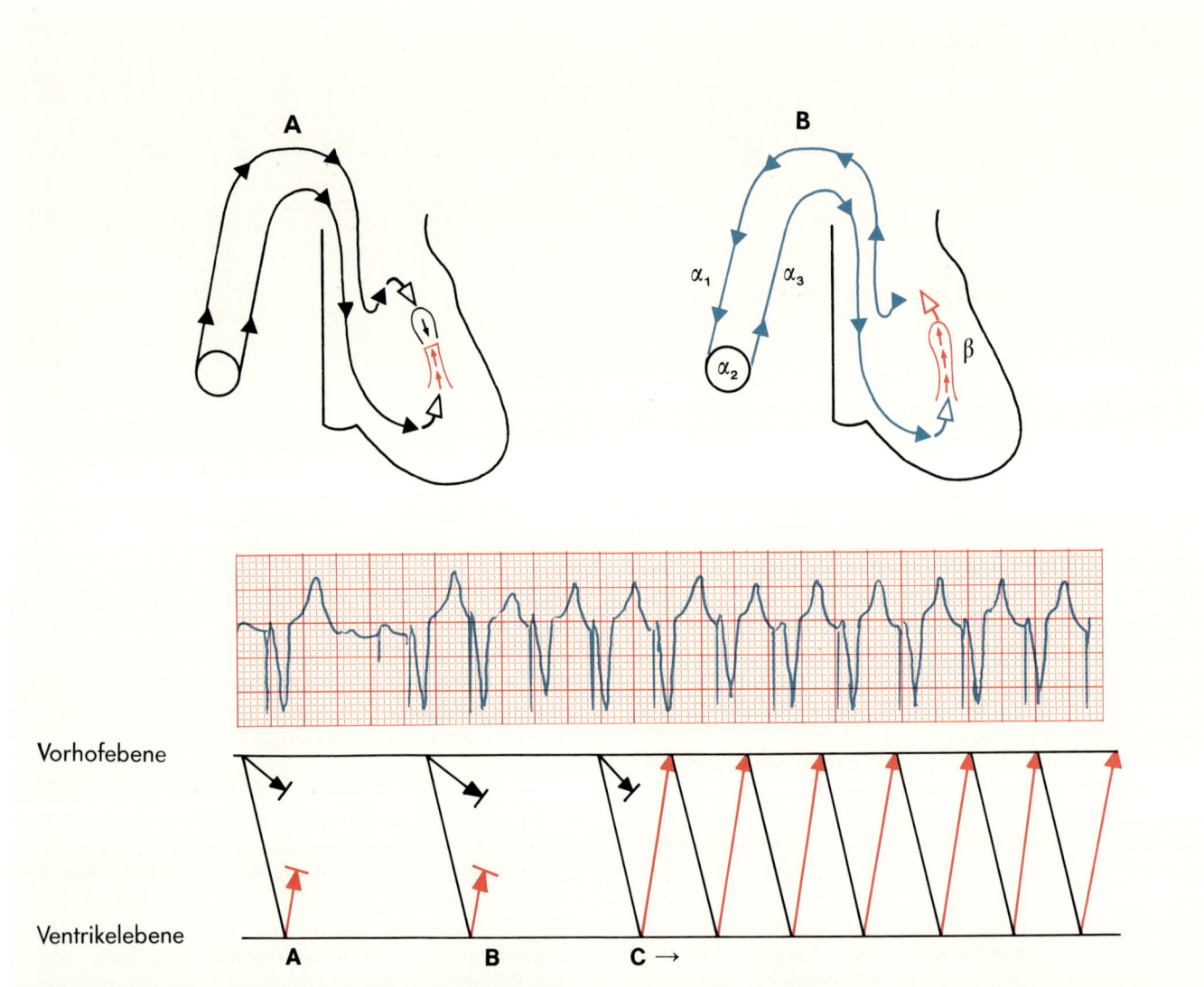

Abb. 4.28
Schrittmachervermittelte Reentry-Tachykardie (endless loop tachycardia)

A Normalerweise findet eine retrograde VA-Leitung der ventrikulären Impulse nicht statt, bedingt durch entweder einen bidirektionalen AV-Block, durch den die Leitung in beiden Richtungen (AV und VA) unmöglich wird, oder durch eine Interferenz von anterograden und retrograden Erregungswellen, die sich dann im Knotengebiet auflösen.

B Beim AV-Block kann jedoch vorübergehend eine VA-Leitung zustande kommen bei Bestehenbleiben einer totalen AV-Blockierung, zumal wenn die AV-Dissoziation zeitweise unvollständig ist. Dann kann es zur Überleitung der ventrikulären Erregung auf die Vorhöfe kommen. Die auf retrograder Vorhoferregung beruhende P-Welle kann nicht erkennbar in der T-Welle verborgen sein, jedoch wird sie vom Schrittmacher erkannt und mit einer AV-Überleitungsverzögerung vom System auf die Kammern übergeleitet. Der stimulierte QRS-Komplex kann ebenfalls retrograd geleitet werden und erneut eine retrograde P-Welle auslösen, die wiederum erkannt wird und den Schrittmacher zu einer erneuten Stimulation auf Ventrikelebene veranlaßt usw.

1. Coumel P. The management of clinical arrhythmias. An overview on invasive versus non-invasive electrophysiology. Europ Heart J 1987; 8: 92–99.
2. Morganroth J, Horowitz LN. Antiarrhythmic drug therapy 1988: For whom, how and where? Am J Cardiol 1988; 62: 461–65.
3. Wasman MB, Waid RW, Sharma AD, et al. Vagal techniques for termination of paroxysmal supraventricular tachycardia. Am J Cardiol 1980; 46: 655–64.
4. Wellens HJJ. Wolff-Parkinson-White syndrome. Part II. Treatment. Mod Concepts Cardiovasc Dis 1983; 52: 57–59.
5. Mehta D, Ward DE, Wafa S, Camm AJ. Relative efficacy of various physical manoeuvres in the termination of junctional tachycardia. Lancet 1988; i: 1181–85
6. Vaughan Williams EM. A classification of antiarrhythmic actions reassessed after a decade of new drugs. J Clin Pharmacol 1984; 24: 129–47.
7. Singh BN, Opie LH, Harrison DC, et al. Antiarrhythmic drugs. In: Opie LH, ed. 2nd edition. Drugs for the heart. Orlando, New York, London, 1987; 54–90.
8. Woosley RL, Funck-Brentano C. Overview of the clinical pharmacology of antiarrhythmic drugs. Am J Cardiol 1988; 61: 61–69.
9. Crevasse L. Quinidine: An update on therapeutics, pharmacokinetics and serum concentration monitoring. Am J Cardiol 1988; 62: 22–23.
10. Koch-Weser J. Drug therapy. Dispyramide. New Engl J Med 1979; 300: 957–62.
11. Campbell RWF. Drug therapy. Mexiletine. New Engl J Med 1987; 316: 29–34.
12. Sandøe E, Julian DG, Bell JW, eds. Management of ventricular tachycardia: Role of mexiletine. Amsterdam: Excerpta Medica, 1978.
13. Johansson BW, Stavenow L, Hanson A. Long-term clinical experience with mexiletine. Am Heart J 1984; 107: 1099–1102.
14. Duff HJ, Roden D, Primm K, et al. Mexiletine in the treatment of resistant ventricular arrhythmias: Enhacement of efficacy and reduction of dose-related side effects by combination with quinidine. Circulation 1983; 67: 1124–28.
15. Halinen MO. Mexiletine for the management of ventricular arrhythmias in ischemic heart disease. Clin Prog Electrophysiol Pacing 1986; 4: 568.
16. Sheldon RS, Duff HJ, Brent Mitchell L, et al. Effect of oral combination therapy with mexiletine and quinidine on left and right ventricular function. Am Heart J 1986; 115: 1030–35.
17. Moak JP, Smith RT, Garson A. Mexiletine: An effective antiarrhythmic drug for treatment of ventricular arrhythmias in congenital heart disease. JACC 1987; 10: 817–24.
18. Harrison DC, ed. Cardiac arrhythmias. A decade of progress. Boston, Mass.: G.K. Hall Medical Publishers, 1981; 205–312.
19. Podrid PJ. Special symposium on propafenone. J Electrophysiol 1987; 1: 501–90.
20. Geibel A, Meinertz T, Zehender M, et al. Antiarrhythmic efficacy and tolerance of oral propafenone in patients with frequent ventricular arrhythmias: Experience of a multicentre study. Europ Heart J 1989; 10 (Suppl. E): 81–87.
21. Dressler F, et al. Die Behandlung von Herzrhythmusstörungen mit Propafenon bei Säuglingen und Kindern. Monatsschr Kinderheilkd 1985; 133: 154–57.

22. Anderson JL, Pritchett ELC. International symposium on supraventricular arrhythmias: Focus on flecainide. Am J Cardiol 1987; 62 (Suppl. D): 1–67.
23. Wren C, Campbell RWF. The response of paediatric arrhythmias to intravenous and oral flecainide. Br Heart J 1987; 57: 171–75.
24. Morganroth J, ed. A symposium: Use of beta blockers as antiarrhythmic agents. Am J Cardiol 1987; 60 (Suppl. D): 1–67.
25. Oates JA, Wood AJJ. Drug therapy. Amiodarone. New Engl J Med 1987; 316: 455–66.
26. Olsson SB, Edvardsson N. Delayed repolarization as antiarrhythmic action. Europ Heart J 1988; 9 (Suppl. B): 37.43.
27. Kopelman HA, Horowitz LN. Efficacy and toxicity of amiodarone for the treatment of supraventricular tachyarrhythmias. Prog Cardiovasc Dis 1089; 31: 355–66.
28. Greene HL. The efficacy of amiodarone in the treatment of ventricular tachycardia or ventricular fibrillation. Prog Cardiovasc Dis 1989; 31: 319–54.
29. McKenna WJ, Oakley CM, Krikler DM, et al. Improved survival with amiodarone in patients with hypertrophic cardiomyopathy and ventricular tachycardia. Br Heart J 1985; 53: 412–16.
30. Singh BN, Deedwania P, Nademanee K, et al. Sotalol. A review of its pharmacodynamic and pharmacokinetic properties, and therapeutic use.
31. Murtzam A, Campbell RWF. Specific drugs for specific ventricular arrbythmias. An evalation of current therapy and the role of propafenone. Europ Heart J 1989; 10 (Suppl. E): 41–47.
32. Storstein L. Role of digitalis in ventricular rate control in atrial fibrillation. In: Kulbertus HE, Olsson SB, Schlepper M, eds. Atrial fibrillation. Mölndal, Sweden: Astra Cardiovascular, 1982; 285–93.
33. Neuss H. Control of ventricular rate in atrial fibrillation: Role of verapamil. In: Kulbertus HE, Olsson SB, Schlepper M, eds. Atrial fibrillation. Mölndal, Sweden, 1982; 294–303.
34. Mølgaard H, Bjerregaard P, Jørgensen HS. 24-hour antiarrhythmic effect of conventional and slow-release verapamil in chronic atrial fibrillation. Europ J Clin Pharmacol 1987; 33: 447–53.
35. Steinberg JS, Katz RJ, Bren GB, et al. Efficacy of oral diltiazem to control ventricular response in chronic atrial fibrillation at rest and during exercise. JACC 1987; 9: 405–11.
36. James MA, Channer KS, Papouchado M, et al. Improved control of atrial fibrillation with combined pindolol and digoxin therapy. Europ Heart J 1989; 10: 83–90.
37. Rowland E, McKenna WJ, Harris L, et al. Amiodarone in the prophylaxis of atrial fibrillation. In: Kulbertus HE, Olsson SB, Schlepper M, eds. Mölndal, Sweden: Astra Cardio vascular, 1982; 262–71.
38. Roden DM. Role of the electrocardiogram in determining electrophysiologic end points of drug therapy. Am J Cardiol 1988; 62: 34–38.
39. Schlepper M. Cardiodepressive effects of antiarrhythmic drugs. Europ Heart J 1989; 10 (Suppl. E): 73–80.
40. Hoffmeister HM, Hepp A, Seipel L. Negative inotropic effect of class-I-antiarrhythmic drugs: Comparison of flecainide with disopyramide and quinidine. Europ Heart J 1987; 8: 1126–32.
41. Ravid S, Podrid PJ, Lampert S, et al. Congestive heart failure induced by six of the newer antiarrhythmic drugs. JACC 1989; 14: 1326–30.

42. Woosley RL. Pharmacokinetics and pharmacodynamics of anti-arrhythmic agents in patients with congestive heart failure. Am Heart J 1987; 114: 1280–91.

43. Bergfeldt L, Rosenqvist M, Vallin H, et al. Disopyramide induced second and third degree atrioventricular block in patients with bifascicular block. An acute stress test to predict atrioventricular block progression. Br Heart J 1985; 53: 328–34.

44. Alboni P, Cappato R, Paparella N, et al. Electrophysiological effects and mechanism of action of oral quinidine in patients with sinus bradycardia and first degree A-V nodal block. Europ Heart J 1987; 8: 1080–89.

45. Buss J, Neuss H, Bilgin Y, Schlepper M. Malignant ventricular tachyarrhythmias in association with propafenone treatment. Europ Heart J 1985; 6: 424–28.

46. Cowan JC, Bourke J, Campbell RWF. Arrhythmogenic effects of antiarrhythmic drugs. Europ Heart J 1986; 7 (Suppl. A): 133–36.

47. Creamer JE, Nathan AW, Cam AJ. The proarrhythmic effects of antiarrhythmic drugs. Am Heart J 1987; 114: 397–406.

48. Brugada P, Wellens HJJ. Arrhythmogenesis of antiarrhythmic drugs. Am J Cardiol 1988; 61: 1108–11.

49. Julian DG. The arrhythmogenic effects of antiarrhythmic drugs. Europ Heart J 1988; 9 (Suppl. B): 1–4.

50. Davy JM, Sirinelli A, Le Guludec D, et al. Mode of action of antiarrhythmic drugs and the implicated arrhythmogenic risk. Europ Heart J 1988; 9 (Suppl. B): 5–12.

51. Buchalter M, Campbell RWF. Arrhythmogenesis and pro-grammed stimulation techniques. Europ Heart J 1988; 9 (Suppl. B): 13–17.

52. Rydén L. Noninvasive techniques in the evaluation of the arrhythmogenic effects. Europ Heart J 1988; 9 (Suppl. B): 19–23.

53. Furlanello F. Paradoxical proarrhythmic phenomena evaluated by non-invasive methods. Europ Heart J 1988; 9 (Suppl. B): 25.

54. Hohnloser SH, Meiertz T. Recorded sudden cardiac death: Relationship to antiarrhythmic therapy. Europ Heart J 1988; 9 (Suppl. B): 27–31.

55. Horowitz L. Proarrhythmia – taking the bad with the good. New Engl J Med 1988; 319: 304–05.

56. The Cardiac Arrhythmia Suppression Trial (CAST) In vestigators. Preliminary report: Effect of encainide and flecainide on mortality in a randomized trial of arrhythmia suppression after myocardial infaction. New Engl J Med 1989; 321: 406–12.

57. Editorial. Flecainide and CAST. Lancet 1989; 2: 481–82.

58. Podrid PJ. Aggravation of arrhythmia: A complication of antiarrhythmic drug therapy. Europ Heart J 1989; 10 (Suppl. E): 66–72.

59. Levine JH, Morganroth J, Kadish AH. Mechanisms and risk factors for proarrhythmia with type Ia compared with Ic antiarrhythmic drug therapy. Circulation 1989; 80: 1063–69.

60. Keren A, Tzivoni D, Gavish D, et al. Etiology, warning signs and therapy of torsade de pointes. A study of 10 patients. Circulation 1981; 64: 1167–74.

61. Webb CL, Dick M, Rocchini AP, et al. Quinidine syncope in children. JACC 1987; 9: 1031–71.

62. Brugada J, Sassine A, Escande D, et al. Effects of quinidine on ventricular repolarization. Europ Heart J 1987; 8: 1340–45.

63. Gössinger HD, Siostrzonek P, Schmoliner R, et al. Sotalol-induced torsades de pointes in a patient with pre-existent normal response to programmed ventricular stimulation. Europ Heart J 1987; 8: 1351–53.

64. Lery G, Laiat R, Barthelemy M, et al. Torsade de pointes during loading with amiodarone. Europ Heart J 1987; 8: 541–43.

65. Forfar JC, Gribbin B. Torsade de pointes after amiodarone withdrawal. Effects of mild hypokalemia on repolarization. Europ Heart J 1984; 5: 510–12.

66. Robertson CE, Miller HC. Extreme tachycardia complicating the use of disopyramide in atrial flutter. Br Heart J 1980; 44: 602–03.

67. Orning OM. The use of tocainide, encainide, lorcanide and flecainide for supraventricular arrhythmias. Europ Heart J 1984; 5 (Suppl. B): 81–6.

68. Nathan AW, Hellestrand KJ, Bexton RS, et al. Proarrhythmic effects of the new antiarrhythmic agent flecainide acetate. Am Heart J 1984; 107: 222–28.

69. Danahy DT, Aronow WS. Licocaine-induced cardiac rate changes in atrial fibrillation and atrial flutter. Am Heart J 1978; 95: 474–82.

70. Vrobel TR, Miller PE, Mostow ND, et al. A general overview of amiodarone toxicity: Its prevention, detectio, and management. Prog Cardiovasc Dise 1989; 31: 393–426.

71. Nademanee K, Piwonka RW, Singh BN, et al. Amiodarone and thyroid function. Prog Cardiovasc Dis 1989; 31: 427–37.

72. Dunn M, Glassroth J. Pulmonary complications of amiodarone toxicity. Prog Cardiovasc Dis 1989; 31: 447–53.

73. Horowitz LN. Detection of amiodarone pulmonary toxicity: To screen or not to screen, that is the question! JACC 1988; 12: 789–90.

74. Jaillon P. Antiarrhythmic drug interactions: Are they im portant? Europ Heart J 1987; 8 (Suppl. A): 127–32.

75. Stohler JL, Kowey PR, Marinchak RA. Drug interactions with propafenone. J Electrophysiol 1987; 6: 568–74.

76. Marcus FI, Opie LH, Sonnenblick EH. Digitalis, sympatho-metics, and inotropic-dilators. In: Opie LH, ed. Drugs for the heart. Orlando, New York, London: Grune & Stratton, Inc., 1987; 91–110.

77. Smith TW. Digitalis: Mechanisms of action and clinical use. New Engl J Med 1988; 318: 358–65.

78. Ideker RE, Chen P-S, Shibata N, et al. Current concepts of the mechanisms of ventricular defibrillation. In: Breithardt G, Borggrefe M, Zipes DP, eds. Nonpharmacological therapy of tachyarrhythmias. Mount Kisco, New York: Futura Publishing Co., 1987.

79. Resnekov L. High-energy electrical current in the management of cardiac dysrhythmias. In: Mandel WJ, ed. 2nd edition. Cardiac arrhythmias. Their mechanism, diagnosis, and man-agement. Philadelphia, London, New York: J.B. Lippincott Co., 1987; 738–53.

80. Standards and guidelines for cardiopulmonary resuscitation and emergency cardiac care. JAMA 1986; 255: 2942–43 and 2967–68.

81. Nordlander R. Anticoagulation in atrial fibrillation cardio-version. In: Kulbertus HE, Olsson SB, Schlepper M, eds. Mölndal, Sweden: Astra cardiovascular, 1982; 256–57.

82. Orko R. Anaesthesia for cardioversion: A comparison of diazepam, thiopentone and propanidid. Br J Anaesth 1976; 48; 257–62.

83. Hagemeijer F, Van Mechelen R, Smalbraak DWT. Fentanyletomi date anaesthsia for cardioversion. Europ Heart J 1982; 3: 155–58.

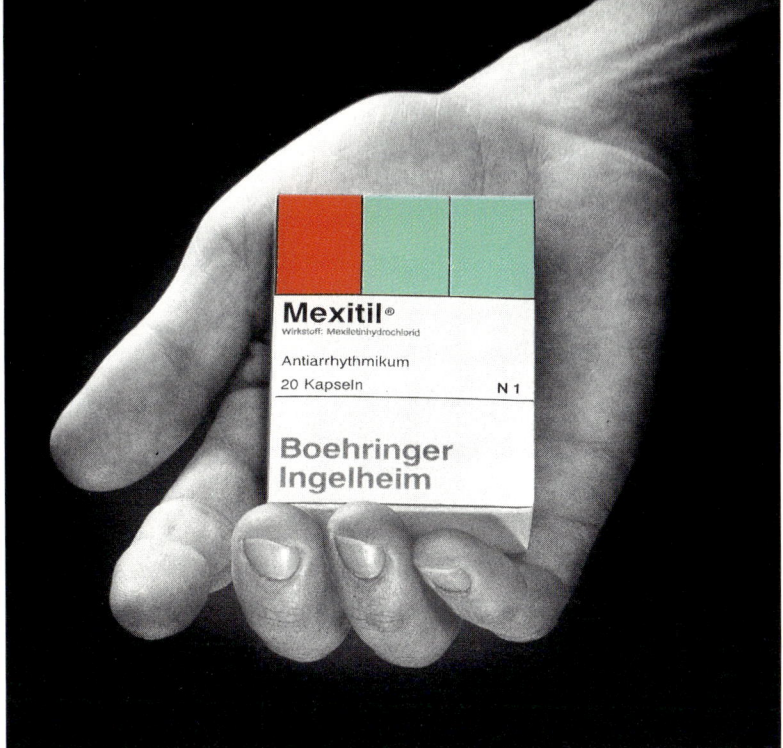

Hohe Sicherheit aus Ihrer Hand

in der gezielten Behandlung
ventrikulärer Rhythmusstörungen

Mexitil®
Mexitil® mite
Mexitil® Depot

Zusammensetzung:
1 Ampulle Mexitil enthält 250 mg, 1 Kapsel Mexitil 200 mg, 1 Kapsel Mexitil mite 100 mg, 1 Retard-kapsel Mexitil Depot 360 mg Mexiletinhydrochlorid.

Indikationen:
Behandlung und Verhinderung ventrikulärer Herz-rhythmusstörungen.

Kontraindikationen:
Vorsicht ist geboten beim Syndrom des kranken Sinusknotens, beim Vorliegen einer Bradykardie, Hypotonie und Herzinsuffizienz.
Bei dekompensierter Leberzirrhose sind Abbau und Ausscheidung von Mexitil verzögert. Dies kann auch bei manchen Patienten mit terminaler Nieren-insuffizienz bei einer Kreatinin-Clearance unter 10 ml/min auftreten. Bei diesen Patienten ist eine individuelle Dosisanpassung erforderlich.
Da Mexitil in die Plazenta und in die Muttermilch übergeht, sollte Mexitil in der Schwangerschaft und während der Stillzeit nur bei lebensbedroh-lichen Zuständen angewendet werden.

Nebenwirkungen:
Beobachtet wurden Magenbeschwerden, Geschmacksstörungen, Übelkeit, Erbrechen, Schläfrigkeit, unartikuliertes Sprechen, Nystagmus, verschwommenes Sehen, Ataxie, Tremor, Parästhesien, Verwirrtheit, zerebrale Krampfanfälle, in Einzelfällen Halluzinationen.

In wenigen Fällen kann es nach Mexitil zum ver-mehrten Auftreten von ventrikulären Extrasystolen kommen. Selten können Pulsverlangsamung, Vor-hofflimmern und Herzklopfen sowie Hypotonie auftreten.
Allergische Hautreaktionen sind in einigen Fällen beobachtet worden.
In wenigen Fällen wurde der Verdacht auf eine Leberschädigung durch Mexitil geäußert.
Dieses Arzneimittel kann auch bei bestimmungs-gemäßem Gebrauch das Reaktionsvermögen so weit verändern, daß die Fähigkeit zur Teilnahme am Straßenverkehr oder zum Bedienen von Maschinen beeinträchtigt wird. Dies gilt in verstärktem Maße im Zusammenwirken mit Alkohol.
Boehringer Ingelheim KG, 6507 Ingelheim am Rhein

Wechselwirkungen:
Bei gleichzeitiger Gabe von Mexitil und anderen gegen Herzrhythmusstörungen wirksamen Arznei-mitteln muß eine verstärkte Wirkung auf das Reiz-leitungssystem und die Pumpfunktion des Herzens berücksichtigt werden.
Da Mexitil hauptsächlich in der Leber abgebaut wird, können Substanzen, die die Leberfunktion beeinträchtigen, die Konzentration von Mexitil im Blut verändern.
Bei einer gleichzeitigen Therapie mit Stoffen, die den Abbau vieler Medikamente verzögern (wie z.B. Cimetidin), kann eine Dosisreduktion von Mexitil erforderlich werden.
Führt die Begleitmedikation dagegen zu einer Enzyminduktion in der Leber (wie z.B. Rifampicin), muß die Dosis von Mexitil wegen des beschleunig-ten Abbaus erhöht werden.

Vereinzelt wurde über ein Ansteigen des Serum-Theophyllin-Spiegels während einer gleichzeitigen Behandlung mit Mexitil berichtet.
Opiate können die Aufnahme des in der Kapsel enthaltenen Mexitil in die Blutbahn verzögern.
Alle Medikamente, die die Magen-Darm-Bewegung beeinflussen, können die Aufnahme von Mexitil verändern.

Hinweis:
Weitere Einzelheiten enthalten die Fach- bzw. Gebrauchsinformationen, deren aufmerksame Durchsicht wir empfehlen.

Packungen:	(Stand November 1989) A.V.P.	
Mexitil		
5 Ampullen (250 mg/10 ml)	DM	56,82
20 Kapseln (N 1) (200 mg)	DM	22,01
50 Kapseln (N 2) (200 mg)	DM	48,64
100 Kapseln (N 3) (200 mg)	DM	92,09
Mexitil mite		
20 Kapseln (N 1) (100 mg)	DM	14,88
50 Kapseln (N 2) (100 mg)	DM	34,70
100 Kapseln (N 3) (100 mg)	DM	64,33
Mexitil Depot		
20 Retardkapseln (N 1) (360 mg)	DM	40,72
50 Retardkapseln (N 2) (360 mg)	DM	93,26
100 Retardkapseln (N 3) (360 mg)	DM	175,80
Klinikpackungen		

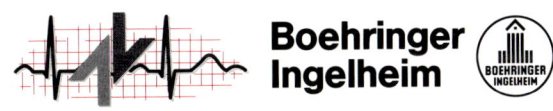

Boehringer Ingelheim

8/90

Befindlichkeit ist Herzenssache

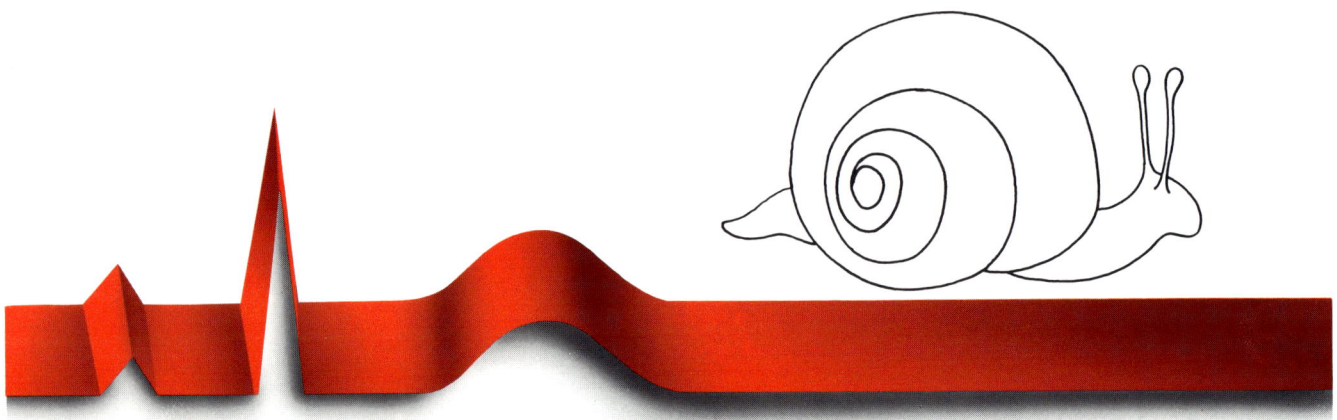

Wenn das Herz zu langsam schlägt

Itrop®

zur Langzeitbehandlung bradykarder Herzrhythmusstörungen

Itrop®

- verbesserte kardiale Pumpleistung
- bessere zerebrale Durchblutung

Lebensqualität, die vom Herzen kommt

Zusammensetzung:

1 Ampulle zu 1 ml enthält 0,5 mg,
1 Filmtablette 10 mg Ipratropiumbromid.

Indikationen:

Vorwiegend vagal-bedingte Sinusbradykardien, Bradyarrhythmien mit sinuatrialen Blockierungen, AV-Blockierungen II. Grades vom Wenckebach-Typ und bradykarde absolute Arrhythmie bei Vorhofflimmern.

Kontraindikationen:

Glaukom bzw. Glaukomverdacht, Prostatahypertrophie, mechanische Stenosen im Bereich des Magen-Darm-Kanals, Tachykardien, Megakolon. Während der Schwangerschaft, besonders in den ersten 3 Monaten, wird die für Arzneimittel übliche Zurückhaltung empfohlen.

Nebenwirkungen:

Nach Gabe von Itrop können Mundtrockenheit, Völlegefühl, Appetitlosigkeit, Obstipation auftreten, bei chronischer Obstipation sowie bei dekompensierter Herzinsuffizienz und gleichzeitiger Digitalisierung kann es zu einem nach Absetzen von Itrop reversiblen, funktionellen Ileus kommen. Es können Akkommodationsstörungen, Auslösung von Glaukomanfällen, Miktionsstörungen, Minderung der Schweißdrüsensekretion mit einhergehendem Wärmestau, Hautrötung, in seltenen Fällen auch tachykarde supraventrikuläre und ventrikuläre (z.B. ventrikuläre Extrasystolien/Tachykardien) Herzrhythmusstörungen auftreten.

Dieses Arzneimittel kann auch bei bestimmungsgemäßem Gebrauch die Sehleistung und somit das Reaktionsvermögen im Straßenverkehr oder bei der Bedienung von Maschinen beeinflussen.

Boehringer Ingelheim KG, 6507 Ingelheim am Rhein

Wechselwirkungen:

Die anticholinerge Wirkung von Itrop kann durch Anti-Parkinson-Mittel, Chinidin und trizyklische Antidepressiva verstärkt werden.

Hinweis:

Weitere Einzelheiten enthalten die Fach- bzw. Gebrauchsinformationen, deren aufmerksame Durchsicht wir empfehlen.

Packungen:	(Stand Juli 1990)	A.V.P.
5 Ampullen (1 ml/0,5 mg)		DM 65,58
20 Filmtabletten (N 1) (10 mg)		DM 34,38
50 Filmtabletten (N 2) (10 mg)		DM 77,51
100 Filmtabletten (N 3) (10 mg)		DM 147,12
Klinikpackungen		

Boehringer Ingelheim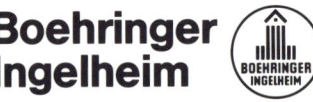

4/90

84. Mann DL, Maisel AS, Atwood JE, et al. Absence of cardioversion-induced ventricular arrhythmias in patients with therapeutic digoxin levels. JACC 1985; 5: 882.

85. Levine PA, Barold SS, Fletcher RD, et al. Adverse acute and chronic effects of electrical defibrillation and cardioversion on implanted unipolar cardiac pacing systems JACC 1983; 1: 1413.

86. Adgey AAJ, Patton JN, Campbell NPS, et al. Ventricular defibrillation: Appropriate energy levels. Circulation 1979; 60: 219–22.

87. Gutgesell HP, Tacker WA, Geddes LA, et al. Energy dose for ventricular defibrillation of children. Pediatrics 1976; 58: 898–901.

88. Ward DE, Camm AJ. Clinical electrophysiology of the heart. London: Edward Arnold, 1987.

89. Brugada P, Wellens HJJJ, eds. Cardiac arrhythmias: Where to go from here? Mount Kisco, New York: Futura Publishing Co., 1987.

90. Breithardt G, Borggrefe M, Zipes DP, eds. Nonpharmacological therapy of tachyarrhythmias. Mount Kisco, New York: Futura Publishing Co., 1987.

91. Gallagher JJ, Selle JG, Svenson, et al. Surgical treatment of arrhythmias. Am J Cardiol 1988; 61: 27–44.

92. Fontaine G, Sheinman MM, eds. Ablation in cardiac arrhythmias. Mount Kisco, New York: Futura Publishing Co., 1987.

93. Editorial. Automatic defibrillators. Lancet 1988; i: 1199–1201.

94. Furman S. AICD benefit. Pace 1989; 399–400.

95. Lau CP, Cornu E, Camm AJ. Fatal and nonfatal cardiac arrest in patients with an implanted antitachycardia device for the treatment of supraventricular tachycardia. Am J Cardiol 1988; 61: 919–21.

96. Møller M, Simonsen E, Arnsbo P, et al. Long-term efficacy of automatic scanning antitachycardia pacemaker. Pace 1989; 12: 425–30.

97. Furman S. Combined automatic implantable cardioverter-defibrillator and pacemaker systems. JACC 1989; 13: 132–33.

98. Parsonnet V, Furman S, Smyth NPD, et al. Optimal resources for implantable cardiac pacemakers. Pacemaker Study Group. Circulation 1983; 68: 227–44.

99. Barold SS, ed. Modern cardiac pacing. Mount Kisco, New York: Futura Publishing Co., 1985.

100. Furman S, Hayes D, Holmes D. A practice of cardiac pacing. Mount Kisco, New York: Futura Publishing Co., 1986.

101. Madsen JK, Meibom J, Videbæk R, et al. Transcutaneous pacing: Experience with the Zoll noninvasive termporary pacemaker. Am Heart J 1988; 116: 7–10.

102. Berstein AD, Camm AJ, Fletcher RD, et al. The NASPE/BPEG generic code for antibradyarrhythmia and adaptive-rate pacing and antitachyarrhythmia devices. Pace 1987; 10: 794–99.

103. Schüller H, Fåhraeus T. Pacemaker electrocardiograms – An introduction to practical analysis. Solna, Sweden: Siemens-Elema, 1983.

104. Fåhraeus T, Schüller H. Pacemaker electrocardiography. In: Macfarlane PW, Veitch Lawrie TD, eds. Comprehebnsive electrocardiology. Theory and practice in health and disease. New York, Oxford: Pergamon Press, 1989; 1177–97.

105. Parsonnet V, Bernstein AD, Lindsay B. Pacemaker-implantation complication rates: An analysis of some con tributing factors. JACC 1989; 13: 917–21.

106. Rosenqvist M, Brandt J, Schueller H. Long-term pacing in sinus node disease: Effects of stimulation mode on cardiovascular morbidity and mortality. Am Heart J 1988; 116: 16–22.

107. Ausubel K, Furman S. The pacemaker syndrome. Ann Intern Med 1985: 420–29.

108. Rydén L. The future of single chamber pacing. Pace 1986; 9: 1131–35.

109. Camm AJ, Garratt C, Paul V. Single-chamber rate adaptive pacing. J Electrophysiol 1989; 3: 181–89.

110. Kristensson B-E, Arnman K, Smedgård, et al. Physiological versus single-rate ventricular pacing. A double-blind cross-over study. Pace 1985; 8: 73–84.

111. Harthorne JW, Eisenhauser AC, Steinhaus DM. Pacemaker-mediated tachycardias: An unresolved problem. Pace 1984; 7: 1140–47.

112. Serge Barold S, Falkoff MD, Ong LS, et al. Pacemaker endless loop tachycardia: Termination by simple techniques other than magnet application. Am J Med 1988; 85: 817–22.

Deutschsprachige zusammenfassende Literatur

Lüderitz B. Therapie der Herzrhythmusstörungen. Leitfaden für Klinik und Praxis. Springer Verlag: Berlin, Heidelberg, New York 1981.

Lüderitz B. Betarezeptorenblocker und Antiarrhythmika im engeren Sinne. In: Herzrhythmusstörungen. Springer Verlag: Berlin, Heidelberg, New York 1983, 809–896.

Seipel L, Breithardt G. Antiarrhythmika. In: Krayenbühl H-P, Kübler W. (Hrsg). Kardiologie in Klinik und Praxis. Thieme Verlag: Stuttgart, New York. Bd II 1981, Kap. 66.

Kapitel 5
Extrasystolen, Ersatzschläge und Parasystolie

Extrasystolen[1-3]

Eine Extrasystole ist eine in bezug auf den Grundrhythmus vorzeitige Erregung, die normalerweise mit einem konstanten Zeitintervall an die vorangehende Erregung des Grundrhythmus angekoppelt ist.

Im EKG mit gehäuften Extrasystolen weisen diese in der Regel daher ein konstantes Kopplungsintervall zur vorangehenden Erregung auf, und zwar für jede Extrasystole (I-coup, Abb. 5.1). Die zur Zeit diskutierten Hypothesen für diesen grundlegenden Mechanismus der festen Ankopplung gehen entweder von einer ausgelösten Erregung (triggered activity) oder einem Reentry aus (Abb. 3.4, S. 41). Da der Ursprung der Extrasystolen ektopisch ist und sie vorzeitig in den Grundrhythmus einfallen, werden sie häufig auch als ektoper Schlag oder vorzeitiger Schlag bezeichnet, jedoch sind durch die ISFC und die WHO diese Synonyme als nicht vorzuziehende Terminologie beurteilt worden.

EKG-Diagnose

Die QRS-Komplexe, die in Abb. 5.1 als Es bezeichnet werden, sind Extrasystolen, da sie frühzeitig in den Grundrhythmus einfallen (I-coup < I-n). Die obere Kurve (A) zeigt supraventrikuläre Extrasystolen mit einem schmalen QRS-Komplex (QRS < 0,12 s), die untere Kurve (B) eine ventrikuläre Extrasystole mit einem verbreiterten QRS-Komplex, der > 0,12 s ist. Über eine fixe Kopplung kann nichts ausgesagt werden, da in jeder EKG-Kurve nur eine Extrasystole erfaßt ist.

Differentialdiagnose: Ersatzschlag und Parasystolie

Abb. 5.2 zeigt eine spät in den Grundzyklus einfallende ektope Erregung, und zwar nach dem zu erwartenden Komplex des Grundrhythmus. Dies ist keine Extrasystole durch vermehrte ektope Erregungsbildung, sondern eher ein funktioneller Agonist, ein Ersatzschlag. Dieser tritt als Ersatz für den normalen Kammerkomplex auf, sozusagen als Sicherheitsmechanismus bei Verzögerung der Erregungsbildung oder -leitung. Dadurch kann der ektope sekundäre Schritt-

macher (Abb. 1.6, S. 5) eine Ersatzerregung bewerkstelligen, und zwar in Abhängigkeit von seiner eigenen langsameren Herzfrequenz. Die obere Kurve (A) gibt einen supraventrikulären Ersatzschlag (QRS < 0,12 s) wieder, der durch einen zugrundeliegenden SA-Block bedingt ist, die untere Kurve (B) zeigt einen Kammerersatzschlag mit einer QRS-Breite von > 0,12 s.

Eine Parasystole (später, Abb. 5.1) kann als Extrasystole fehldiagnostiziert werden. Sie fällt unabhängig vom Grundrhythmus in diesen ein und zeigt als wesentliches Merkmal ein stets wechselndes Kopplungsintervall im Gegensatz zum festen Kopplungsintervall der Extrasystole.

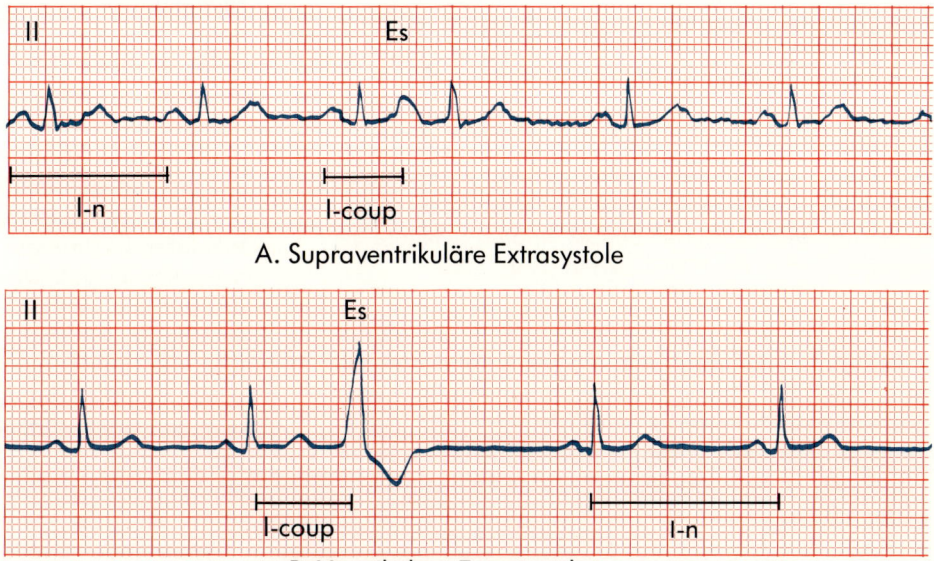

Abb. 5.1
Extrasystole (Es)

I-n = normale Zykluslänge
I-Coup = Kupplungsintervalle

A. Supraventrikuläre Extrasystole

B. Ventrikuläre Extrasystole

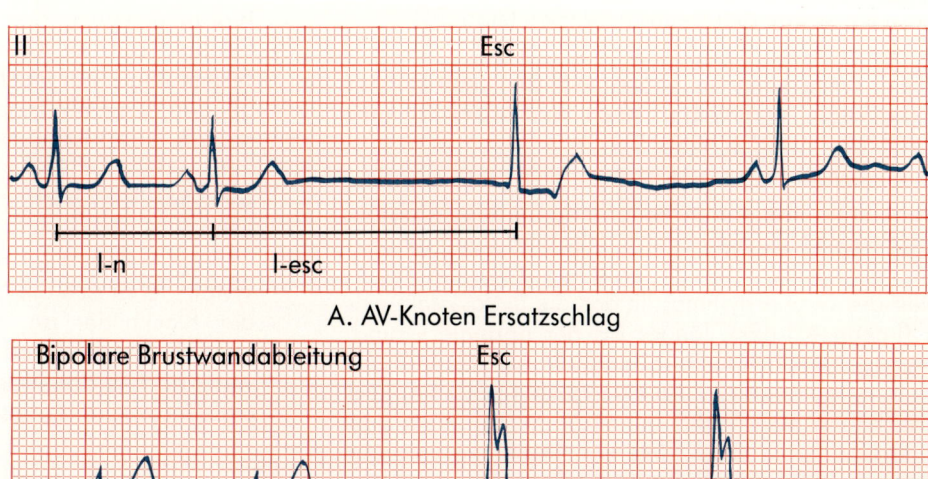

Abb. 5.2
Ersatzschläge (Esc)

I-n = normale Zykluslänge
I-escape = Ersatzintervall

A. AV-Knoten Ersatzschlag

B. Ventrikulärer Ersatzschlag

Die postextrasystolische Pause [2]

Eine Verlangsamung des Rhythmus nach einer Extrasystole (Es), die postextrasystolische Pause, wird dann als kompensatorisch bezeichnet, wenn sie lang genug ist, die Frühzeitigkeit der extrasystolischen Erregung durch eine postextrasystolische Pause zu kompensieren (I-coup + I-pEs = 2 x I-n). Eine kompensatorische Pause folgt meistens einer ventrikulären Extrasystole. Sie wird verursacht durch eine AV-Dissoziation (Abb. 3.17, S. 50). Die nicht über den AV-Knoten geleitete Sinuserregung, d.h. die P-Welle kann (Abb. 5.3):

A. unmittelbar vor dem QRS-Komplex der ventrikulären Extrasystole erkennbar sein. Dieser Befund demonstriert, daß die alleinige Aufzeichnung von P-Wellen, die einem QRS-Komplex vorausgehen, nicht unbedingt beweist, daß Vorhof- und Kammererregung in Beziehung stehen, obgleich dies der Fall sein kann (Abb. 5.3 A).

B. Die P-Welle kann vollständig im QRS-Komplex der ventrikulären Extrasystole verborgen sein, so daß sie im Oberflächen-EKG nicht sichtbar ist. Ein Ösophagus-EKG würde dies deutlich machen (Abb. 5.3 B).

C. Die P-Welle kann im ST-Segment der ventrikulären Extrasystole unmittelbar nach dem QRS-Komplex identifiziert werden (Abb. 5.3 C).

Von einer nichtkompensatorischen postextrasystolischen Pause (Abb. 5.4 – 5.6, S. 112) wird dann gesprochen, wenn das Intervall zwischen zwei QRS-Komplexen des Grundrhythmus, in das die Extrasystole einfällt (I-coup + I-pEs), länger als der normale Grundrhythmus ist, jedoch nicht so lang wie zwei Erregungen des Grundrhythmus (2 x I-n > I-coup + I-pEs > I-n). Die Aufzeichnung einer nichtkompensatorischen postextrasystolischen Pause zeigt, daß der SA-Knoten vorzeitig entladen wurde, gewöhnlich durch eine supraventrikuläre Extrasystole (Abb. 5.4 und 5.5), selten dagegen durch eine ventrikuläre Extrasystole (Abb. 5.6). Die frühzeitige retrograde Erregung des Sinusknotens verschiebt zwar die nächste SA-Erregungsbildung des Grundrhythmus, aber nicht so lange, daß eine volle kompensatorische postextrasystolische Pause entsteht, obgleich dies geschehen kann. Dies hängt von den Zeit-verhältnissen zwischen postextrasystolischer Entladung des Sinusknotens und der Frequenz des Sinusgrundrhythmus ab.

Gelegentlich kann eine postextrasystolische Pause völlig fehlen, wenn die Extrasystole zwischen zwei Normalerregungen liegt, ohne den Grundrhythmus zu beeinflussen. Dann wird die Extrasystole interpoliert oder interponiert genannt (I-coup + „I-pEs" = I-n) (Abb. 5.7, S. 112). Interpolierte Extrasystolen sind gewöhnlich ventrikulären Ursprungs und treten vorzugsweise bei Sinusbradykardie auf. Das PQ-Intervall der Sinuserregung, die auf die interpolierte Extrasystole folgt, ist häufig verlängert, wahrscheinlich durch eine retrograde Leitung der ventrikulären extrasystolischen Erregung in die tieferen Anteile des AV-Knotens mit einer dadurch hervorgerufenen relativen Refraktärität und damit einer verlängerten AV-Überleitung der wenig später einfallenden normalen Sinuserregung (verborgene Leitung).

Wenn jeder zweite QRS-Komplex einer Extrasystolie entspricht, liegt ein Bigeminus vor. Folgen zwei Extrasystolen einem Normalschlag, entsteht eine Dreier-Gruppe, die als Trigeminus bezeichnet wird. Folgen der Normalerregung drei Extrasystolen, liegt eine Vierer-Gruppe, d.h. ein Quadrigeminus vor. Richtet sich die Terminologie nur nach der Anzahl der ektopen Erregungen, kann ein Trigeminus als Paar, ein Quadrigeminus als Triplet bezeichnet werden. Treten mehr als drei Extrasystolen in Folge auf, werden sie als Salven oder Tachykardie bezeichnet.

Folgt auf je zwei normale Erregungen eine Extrasystole, lehnt sich die Nomenklatur an die Bezeichnung der Blockbilder an, und es besteht eine 2:1 Extrasystolie. Entsprechend liegt eine 3:1 Extrasystolie vor, wenn nach je drei Normalerregungen eine Extrasystole einfällt usw. von 4:1 bis n:1.

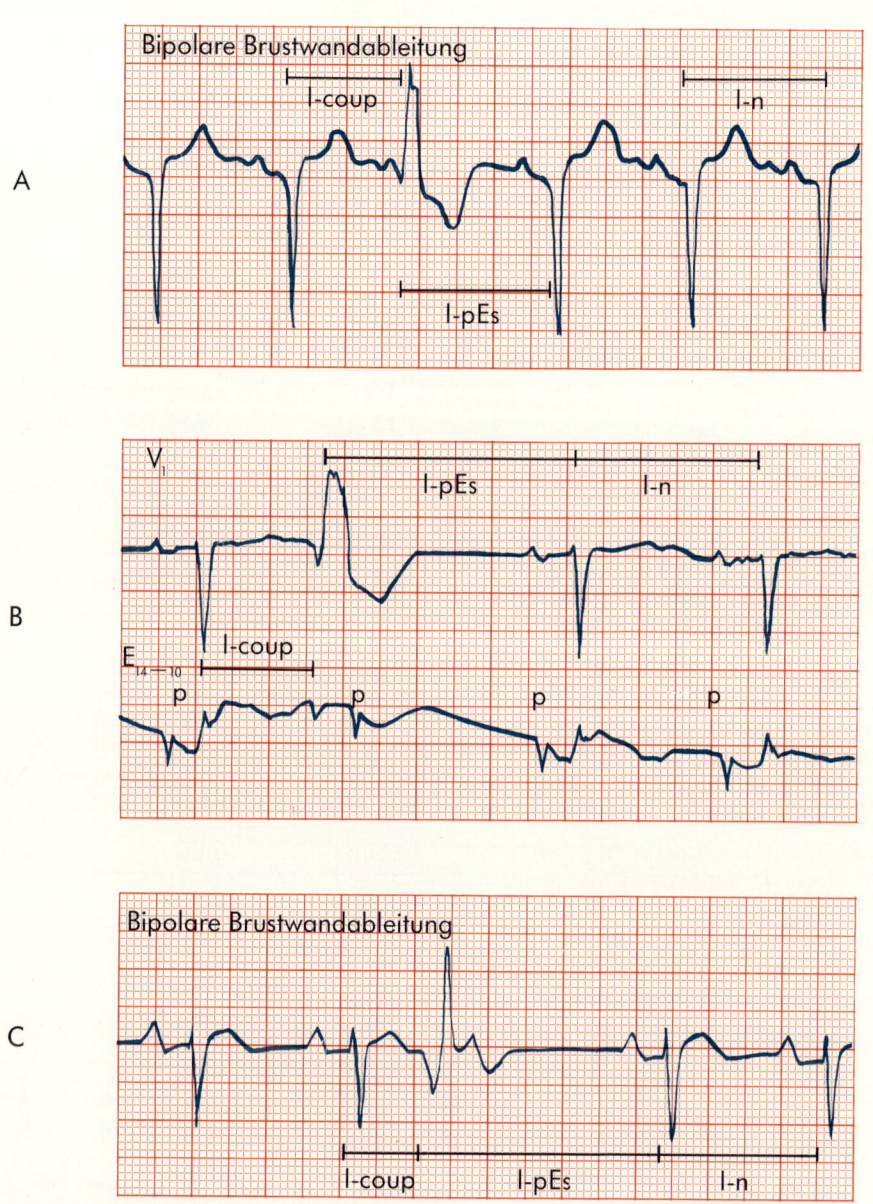

Abb. 5.3
Postextrasystolische kompensatorische Pause und AV-Dissoziation bei ventrikulären Extrasystolen. I-coup = Kupplungsintervall, I-n = normale Zykluslänge. I-pEs = postextrasystolische Pause (weitere Erklärungen s. Text).

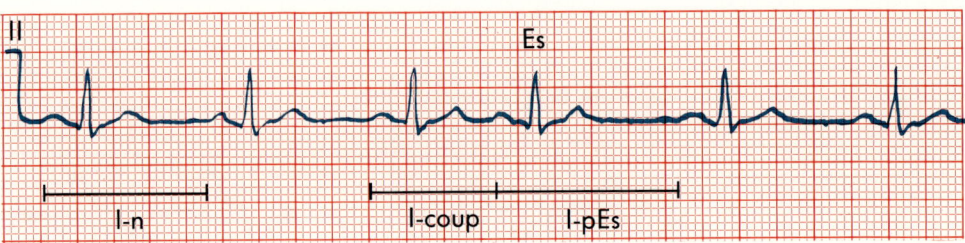

Abb. 5.4
Atriale Extrasystole.
QRS-Komplex < 0,12 s. Ihm geht
eine normale P-Welle voraus.
Keine kompensatorische Pause.

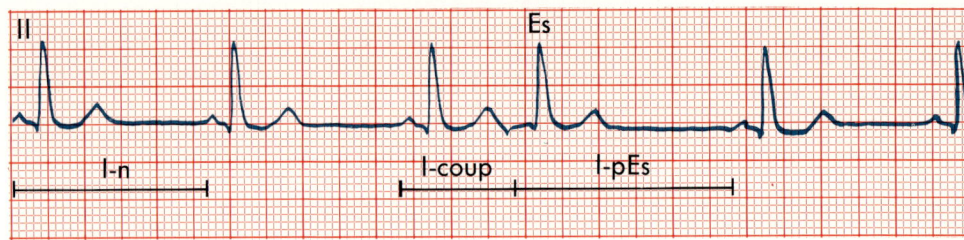

Abb. 5.5
AV-Knoten-Extrasystole. Der
QRS-Komplex ist weniger als
0,12", ihm geht eine retrograde
P-Welle voraus. Keine kompen-
satorische Pause.

Abb. 5.6
Ventrikuläre Extrasystole mit einer nicht voll kompensierten
postextrasystolischen Pause infolge retrograder Vorhoferregung. Die retrograde P-Welle ist
im späten Anteil der ST-Strecke
der ventrikulären Extrasystole
auszumachen. Sie erreicht den
Sinusknoten, dessen Erregungsfrequenz neu beginnt. Daher
wird der außergewöhnliche
Befund einer nicht-kompensato-
rischen postextrasystolischen
Pause bei ventrikulärer Extrasystole erklärt. Die Pause ist
aber geringgradig länger als
die Grundzykluslänge.

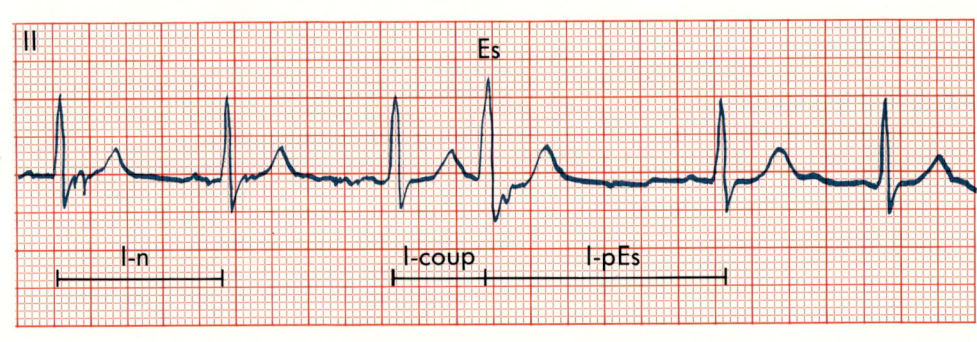

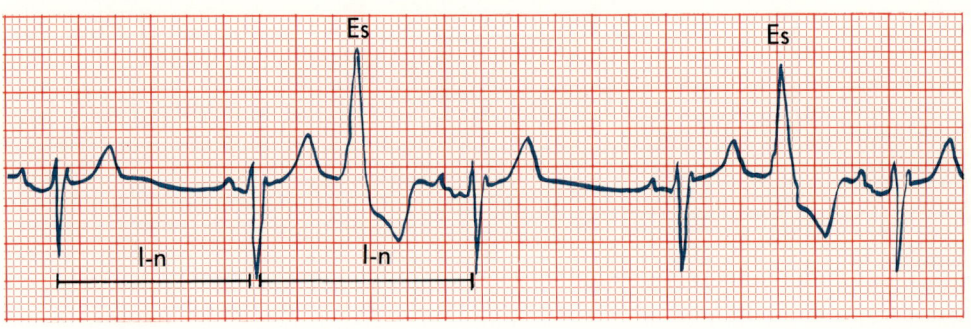

Abb. 5.7
Interpolierte ventrikuläre
Extrasystolen, die nur zu einer
geringen PQ-Verlängerung des
nachfolgenden Sinusschlages
führen. Dies beruht auf einer
verborgenen retrograden
Leitung in den AV-Knoten.

Abb. 5.8
Atriale Extrasystole. Einfall frühzeitig, schmaler QRS-Komplex (< 0,12 s), dem eine positive P-Welle vorausgeht. PQ-Verlängerung auf 0,28" wegen noch vorhandener Teilrefraktärität im AV-Knoten. Keine kompensatorische postextrasystolische Pause.

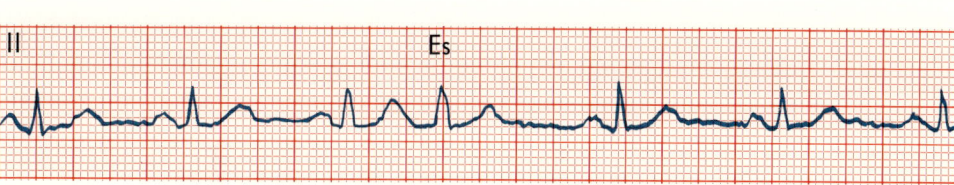

Abb. 5.9
Knoten-Extrasystole: Vorzeitiger Einfall. Schmaler QRS-Komplex (< 0,12 s), die der Extrasystole vorausgehende P-Welle ist negativ in Abl. II, nicht kompensatorische postextrasystolische Pause.

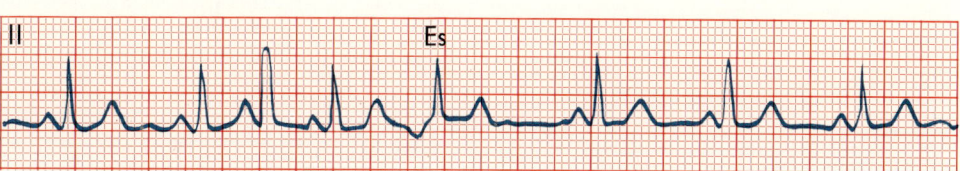

Abb. 5.10
Supraventrikuläre Extrasystole (Es) bei einem Patienten mit Rechtsschenkelblock. Die Extrasystole ist supraventrikulären Ursprungs, weil der vorzeitig auftretende QRS-Komplex mit den QRS-Komplexen bei Sinusrhythmus identisch ist, d.h. einen Rechtsschenkelblock aufweist. Die postextrasystolische Pause ist nicht kompensatorisch. Diagnose des Rechtsschenkelblocks: Der Rechtsschenkelblock ist in V₁ erkennbar an einem rR'-Muster. QRS mit 0,13 s größer als 0,12 s (Abb. 9.4, S. 228).

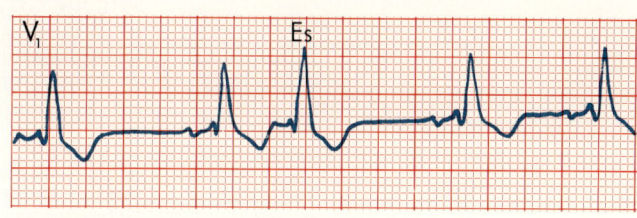

Supraventrikuläre Extrasystolen

EKG-Diagnose[2, 4–8]

Allgemeine Anhaltspunkte für die Diagnose einer supraventrikulären Extrasystole sind:

1. Ein vorzeitiger QRS-Komplex ohne Abweichung der Konfiguration des QRS von den QRS-Komplexen bei Sinusrhythmus, d.h. mit einem schmalen QRS-Komplex von weniger als 0,12 s (Abb. 5.1 A, S. 109; Abb. 5.4, 5.5, 5.8, 5.9). Ein verbreiterter QRS-Komplex von mehr als 0,12 s tritt bei vorbestehendem Schenkelblock in Erscheinung (Abb. 5.10) oder beruht auf aberranter ventrikulärer Erregungsleitung (s. 4 C, S. 115).

2. Eine vorzeitige P-Welle, die sehr schwierig oder gar unmöglich zu erkennen sein kann, weil sie möglicherweise in der vorangegangenen T-Welle oder im vorzeitig einfallenden QRS-Komplex liegt. Wenn die P-Welle sichtbar ist, kann ein Unterschied zwischen einer Vorhof- und einer AV-Knotenextrasystole anhand der Polarität der P-Welle und ihrer Lage zum QRS-Komplex gemacht werden (Abb. 5.4, 5.5, 5.8, 5.9). Gelegentlich kann die P-Welle die einzige EKG-Manifestation einer supraventrikulären Extrasystole sein (s. 4 A, S. 115).

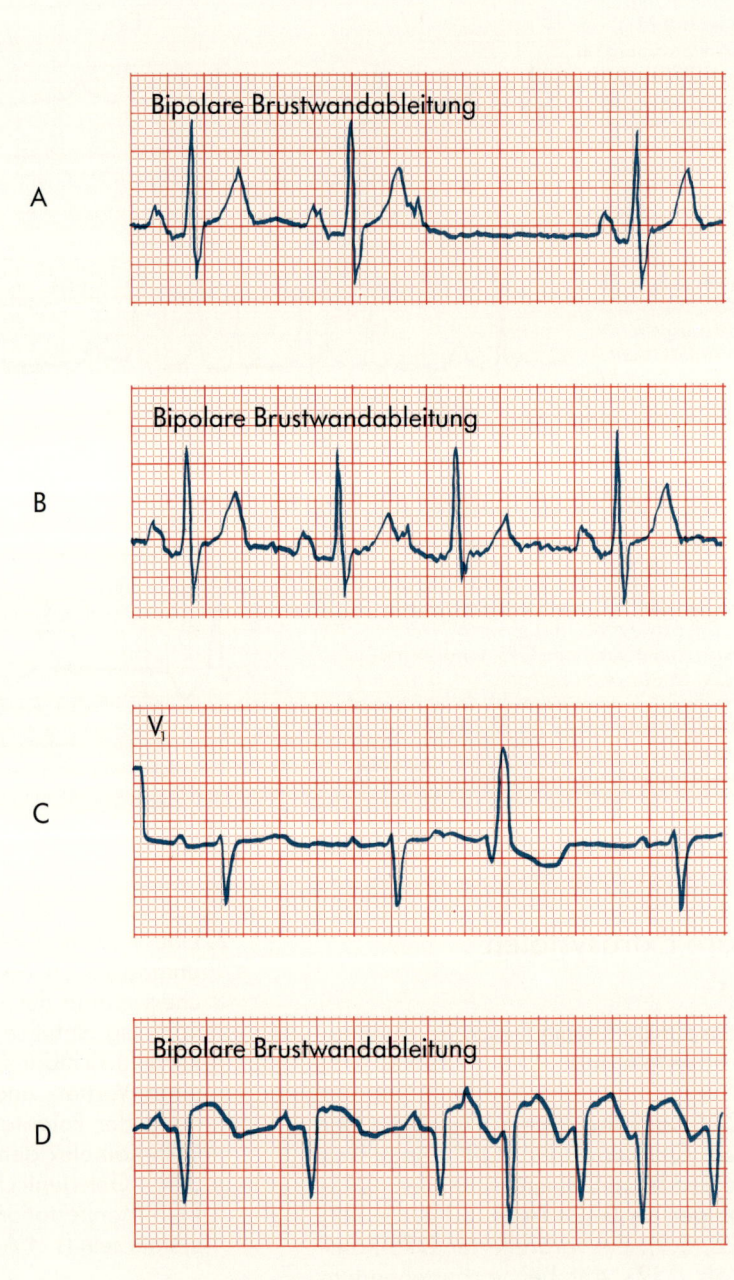

Abb. 5.11
Kurzes Kupplungsintervall bei supraventrikulären
Extrasystolen (s. Text)

3. Eine nicht vollkompensatorische postextrasystolische Pause.

4. Ein kurzes Kopplungsintervall kann die Konfiguration der supraventrikulären Extrasystole, d.h. des QRS-Komplexes, in Abhängigkeit von folgenden Gegebenheiten verändern (Abb. 5.11):

A. Die absolute Refraktärperiode des AV-Knotens (Abb. 3.14 A, S. 49) kann bewirken, daß die Extrasystole nicht im AV-Knoten übergeleitet wird, so daß nur eine P-Welle sichtbar wird (Abb. 5.11 A).

B. Bei relativer Refraktärität des AV-Knotens (Abb. 3.14 B, S. 49) wird die supraventrikuläre Erregung zwar auf die Kammern übergeleitet, jedoch mit einem verlängerten PQ-Intervall (Abb. 5.11 B).

C. Bei Refraktärität eines, aber nicht des anderen Schenkels (Abb. 3.11, S. 46) erfolgt die intraventrikuläre Erregungsausbreitung nur über den nichtrefraktären Schenkel, der QRS-Komplex ist auf mehr als 0,12 s verbreitert mit einem Schenkelblockbild, am häufigsten eines Rechtsschenkelblockes (Abb. 5.11 C).

D. Eine Extrasystole, die in die vulnerable Phase des Vorhofes fällt (Abb. 3.9, S. 44), und Vorhofflimmern auslösen kann (Abb. 5.11 D).

Differentialdiagnose[2, 4-7]

Die Differentialdiagnose zwischen einer supraventrikulären Extrasystole mit aberranter intraventrikulärer Leitung und einer ventrikulären Extrasystole kann schwierig sein. Die Aufzeichnung eines typischen Schenkelblockbildes mit einer nur mäßiggradigen Verbreiterung des QRS-Komplexes zwischen 0,12–0,14 s und einer nichtkompensatorischen postextrasystolischen Pause (Abb. 5.11 C) deutet eher auf einen supraventrikulären Ursprung der Extrasystole hin. Die postextrasystolische Pause, die einer nicht AV-übergeleiteten supraventrikulären Extrasystole folgt (Abb. 5.11 A), kann irrtümlich für eine kurze SA-Blockierung gehalten werden (Abb. 11.2, S. 281).

Symptome

Supraventrikuläre Extrasystolen verursachen meistens keine Symptome, aber sie können Ursache von uncharakteristischen „extrasystolischen Sensationen" sein, die vom Patienten als Überschlagen des Herzens, Stolpern des Herzens, momentanes Aussetzen des Herzens oder sehr harten Pulsschlag angegeben werden. Einige Patienten können einzelne Extrasystolen fühlen, während andere viele Es haben können, ohne sie zu bemerken. Auch kann sich die Empfindlichkeit gegenüber Extrasystolen beim gleichen Patienten von Tag zu Tag ändern.

Ätiologie

Untersuchungen mit 24-Stunden-EKG-Aufzeichnung haben bei Gesunden eine ziemlich hohe Inzidenz supraventrikulärer Extrasystolen gezeigt. Bei Menschen über 40 Jahren sind bis zu 200 supraventrikuläre Extrasystolen pro 24 Stunden völlig normal. Bereits eine geringe Digitalis-Überdosierung führt häufig zu supraventrikulären Extrasystolen.

Prognose

Supraventrikuläre Extrasystolen haben keine besondere prognostische Bedeutung. Beim paroxysmalen Vorhofflimmern können dem Anfall supraventrikuläre Extrasystolen in zunehmender Anzahl vorangehen.

Behandlung

Patienten mit Symptomen sollten zunächst über die Harmlosigkeit des unregelmäßigen Pulses aufgeklärt werden. Man wird ihnen raten, das Rauchen einzuschränken oder einzustellen, Tee, Kaffee und Schokolade sowie Alkohol nicht im Übermaß zu konsumieren, da dadurch die Neigung zu Extrasystolen verstärkt werden kann. Behandlung mit Betarezeptorenblockern oder Verapamil kann in Erwägung gezogen werden, ist aber selten notwendig.

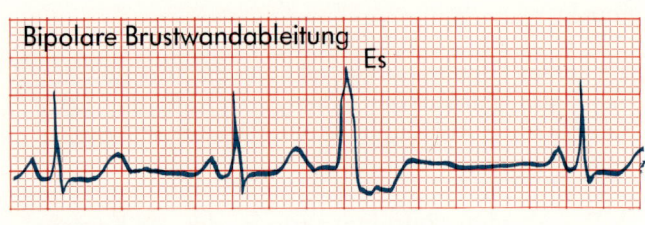

Abb. 5.12
Ventrikuläre Extrasystole: Vorzeitiger Einfall. Der weite QRS-Komplex unterscheidet sich vollständig von den schmalen QRS-Komplexen bei Sinusrhythmus. Kompensatorische Pause.

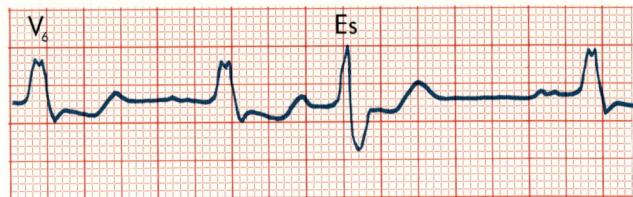

Abb. 5.13
Ventrikuläre Extrasystole bei einem Patienten mit Linksschenkelblock. Die Extrasystole ist ventrikulären Ursprungs, da Breite, Achse und Form des QRS-Komplexes vollständig von den QRS-Komplexen bei Sinusrhythmus verschieden sind. Die postextrasystolische Pause ist kompensatorisch. Die Diagnose des Linksschenkelblocks beruht auf dem rR'-Muster in den Abl. V₅ und V₆ und einem QRS-Komplex ≥ 0,12 s (Kapitel 9).

Ventrikuläre Extrasystolen

EKG-Diagnose[2]

Einfache diagnostische Merkmale einer ventrikulären Extrasystole sind:

1. Eine vorzeitige Erregung mit breitem bizarrem QRS-Komplex und einer fixen Kopplung an den vorangehenden QRS-Komplex des kardialen Grundrhythmus (Abb. 5.12). Im Fall eines vorbestehenden Sinusrhythmus kann der ventrikuläre Ursprung einer Extrasystole an einer zusätzlichen Veränderung der QRS-Konfiguration und gewöhnlich auch an einer Zunahme der QRS-Breite erkannt werden (Abb. 5.13).

2. Eine auf die Extrasystole folgende kompensatorische post-extrasystolische Pause (Abb. 5.3, S. 111; Abb. 5.12, 5.13) oder eine Interpolation des vorzeitigen QRS-Komplexes zwischen zwei Sinuskomplexen (Abb. 5.7, S. 112). Durch retrograde Vorhoferregung kann es selten auch zu einer nichtkompensatorischen Pause kommen (Abb. 5.6, S. 112).

3. Auf der Grundlage der Häufigkeit und der Komplexität ventrikulärer Extrasystolen können sie nach den Kriterien, die ursprünglich von Bernhard Lown aufgestellt wurden, in fünf Grade eingeteilt werden (Abb. 5.14, S. 118). Es sollte dabei bewußt bleiben, daß diese Einteilung ursprünglich nur für Patienten mit koronarer Herzerkrankung festgelegt wurde.

Differentialdiagnose[4-8]

Die Diagnose einer ventrikulären Extrasystole ist gewöhnlich leicht, jedoch können folgende Konstellationen differentialdiagnostische Probleme aufwerfen:

– Supraventrikuläre Extrasystolen mit aberranter intraventrikulärer Erregungsausbreitung (Abb. 5.11 B, S. 114)

– Vorhofflimmern oder -flattern mit intermittierender aberranter intraventrikulärer Erregungsausbreitung (Abb. 6.23, S. 149 und 6.24, S. 150)

– Ventrikuläre Parasystolen (Abb. 5.15, S. 120).

Symptome

Viele Patienten verspüren selbst häufige Extrasystolen nicht. Andere leiden unter den „extrasystolischen Sensationen", die ähnlich wie bei supraventrikulären Extrasystolen verspürt werden.

Die hämodynamischen Konsequenzen ventrikulärer Extrasystolen sind – wenn überhaupt – gewöhnlich gering. Ein Bigeminus mit kurzer Kopplung der Es kann aufgrund der inkompletten diastolischen Füllung und damit der erniedrigten Ejektionsfraktion den arteriellen Puls um 50 % reduzieren. Eine solche Halbierung der Pulsfrequenz wird von Menschen mit gut erhaltener Myokardfunktion gut toleriert, kann aber dann den Kreislauf erheblich beeinträchtigen, wenn vor Auftreten des Bigeminus schon eine latente oder manifeste Herzinsuffizienz vorlag oder der Patient sich gar in einem Schock befand.

Ätiologie [9-16]

Wie Analysen von 24-Stunden-EKG zeigen, sind auch ventrikuläre Extrasystolen ein häufiger Befund bei sonst gesunden Individuen. Die Anzahl der Extrasystolen erhöht sich mit dem Alter. Als eine obere Grenze des Normalbereiches können 100 ventrikuläre Extrasystolen pro 24 Stunden bis zum Alter von 40 Jahren und 200 Extrasystolen über dieses Alter hinaus angesehen werden. Sich wiederholende (paarweise) und multiforme ventrikuläre Extrasystolen können ebenso bei Normalpersonen gefunden werden. Je häufiger und je komplexer die Extrasystolen werden, um so mehr wird eine zugrundeliegende Herzerkrankung wahrscheinlich, z.B. ein akuter Myokardinfarkt, eine chronische ischämische Herzerkrankung oder eine Kardiomyopathie. Ventrikuläre Extrasystolen, beispielsweise ein Bigeminus, sind oft Zeichen einer Digitalis-Überdosierung (Kapitel 12). Sie können entstehen bei der Behandlung mit Klasse-I-Antiarrhythmika, insbesondere mit Klasse-IA-Medikamenten wie Chinidin, Disopyramid und Procainamid und Klasse-IC-Medikamenten wie Propafenon und Flecainid. Eine Hypokaliämie kann in der Genese der ventrikulären Extrasystole eine Rolle spielen.

Zusätzliche Untersuchungen

Ein 24-Stunden-Langzeit-EKG sollte angefertigt werden, um über Häufigkeit und Komplexität der ventrikulären Extrasystolen Auskunft zu erhalten. Ein Belastungs-EKG ist dann indiziert, wenn Verdacht besteht, daß die Rhythmusstörungen auf Ischämien beruhen oder die Klagen über Palpitationen oder Präsynkopen in Zusammenhang mit psychophysischer Streßsituation stehen. Wird eine Kardiomyopathie differentialdiagnostisch in Erwägung gezogen, sind Röntgenuntersuchung der Thoraxorgane und Echokardiographie notwendige Zusatzuntersuchungen.

Prognose [12-17]

Diese hängt hauptsächlich von der Art und dem Schweregrad der zugrundeliegenden Herzerkrankung ab. Bei einem sonst gesunden Patienten ohne Herzerkrankung und ohne anamnestische Hinweise auf paroxysmale ventrikuläre Tachykardien, d.h. ohne Synkopen und Präsynkopen, wird die Prognose nicht signifikant von der eines sonst Gesunden differieren. Im frühen Stadium des akuten Myokardinfarkts sind ventrikuläre Extrasystolen sehr häufig. Die Aufzeichnung ventrikulärer Extrasystolen des Lown-Grades 3–5 (Abb. 5.14, S. 118) kann als Warnsignal für Anfälle von Kammerflimmern angesehen werden, jedoch besteht keine strenge Korrelation. Überlebende nach einem akuten Myokardinfarkt haben ein signifikant höheres Risiko, innerhalb von zwei Jahren nach Entlassung aus dem Krankenhaus zu sterben, wenn im 24-Stunden-EKG zwei bis vier Wochen nach dem Infarkt ventrikuläre Extrasystolen in einer Häufigkeit von mehr als drei in der Stunde oder repetitive Extrasystolen von drei und mehr (nach der Definition ventrikuläre Tachykardie) gefunden werden. Viele dieser Patienten zeigen eine herabgesetzte linksventrikuläre Funktion, wobei jedoch der Befund von komplexen ventrikulären Arrhythmien davon unabhängig eine schlechte Prognose anzeigt.

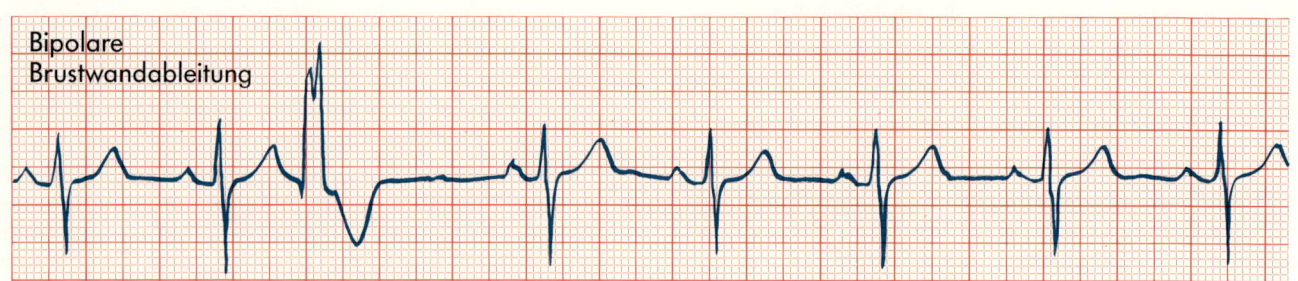

Grad 1: Gelegentliche monofokale Extrasystolen

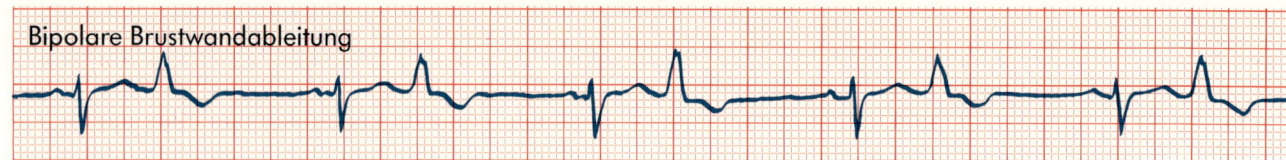

Grad 2: Häufige monofokale Extrasystolen als Bigeminus. Jeder 2. Komplex entspricht einer Extrasystole

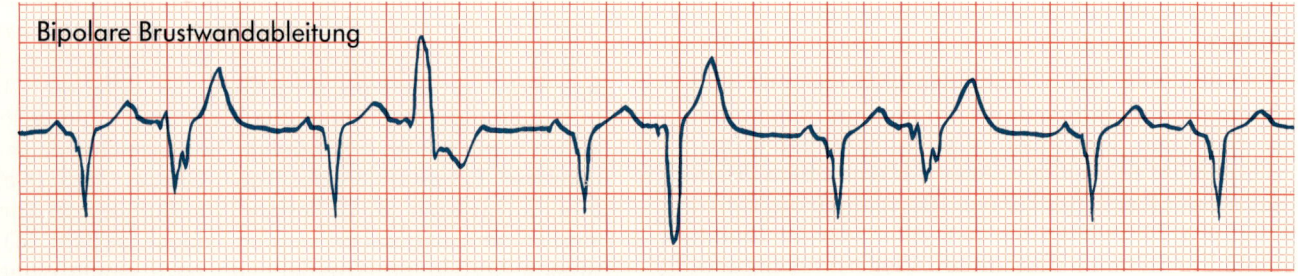

Grad 3: Multifokale ventrikuläre Extrasystolen aus 3 oder 4 Erregungszentren

Abb. 5.14
Die Kriterien der Gradeinteilung für ventrikuläre Extrasystolen nach Lown (1975).
Diese Einteilung gilt strenggenommen nur bei Patienten mit koronarer Herzerkrankung.

Behandlung

Bei sonst Gesunden können ventrikuläre Extrasystolen Mißempfindungen hervorrufen; die Beschwerden werden oft schon durch eine genaue Erklärung über die benigne Natur der Rhythmusstörung verringert. Einschränkung des Alkohol-, Tabak-, Kaffee-, Tee- und Schokoladenverbrauchs kann die Anzahl der Extrasystolen deutlich reduzieren. Eine kurzzeitige Behandlung mit einem Tranquilizer kann sich als hilfreich bei der Unterdrückung der Symptome erweisen. Antiarrhythmische Medikation – wenn überhaupt notwendig – zielt bei der Langzeit-Behandlung auf die Prophy-

laxe paroxysmaler ventrikulärer Tachykardien. Das Medikament der ersten Wahl kann ein Betarezeptorenblocker sein, aber auch ein Klasse-IB-Medikament wie Mexiletin oder Tocainid oder die Kombination eines Klasse-IB-Pharmakons mit einem Betarezeptorenblocker. Klasse-IA-Medikamente wie Chinidin, Disopyramid und Procainamid und Klasse-IC-Substanzen wie Propafenon und Flecainid sollten wegen des Risikos einer proarrhythmischen Nebenwirkung nur bei deutlichen Beschwerden durch extrasystolische Sensationen verordnet werden.

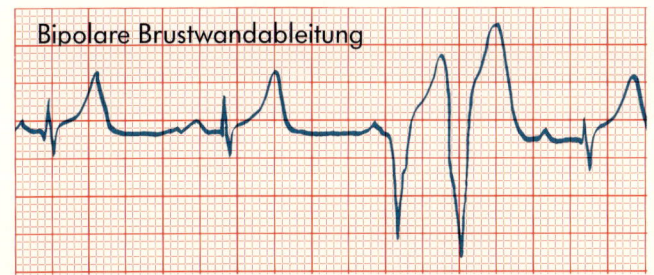

Grad 4: A) Wiederholte Phase von ventrikulären Extrasystolen (couplets)

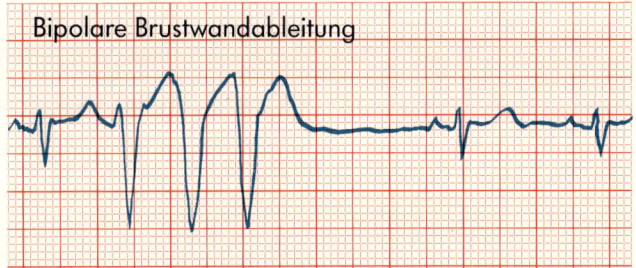

B) Salven von 3 (oder mehr) ventrikulären Extrasystolen (Triplets). Kurze ventrikuläre Tachykardie

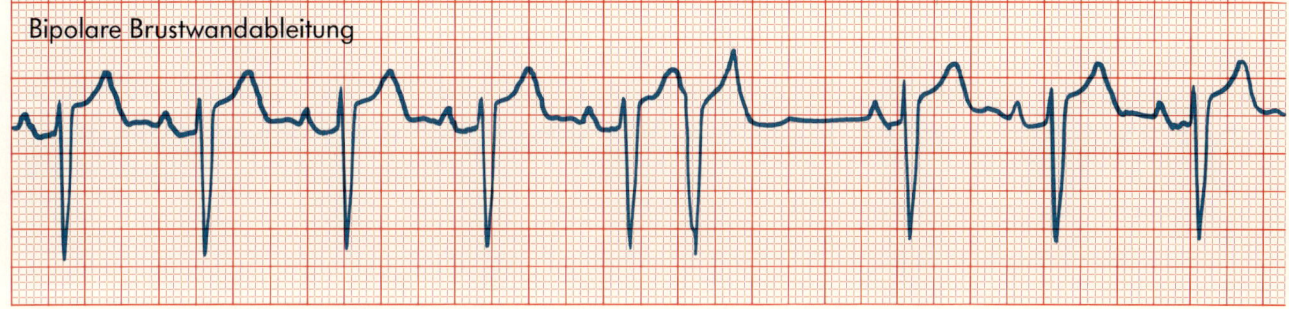

Grad 5: R auf T Phänomen. Wegen des Kupplungsintervalls fällt die Extrasystole in den vorangehenden QRST-Komplex innerhalb des ersten 4/5 der T-Welle. Abb. 5.14 (Fortsetzung)

Ventrikuläre Extrasystolen im Geschehen eines akuten Myokardinfarkts [12] müssen nicht notwendigerweise behandelt werden. Sollten sie nachweislich zu schwereren Kammerrhythmusstörungen führen oder sollten hämodynamische Auswirkungen, z.B. eine halbierte Pulsfrequenz durch Bigeminus auftreten, ist eine Behandlung indiziert. Hier wird intravenöse Lidocain-Therapie in den meisten Fällen die ventrikulären Extrasystolen wirksam unterdrücken.

Bei chronisch koronarer Herzerkrankung [13–22A] werden ventrikuläre Extrasystolen als Vorwarnzeichen schwerer ventrikulärer Rhythmusstörungen angesehen. Allgemein wird angenommen, daß die Unterdrückung der Extrasystolen durch Antiarrhythmika in bezug auf Häufigkeit und Komplexität im 24-Stunden-EKG auch eine Prophylaxe gegen Anfälle von ventrikulären Tachykardien und Kammerflimmern anzeigen würde. In mehreren Langzeit-Untersuchungen mit verschiedenen Klasse-I-Antiarrhythmika (Aprindin, Mexiletin und Tocainid) gelang es zwar, durch diese Medikamente die mittlere Häufigkeit ventrikulärer Extrasystolen zu unterdrücken, jedoch wurde in keiner dieser Untersuchungen erwiesen, daß die Reduktion ventrikulärer Extrasystolen auch mit einer Verminderung der Mortalität am plötzlichen Herztod einherging. In einer kürzlich veröffentlichten Untersuchungsserie (CAST Study) an Überlebenden nach akutem Herzinfarkt mit einer hohen Inzidenz komplexer ventrikulärer Arrhythmien, die über 24 Monate untersucht werden sollten, fand sich, daß unter Behand-

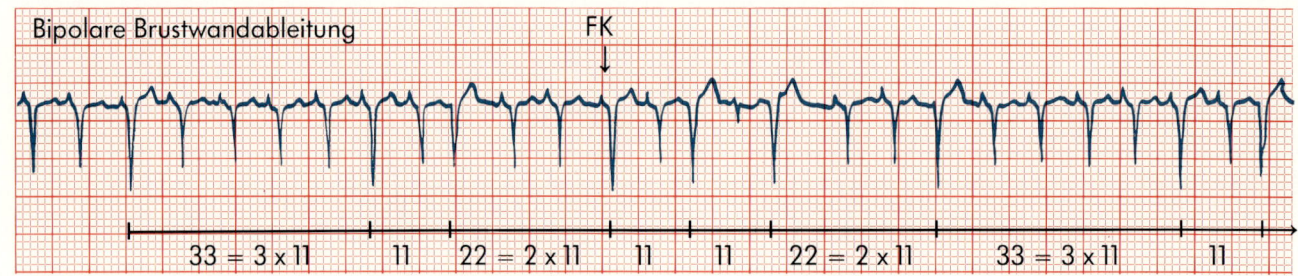

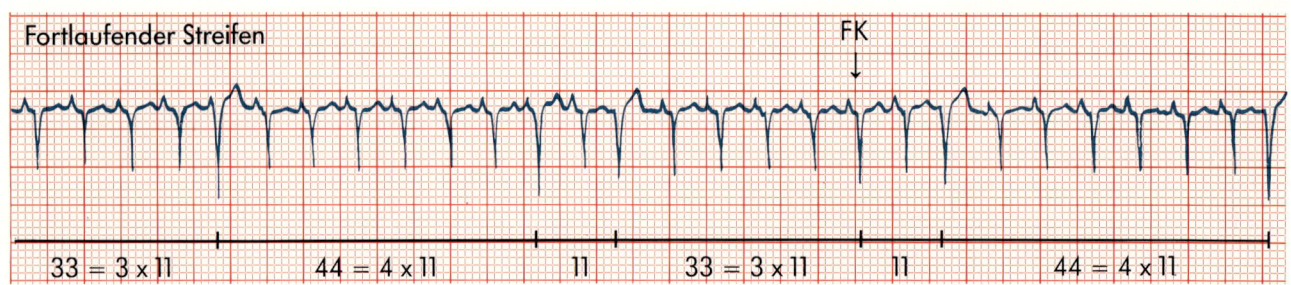

Abb. 5.15
Ventrikuläre Parasystolie. Papiergeschwindigkeit 10mm/s, fortlaufende EKG-Aufzeichnung. Aufgezeichnet ist eine Anzahl von Kammerkomplexen mit einem Kupplungsintervall zum vorangehenden Sinusschlag zwischen 0,60 und 0,80 s. Das interektope Intervall ist ein Vielfaches von 1,10 ″. Die QRS-Komplexe, die mit FK (Fusionskomplex) bezeichnet sind, stellen Kombinationssystolen dar, da bei ihrem Einfall bereits eine Sinuserregung Teile des Ventrikels erregt hat. Sie haben daher eine Form zwischen den QRS-Komplexen bei Sinusrhythmus und den ektopen Komplexen.

lung mit zwei Klasse-IC-Antiarrhythmika, nämlich Flecainid und Encainid, die Mortalität in der behandelten Gruppe gegenüber der Kontrollgruppe verdoppelt wurde (5,1 % vs 2,3 %). Andererseits führt eine Langzeit-Therapie mit Betablockern zu einer geringeren Mortalität nach Herzinfarkt, und zwar signifikant über eine 2-Jahres-Periode. Der Erfolg war bei Patienten mit und ohne ventrikuläre Extrasystolen gleichermaßen gut. Eine Langzeitprophylaxe durch Behandlung mit Betarezeptorenblockern ist daher zur Zeit als Methode der ersten Wahl bei Patienten nach Infarkt und hohem Risiko mit und ohne ventrikuläre Extrasystolen anzusehen.

Bei geringer oder mäßiger Herzinsuffizienz [22A] kann die Häufigkeit und die Komplexität ventrikulärer Extrasystolen signifikant durch Behandlung mit ACE-Hemmern reduziert werden (allgemein gilt für Arrhythmien bei Herzinsuffizienz, daß die Behandlung der Herzinsuffizienz eine gute antiarrhythmische Behandlung darstellt). Es gibt keine Beweise dafür, ob die ACE-Hemmer bei geringer oder mäßig ausgebildeter Herzinsuffizienz die Überlebensrate verbessern, wie dies für Patienten mit ausgeprägter Herzinsuffizienz (NYHA-Klasse III-IV) nachgewiesen wurde.

Parasystolen [2, 6, 23, 24]

Eine Parasystolie ist ein Rhythmus, bei dem eine doppelte Erregung eines Herzabschnittes durch zwei Schrittmacher stattfindet. Der eine dieser zwei Schrittmacher ist häufig der normale Schrittmacher, nämlich der Sinusknoten, der andere, der parasystolische Schrittmacher, ist meistens ein ventrikulärer Fokus oder seltener auch ein Schrittmacher im AV-Knotengebiet. Der parasystolische Schrittmacherfokus ist durch Eintrittsblock davor geschützt, durch Normalerregungen entladen zu werden und durch den normalerweise schnelleren primären Schrittmacher des Sinusknotens versetzt zu werden. Der Eintrittsblock ist ein unidirektionaler Block, der den Erregungseintritt in den parasystolischen Fokus vom umgebenden Gewebe her verhindert, jedoch kann der parasystolische Schrittmacher seine Erregungen an das umgebende Gewebe abgeben, so daß normalerweise kein Austrittsblock besteht. Der parasystolische Schrittmacher wird das Herz damit entsprechend seiner ihm eigenen Entladungsfrequenz erregen, und diese Erregung wird dann frustran bleiben, wenn das Myokard durch die Erregung des anderen physiologischen Schrittmachers noch refraktär ist. Andererseits werden die Erregungen vom primären Schrittmacher dann nicht effektiv werden, wenn das Herz gerade vorher durch den parasystolischen Schrittmacherfokus erregt worden ist. Erregungen vom Sinusknoten und vom parasystolischen Schrittmacher werden gelegentlich koinzidieren, so daß Teile des Herzens vom Sinusknoten und andere Teile durch den parasystolischen Schrittmacherfokus erregt werden. Die beiden Erregungswellen treffen sich und löschen sich gegenseitig aus. Eine solche doppelte Erregung des Herzens wird als Kombinationssystole bezeichnet und zeigt sich im EKG durch einen QRS-Komplex mit einer Konfiguration, die sowohl Charakteristika des normalen Sinusschlages als auch der parasystolischen Erregung aufweist. Ähnliche Kombinationssystolen können auftreten, wenn das Herz mit einem starrfrequenten Schrittmacheraggregat stimuliert wird oder auch bei eingefangenen Schlägen während einer ventrikulären Tachykardie (Abb. 4.18 B, S. 94 und 6.28, S. 158).

EKG-Diagnose

Die folgenden Charakteristika finden sich bei Parasystolie (Abb. 5.15):

1. Identische ektope QRS-Komplexe, die mit variierendem Kopplungsintervall dem Normalschlag folgen, so daß dieses Phänomen auch als „unterschiedliches Kopplungsintervall" bezeichnet wird. Dieser Ausdruck ist zwar leicht zu behalten, aber insgesamt nicht ganz korrekt, denn die Unterschiedlichkeit des Kopplungsintervalles deutet eigentlich nur darauf hin, daß der ektope Schrittmacher in keiner Weise mit dem Grundrhythmus zusammenhängt. Eine Parasystolie sollte dann in Erwägung gezogen werden, wenn das Intervall zwischen dem ektopen Komplex und dem vorausgehenden QRS-Komplex des Grundrhythmus um mehr als 0,06 s variiert.

2. Das Intervall zwischen den ektopen Erregungen ist ein einfaches Vielfaches und entspricht der Entladungsfrequenz des parasystolischen Schrittmachers. Es kann im EKG als das kleinste parasystolische Intervall gemessen werden, jedoch muß betont werden, daß eine genau konstante parasystolische Erregungsfrequenz selten ist. In der Mehrzahl der Fälle kann das kürzeste interektope Intervall zwischen 0,04 und 0,12 s variieren. Außerdem kann ein parasystolischer Fokus auch vorübergehend durch einen Austrittsblock gehemmt werden, so daß nicht alle Erregungen des Parasystoliezentrums auf das umgebende Myokard übergeleitet werden.

3. Kombinationssystolen, die durch gleichzeitige Erregung der zwei Schrittmacher entweder im Ventrikel oder seltener auch im Vorhof zustandekommen. Die Kombinationssystole weist dann in unterschiedlicher Ausbildung sowohl Charakteristika des normalen als auch des parasystolisch erregten QRS-Komplexes auf.

Ätiologie, Prognose und Behandlung

Eine Parasystolie kann auch beim sonst Gesunden auftreten, wird aber häufiger bei organischer Herzerkrankung gesehen. Häufig ist die Parasystolie ein vorübergehendes Phänomen, aber sie kann auch jahrelang bestehen. Wie andere Herzrhythmusstörungen auch, ist sie bei fehlender Herzerkrankung von geringer klinischer Bedeutung und nicht therapiebedürftig. Es muß aber betont werden, daß gerade die Parasystolien einer antiarrhythmischen Behandlung schwer zugänglich sind.

1. WHO/ISFC Task Force. Definition of terms related to cardiac rhythm. Europ J Cardiol 1978; 8: 127–44.
2. Scherf D, Schott A. Extrasystoles and allied arrhythmias. London: William Heinemann, 1973; Introduction VII–IX, 45–255, 269–328 and 361–82.
3. Schamroth L. The physiological basis of ectropic ventricular rhythm: A unifying concept. In: Sandøe E, Julian DG, Bell JW, eds. Management of ventricular tachycardia – role of mexiletine. Amsterdam: Excerpta Medica, 1978; 83–128.
4. Blondeau M. Aberrant ventricular conduction. (Functional, paradoxical and intermittent bundle branch block). In: Puech P, Siama R, eds. The cardiac arrhythmias by the arryhthmia working group of the French Cardiac Society. Paris: Corbière and Roussel, 1979; 127–38.
5. Pick A, Langendorf R. Interpretation of complex arrhythmias. Philadelphia: Lea & Febiger, 1979; 3–5 and 367–90.
6. Marriott HJL, Conover MH. Advanced concepts in arrhythmias. Aberrant ventricular conduction: 244–67. Phase 3 and phase 4 block: 155–66. St. Louis: The C.V. Mosby Co., 1983.
7. Schamroth L. Aberrant ventricular conduction. Ingelheim am Rhein: Boehringer Ingelheim Postgraduate Medical Services, 1983.
8. Kennedy RJ. The onset of atrial fibrillation in man. Am Heart J 1971; 82: 429–30.
9. Bjerregaard P. Premature beats in healthy subjects 40–79 years of age. Europ Heart J 1982; 3: 493–503.
10. Ingerslev J, Bjerregaard P. Prevalence and prognostic significance of cardiac arrhythmias detected by ambulatory electrocardiography in subjects 85 years of age. Europ Heart J 1986; 7: 570–75.
11. Campbell RWF. Ventricular ectopic activity and its relevance to aircrew licensing. Europ Heart J 1984; 5 (Suppl. A): 95–98.
12. Campbell RWF, Murray A, Julian DG. Ventricular arrhythmias in first 12 hours of acute myocardial infarction. Natural history study. Br Heart J 1981; 46: 351–57.
13. Møller M. Reliability of serial 24-hour ambulatory electrocardiography in predicting cardiac death after myocardial infarction. Europ Heart J 1982; 3: 67–74.
14. Thayssen P, Møller M, Haghfelt T, et al. Ventricular arrhythmias in relation to coronary artery stenosis and left ventricular performance. Europ Heart J 1982; 3: 35–41.
15. Panidis I, Morganroth J. Sudden death in hospitalized patients: Cardiac rhythm disturbances detected by ambulatory electrocardiographic monitoring. JACC 1983; 2: 798–805.
16. Bigger JT, Jr, Fleiss JL, Kleiger R, et al. For the Multicenter Post-Infarction Group. The relationship between ventricular arrhythmias, left ventricular dysfunction, and mortality in the 2 years after myocardial infarction. Circulation 1984; 69: 250–58.
17. Trappe H-J, Klein H, Wenzlaff P, et al. Arryhthmia profile and sudden death after myocardial infarction and cardiac arrest. J Electrophysiol 1988; 2: 37–45.
18. The Cardiac Arrhythmia Suppression Trial (CAST) In vestigators. Preliminary report: Effect of encainide and flecainide on mortality in a randomized trial of arrhythmia suppression after myocardial infarction. New Engl J Med 1989; 321: 406–12.
19. Julian DG. The arrhythmogenic effects of antiarrhythmic drugs. Europ Heart J 1988; 9 (Suppl. B): 1–4.
20. The Norwegian Multicenter Study Group. Timolol-induced reduction in mortality and reinfarction in patients surviving acute myocardial infarction. New Engl J Med 1981; 304: 801–07.
21. Beta Blocker Heart Attack Study Group. The beta blocker heart attack trial. JAMA 1981; 246: 2073–80.
22. Morganroth J, Lichstein E, Byington R, for the Beta-Blocker Heart Attack Trial Study Group. Beta-blocker heart attack trial: Impact of propranolol therapy on ventricular arrhythmias. Prev Med 1985; 14: 346–57.
22.A Captopril-Digoxin Multicenter Research Group: Comparative effects of therapy with captopril and digoxin in patients with mild to moderate heart failure. JAMA 1988; 259: 539–44.
23. Davidenko JM, Nau GJ. Parasystole. In: Zipes DP, Rowlands DJ, eds. Progress in cardiology. Philadelphia: Lea & Febiger, 1988; 171–86.
24. Marriott HJL, Conover MH. Advanced concepts in arrhythmias. Parasystole. St. Louis: The C.V. Mosby Co., 1983; 211–29.

Deutschsprachige zusammenfassende Literatur

Naumann d'Alnoncourt C (Hrsg). Herzrhythmusstörungen. Invasive Diagnostik und Elektrotherapie. Springer Verlag: Berlin, Heidelberg 1986.

Neuss H. Bradykarde Rhythmusstörungen. In: Herzrhythmusstörungen. Springer Verlag: Berlin, Heidelberg, New York 1983, 549–615.

Kapitel 6
Tachykardien

Tachykardien [1]

Tachykardien sind definiert als drei oder mehr aufeinanderfolgende Erregungen mit einer Frequenz, die 100/min übersteigt. Höhere Frequenzgrenzen müssen bei Kindern angesetzt werden (z.B. 150–200/min im Säuglingsalter). Eine Tachykardie wird als sich selbst unterhaltend (sustained) bezeichnet, wenn sie für mehr als 30 s besteht, und als nicht selbst unterhaltend, wenn sie von kürzerer Dauer ist.

Basierend auf der Art des Beginns und des Fortganges können Tachykardien wie folgt klassifiziert werden:

1. *Paroxysmale Tachykardien* mit einem plötzlichen Beginn und einem plötzlichen Ende. Paroxysmale Tachykardien treten oft als chronisch intermittierende Störungen auf mit häufigen Anfällen in unterschiedlichen Zeitintervallen über eine lange Zeitdauer; sie können bei Kindern und Heranwachsenden Jahre oder auch das ganze Leben bestehen bleiben. Ohne weitere Spezifikation werden diese chronisch intermittierenden Störungen als „paroxysmale Tachykardien" bezeichnet.

2. *Nicht-paroxysmale Tachykardien*, bei denen die Herzfrequenz langsam zunimmt, wie z.B. bei der physiologischen Zunahme der Herzfrequenz. Sie sind die Ausnahme. Ein seltenes Beispiel einer nicht-paroxysmalen AV-Knoten-Tachykardie wird bei Digitalis-Intoxikation gefunden.

3. *Chronische Tachykardien.* Bei dieser Herzrhythmusstörung kann die Tachykardie über Monate oder Jahre bestehen. Ein bekanntes Beispiel ist das chronische Vorhofflimmern.

4. Fortdauernde *repetitive Tachykardien* mit ständigem Wechsel zwischen der Tachykardie und Sinusrhythmus (Abb. 6.12, S. 137 und 6.39, S. 176).

Supraventrikuläre Tachykardien [2-8]

Bei supraventrikulären Tachykardien erfolgt die Erregungsbildung vom Sinusknotenareal, vom Vorhof oder von AV-junktionalen Foci, die proximal der Bifurkation des His'schen Bündels liegen (Abb. 3.1, S. 37). Da im letzteren Falle die anatomische Struktur bereits zum Ventrikel gehört, kann auch von einem suprabifurkationalen Erregungsursprung gesprochen werden. Supraventrikuläre Tachykardien können auch bei Vorhofflattern (Abb. 6.15, S. 141), Vorhofflimmern (Abb. 6.21, S. 147) oder beim Präexitationssyndrom (Abb. 7.1, S. 189) auftreten.

1. Herzfrequenz: Wesentliches diagnostisches Merkmal für supraventrikuläre Tachykardien ist die Erfassung von drei oder mehr konsekutiven QRS-Komplexen von mehr als 100/min und supraventrikulärem Erregungsursprung.

2. QRS-Komplex: Das charakteristische EKG-Merkmal bei supraventrikulären Tachykardien ist ein QRS-Komplex, der ähnlich dem ist, der bei Sinusrhythmus aufgezeichnet wurde, obgleich geringe Unterschiede zwischen den Komplexen bei der Tachykardie und solchen bei Sinusrhythmus häufig sind. Der QRS-Komplex bei der Tachykardie kann geringgradig verbreitert (< 0,12 s) sein, die initiale Aufwärts- oder Abwärtsbewegung des QRS-Komplexes mag in sich verzögert sein, die QRS-Achse kann sich geringgradig während der Tachykardie verändern und die QRS-Amplitude kann vergrößert oder vermindert sein. Das ST-Segment kann gesenkt sein und die T-Welle invertiert.

Hauptbefund ist jedoch ein schmaler QRS-Komplex (< 0,12 s) (Abb. 3.10, S. 45 und 6.1). Ein QRS-Komplex von 0,12 s oder mehr wird bei Patienten gefunden, die einen vorher bestehenden Schenkelblock hatten (Abb. 6.2, S. 127) oder bei denen die Verbreiterung, insbesondere zu Beginn der Tachykardie, durch aberrante ventrikuläre Erregungsleitung verursacht ist (Abb. 6.3, S. 128).

Eine aberrante ventrikuläre Erregungsleitung kann bei jedem Typ der supraventrikulären Tachykardie auftreten. Ab einer bestimmten kritischen Herzfrequenz kann die AV-übergeleitete Erregung die Bifurkation des His'schen Bündels zu einem Zeitpunkt erreichen, zu dem einer der Schenkel gerade außerhalb und der andere noch in der Refraktärperiode ist (Abb. 3.11, S. 46). Der QRS-Komplex wird dann verbreitert, normalerweise zwischen 0,12 und 0,14 s.

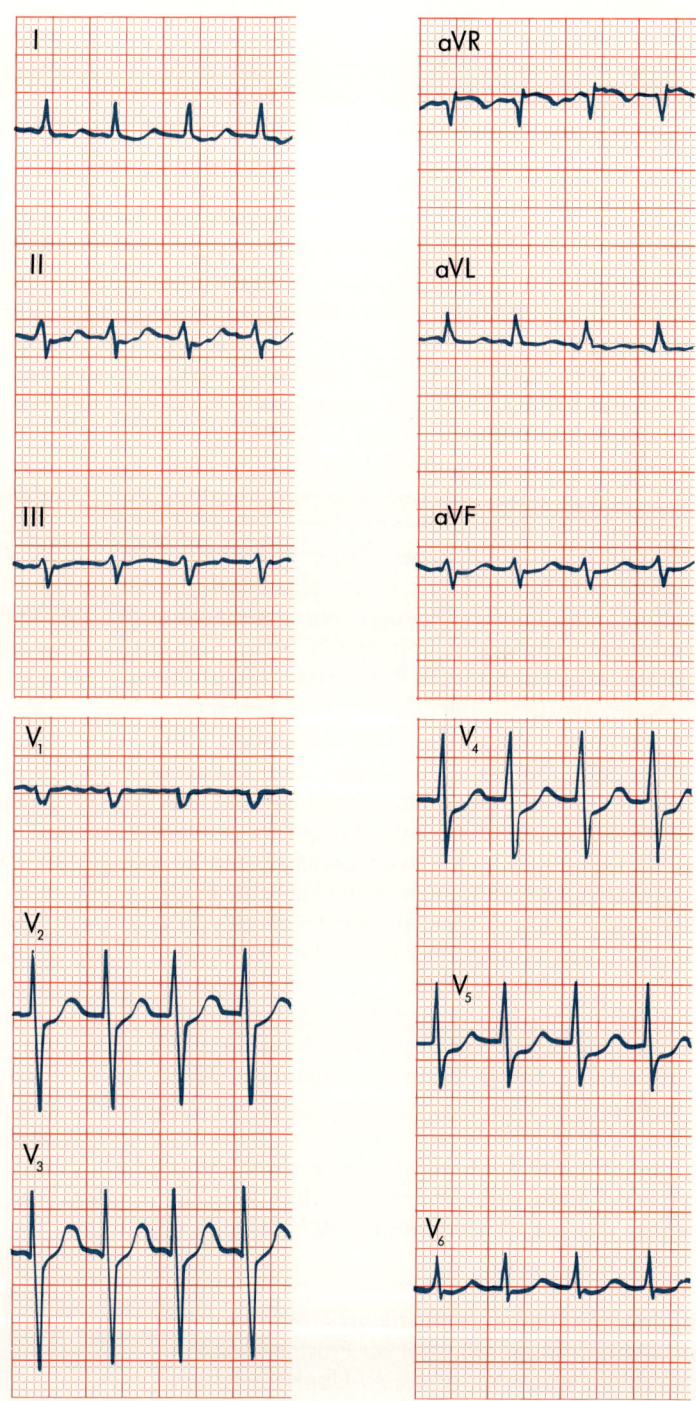

Abb. 6.1
Supraventrikuläre Tachykardie
(Kammerfrequenz ca. 190/min).
Schmale QRS-Komplexe (< 0,12 s
breit) sind der häufigste EKG-
Befund bei supraventrikulärer
Tachykardie. Da die Tachykardie
regelmäßig ist, kann Vorhofflimmern ausgeschlossen werden.
Eine weitergehende Klassifikation
der supraventrikulären Tachykardien kann lediglich durch
intrakardiale oder Ösophagus-
ableitung vorgenommen werden,
da eine atriale Erregung bei
diesem Patienten im Oberflächen-
EKG nicht sichtbar ist (s. auch
Abb. 6.10 B, S. 135).

Ein Rechtsschenkelblockmuster, ein rR'-Muster in den Abl. V_1 und V_2 mit einem schmalen r', das von einem großen R gefolgt wird (als Spitzname wird gelegentlich der Ausdruck „kleines rechtes, großes linkes Kaninchenohr" gebraucht) (Abb. 6.3, S. 128), wird bei etwa zwei Drittel der Patienten gesehen. Eine QRS-Konfiguration ähnlich der bei Sinusrhythmus, jedoch etwas verbreitert, wird bei einer Reihe von Patienten gefunden. Ein Linksschenkelblockbild mit einem rR'-Muster in den Abl. V_5-V_6 wird dagegen nur bei wenigen Patienten aufgezeichnet. Eine aberrante ventrikuläre Erregungsausbreitung kann unverändert von Beginn der Tachykardie an bestehenbleiben (Abb. 6.3 A). Häufig jedoch ist eine solche Erregungsausbreitungsstörung nur beim 1. QRS-Komplex nachzuweisen, bleibt gelegentlich aber für ein, zwei oder drei Erregungen bestehen und verschwindet dann (Abb. 6.3 B). Bei supraventrikulären Tachykardien mit einem unregelmäßigen Kammerrhythmus, vorwiegend bei Vorhofflimmern, ist eine gestörte ventrikuläre Erregungsausbreitung nur intermittierend vorhanden und erscheint irregulär (Abb. 6.23, S. 149). Teilweise kann dieses Phänomen durch die Beziehungen zwischen der Dauer der Refraktärperiode und der Länge des vorangehenden RR-Intervalls erklärt werden. Je länger das vorausgehende RR-Intervall ist, desto länger ist die Refraktärperiode, die darauf folgt, und um so größer ist möglicherweise der Unterschied zwischen den Refraktärperioden der einzelnen Schenkel des Erregungsleitungssystems. Daher ist eine Folge des RR-Intervalles zwischen lang und kurz, d.h. wenn ein längeres RR-Intervall (X) einem kurzen RR-Intervall (Y) vorausgeht, ein Erscheinungsbild, das eine aberrante ventrikuläre Erregungsausbreitung begünstigt. Es wird Ashman-Phänomen genannt (Abb. 3.11 B, S. 46).

Aberrante intraventrikuläre Erregungsausbreitung ist lediglich ein funktionelles Phänomen ohne klinische Signifikanz, das mit der Tachykardie auftritt und mit ihr verschwindet.

3. AV-Überleitung: Die lange Refraktärperiode des AV-Knotens (Abb. 3.14, S. 49) wirkt als Pförtnerfunktion, die das Ventrikelmyokard vor der AV-Überleitung sehr schneller atrialer Erregungen, z.B. bei Vorhofflim-

mern oder -flattern schützt. Beim Erwachsenen und Heranwachsenden liegt die obere Grenzfrequenz für die AV-Überleitung bei supraventrikulären Erregungen in etwa zwischen 220 und 160/min. Ganz allgemein ist die Leitungskapazität des AV-Knotens geringer bei Älteren (bis herunter zu 100 Impulse/min) und höher bei Jüngeren (bis zu 250 Impulse/min). Im Kindes- und Säuglingsalter ist die Refraktärperiode des AV-Leitungssystems mitunter sehr kurz, und dies erklärt, daß sehr schnelle supraventrikuläre Tachykardien, die mitunter beim Säugling auftreten, gleich zu hohen Kammerfrequenzen führen und so Ursache einer Dekompensation oder eines Schocks sein können. Das Risiko einer schnellen AV-Überleitung bei Patienten mit WPW-Syndrom, die über einen besonders schnellen Überleitungsweg zwischen Vorhöfen und Ventrikeln verfügen, wird in Kapitel 7 behandelt (Abb. 7.13, S. 202/203 und 7.14, S. 204).

4. Vorhoferregungen: Je nach Art der Vorhoferregung kann bei supraventrikulären Tachykardien eine Klassifikation vorgenommen werden: Sinustachykardien, Vorhoftachykardien, AV-Knotentachykardien, Vorhofflattern, Vorhofflimmern und letztlich die Vorhoferregungen bei Tachykardien im Rahmen eines WPW-Syndroms (s. Kapitel 7).

Es kann oft jedoch sehr schwierig oder unmöglich werden, die Vorhoferregungen (P-Wellen, Flatterwellen oder Fibrillieren) im Oberflächen-EKG genau zu unterscheiden, insbesondere wenn die Kammerfrequenz sehr schnell ist und die QRST-Komplexe dicht aufeinanderfolgen. In der EKG-Aufzeichnung in Abb. 6.1 können P-Wellen in keiner der 12 Ableitungen des Oberflächen-EKGs erkannt werden. Ohne Hilfe einer Ösophagus-Ableitung oder einer intraatrialen Ableitung kann die endgültige Diagnose nur unspezifische supraventrikuläre Tachykardie lauten. Vorhofflimmern kann wegen der Regelmäßigkeit des Kammerrhythmus ausgeschlossen werden, der nicht in Übereinstimmung mit dem Flimmerprozeß zu bringen ist (Abb. 3.6, S. 43).

A Der QRS-Komplex ist verbreitert (0,16 s) mit einem positiven monophasischen, gering
verzögerten Ausschlag, einem
nahezu rR'- Muster in Abl. V₆
und einem Linksschenkelblockbild (Kapitel 9, Abb. 9.4,
S. 228). Würde der Patient
während eines Anfalles von
Tachykardie aufgenommen,
würde anhand des QRS-Kom-
plexes während der Tachy-
kardie allein mit hoher Wahrscheinlichkeit die Diagnose
einer ventrikulären Tachykardie gestellt werden.

B Wenn das QRS-Muster des
Linksschenkelblocks unverändert nach Konversion zu
Sinusrhythmus bleibt, bestätigt die Gleichheit des QRS-
Komplexes bei der Tachy-
kardie und während Sinus-
rhythmus die Diagnose einer
supraventrikulären Tachy-
kardie.

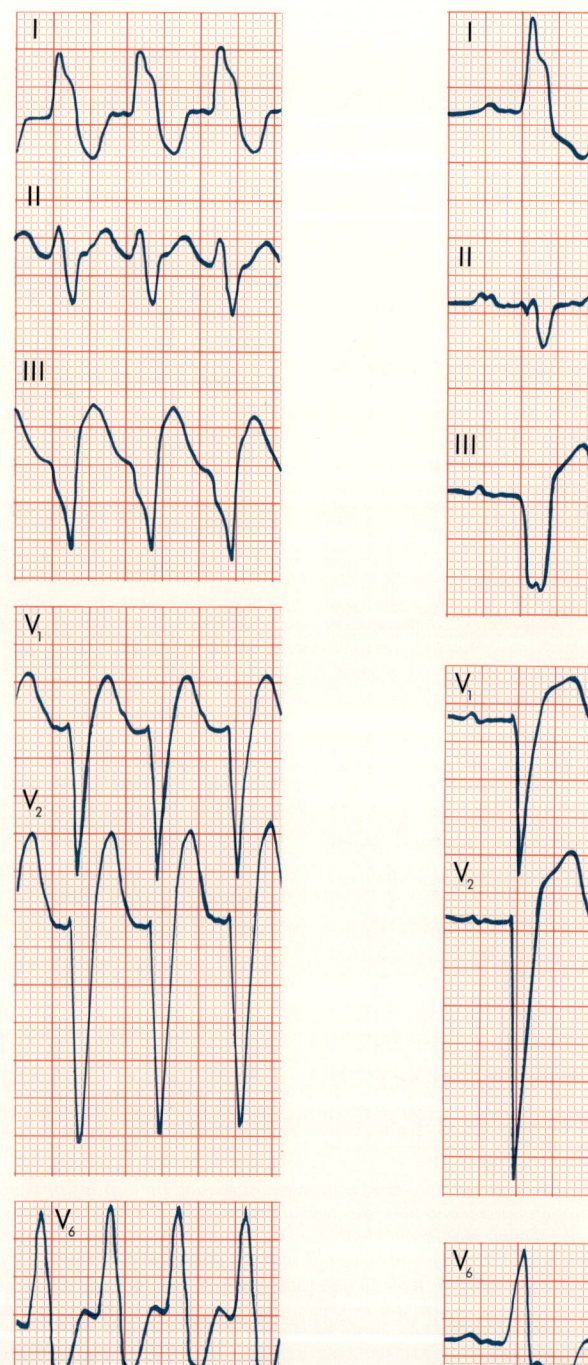

Abb. 6.2
Supraventrikuläre Tachykardie bei einem Patienten mit Schenkelblock

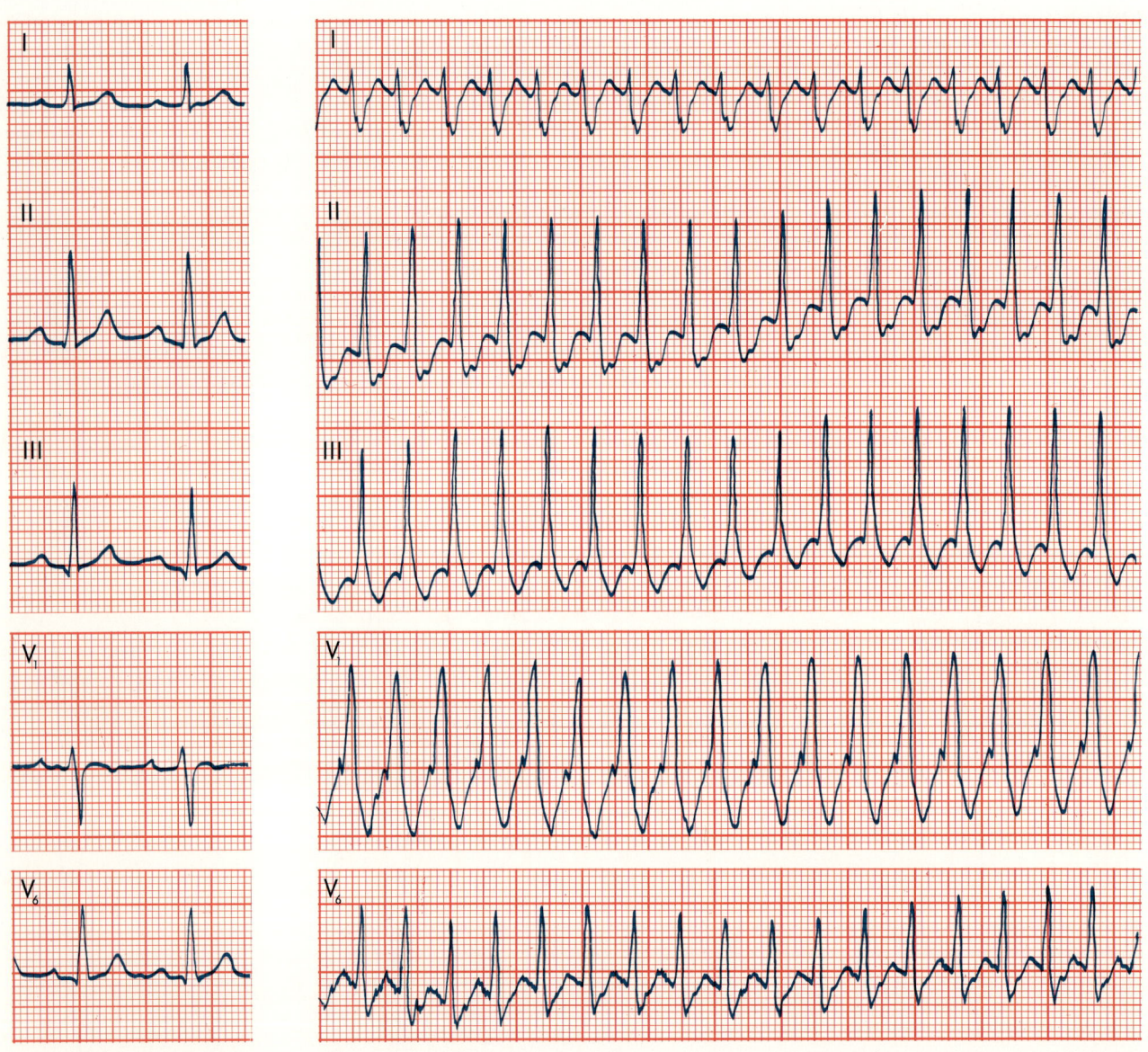

A Aberrante ventrikuläre Erregungsausbreitung bei supraventrikulärer Tachykardie mit plötzlichem Einsetzen der ventrikulären Erregungsausbreitungsstörung über die gesamte Dauer der Tachykardie. Links: Sinusrhythmus mit einem schmalen QRS-Komplex (< 0,12 s). Rechts: Tachykardie mit regulärem Rhythmus und einer Frequenz von 224/min, bei dem der QRS-Komplex sich deutlich von dem bei Sinusrhythmus unterscheidet. QRS ist verbreitert (0,14 s) mit einem rR'-Bild des Rechtsschenkelblocks. Das Rechtsschenkelblockbild deutet auf die supraventrikuläre
Tachykardie hin, schließt aber eine ventrikuläre Tachykardie nicht aus. Die Diagnose der supraventrikulären Tachykardie (AV-Knotentachykardie) mit aberranter ventrikulärer Erregungsausbreitung und einer im QRS-Komplex verborgenen retrograden P-Welle wurde durch eine
spätere elektrophysiologische Untersuchung bestätigt.

Abb. 6.3: Supraventrikuläre Tachykardien mit aberranter ventrikulärer Erregungsausbreitung

Differentialdiagnose

Eine QRS-Konfiguration, die der bei supraventrikulärer Tachykardie mit aberranter intraventrikulärer Erregungsleitung ähnelt, kann bei ventrikulären Tachykardien auftreten. Jedoch muß das ganze Spektrum der zusätzlichen Charakteristika der ventrikulären Tachykardie in einer solchen Situation zur Differentialdiagnose herangezogen werden (s. unter „Ventrikuläre Tachykardie" und Abb. 6.25–6.31, S. 155–161). Wesentliche Merkmale, die für die Diagnose supraventrikuläre Tachykardie mit aberranter intraventrikulärer Erregungsleitung sprechen, sind:

– eine QRS-Breite von „nur" 0,12–0,14 s
– eine rechtsschenkelblockartige Erregungsausbreitung
– eine QRS-Konfiguration, die der bei Sinusrhythmus ähnelt.

Während der EKG-Überwachung auf der Intensivstation und mehr noch bei einer 24-Stunden-EKG-Aufzeichnung können Artefakt-Arrhythmien zu erheblichen differentialdiagnostischen Problemen führen, z.B. eine Artefakt-Arrhythmie, die durch Zähneputzen hervorgerufen wird – ein nicht seltenes und unangenehmes Problem (Abb. 6.4, S. 130).

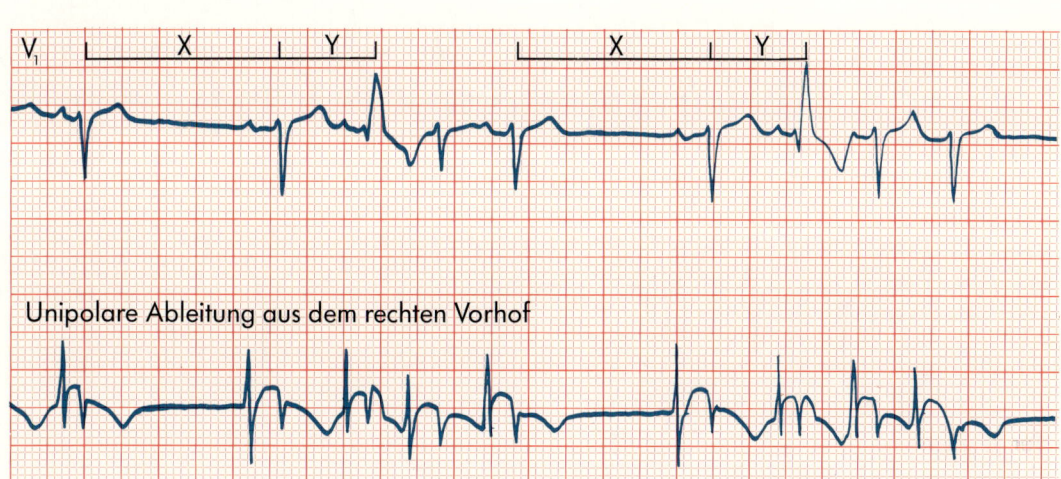

B Repetitive supraventrikuläre (atriale) Tachykardie mit aberranter ventrikulärer Erregungsausbreitung bei der jeweils ersten Erregung während der Tachykardie. Der erste QRS-Komplex in den 2 Episoden der supraventrikulären Tachykardie, die je aus drei Erregungen besteht, ist auf 0,12 s verbreitert. Diese Verbreiterung kann durch aberrante ventrikuläre Erregungsausbreitung erklärt werden, da:

- der verbreiterte QRS-Komplex einer langen-kurzen RR-Intervallfolge (X-Y) folgt (Ashman-Phänomen);
- sich eine P-Welle zwischen dem verbreiterten QRS-Komplex und der T-Welle des vorangehenden Sinuskomplexes findet;
- sich ein verbreiterter QRS-Komplex mit einem rR'-Muster in V₁ entsprechend einem Rechtsschenkelblockbild findet (Kapitel 9, Abb. 9.3, S. 227 und 9.4, S. 228).

Abb. 6.3 (Fortsetzung)

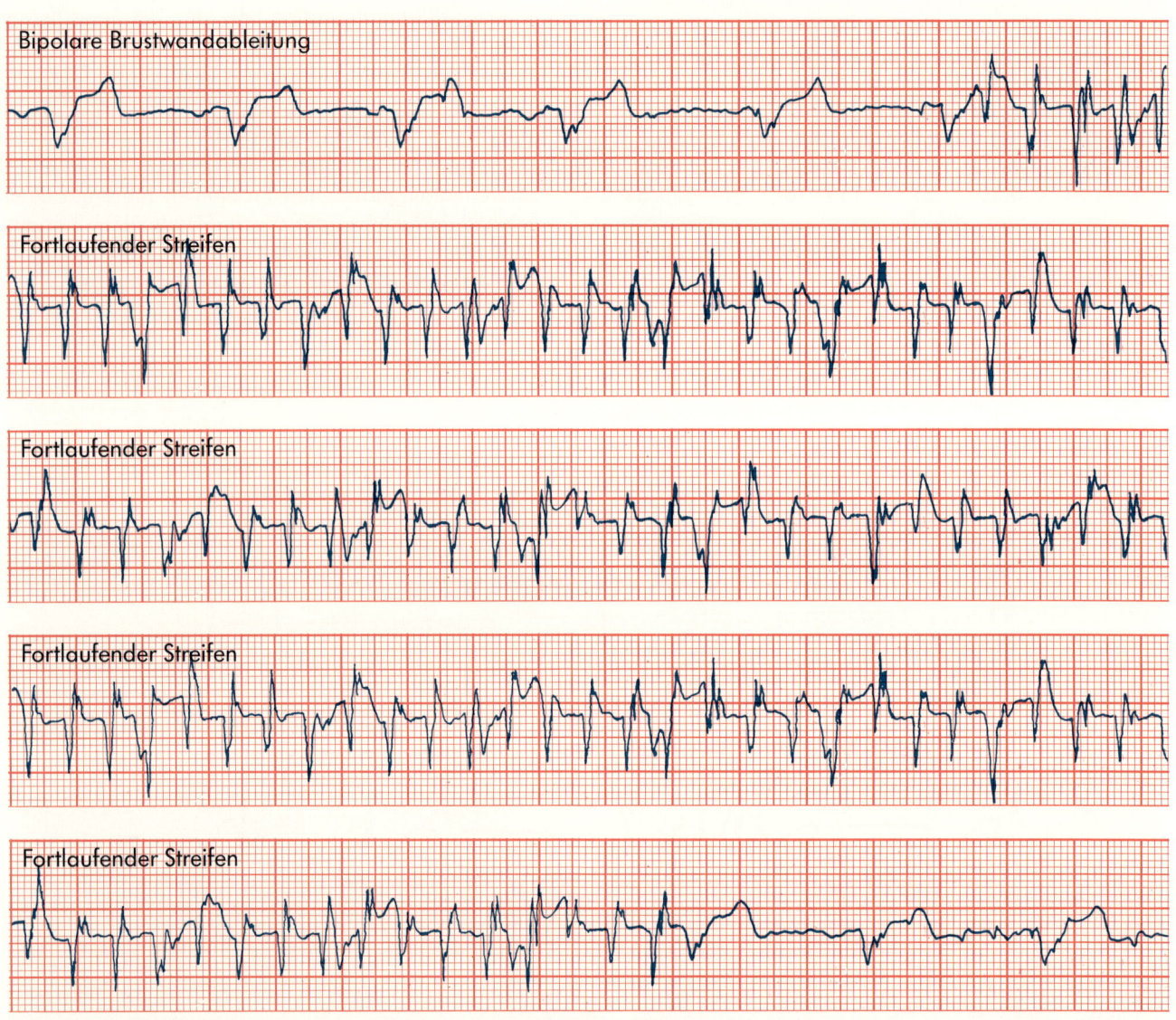

Bipolare Brustwandableitung

Fortlaufender Streifen

Fortlaufender Streifen

Fortlaufender Streifen

Fortlaufender Streifen

Abb. 6.4
Durch Artefakte vorgetäuschte supraventrikuläre Tachykardie, hervorgerufen durch Zähneputzen. 25-jährige Frau, die wegen unklarer Bewußtlosigkeit in die Klinik aufgenommen wurde. Das EKG wurde durch Telemetrie am frühen Morgen aufgezeichnet. Die Patientin fühlte keinerlei Beschwerden während der Aufzeichnung. Sie putzte friedlich ihre Zähne bei einer Herzfrequenz, die nach dem EKG 255/min gewesen wäre. Solche EKG-Artefakte, die eine schnelle supraventrikuläre Tachykardie vortäuschen, finden sich häufig während des Zähneputzens. Die Tatsache eines Artefakt-EKG wird beim Überblick über das gesamte EKG wahrscheinlicher, da mit einiger Phantasie die ursprünglichen QRS-Komplexe mit regelmäßigem Rhythmus und gleicher Frequenz während der „Tachykardie" identifiziert werden können.

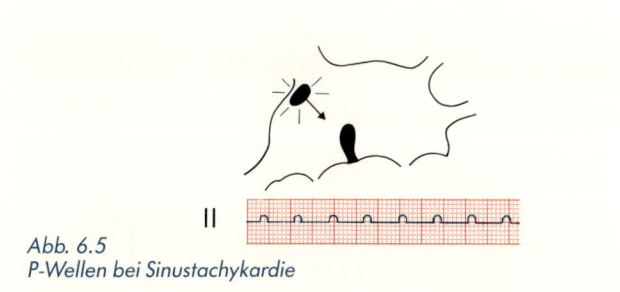

Abb. 6.5
P-Wellen bei Sinustachykardie

Sinustachykardie[2]

Die Erregungsbildung erfolgt im Sinusknoten (Abb. 6.5). Die erhöhte Entladungsfrequenz beruht meistenteils auf einer erhöhten Automatie. Eine sehr seltene Form der Sinustachykardie, meistenteils als repetitive Form auftretend, beruht auf einem Mikro-Reentry in der Sinusknotenregion mit Einschluß von Teilen des Atriums in den Reentry-Kreis.

EKG-Diagnose

P-Wellen können vor den QRS-Komplexen identifiziert werden mit einem PQ-Intervall, das der Herzfrequenz entspricht. Die P-Wellen sind identisch mit denen, die bei normalem Sinusrhythmus gefunden werden und zeigen eine positive Polarität in Abl. I, II und V_6 und gewöhnlich auch in Abl. III und aVF (Abb. 6.6). Die Vorhoffrequenz beträgt dabei zwischen 100–140/min, selten darüber.

Symptome

Sie werden in hohem Maße von der zugrundeliegenden Erkrankung bestimmt.

Ätiologie

Eine Sinustachykardie tritt physiologisch auf bei Schock, Fieber, Angst, Hyperthyreose, manifester Herzinsuffizienz, akutem Herzinfarkt usw. Sinustachykardie kann ausgelöst oder beschleunigt werden durch Parasympathikolytika wie Atropin und Ipratropiumbromid und auch durch Disopyramid oder durch sympathikomimetische Pharmaka wie Katecholamine.

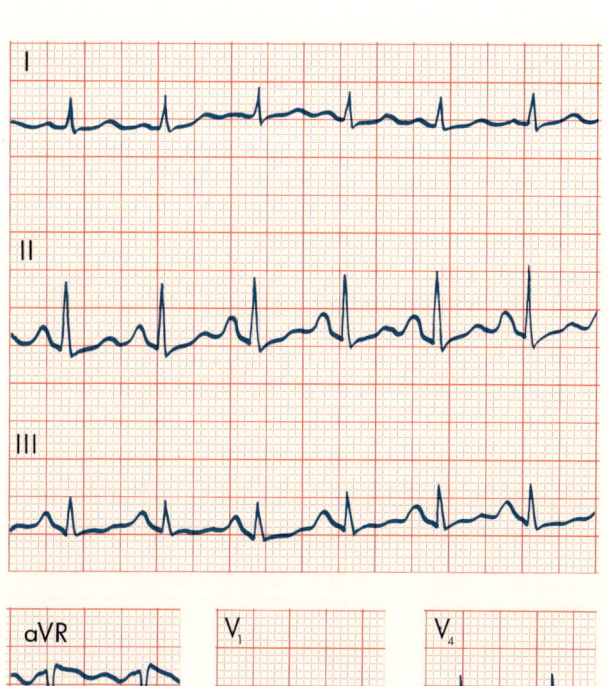

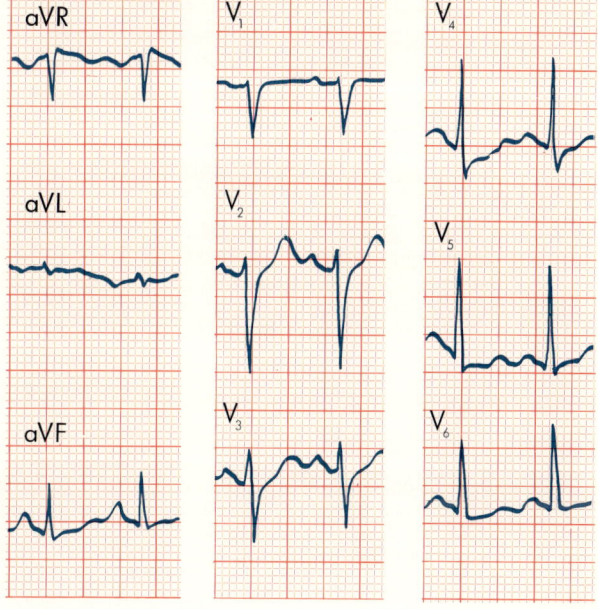

Abb. 6.6
Sinustachykardie: Positive P-Wellen in den Abl. I, II, aVF, V_5 und V_6 von gleicher Konfiguration wie Sinus-P-Wellen.
Herzfrequenz 117/min

Zusätzliche Untersuchungen: Röntgenbild der Brust-organe, Laboruntersuchungen (z.B. Hämoglobin), in vitro Schilddrüsentests usw.

Behandlung

Die Diagnose der zugrundeliegenden Erkrankung und deren Behandlung ist gewöhnlich die einzige Form der indizierten und benötigten Therapie. Im Rahmen psychovegetativer Syndrome kann beim symptomatischen Patienten eine medikamentöse Therapie, in erster Linie mit Betarezeptorenblockern, angewandt werden.

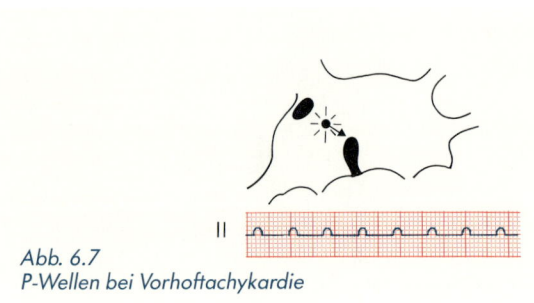

Abb. 6.7
P-Wellen bei Vorhoftachykardie

Vorhoftachykardien [2–5, 9–13]

Vorhoftachykardien sind seltene Formen der supra-ventrikulären Tachykardie. Der Erregungsursprung ist meistens im oberen Teil des rechten Vorhofes lokalisiert (Abb. 6.7), gelegentlich im unteren Teil und sehr selten im linken Vorhof. Die erhöhte Erregungsbildung beruht meistenteils auf einem Mikro-Reentry-Vorgang.

EKG-Diagnose

P-Wellen gehen den QRS-Komplexen entweder mit einem der Herzfrequenz entsprechenden oder häufig auch verlängerten PQ-Intervall voraus. Die P-Wellen unterscheiden sich in ihrer Konfiguration von denen bei Sinusrhythmus. Bei Erregungsursprung im oberen Anteil des rechten Vorhofes (Abb. 6.7) sind sie von fast gleicher Polarität: positiv in den Abl. I, II, V_6 und gewöhnlich auch in III und aVF. Bei Erregungsursprung in den tieferen Anteilen des rechten Vorhofes gleichen sie denen bei retrograder Erregung mit negativer Polarität in den Abl. II, III und aVF. Die P-Wellen können in der T-Welle liegen und sind dann schwierig zu identifizieren (Abb. 6.8 A). Sind die P-Wellen sichtbar, treten sie mit Zeitabstand voneinander auf, und es bildet sich eine isoelektrische Linie zwischen ihnen (Abb. 6.8 B). Ein häufiger Befund ist eine 1:1 AV-Überleitung (Abb. 5.10 A, S. 113); eine 2:1 Überleitung kann vorkommen und kann alternieren mit einer 1:1 Überleitung, häufig verbunden mit Veränderungen des PQ-Intervalls (Abb. 6.8 B), und wird paroxysmale atriale Tachykardie (PAT) mit Block genannt.

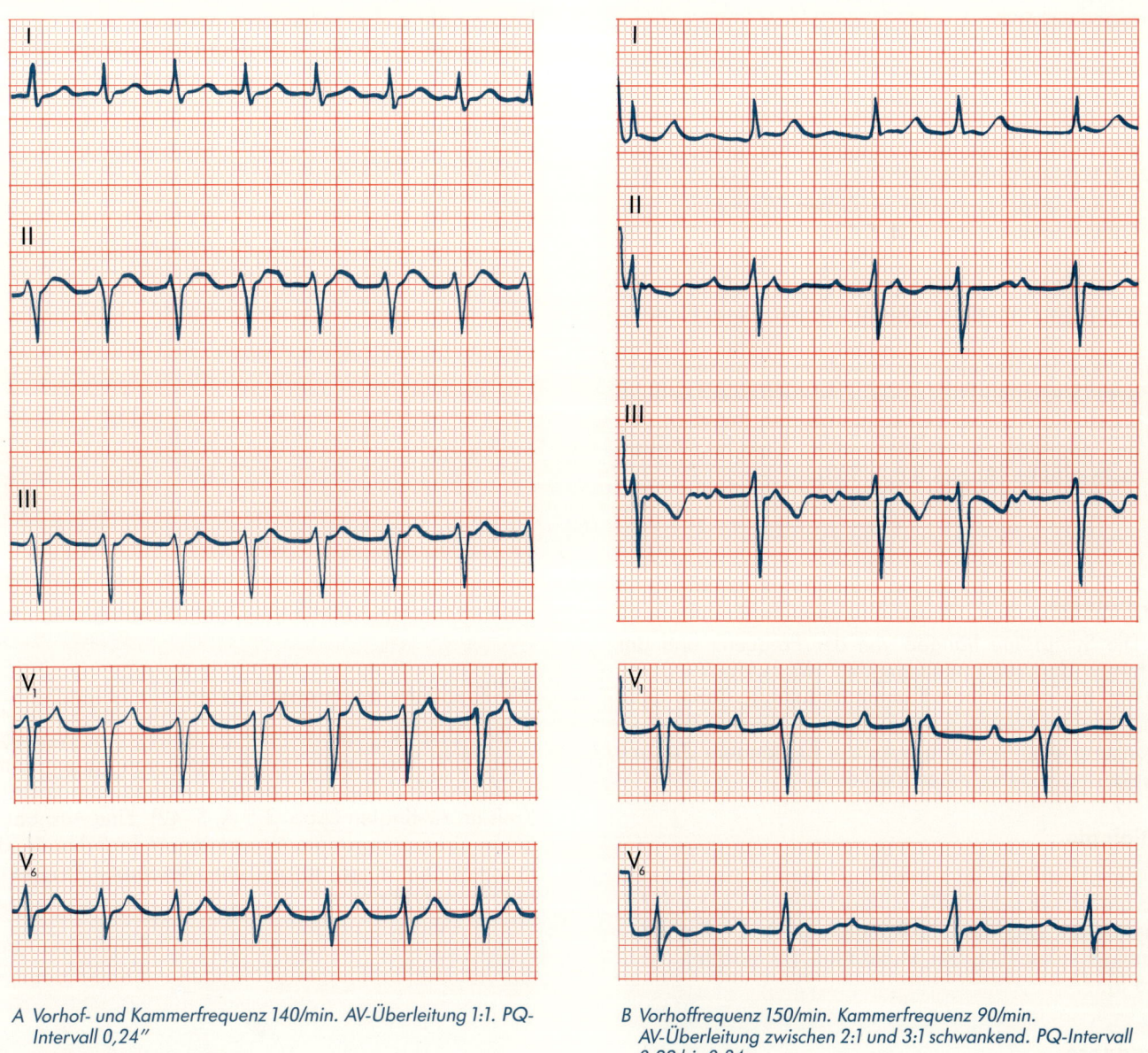

A Vorhof- und Kammerfrequenz 140/min. AV-Überleitung 1:1. PQ-
Intervall 0,24"

B Vorhoffrequenz 150/min. Kammerfrequenz 90/min.
AV-Überleitung zwischen 2:1 und 3:1 schwankend. PQ-Intervall
0,22 bis 0,34 s

Abb. 6.8
Vorhoftachykardie. Die P-Wellen sind positiv in Abl. II mit einer isoelektrischen Linie dazwischen. EKG eines 42 Jahre alten Mannes mit
Leukämie und autoptisch gesicherten leukämischen Infiltraten im Vorhof- und Ventrikelmyokard.

Differentialdiagnose

Folgende Differentialdiagnosen sollten in Betracht gezogen werden:

- Sinustachykardie: Eine Vorhoffrequenz > 150/min spricht gegen eine Sinustachykardie.

- AV-Knoten-Tachykardien und WPW-Tachykardien: Die P-Welle ist retrograd erregt, d.h. negativ in Abl. II, mit einer typischen zeitlichen Zuordnung zum QRST-Komplex (Abb. 6.11, S. 136).

- Vorhofflattern: In allen Ableitungen muß nach der typischen Flatterlinie gesucht werden. Diese Flatterlinie ist charakterisiert durch eine kontinuierliche Fluktuation, bei der eine Flatterwelle in die andere übergeht (Sägezahn-Phänomen), und steht damit in deutlichem Kontrast zu den abgrenzbaren P-Wellen und der abgrenzbaren isoelektrischen Linie bei Vorhoftachykardien (Abb. 6.8 B, S. 133).

Symptome

Die Symptome hängen von der Frequenz und der Schwere der zugrundeliegenden Herzerkrankung ab. Außer bei sehr hohen Kammerfrequenzen (über 200/min) können Patienten ohne zugrundeliegende Herzkrankung eine Vorhoftachykardie für längere Zeit mit nur geringen Symptomen tolerieren.

Ätiologie

Sie ähnelt der AV-Knoten-Tachykardie. Paroxysmale atriale Tachykardie (PAT) mit Blockbildung kann als Zeichen einer Digitalis-Intoxikation auftreten, wird aber häufiger ohne Digitalis-Medikation beobachtet (Abb. 6.8 B).

Prognose

Sie hängt vom Schweregrad der zugrundeliegenden Herzerkrankung ab. Wiederholtes Auftreten mit normalen Überlebenschancen werden bei sonst gesunden jungen Menschen mit paroxysmaler Vorhoftachykardie beobachtet.

Zusätzliche Untersuchungen

Patienten, bei denen die paroxysmale Vorhoftachykardie nicht auf Medikamente anspricht, sollten an ein kardiologisches Zentrum zur elektrophysiologischen Untersuchung überwiesen werden.

Behandlung

Wie bei AV-Knoten-Tachykardien.

AV-Knoten-Tachykardien [2-5, 12, 14, 15]

Der Ursprungsort der Erregung liegt im AV-Knoten (Abb. 6.9). Bei einem hohen Anteil von Patienten mit AV-Knoten-Tachykardien besteht jedoch ein Reentry-Kreis im AV-Knoten (Abb. 3.5 A, S. 42). Eine Ausnahme ist die nichtparoxysmale AV-junktionale Tachykardie, die meistens auf einer ausgelösten Automatie (triggered automaticity) beruht.

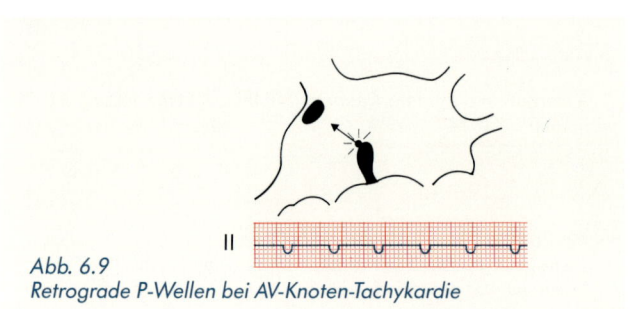

Abb. 6.9
Retrograde P-Wellen bei AV-Knoten-Tachykardie

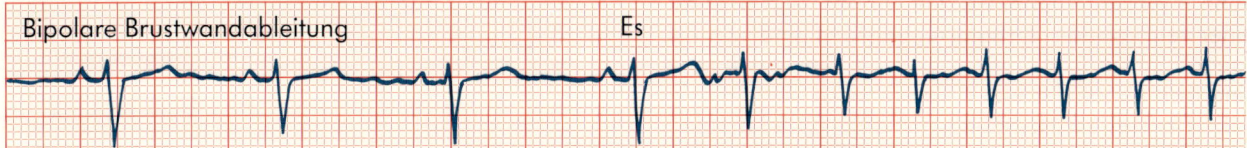

A Bei Sinusrhythmus wird durch eine supraventrikuläre Extrasystole die Tachykardie ausgelöst.

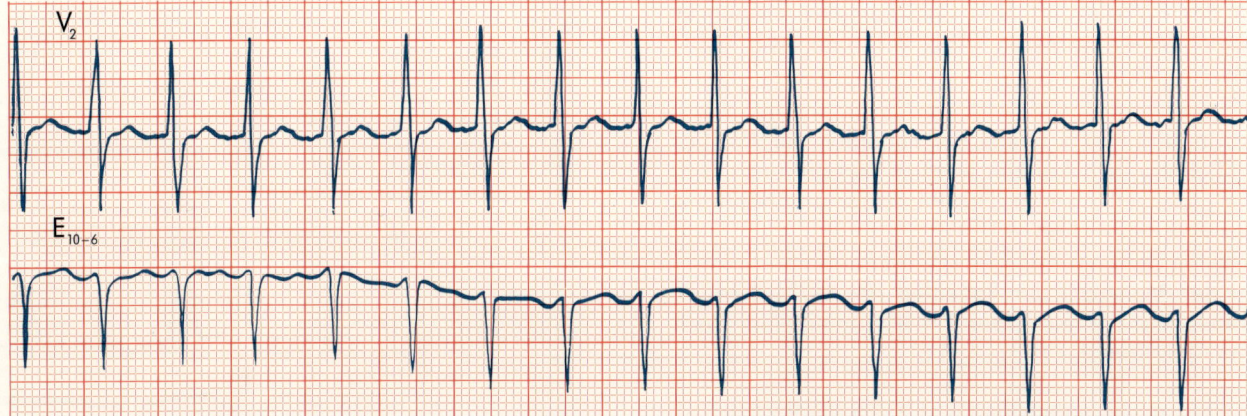

B Während der Tachykardie keine P-Wellen erkennbar, die Ösophagus-Ableitung E_{10-6} zeigt aber, daß die Vorhofaktivität in der Kammeraktivität verborgen ist. Dies spricht für eine AV-Knoten-Tachykardie.

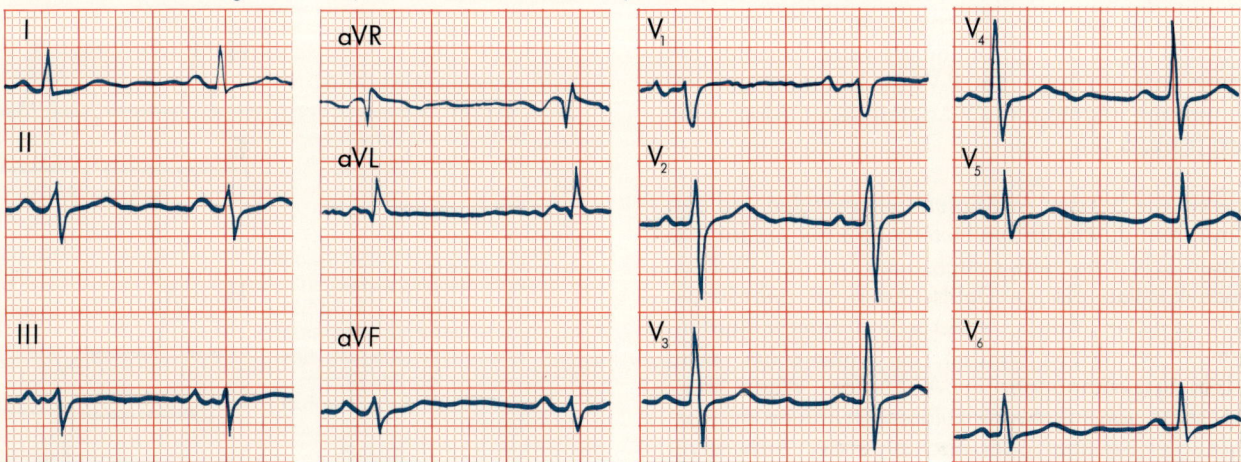

C EKG mit 12 Ableitungen während Sinusrhythmus: Kein pathologischer Befund.

Abb. 6.10
AV-Knoten-Reentry-Tachykardie (die Abbildungen stammen vom gleichen Patienten). Während der Tachykardie zeigt das EKG schmale QRS-Komplexe mit regelmäßigem Rhythmus und einer Frequenz von 150/min, aber keine P-Wellen. Die Vorhoferregung kann erst im Ösophagus-Elektrokardiogramm sichtbar gemacht werden und spricht für eine AV-Knoten-Reentry-Tachykardie. Die Diagnose wurde später durch elektrophysiologische Untersuchungen bestätigt.

EKG-Diagnose

Wenn P-Wellen erkannt werden können, entsprechen sie einer retrograden Vorhoferregung und sind von einer gegensinnigen Polarität zum P bei Sinusrhythmus. Sie sind also negativ in Abl. II, gewöhnlich auch in aVF und III. Da sie jedoch häufig mit dem QRS-Komplex zusammenfallen, können sie meist nicht im Oberflächen-EKG identifiziert werden. Die Zeitverhältnisse zwischen der P-Welle und dem QRS-Komplex können in folgender Weise variieren (Abb. 6.11 und Abb. 3.13, S. 48):

A. Bei ungefähr zwei Drittel der Patienten mit AV-Knoten-Reentry-Tachykardien werden Vorhöfe und Kammer gleichzeitig erregt. Das P ist dann im QRS-Komplex verborgen (Abb. 6.11 A).

B. Bei der Mehrzahl der Patienten des verbleibenden Drittels liegt die retrograde P-Welle unmittelbar nach dem QRS-Komplex (Abb. 6.11 B).

C. Nur bei wenigen Patienten findet sich die P-Welle vor dem QRS-Komplex mit einem $R_1P' > P'R_2$, wobei P' die retrograde P-Welle, R_1 den vorangehenden und R_2 den auf die P-Welle folgenden QRS-Komplex bedeutet (Abb. 6.11 E). Die meisten der Patienten mit dieser seltenen Lage der P-Welle leiden unter fortwährenden repetitiven AV-Knoten-Reentry-Tachykardien (Abb. 6.12).

Ebenso wie bei den AV-Knoten-Extrasystolen und den AV-Rhythmen durch passive Heterotopie bei Ausfall des primären Schrittmachers sollten auch bei den AV-Knoten-Tachykardien die im Deutschen noch gebräuchlichen Ausdrücke „oberer, mittlerer und unterer Knotenrhythmus" vermieden werden. Sie entsprechen nicht den Leitungsbedingungen im AV-Knoten. Wenn überhaupt, sollte von supraventrikulären Rhythmen mit vorzeitiger, gleichzeitiger oder nachfolgender Vorhoferregung gesprochen werden, wobei die vorzeitige Erregung lediglich durch eine lange retrograde Leitungszeit zu den Vorhöfen bedingt ist, d.h. im Prinzip eine Pseudo-Vorzeitigkeit besteht.

Die Vorhoffrequenz liegt meist zwischen 140 und 180/min, aber Frequenzen bis zu 250/min können beobachtet werden.

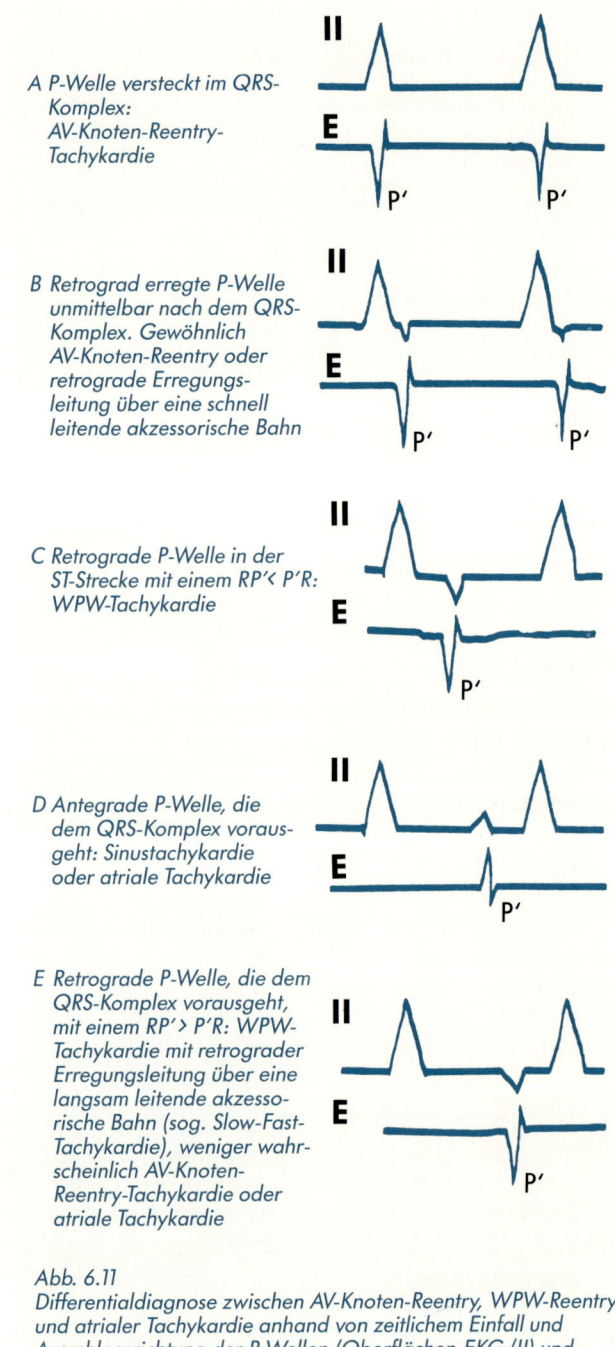

A P-Welle versteckt im QRS-Komplex:
AV-Knoten-Reentry-Tachykardie

B Retrograd erregte P-Welle unmittelbar nach dem QRS-Komplex. Gewöhnlich AV-Knoten-Reentry oder retrograde Erregungsleitung über eine schnell leitende akzessorische Bahn

C Retrograde P-Welle in der ST-Strecke mit einem RP'< P'R: WPW-Tachykardie

D Antegrade P-Welle, die dem QRS-Komplex vorausgeht: Sinustachykardie oder atriale Tachykardie

E Retrograde P-Welle, die dem QRS-Komplex vorausgeht, mit einem RP'> P'R: WPW-Tachykardie mit retrograder Erregungsleitung über eine langsam leitende akzessorische Bahn (sog. Slow-Fast-Tachykardie), weniger wahrscheinlich AV-Knoten-Reentry-Tachykardie oder atriale Tachykardie

Abb. 6.11
Differentialdiagnose zwischen AV-Knoten-Reentry, WPW-Reentry und atrialer Tachykardie anhand von zeitlichem Einfall und Ausschlagsrichtung der P-Wellen (Oberflächen-EKG (II) und Ösophagus-EKG (E)).

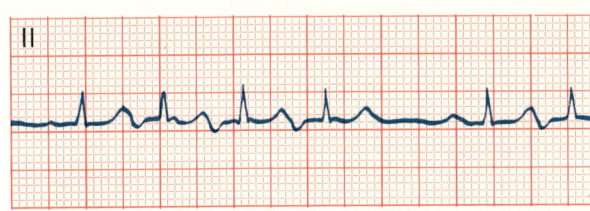

Abb. 6.12
Repetitive AV-Knoten-Reentry-Tachykardie vom permanenten Typ. 26-jährige Frau mit einer ständigen Herzfrequenz von 130– 150/min, wahrscheinlich seit Geburt. Normale Belastungs- fähigkeit, keine Symptome. Geringe Dilatation des linken Ven- trikels im Echokardiogramm. Sonst keine Zeichen einer Herzer- krankung. Zwei Folgen einer Tachykardie mit einem dazwischen- liegenden PQRST-Komplex. Die Tachykardie kommt wahrschein- lich aus dem AV-Knoten, da die P-Wellen retrograd erregt wer- den und die QRS-Komplexe schmal sind und identisch mit denen bei Sinusrhythmus. Herzfrequenz bei der aufgezeichneten Tachy- kardie zwischen 150 und 180/min.

Differentialdiagnose

Vorhofflattern mit 2:1 AV-Überleitung kann für eine AV-Knoten-Tachykardie gehalten werden, da die Nega- tivität zwischen zwei Flatterwellen retrograde P-Wellen vortäuschen kann. Eine sorgfältige Analyse aller 12 Ab- leitungen wird meistenteils das Vorhandensein von Flat- terlinien in einer oder mehreren Ableitungen belegen.

Die Ausschlagsrichtung der P-Wellen und die Zeitbe- ziehungen zwischen der P-Welle und dem QRS-Kom- plex können für die Analyse und die Differenzierung zwischen AV-Knoten, WPW- und Vorhoftachykardien herangezogen werden (Abb. 6.11).

Symptome

Die Symptome hängen ab von den Beziehungen zwi- schen der Dauer des Anfalls, der Herzfrequenz und der Schwere einer zugrundeliegenden Herzerkrankung. Bei sonst gesunden jungen Menschen führen die Tachykar- dieanfälle gewöhnlich zu einem Gefühl des schnellen Herzschlages oder eines Flatterns in der Brust. Manche Patienten bemerken eine sehr schnelle Herzfrequenz überhaupt nicht und klagen lediglich über eher diffuse Symptome wie Angst, Kurzatmigkeit, Müdigkeit oder

leichten Schwindel. Bei den Anfällen oder kurz danach kommt es häufig zu einer Harnflut (Urina spastica).

Ätiologie

Einmal auftretende AV-Knoten-Tachykardien ohne Wie- derholungstendenz können durch Infekte, hauptsäch- lich Pneumonie, jedoch auch durch akute kardiale Er- krankungen, wie Myokardinfarkt und Lungenembolie, hervorgerufen werden. Gewöhnlicherweise beginnt der Tachykardie-Anfall plötzlich, wie angeschaltet. Es gibt jedoch eine andere Form, die traditionell nicht-paroxys- male AV-Knoten-Tachykardie genannt wird und die cha- rakterisiert ist durch einen graduellen Anstieg der Fre- quenz von 60/min auf etwa 130/min, jedoch meistenteils nicht mehr. Dieser Anstieg der Herzfrequenz geschieht über Stunden oder Tage und wird meistens hervorgeru- fen durch eine Digitalis-Intoxikation (Kapitel 12).

Paroxysmale AV-Knoten-Tachykardien mit wiederhol- ten Anfällen über eine längere Zeitperiode, d.h. Wo- chen, Monate oder Jahre, können bei einer Anzahl chronischer Herzerkrankungen, z.B. bei chronisch- ischämischer Herzerkrankung, Kardiomyopathien oder Klappenerkrankungen, auftreten.

Beim sonst jungen Gesunden mit paroxysmalen su- praventrikulären Tachykardien liegen AV-Knoten-Re- entry-Tachykardien in mehr als der Hälfte der Fälle vor, Tachykardien bei WPW-Syndrom in etwa 35–40% und Vorhoftachykardien nur in einem sehr geringen Pro- zentsatz. Die Anfälle von AV-Knoten-Reentry-Tachy- kardien können bereits während der Kindheit beginnen, sie können sich im Jugend- oder Erwachsenenalter erst- malig manifestieren, aber nach den ersten Anfällen ist die Wiederholungsrate hoch, wenngleich mit sehr un- terschiedlichen und nicht vorhersagbaren Intervallen, die von Tagen bis zu Jahren zwischen den Anfällen rei- chen.

Prognose

Die Prognose hängt im wesentlichen von der zu- grundeliegenden Herzerkrankung ab. Die Lebenser- wartung eines gesunden jungen Menschen mit paroxys- malen AV-Knoten-Reentry-Tachykardien ist mit hoher Wahrscheinlichkeit normal.

Behandlung

Akuter Anfall

1. Suche und Behandlung auslösender Faktoren, wie Digitalis-Intoxikation, Infektion, Pneumonie.

2. Anwendung verschiedener vagusstimulierender Maßnahmen wie Karotismassage, Vasalva'scher Preßdruckversuch, Hockstellung, Auslösung eines Würgereflexes usw.

3. Intravenöse Arzneimittelbehandlung: Verapamil, ein Klasse-IC-Antiarrhythmikum (Ajmalin, Propafenon, Flecainid) oder ein Klasse-IA-Medikament (Procainamid, Disopyramid, Chinidin). Insbesondere bei AV-Knoten-Reentry-Tachykardien ist jedoch Verapamil das Mittel der Wahl.

4. Wenn die Tachykardie weder durch vagusstimulierende Maßnahmen noch durch Medikamente beendet werden kann und sich die Hämodynamik verschlechtert, sollte eine Kardioversion mit einem initialen Stromstoß von ca. 50 J oder wenig mehr durchgeführt werden.

Langzeitbehandlung

Bei Patienten, die während des Anfalls keine Symptome haben, bei solchen mit sehr geringer Anfallshäufigkeit oder bei denen, die ihre Anfälle durch vagusstimulierende Maßnahmen selbst terminieren können, ist eine medikamentöse Therapie nicht indiziert. Um das ganze therapeutische Spektrum dieser preisgünstigen und nebenwirkungsarmen Maßnahmen auszuschöpfen, sollte der Patient darüber sorgfältig informiert werden und muß selbst herausfinden, welches für ihn die ideale Maßnahme oder die Kombination von Maßnahmen darstellt.

Eine intermittierende medikamentöse Therapie sollte nur bei Patienten mit relativ seltenen, aber langdauernden Anfällen von Tachykardie angewendet werden. Die orale Therapie beginnt mit einer erhöhten oralen Dosis eines Antiarrhythmikums bei den ersten Anzeichen von Palpitationen und sollte mit kleineren Dosen in 4–6-stündigen Intervallen fortgesetzt werden.

Die Tachykardie hört auf, wenn ein adäquater Plasmaspiegel des Medikamentes erreicht worden ist.

Eine pharmakologische Langzeitbehandlung zur Prophylaxe ist die am meisten angewandte Behandlungsform bei Patienten mit häufigen und nicht leicht selbstterminierenden Anfällen. Mehrere Medikamente können hier als Mittel der ersten Wahl angesehen werden, wie z.B. Verapamil, Klasse-IC-Substanzen wie Propafenon und Flecainid, Klasse-IA-Antiarrhythmika wie Chinidin, Procainamid und Disopyramid und auch Betarezeptorenblocker. Auch hier muß die Erfahrung über die Zeit entscheiden, welches für den Patienten das geeignete Langzeittherapeutikum ist. Die Validierung ist jedoch schwierig, weil Anfallshäufigkeit und -länge erheblich variieren können. Wenn ein Pharmakon allein nicht wirksam ist, kann z.B. ein Klasse-I-Pharmakon mit einem Betarezeptorenblocker kombiniert werden.

Amiodaron ist oft auch dann wirkungsvoll, wenn andere Arzneimittel versagt haben. Wegen der vielen unerwünschten und ernsten Nebenwirkungen sollte es nach Meinung der Autoren und des Übersetzers nur bei den Patienten zur Anwendung kommen, die gegen andere medikamentöse Therapien refraktär sind.

In Abhängigkeit von der klinischen Situation, den technischen Möglichkeiten und Erfahrungen kann das oben angesprochene empirische „Ausprobieren" der Medikamente durch serielle elektrophysiologische Antiarrhythmika-Testung ersetzt werden, um das optimale Arzneimittel herauszufinden.

Bei jungen Menschen mit häufigen Anfällen von AV-Knoten-Reentry-Tachykardien ist eine antitachykarde Chirurgie (Kapitel 4) eine vielversprechende Alternative zu einer lebenslangen antiarrhythmischen Behandlung. Durch die Implantation von antitachykarden Schrittmachersystemen werden unterschiedliche Erfolge erzielt.

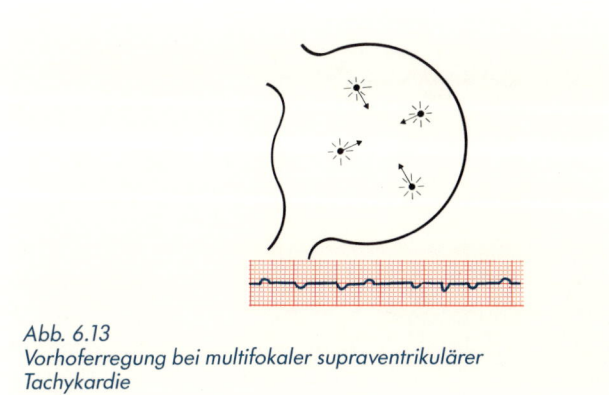

Abb. 6.13
Vorhoferregung bei multifokaler supraventrikulärer
Tachykardie

Multifokale supraventrikuläre Tachykardien[16]

Beim Vorliegen multifokaler supraventrikulärer Tachykardien verändert sich das Erregungsbildungszentrum ständig zwischen einer Vielzahl ektoper Vorhofschrittmacherareale und dem AV-Knoten (Abb. 6.13).

EKG-Diagnose

Die diagnostischen Kriterien der multifokalen supraventrikulären Tachykardie (Abb. 6.14, S. 140) sind:

- P-Wellen unterschiedlicher Konfiguration bei einem irregulären Rhythmus mit einer Frequenz zwischen 100 und 250/min.
- Isoelektrische Intervalle zwischen den P-Wellen.
- Supraventrikuläre QRS-Komplexe in irregulärer Reihenfolge mit gleicher oder niedrigerer Frequenz als die P-Wellen.

Differentialdiagnose

Die Kammerfrequenz ist irregulär, wie bei der absoluten Arrhythmie bei Vorhofflimmern, aber P-Wellen mit unterschiedlicher Konfiguration können identifiziert werden mit dazwischenliegenden Intervallen mit isoelektrischer Grundlinie.

Ätiologie

Diese Herzrhythmusstörung wird am häufigsten bei schweren Herzerkrankungen mit dekompensierter Herzinsuffizienz gesehen, wie z.B. beim chronischen Cor pulmonale oder bei schwerer koronarer Herzerkrankung, und häufig spielt Alkohol-Abusus nicht nur die Rolle des auslösenden Faktors, sondern auch der Ursache einer Kardiomyopathie.

Prognose

Wegen der Schwere der zugrundeliegenden Herzerkrankung ist die Mortalität unabhängig von der Behandlung hoch.

Behandlung

Die Prognose ist schlecht, eine medikamentöse Behandlung meistens ineffektiv. Digitalis kann vorsichtig angewandt werden, da eine Überdigitalisierung dieser schwer kranken Patienten die Rhythmusstörung verstärken kann.

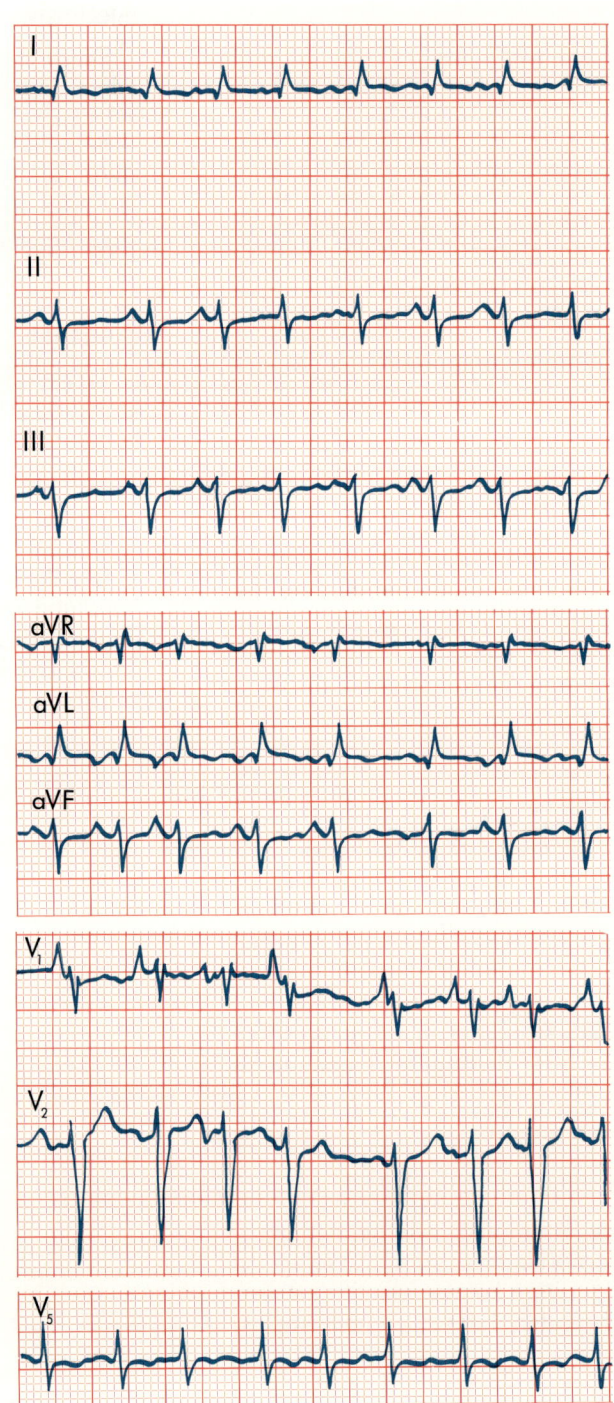

Abb. 6.14
Multifokale supraventrikuläre
Tachykardie. EKG eines
Patienten mit Mitralstenose im
Endstadium. Die P-Wellen
variieren in Form und Ausschlag-
richtung. Frequenz
150–165/min, unregelmäßig.

AV-Überleitung 1:1
QRS-Komplexe < 0,12 s

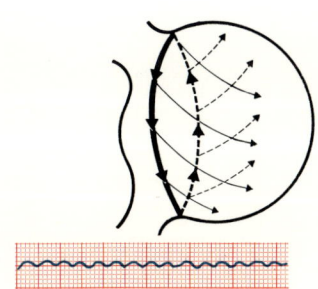

Abb. 6.15
Vorhofflatter-Wellen (F-Wellen)

Vorhofflattern [17–24]

Beim Vorhofflattern beruht die Vorhoferregung auf einer kreisenden Erregung meistens im rechten Vorhof. Der Erregungskreis ist gewöhnlich groß und umfaßt mehrere Zentimeter (Abb. 6.15). Nur sehr selten sollen Gruppen von untereinander getrennten Schrittmacherzellen mit hoher Entladungsfrequenz dem Flattern zugrundeliegen.

EKG-Diagnose

1. Flatterwellen: Die Vorhoferregung wird durch sich schnell wiederholende, verbreiterte P-Wellen, die sogenannten Flatterwellen, repräsentiert, die in einem regelmäßigen Rhythmus mit einer Frequenz über 200, gewöhnlich zwischen 250 und 350/min, auftreten. Die Flatterwellen zeigen eine Sägezahn-Konfiguration, wobei eine Flatterwelle in die andere ohne eine dazwischenliegende isoelektrische Linie übergeht, so daß eine ständige Undulation resultiert. Die

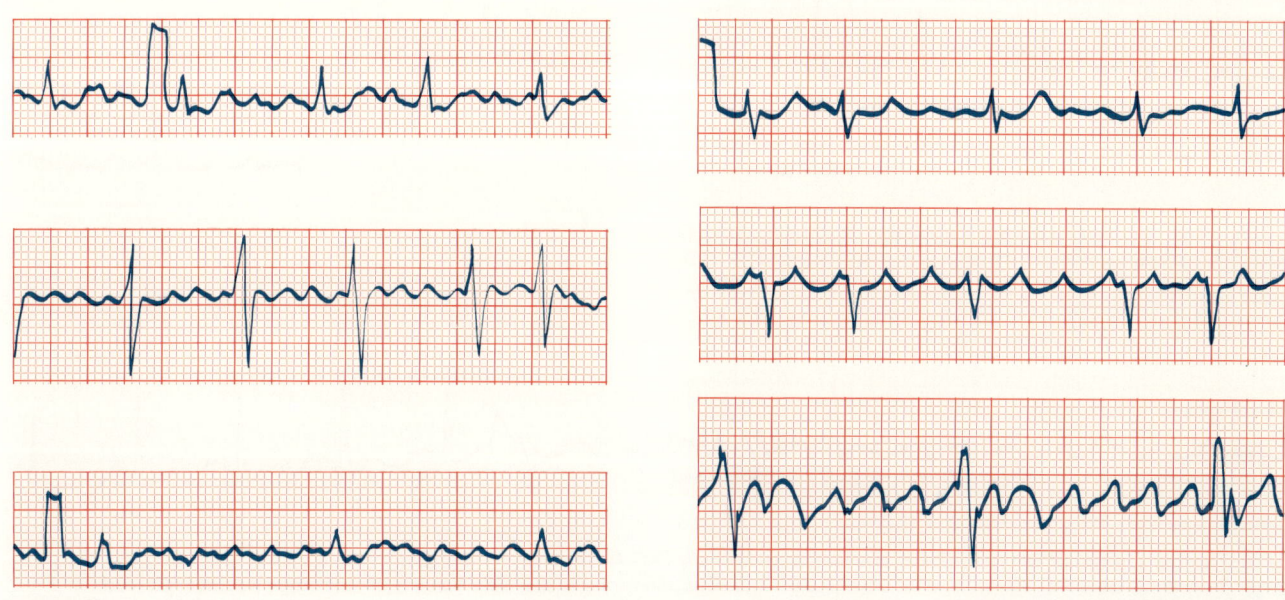

Abb. 6.16
Unterschiedliche Erscheinung der Flatterlinie bei Vorhofflattern. EKG-Aufzeichnung von 6 verschiedenen Patienten mit Vorhofflattern. Alle 6 Aufzeichnungen zeigen Flatterlinien. Das Bild der Flatterlinie ist jedoch von Aufzeichnung zu Aufzeichnung unterschiedlich, aber alle Linien zeigen eine Kontinuität des Flatterns. Dem negativen Ausschlag einer Flatterwelle folgt sofort ein positiver Ausschlag der nächsten Welle ohne dazwischenliegende isoelektrische Linie. Die Frequenz des Flatterns liegt zwischen 300 und 400/min, die AV-Überleitung zwischen 2:1 und 6:1. Die QRS-Komplexe sind schmal (0,12 s). Der Kammerrhythmus (QRS) ist in einer Abb. regelmäßig (konstantes Überleitungsverhältnis), in den anderen dagegen unregelmäßig, jedoch mit einem RR-Abstand, der einem Vielfachen der Länge der Flatterwelle entspricht.

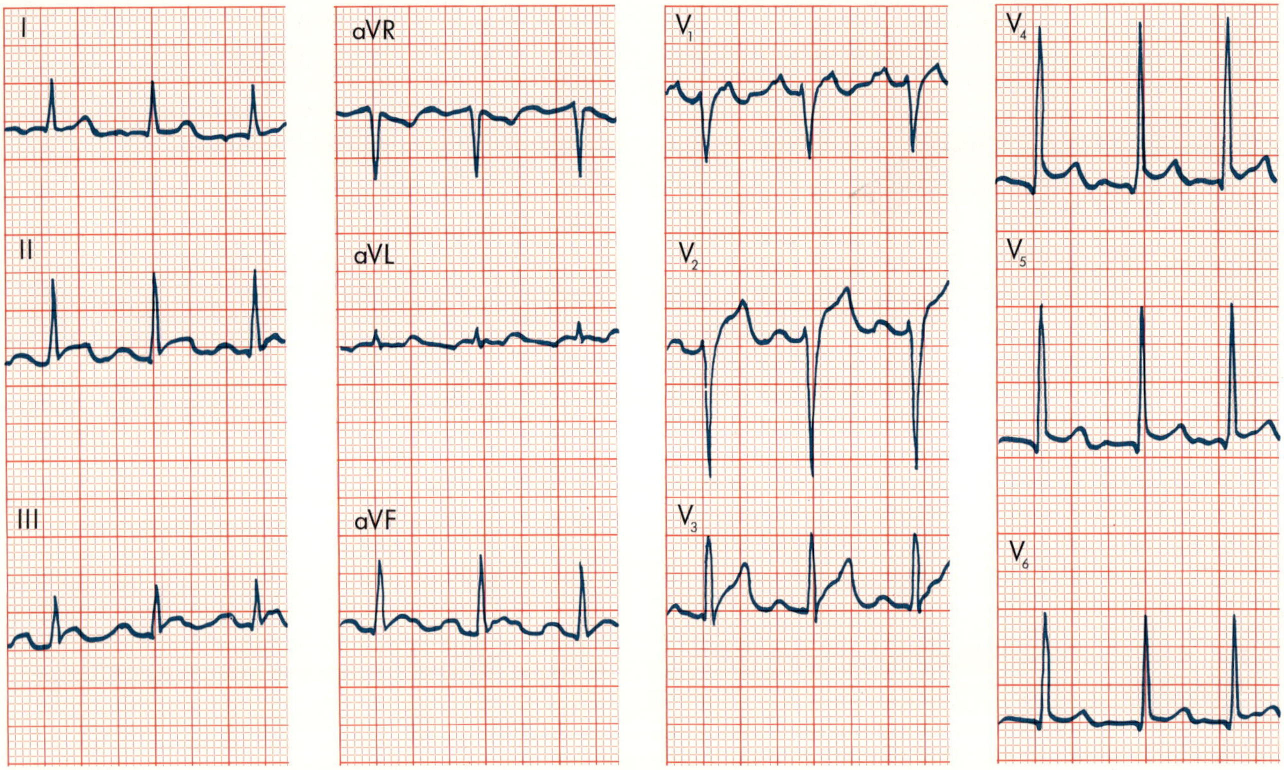

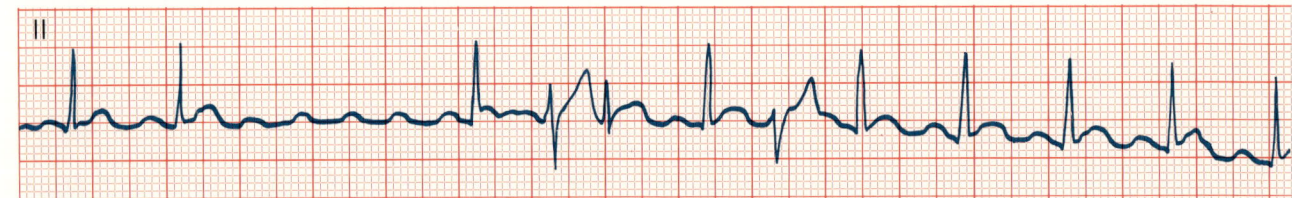

A Anhand der 12 Ableitungen könnte die Diagnose entweder Sinustachykardie oder Vorhoftachykardie sein, da nur eine P-Welle zwischen den QRS-Komplexen sichtbar ist.

B Die Diagnose von Vorhofflattern mit 2:1 Überleitung wird durch die EKG-Aufzeichnung während der Überwachung bestätigt, wenn das AV-Überleitungsverhältnis sich spontan erhöht und die Flatterlinie, die vorher in den QRS-Komplexen verborgen war, deutlich wird.

Abb. 6.17
Vorhofflattern mit 2:1 AV-Überleitung

Erscheinungsform der Flatterwellen ist von Patient zu Patient unterschiedlich. Als charakteristisches Merkmal bleibt aber immer die Kontinuität der Flatterwellen und das Ineinandergehen ohne eine dazwischenliegende isoelektrische Linie erhalten (Abb. 6.16, S. 141). Die Diagnose hat sich auf diese Befunde zu stützen, die in einer oder mehreren Ableitungen deutlich werden.

2. AV-Überleitung: Im AV-Überleitungsverhältnis steht die Gesamtanzahl der Flatterwellen als Denominator, und als Nominator stehen diejenigen, die übergeleitet werden und zu einem QRS-Komplex führen. Dieses Verhältnis kann konstant oder wechselnd sein und damit entweder zu einem regulären oder zu einem irregulären ventrikulären Rhythmus führen. Wenn der Kammerrhythmus irregulär ist, entspricht das Intervall zwischen den QRS-Komplexen stets einem Vielfachen der Flatterwellenfrequenz mit geringen zusätzlichen Irregularitäten durch unterschiedliche AV-Leitungszeit. Eine konstante 2:1 AV-Überleitung mit einem regulären Kammerrhythmus von ungefähr 150/min kommt am häufigsten beim unbehandelten Patienten vor (Abb. 6.17 A). Ein wechselndes AV-Überleitungsverhältnis von 3:1 zu 4:1 und zurück mit einer resultierenden irregulären Kammerfrequenz ist das häufigste Erscheinungsbild, wenn die Herzfrequenz unter Therapie absinkt (Abb. 6.16). Es kann sich aber auch ein langsamer regulärer ventrikulärer Rhythmus bei einer konstanten 3:1 oder 4:1 AV-Überleitung einstellen (Abb. 6.18 A und B, S. 144/145). Eine 1:1 AV-Überleitung mit einer katastrophal hohen ventrikulären Frequenz von 200–250/min oder sogar darüber kann auftreten:

— bei Patienten mit WPW-Syndrom (Abb. 7.14, S. 204),

— als Komplikation einer Behandlung mit Klasse-I-Antiarrhythmika, insbesondere mit Substanzen der Klasse IA und IC (Abb. 4.6, S. 77),

— seltener auch aus bisher nicht genau bekannten elektrophysiologischen Ursachen (Abb. 6.18 D), wobei entweder ein anatomisch sehr kleiner Knoten oder einer mit besonderen Leitungseigenschaften und kurzer Refraktärzeit angenommen werden kann.

3. Supraventrikulärer QRS-Komplex: Der QRS-Komplex ist gewöhnlich schmal (< 0,12 s) (Abb. 6.16–6.18), aber breite QRS-Komplexe (> 0,12 s) können bei vorbestehenden Schenkelblockbildern, aberranter intraventrikulärer Erregungsausbreitung (Abb. 6.19, S. 146), ventrikulären Extrasystolen (Abb. 6.20, S. 146) oder beim WPW-Syndrom (Abb. 7.14) auftreten.

Differentialdiagnose

Wenn beim Vorhofflattern mit 2:1 AV-Überleitung jede zweite Flatterwelle im QRS-Komplex verborgen liegt, kann die Rhythmusstörung als Sinus-, Vorhof- oder AV-Knoten-Tachykardie fehlgedeutet werden, jedoch stets in Abhängigkeit von der Polarität der Flatterwellen, die zwischen den QRS-Komplexen sichtbar werden (Abb. 6.17 A). Vagusstimulierende Maßnahmen können die AV-Überleitung stärker bremsen und so die Flatterlinie mit den Sägezahnkurven demaskieren. Auch eine spontane Erhöhung des Vagustonus während einer 24-Stunden-EKG-Aufzeichnung kann zu einem vorübergehenden Sichtbarwerden der Flatterlinien und -wellen führen (Abb. 6.17 B).

Liegt die P-Wellenfrequenz bei 250/min oder darüber, bestätigt dieser Befund die Diagnose Vorhofflattern. Bei einer P-Wellenfrequenz zwischen 200 und 250/min kann sowohl Vorhofflattern als auch eine Vorhoftachykardie vorliegen. In diesem Zusammenhang besteht die diagnostische Schwierigkeit darin, eine sägezahnähnliche Flatterlinie in einer oder mehreren Ableitungen zu finden, während bei der Vorhoftachykardie stets eine isoelektrische Linie zwischen den P-Wellen sichtbar wird.

Prognose

Die Prognose hängt vom Schweregrad der zugrundeliegenden Herzerkrankung ab. Wie beim Vorhofflimmern ist auch Vorhofflattern mit dem Risiko arterieller Embolien verbunden.

Zusätzliche Untersuchungen

Eine zugrundeliegende Mitralstenose kann ebenso übersehen werden wie eine Hyperthyreose. Immer dann, wenn durch sorgfältige kardiologische Untersuchungen eine Herzerkrankung ausgeschlossen wird, müssen die Schilddrüsenfunktionsparameter bestimmt werden.

143

Symptome

Die hämodynamischen Auswirkungen des Vorhofflatterns sind je nach Kammerfrequenz und Funktion des Herzens unterschiedlich. Die atrioventrikulären Überleitungsverhältnisse sind gewöhnlich stabiler als bei Vorhofflimmern. Behandlung mit Digitalis, Verapamil oder Betablockern kann die zu Beginn hohe Kammerfrequenz verlangsamen und den Patienten wenigstens in Ruhe beschwerdefrei machen. Streßsituationen und körperliche Belastung werden aber sofort zu einem sprunghaften Anstieg der Herzfrequenz führen (Abb. 6.18), der erneut zu Palpitationen, Kurzatmigkeit und

körperlicher Leistungseinbuße führt. Phasen mit 1:1 AV-Block, bei dem keine AV-Überleitung mehr erfolgt (Abb. 6.18 D), können zur Synkope führen.

Ätiologie

Die Ätiologie ist ähnlich der von Vorhofflimmern, aber Vorhofflattern ist eine seltenere Herzrhythmusstörung. Vorhofflattern mit einer relativ geringen Kammerfrequenz kann als gutartiges Phänomen bei älteren Menschen beobachtet werden und bedarf keiner Behandlung.

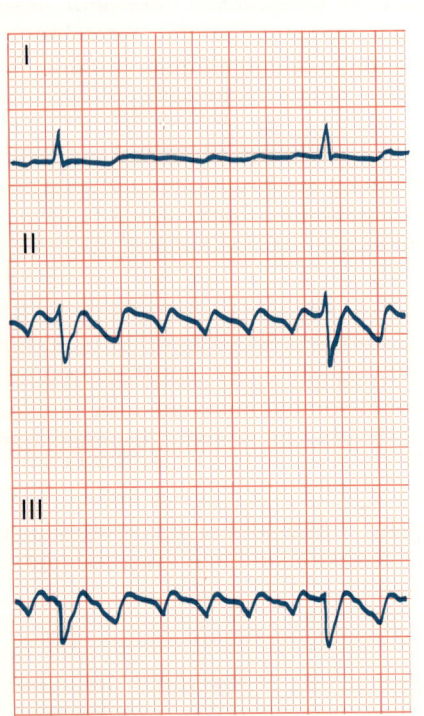
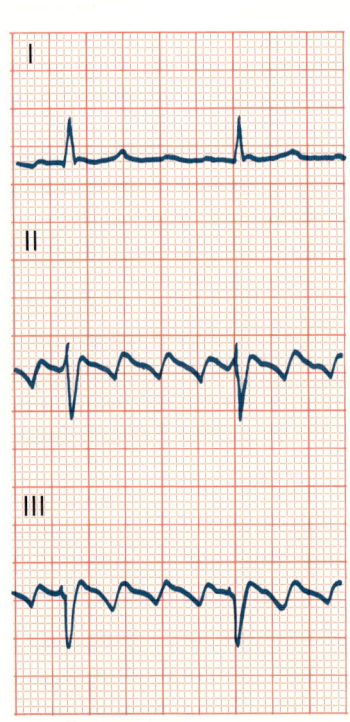
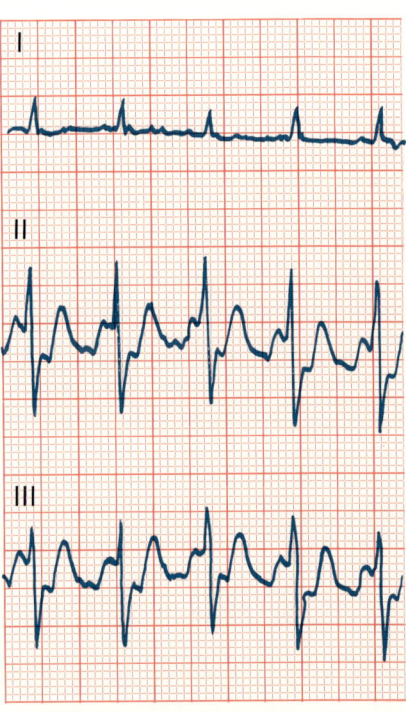

A Während des Schlafens:
AV-Überleitungsverhältnis 6:1 und
Kammerfrequenz 41/min

B Während Ruhe, im Wachzustand,
aber noch liegend:
AV-Überleitungsverhältnis 4:1,
Kammerfrequenz 64/min

C Belastung mit 50 Watt für 2 min.
Das AV-Überleitungsverhältnis
beträgt jetzt 2:1. Die Kammer-
frequenz 128/min

Abb. 6.18
Vorhofflattern mit wechselndem Überleitungsverhältnis während des Schlafens (6:1), in Ruhe (4:1) und mit sich verminderndem AV-Überleitungsverhältnis während Belastung an einem Fahrradergometer bis zu 1:1 Überleitung. Damit geht eine schrittweise Erhöhung der Kammerfrequenz von 41 auf 64, auf 128 bis 236/min einher.

Behandlung

Akuter Anfall

1. Intravenöse Gabe von Digitalis oder Verapamil. Beide Medikamente senken die Kammerfrequenz und können darüber hinaus Sinusrhythmus wiederherstellen. Eine fast augenblickliche Wirkung ist durch Verapamil zu erzielen, das vorzugsweise bei Patienten ohne manifeste Herzinsuffizienz indiziert ist.

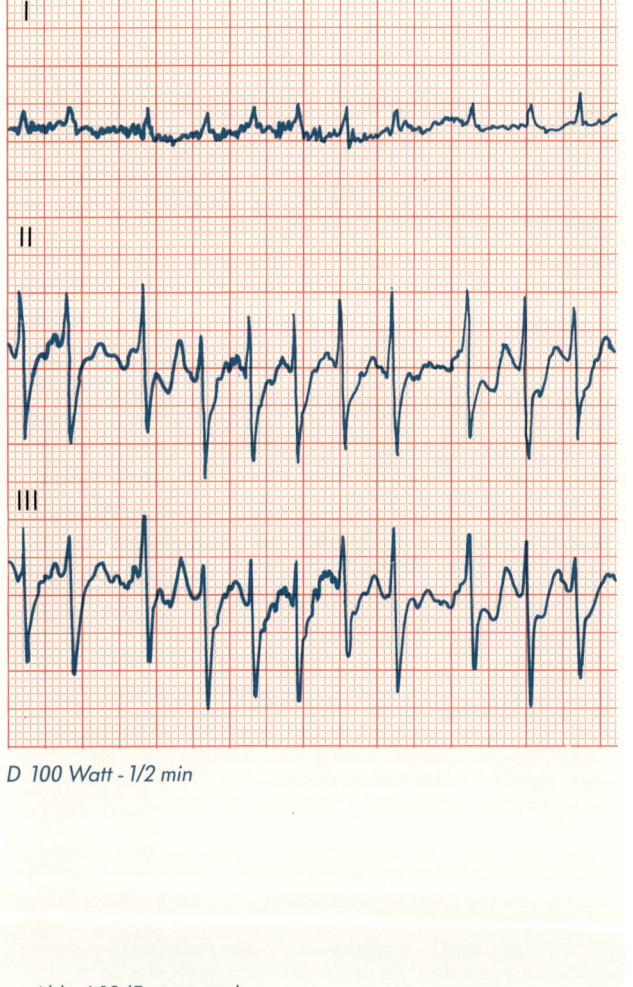

D 100 Watt - 1/2 min

Abb. 6.18 (Fortsetzung)

2. Beim kritisch kranken Patienten mit akutem Myokardinfarkt, manifester Herzinsuffizienz und/oder Schock sollte früh eine Kardioversion durchgeführt werden. Vorhofflattern spricht leicht auf diese Form der Behandlung an, und häufig genügen Gleichstromstöße mit nur 25 J, um Sinusrhythmus sofort wiederherzustellen, oder genauso häufig, nachdem zuerst Vorhofflimmern aufgetreten ist. Gelegentlich wird das Vorhofflattern nur in permanentes oder vorübergehendes Vorhofflimmern verwandelt.

3. Vorhofstimulation mit hoher Frequenz von 350—400/min (overdrive pacing) wird häufig in der postoperativen Phase nach Herzchirurgie angewandt. Bevor der Brustkorb geschlossen wird, sollte eine Stimulationselektrode am Vorhof fixiert werden, die später nach den ersten kritischen postoperativen Tagen herausgezogen werden kann. Wenn es unmittelbar postoperativ zu Anfällen von Vorhofflattern kommt, ist Hochfrequenzstimulation mit einer Frequenz deutlich über der Flatterfrequenz anzuwenden. Bei ungefähr 50% der Patienten wird die Schrittmacherstimulation die Herzfrequenz bestimmen. Die Stimulationsfrequenz wird dann graduell gesenkt, und Sinusrhythmus stellt sich ein, wenn der Schrittmacher nach langsamer Senkung der Stimulationsfrequenz abgestellt wird.

Langzeitprophylaxe von paroxysmalem Vorhofflattern

Digitalis wird im wesentlichen mit dem primären Ziel gegeben, die Kammerfrequenz zu reduzieren, falls ein erneuter Anfall von Flattern auftritt. Eine zusätzliche Behandlung mit einem Antiarrhythmikum ist zwingend, um eine effektive Anfallsprophylaxe zu erreichen. Das Mittel erster Wahl in Kombination mit Digitalis sind die Klasse-IA-Substanzen wie Chinidin und Disopyramid oder aber ein Klasse-IC-Pharmakon wie Propafenon oder Flecainid, letztlich auch Verapamil oder ein Betarezeptorenblocker. Als Mittel zweiter oder dritter Wahl ist Amiodaron in Erwägung zu ziehen, das sehr wirkungsvoll, aber wegen seiner Nebenwirkungen an letzter Stelle zu nennen ist. Bei Patienten, die gegen medikamentöse Behandlung refraktär sind, ist eine His-Bündel-Ablation dann indiziert, wenn während der Anfälle hohe Herzfrequenzen auftreten, die durch die Ablation verhindert werden und die auf diese Weise die Lebensqualität verbessern (Abb. 4.10, S. 85). Es ist aber

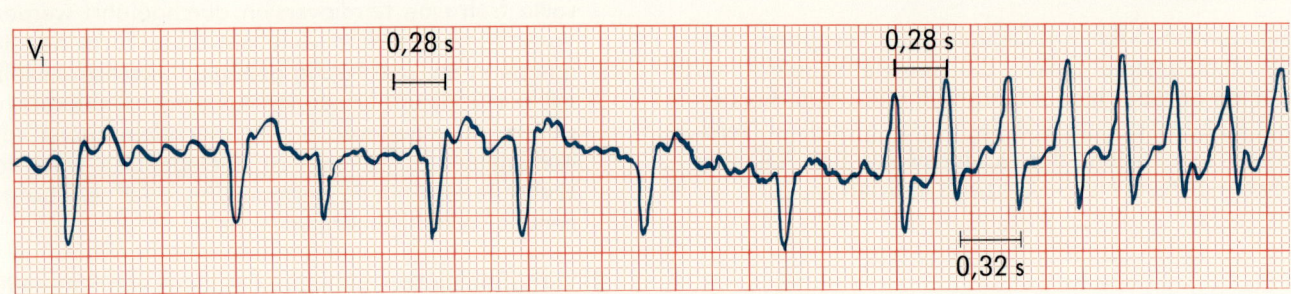

Abb. 6.19
Vorhofflattern mit Perioden aberranter intraventrikulärer Erregungsausbreitung. Im ersten Abschnitt der Kurve sind deutliche Flatterlinien sichtbar, und die QRS-Komplexe entsprechen einer supraventrikulären Erregung mit einer Breite von 0,11". Das AV-Überleitungsverhältnis wechselt zwischen 3:1 und 4:1. Die Kammerfrequenz beträgt ungefähr 90/min und ist unregelmäßig.

Am Ende der Aufzeichnung tritt eine Kammerfrequenz von 200/min auf, und die QRS-Komplexe sind auf 0,20 s verbreitert. Höhe und Breite der monophasischen QRS-Komplexe, die die Grundlinie total bedecken, erwecken den Eindruck einer ventrikulären Tachykardie, jedoch ist das RR-Intervall bei dieser Phase der schnellen Tachykardie 0,28 bis 0,32 s und entspricht damit der Länge von 2 Flatterwellen. Die Folge der verbreiterten QRS-Komplexe haben daher mit hoher Wahrscheinlichkeit nichts zu tun mit einer ektopen Kammererregung, sondern sind bedingt durch eine Phase mit herabgesetztem AV-Überleitungsverhältnis von 2:1, bei der die Verbreiterung der QRS-Komplexe auf einer aberranten intraventrikulären Erregungsausbreitung beruht.

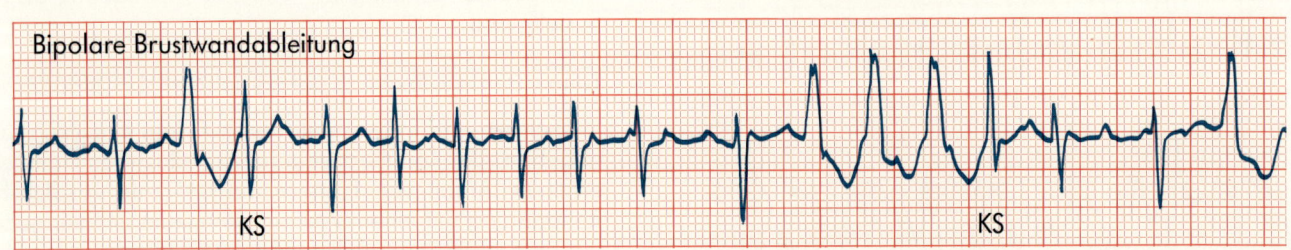

Abb. 6.20
Vorhofflattern. Ventrikuläre Extrasystolen und ventrikuläre Tachykardie. Vorhofflattern mit schmalen QRS-Komplexen < 0,12 s und einer Flatterlinie, die sichtbar wird, wenn sich das vorherrschende AV-Überleitungsverhältnis von 2:1 auf 3:1 ändert. Darüber hinaus finden sich in der Aufzeichnung 3 Episoden von 2–4 verbreiterten monophasischen QRS-Komplexen, die wahrscheinlich einer ventrikulären Extrasystole oder einer Tachykardie (wenn die Folge mehr als 3 QRS-Komplexe umschließt) entsprechen, da
- *ein festes Kupplungsintervall besteht*
- *die RR-Abstände bei den verbreiterten QRS-Komplexen 0,32 s betragen, die nicht einem Vielfachen der Flatterwellen-Zykluslänge von 0,21 s entsprechen*
- *der QRS-Komplex von großer Amplitude und monophasisch ist und der letzte Komplex jeder Folge einer Zwischenform, einer Kombinationssystole (KS) zwischen dem verbreiterten QRS-Komplex und dem normalen schmalen QRS-Komplex entspricht.*
Die geringgradige Verbreiterung der QRS-Komplexe auf 0,12 s und das Fehlen einer Postextrasystolen-kompensatorischen Pause sind Merkmale, die für die Diagnose einer aberranten intraventrikulären Erregungsausbreitung sprechen. Sie sind jedoch nicht imstande, die stärkeren EKG-Beweise zugunsten ventrikulärer Extrasystolen und kurzer Tachykardien zu entkräften.

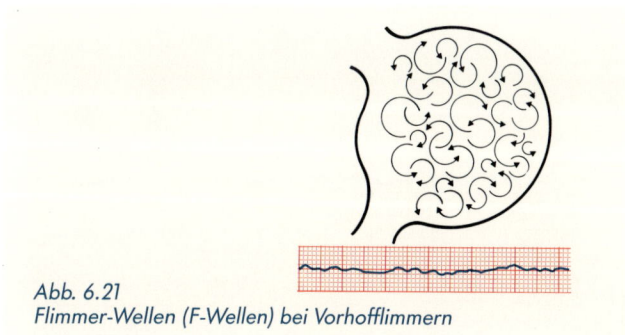

Abb. 6.21
Flimmer-Wellen (F-Wellen) bei Vorhofflimmern

bei der Indikation daran zu denken, daß die His-Bündel-Ablation den Patienten schrittmacherabhängig macht, so daß ein Schrittmacherversagen das Risiko eines plötzlichen Todes in sich bergen kann.

Behandlung des chronischen Vorhofflatterns

Die Kammerfrequenz kann normalerweise in einen Bereich von 60–80/min durch Digitalisierung gebracht werden. Zusätzlich können Betarezeptorenblocker, Verapamil oder Amiodaron verabreicht werden. Die medikamentöse Behandlung kontrolliert häufig die Herzfrequenz in Ruhe. Bei körperlicher Belastung oder emotionalem Streß kann es aber zu einem sprunghaften Anstieg der Kammerfrequenz kommen. Dies beruht auf der Tatsache, daß die AV-Überleitungskapazität sich z.B. von 3–6:1 auf 2:1 oder sogar 1:1 erhöht mit einer dadurch bedingten plötzlichen Erhöhung der Kammerfrequenz von 50–80 auf 120 und gar 240/min (Abb. 6.18, S. 144). Gleichstrom-Kardioversion ist daher zur Erzielung des Sinusrhythmus oder zum Überführen in Vorhofflimmern durchaus in Erwägung zu ziehen. Bei Vorhofflimmern ist es dann leichter, durch entsprechende medikamentöse Therapie die Kammerfrequenz zu kontrollieren. Das Risiko des Wiederauftretens von Flattern nach Wiederherstellung des Sinusrhythmus kann durch dieselben prophylaktischen Maßnahmen erreicht werden, wie sie bei paroxysmalem Vorhofflattern zur Anwendung kommen.

Vorhofflimmern [18, 19, 25–39]

Vorhofflimmern ist nach einer Sinustachykardie die häufigste Form einer Tachykardie. Zugrunde liegt eine turbulente und ungeordnete Erregung des Vorhofmyokards (Abb. 3.6, S. 43 und 6.21).

Vorhofflimmern bei Vorhandensein akzessorischer Bahnen beim WPW-Syndrom stellt eine elektrophysiologische Besonderheit und ein besonderes klinisches Problem dar (Kapitel 7).

EKG-Diagnose

1. *Die Flimmerlinie:* Zwischen T-Welle und QRS-Komplex sind keine P-Wellen mehr erkennbar. In der isoelektrischen Linie treten irreguläre kleine Flimmerwellen auf, die ständig ihre Form, ihre Dauer und Amplitude sowie ihren Ausschlag ändern (Abb. 6.21). Die Flimmerwellen können gröber sein, etwas größere Deflexionen zeigen; häufiger sind die Ausschläge klein und gelegentlich so klein, daß sie nicht mit Sicherheit im Oberflächen-EKG erkannt werden können.

2. *Irregulärer ventrikulärer Rhythmus (Arrhythmia absoluta):* Die AV-Überleitung ist vollständig irregulär, und daraus resultiert eine absolut arrhythmische Ventrikelerregung. Beim unbehandelten Patienten liegt die Ventrikelfrequenz, insbesondere zu Beginn der Herzrhythmusstörung, häufig zwischen 150 und 200/min. Die Variationsbreite ist jedoch groß, und Frequenzen zwischen 50 und 100 sind bei älteren Patienten nicht ungewöhnlich. Eine Digitalis-Therapie kann beim unbehandelten Patienten die Kammerfrequenz von 160/min (Abb. 6.22 A, S. 148) bei voller Digitalisierung auf 60–80/min senken (Abb. 6.22 B).

Das Fehlen von P-Wellen bei der absoluten Arrhythmie ist das hauptdiagnostische Kriterium. Ohne diesen Befund sollte die Diagnose Vorhofflimmern nicht gestellt werden.

weiter auf S. 150

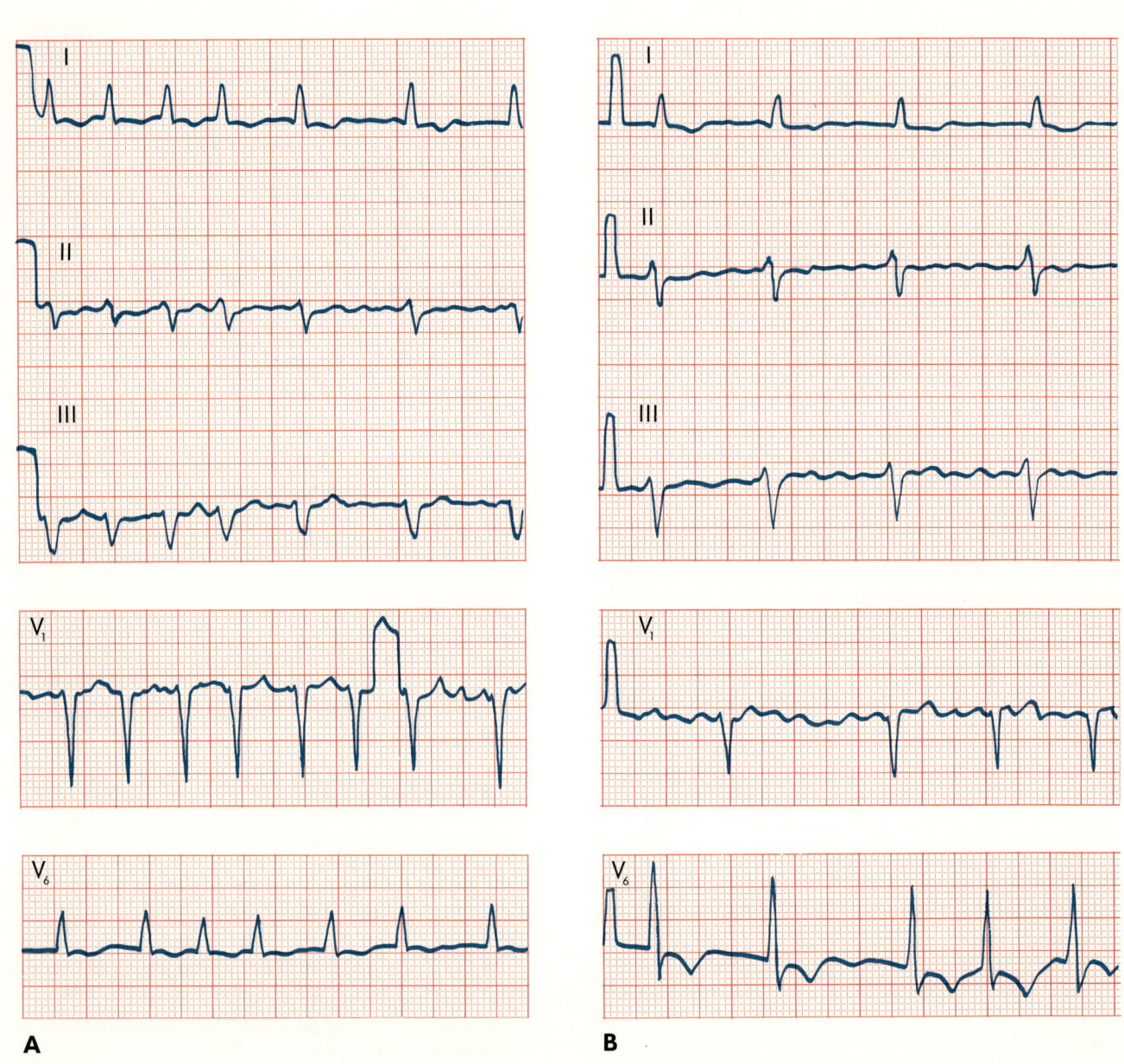

Abb. 6.22
Vorhofflimmern (A), unbehandelt und (B) nach Digitalisbehandlung. In beiden Aufzeichnungen kommen Flimmerlinien, supraventrikuläre QRS-Komplexe und absolute Arrhythmie zur Darstellung. Die QRS-Frequenz liegt bei 150/min bzw. 80/min. Die Veränderungen der T-Welle, die sich zwischen Aufzeichnung A und B ausbilden (besonders deutlich ausgeprägt in Abl. V₆), können als Digitaliseffekt angesehen werden.

Langzeitkontrolle der Kammerfrequenz bei chronischem Vorhofflimmern

Bei fast allen Patienten mit chronischem Vorhofflimmern wird die Behandlung mit Digitalis die Kammerfrequenz auf einen ziemlich stabilen Wert zwischen 60 und 90/min einstellen. Zusätzliche Behandlung mit Verapamil oder einem Betarezeptorenblocker kann dann nötig werden, wenn die Kontrolle der Kammerfrequenz bei wenigen Patienten durch Digitalis allein nicht zu erreichen ist. Amiodaron ist häufig noch dann wirkungsvoll, wenn andere Arzneimittel ohne Erfolg blieben. Bei wenigen Patienten, bei denen die Kammerfrequenz nicht medikamentös kontrolliert werden kann, muß eine His-Bündel-Ablation durchgeführt werden (Abb. 4.10).

Kardioversion bei chronischem Vorhofflimmern

Die Entscheidung, eine Kardioversion bei Patienten mit chronischem Vorhofflimmern durchzuführen, sollte sich nach der Wahrscheinlichkeit richten, den wiederhergestellten Sinusrhythmus für lange Zeit erhalten zu können. Indiziert ist eine Defibrillation bei Patienten, deren Vorhofflimmern durch eine adäquat behandelte Hyperthyreose ausgelöst wurde, und jüngere Patienten ohne erkennbare Herzerkrankung, bei denen das Vorhofflimmern erst seit kurzer Zeit besteht und die Vorhöfe nicht zu groß sind (Echo).

Die Rückfallquote nach erfolgreicher Kardioversion ist bei Patienten mit Mitralstenosen und deutlich vergrößertem Herzen hoch, ebenso bei solchen, bei denen das Vorhofflimmern schon länger als 6 Monate besteht. Gegenstand der Diskussion ist immer noch, ob ältere Patienten mit Vorhofflimmern und gut kontrollierter Kammerfrequenz durch Digitalis kardiovertiert werden sollten. Die meisten Kliniker wie die Autoren und der Übersetzer ziehen eine konservative Behandlung vor und vermeiden eine Kardioversion.

Für die Kardioversion sollte der Patient folgendermaßen vorbereitet werden:

– Antikoagulation mit einem Vitamin-K-Antagonisten, um das Risiko peripherer Embolien zu vermindern.

– Prämedikation mit einem Klasse-IA-Antiarrhythmikum (vorzugsweise Chinidin) oder mit einem Klasse-IC-

Pharmakon wie Propafenon oder Flecainid sollte 1–2 Tage vor der Kardioversion begonnen werden. Bei ungefähr einem Drittel der Patienten wird bereits die antiarrhythmische medikamentöse Therapie Sinusrhythmus wiederherstellen. Bei den verbleibenden Patienten kann die antiarrhythmische Therapie dazu dienen, erneutes Auftreten von Vorhofflimmern zu verhindern und den Sinusrhythmus zu erhalten, insbesondere in den ersten kritischen Stunden nach der Kardioversion.

– Digitalisierung kann bis zum Tag der Kardioversion beibehalten werden, jedoch sollten Überdosierungen unter allen Umständen vermieden werden, um das Risiko schwerwiegender arrhythmogener Komplikationen, die nach der Kardioversion bis zu 24 Std. später auftreten können, zu vermindern.

– Dem Übersetzer hat sich bewährt, unmittelbar vor der Kardioversion 1 mg Atropin intravenös zu geben, um bei dem häufig gleichzeitigen Vorkommen von Vorhofflimmern und dem „Syndrom des kranken Sinusknotens" nach der Kardioversion längere Asystolien zu vermeiden.

Nach einer erfolgreichen Kardioversion sollte die Digitalis-Medikation für eine längere Zeit fortgeführt werden, um bei erneutem Auftreten von Vorhofflimmern die Kammerfrequenz unter Kontrolle zu halten. Ob eine Langzeit-Behandlung mit antiarrhythmischen Pharmaka in Dosierungen, die der Patient über längere Zeit vertragen kann, das Wiederauftreten der Herzrhythmusstörungen nach primär erfolgreicher Kardioversion verhindern kann, wird nach wie vor diskutiert. Medikamente, von denen berichtet wird, einen solchen prophylaktischen Effekt nach Kardioversion zu haben, sind Klasse-IA-Pharmaka wie Chinidin und Disopyramid und Klasse-IC-Pharmaka wie Propafenon und Flecainid, möglicherweise das Chinidin zusammen mit Verapamil und auch Amiodaron. Der Übersetzer zieht eine Behandlung mit Chinidin für mindestens ein halbes Jahr nach erfolgreicher Kardioversion vor, das eventuell mit Verapamil kombiniert werden kann.

Antikoagulation bei Vorhofflimmern

Langzeit-Antikoagulationstherapie sollte bei jedem Patienten mit chronischem Vorhofflimmern in Erwägung gezogen werden. Die Entscheidung, eine dann lebenslange Antikoagulation durchzuführen mit ihren Kosten, aber auch mit ihren Unannehmlichkeiten und Risiken, muß in Abhängigkeit von der individuellen Situation und sicherlich in bezug auf Alter, Patienten-Compliance, Blutungsrisiko und die Größe des Vorhofes getroffen werden.

Kammertachykardien [40–50]

Der Erregungsbildung liegt am häufigsten ein Reentry-Kreis in den Purkinje-Fasern zugrunde (Abb. 3.4, S. 41).

EKG-Diagnose [40–42]

1. Frequenz: Grundlegendes diagnostisches Merkmal ist das Auftreten von drei oder mehreren aufeinanderfolgenden QRS-Komplexen ventrikulären Ursprungs mit einer Frequenz von mehr als 100/min. Die Tachykardie wird als selbst unterhaltend bezeichnet (sustained), wenn sie für mehr als 30 s besteht, und als nicht selbst unterhaltend (non-sustained), wenn sie weniger als 30 s dauert.

2. QRS-Komplex: Der QRS-Komplex kann in Breite und Form variieren von ziemlich schmalen Komplexen von 0,12–0,14 s mit einem typischen „Schenkelblockbild" (rechts oder links) bis zu einem sehr breiten Komplex von etwa 0,15–0,24 s von mehr oder weniger bizarrer Konfiguration, dem ST-Veränderungen und abnorme T-Wellen folgen, sofern sie noch zu unterscheiden sind. In der Mehrzahl der Fälle wird der QRS-Komplex ein oder mehrere charakteristische Merkmale für eine Tachykardie ventrikulären Ursprungs aufweisen:

– QRS-Breite > 0,16 s (Abb. 6.27, S. 157 und 6.29–6.31, S. 159–161)
– Eine monophasische große R-Zacke in V_1 oder sogar häufiger ein Rr'-Muster in dieser Ableitung mit einem hohen R, das von einer r'-Zacke gefolgt wird („großes rechtes, kleines linkes Kaninchenohr-Muster") (Abb. 6.25 A).
– Ein QS-Muster oder ein rS-Muster mit einer sehr tiefen und breiten S-Zacke in V_6 (Abb. 6.25 B).

– Ein konkordant positives oder negatives QRS-Muster in den präkardialen Ableitungen mit vorherrschend positiven QRS-Komplexen in den Abl. V_1–V_6 (positive Konkordanz) oder mit einem vorherrschend negativen QRS-Komplex (negative Konkordanz) (Abb. 6.26).
– Verschiebung zur Achse nach links (Abb. 6.31 A, S. 161) oder rechts.

QRS-Komplexe, die ihren Erregungsursprung in der freien Wand des rechten Ventrikels haben, zeigen gewöhnlich eine positive QRS-Nettofläche in den Abl. V_5–V_6 und in I (QRS von gleicher Polarität wie bei Linksschenkelblock). QRS-Komplexe aus der freien Wand des linken Ventrikels haben eine positive QRS-Nettofläche in den Abl. V_1 und V_2, und die Polarität ähnelt einem Rechtsschenkelblock. QRS-Komplexe, deren Erregungsbildung aus den septalen oder apikalen Regionen erfolgt, können beide Typen der QRS-Polarität aufweisen, und zwar unabhängig von ihrer Erregungsbildung im rechten oder linken Ventrikel.

3. Vorhoferregungen: Bei einer Kammertachykardie besteht am häufigsten eine AV-Dissoziation, bei der der Sinusknoten weiterhin die Vorhöfe erregt, und zwar in einer normalen oder fast normalen Frequenz und unabhängig von der schnellen Kammererregung. Bei einer kleinen, aber nicht insignifikanten Gruppe von Patienten (30–40%) wird die ventrikuläre Erregung ständig oder zeitweise retrograd durch das His'sche Bündel und den AV-Knoten auf die Vorhöfe übertragen, und dies führt zu einer retrograden Vorhoferregung und zum Versetzen des Sinusrhythmus.

4. AV-Dissoziation: Durch sorgfältige Analyse der schnell aufeinanderfolgenden QRS-Komplexe und ihrer Zwischenräume können gelegentlich P-Wellen im Oberflächen-EKG ausgemacht werden (Abb. 6.27A) oder sie können durch Ableitungen vom Ösophagus oder intraatrial sichtbar gemacht werden (Abb. 6.27 B, 6.28, S. 158). Die P-Wellen treten gewöhnlich in einem regulären Rhythmus und einer normalen Frequenz zwischen 60 und 100/min auf und stehen so im Gegensatz zu der schnellen Frequenz, mit der die QRS-Komplexe erscheinen. Ist die ventrikuläre Tachykardie nicht zu schnell, können gelegentlich Vorhoferregungen über das AV-Leitungssystem die Kammer erregen und zu einem – in bezug auf Breite und

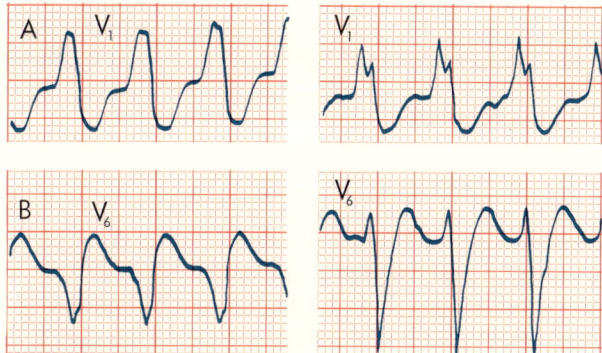

Abb. 6.25
Charakteristisches QRS-Muster bei ventrikulärer Tachykardie
A R' oder Rr' in V_1
B QS oder rS in V_6

Konfiguration — normalen oder annähernd normalen QRS-Komplex führen. Eine solche in bezug auf die ventrikuläre Frequenz mit breiten QRS-Komplexen vorzeitige Erregung wird als eingefangener Schlag (captured beat) bezeichnet (Abb. 6.28).

Dabei kann das gesamte Ventrikelmyokard durch den eingefangenen Schlag erregt werden. Bei inkompletten eingefangenen Erregungen werden nur Teile des Ventrikelmyokards supraventrikulär erregt, während der Rest des Myokards durch den ektopen ventrikulären Ursprung erregt wird (Kombinationssystolen). Beim kompletten eingefangenen Schlag ist der QRS-Komplex schmal und fast identisch mit dem, der bei Sinusrhythmus in Erscheinung tritt. Inkomplette eingefangene Erregungen zeigen eine Mittelstellung in Form und Breite zwischen den schmalen Komplexen bei Sinusrhythmus und den erweiterten QRS-Komplexen während der Tachykardie.

5. Retrograde Vorhoferregung: Retrograde Vorhoferregungen zeigen sich durch retrograde P-Wellen, die zeitversetzt, aber in Verbindung mit dem ventrikulären QRS-Komplex auftreten. Die retrograden Vorhoferregungen können durch eine 1:1 ventrikuloatriale Überleitung zustandekommen, ebenso durch eine 2:1 oder 3:1 Überleitung, und entsprechend treten die P-Wellen in einer Frequenz auf, die gleich ist bzw. der Hälfte oder einem Drittel derjenigen der Ventrikel entspricht. Dabei kann die VA-Überleitung kon-

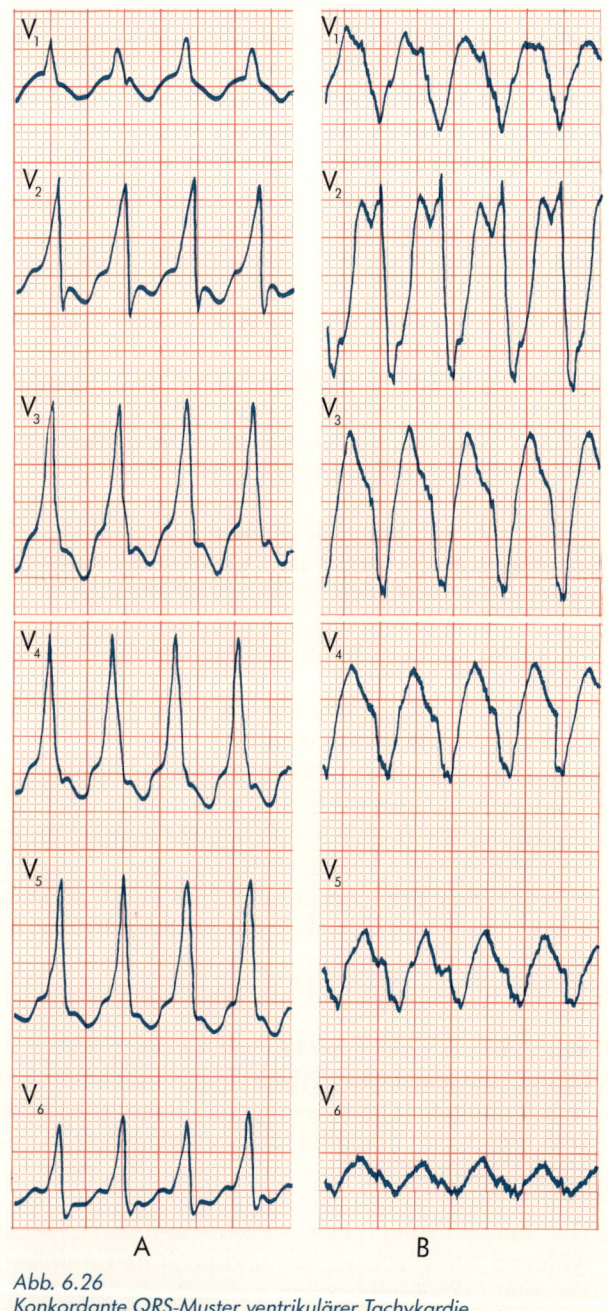

A   B

Abb. 6.26
Konkordante QRS-Muster ventrikulärer Tachykardie
A Positive Konkordanz
B Negative Konkordanz

155

stant oder variierend sein (Abb. 6.29, S. 159). Gelegentlich wird eine ventrikuloatriale Überleitung mit einem retrograden AV-Block Typ I (Wenckebach) beobachtet.

Differentialdiagnose [6-8, 40-42]

Eine regelmäßige, mit breiten QRS-Komplexen einhergehende Tachykardie wird bei ca. 80 % eine Kammertachykardie sein. Die Differentialdiagnose schließt primär supraventrikuläre Tachykardien mit einem Schenkelblockbild (Abb. 6.2, S. 127) oder einem verbreiterten QRS-Komplex aufgrund aberranter intraventrikulärer Erregungsausbreitung (Abb. 3.11, S. 46 und 6.3, S. 128) ein. Der Befund einer oder mehrerer der folgenden charakteristischen „ventrikulären" Merkmale wird zur korrekten Diagnose der ventrikulären Tachykardie bei der Mehrzahl der Patienten beitragen:

1. QRS-Dauer > 0,16 s, nicht verwertbar als differentialdiagnostisches Kriterium bei Patienten mit vorbestehendem Schenkelblockbild bei Sinusrhythmus.

2. Charakteristische QRS-Muster der ventrikulären Tachykardie:
   – R- oder Rr'-Muster in V_1 (Abb. 6.25 A, S. 155)
   – QS- oder rS-Muster in V_6 (Abb. 6.25 B)
   – konkordante positive QRS-Muster in den Brustwandableitungen (Abb. 6.26 A, S. 155)
   – konkordante negative QRS-Muster in den Brustwandableitungen (Abb. 6.26 B)
   – Verschiebung der Achse nach links (nicht verwertbar in Fällen mit Schenkelblock bei Sinusrhythmus).

3. AV-Dissoziation (Abb. 6.27, S. 157 und 6.28, S. 158)

4. Retrograd erregte P-Wellen mit einem QRS-P-Verhältnis, das einem 1:1, 2:1, 3:1 oder sogar höheren ventrikuloatrialen Überleitungsverhältnis entspricht. Dies stützt die Diagnose der ventrikulären Tachykardie (Abb. 6.29).

5. Die Aufzeichnung einer ventrikulären Extrasystole während Sinusrhythmus vor und nach den Anfällen, die eine QRS-Konfiguration aufweist, die der Konfiguration des QRS-Komplexes bei Tachykardie gleicht. Dieser Befund macht die Annahme wahrscheinlich, daß Extrasystole und Tachykardie den gleichen ven-

trikulären Erregungsursprung haben (Abb. 6.30, S. 160 und 6.31, S. 161). Der ventrikuläre Ursprung der Extrasystole wird bestätigt durch das Auftreten einer kompensatorischen postextrasystolischen Pause (Abb. 5.3, S. 111)

Eine sehr schwierige Differentialdiagnose, für die keine allgemeine Regel aufgestellt werden kann, ergibt sich, wenn verbreiterte QRS-Komplexe während einer Tachykardie bei Patienten mit WPW-Syndrom vorliegen, wenn bei der Tachykardie die AV-Überleitung über die akzessorische Bahn erfolgt (Abb. 7.11, S. 199). Bei Anfällen von Vorhofflimmern oder -flattern (Abb. 7.12–7.14, S. 201–204) zeigen Patienten bei vornehmlicher Überleitung über die akzessorische Bahn fast immer eine unregelmäßige „Kammertachykardie".

Bei Monitorüberwachung muß stets auch an die Möglichkeit einer „Artefakt-Tachykardie" gedacht werden (Abb. 6.32, S. 162).

Symptome

In vielen Fällen entwickelt sich eine Kammertachykardie bei Patienten mit beeinträchtigter Myokardfunktion, und die Frequenz der Tachykardie ist häufig hoch, zwischen 180–200/min. Bei dieser Konstellation führt die Kammertachykardie häufig zur Herzinsuffizienz oder zum Schock. Wenn eine ventrikuläre Tachykardie sich jedoch bei einem Patienten mit relativ gut erhaltener Myokardfunktion einstellt oder wenn die Frequenz der Tachykardie nicht mehr als 120–150/min beträgt, werden die Patienten entweder überhaupt nicht oder nur gering beeinträchtigt sein. Andererseits kann auch eine nicht zu vernachlässigende Anzahl von Patienten mit supraventrikulären Tachykardien bei entsprechender Befundkonstellation herzinsuffizient werden oder Schocksymptome ausbilden. Die Differentialdiagnose zwischen ventrikulärer und supraventrikulärer Tachykardie kann daher nicht anhand der Symptome gestellt werden, sondern nur aufgrund einer sorgfältigen EKG-Analyse.

Ätiologie

Meistens zeigt eine Kammertachykardie eine schwere organische Herzerkrankung an. Häufigste Ursachen sind akuter Myokardinfarkt, chronisch ischämische Herzerkrankungen und Kardiomyopathien. Nur sehr gelegent-

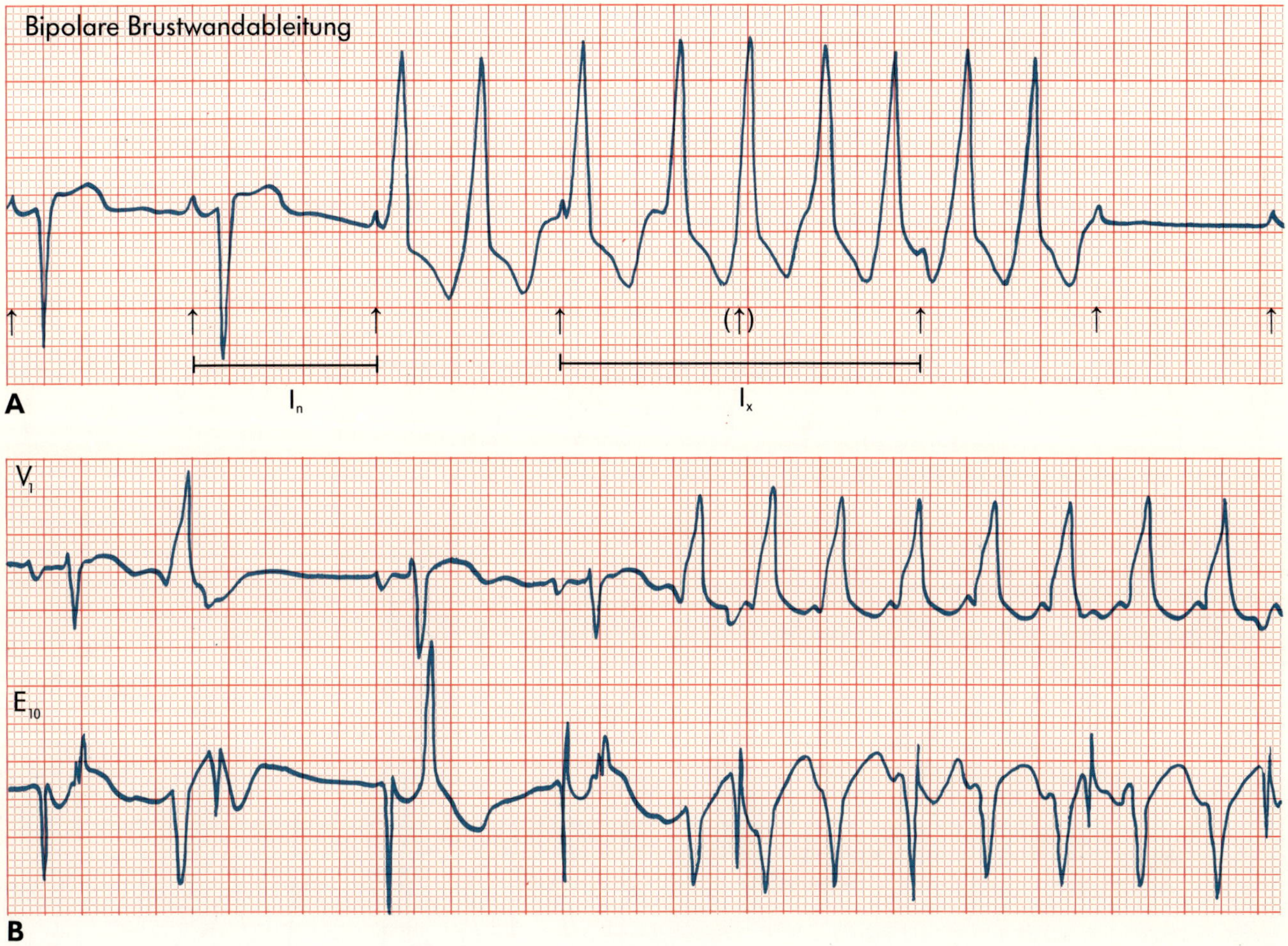

Bipolare Brustwandableitung

A

I_n   I_x

V₁

E₁₀

B

Abb. 6.27
Kammertachykardie mit AV-Dissoziation. Auf den ventrikulären Ursprung der Tachykardie deuten die verbreiterten monophasischen QRS-Komplexe hin und das Vorliegen einer AV-Dissoziation.

A Sinus-P-Wellen mit unveränderter Frequenz können gerade vor einigen QRS-Komplexen ausgemacht werden
oder als Ausschlag im ST-Segment oder gerade nach der T-Welle. Der in Klammern gesetzte Pfeil deutet auf
eine P-Welle hin, die im QRS-Komplex verborgen liegt. Die Frequenz der Sinus-P-Wellen beträgt 62/min (I).
Der Abstand Ix, der die nicht sichtbare P-Welle einschließt, beträgt das Zweifache des Abstandes In. Die
Kammerfrequenz beträgt 130−160/min.

B Die P-Wellen sind in Abl. V₁ während der Tachykardie nicht sicher auszumachen, werden aber deutlich im
Ösophagus-EKG (E₁₀) sichtbar. Während der Tachykardie Kammerfrequenz von 149/min. Die Sinus-P-Wellen
behalten ihre Frequenz von 64/min. Der Tachykardie-Anfall wird ausgelöst durch eine ventrikuläre Extrasystole mit einem QRS-Komplex gleicher Konfiguration wie die QRS-Komplexe während der Tachykardie. Aus
dem Ösophagus-EKG kann weiter geschlossen werden, daß die kompensatorische postextrasystolische Pause
nach der 1. ventrikulären Extrasystole ebenso durch eine AV-Dissoziation bedingt ist.

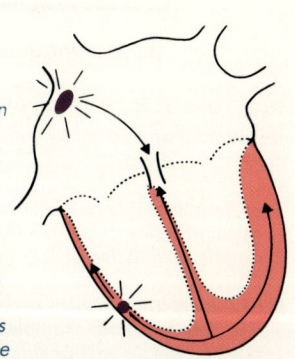

lich tritt eine paroxysmale ventrikuläre Tachykardie bei einem sonst Gesunden ohne nachweisbare Herzerkrankung auf (s. spezielle ventrikuläre Tachykardien).

Antiarrhythmische medikamentöse Behandlung, insbesondere Behandlung mit den Klasse-IC-Medikamenten Encainid und Flecainid, können Anfälle von Kammertachykardie hervorrufen oder vorher bestehende Tachykardien verschlimmern.

Zusätzliche Untersuchungen

Ein akuter Anfall einer sich selbst unterhaltenden Kammertachykardie ist lebensbedrohlich und bedingt die sofortige Klinikeinweisung. Patienten mit paroxysmalen ventrikulären Tachykardien und der Tendenz zur Wiederholung sollten einem kardiologischen Zentrum überwiesen werden, in dem die Möglichkeit elektrophysiologischer Untersuchungen besteht, auf denen die

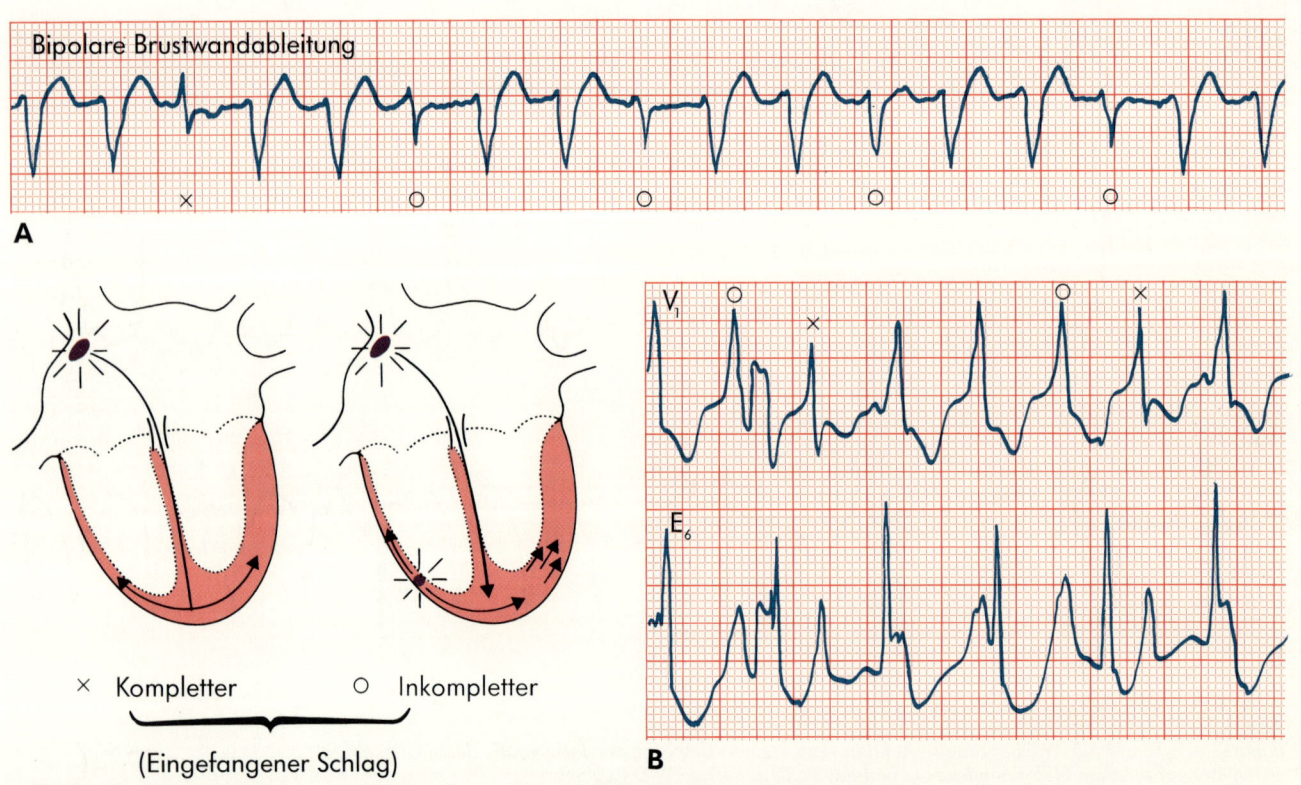

Abb. 6.28
Ventrikuläre Tachykardie mit AV-Dissoziation und ventrikulär eingefangenen Schlägen (ventricular captures). Der ventrikuläre Ursprung der Tachykardie wird durch die verbreiterten monophasischen QRS-Komplexe nahegelegt und bestätigt durch das Auftreten „ventricular captures" bei AV-Dissoziation

A Im Verhältnis 2:1 erscheinen nach den weiten QRS-Komplexen schmale QRS-Komplexe, die z. T. mit kürzerem Intervall als das der vorangegangenen verbreiterten QRS-Komplexe angekoppelt sind. Es handelt sich dabei um inkomplette (O) oder komplette (X) auf Ventrikelebene eingefangene Schläge, sog. „ventricular captures". Die QRS-Frequenz beträgt 140—150/min und ist unregelmäßig.

B EKG-Aufzeichnung eines anderen Patienten. Die Oberflächenableitung V₁ zeigt verschiedene QRS-Komplexe, die wahrscheinlich durch inkomplette (O) oder komplette (X) „ventricular captures" bedingt sind. Im Ösophagus-EKG (E₆) wird die AV-Dissoziation deutlich. Das PQ-Intervall für vollständig supraventrikulär geleitete Schläge (complete captures) beträgt 0,20 s und liegt im Bereich einer normalen AV-Überleitung. Die QRS-Frequenz beträgt 140/min, die der Sinus-P-Wellen 99—100/min.

Auswahl optimaler medikamentöser Langzeitprophylaxe oder auch nicht pharmakologischer antitachykarder Maßnahmen basieren sollte.

Prognose

Paroxysmale Kammertachykardien, die innerhalb von Sekunden oder Minuten zu Kammerflimmern degenerieren, sind die häufigste Ursache des plötzlichen Herztodes bei chronischer ischämischer Herzerkrankung und Kardiomyopathien (Abb. 6.24, S. 150).

Behandlung [12]

Akuter Anfall

1. Sofortige Suche nach und Behandlung von auslösenden Faktoren:
   Elektrolytstörungen, Myokardischämie, Schock, arrhythmogene Nebenwirkungen antiarrhythmischer Pharmaka, Digitalis-Überdosierung usw.

2. Intravenöse Behandlung:
   Behandlung der ersten Wahl ist die intravenöse Injektion eines Bolus von Lidocain (100 + 100 mg). Die Erhaltung eines wiederhergestellten Sinusrhythmus sollte unterstützt werden durch kontinuierliche intravenöse Infusion mit Lidocain. Während des Transportes in die Klinik kann die i.v. Infusion von Lidocain u.U. durch eine intramuskuläre Injektion von 300 mg Lidocain ersetzt werden. Intramuskuläre Injektionen können aber die nachfolgende Diagnostik erschweren (Fermentanstieg).
   Als Mittel der zweiten Wahl sind intravenöse Injektionen von Betablockern, Klasse-IA-Substanzen, z.B. Disopyramid oder Klasse-IB-Pharmaka wie Mexiletin oder Tocainid oder Klasse-IC-Medikamente wie Ajmalin, Propafenon oder Flecainid zu betrachten. Intravenös gegebenes Amiodaron kann sich als wirksam bei einigen Patienten erweisen, wenn andere

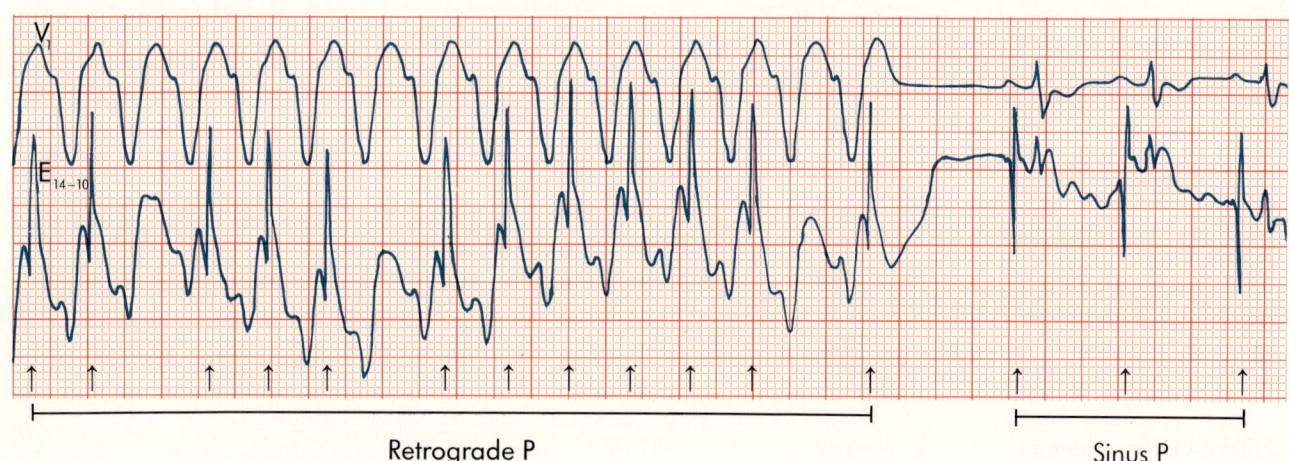

Retrograde P   Sinus P

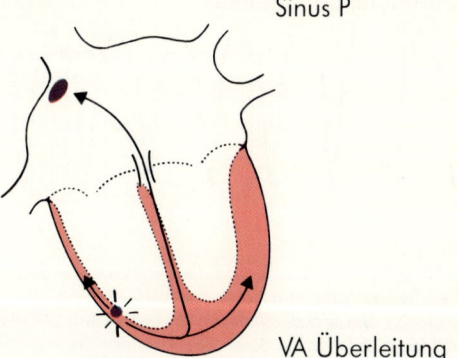

VA Überleitung

Abb. 6.29
Ventrikuläre Tachykardie mit ventrikulo-atrialer (VA) Überleitung. Der ventrikuläre Ursprung der Tachykardie wird durch die verbreiterten monophasischen QRS-Komplexe (0,18 s) dargelegt, die sich deutlich von den QRS-Komplexen bei Sinusrhythmus unterscheiden. Die Diagnose wird bestätigt durch die Aufzeichnung einer intermittierenden 2:1 VA-Erregungsleitung. Die Vorhoferregung wird im Oberflächen-EKG nicht sichtbar, aber retrograde P-Wellen (P-Wellen mit einer entgegengesetzten Ausschlagrichtung wie die der Sinus-P-Wellen) werden im Ösophagus-EKG (E_{14-10}) deutlich. Die P-Wellen stehen im zeitlichen Zusammenhang mit den QRS-Komplexen, wobei die Kammererregungen auf die Vorhöfe mit einem Verhältnis zwischen 1:1 und 2:1 übergeleitet werden.

Medikamente versagt haben. Der Effekt tritt jedoch meistens nicht sofort auf. Nur zwei oder maximal drei verschiedene Medikamente sollten bei Therapierefraktärität nacheinander gegeben werden.

3. Defibrillation: Die elektrische Defibrillation ist die Behandlungsmethode der Wahl, wenn kein sofortiger Effekt nach intravenöser Lidocain-Medikation eintritt. Initial sollten Gleichstromentladungen von 100 J angewandt werden, dann sollte die Energie auf 200, erneut 200 und 360 J erhöht werden. Jeder neu installierten erfolglosen medikamentösen Behandlung sollte der erneute Versuch einer Defibrillation folgen.

Antiarrhythmische Medikamente zur Langzeitprophylaxe von Kammertachykardien [12, 38, 44–46, 48–50]

1. *Behandlung mit einem Medikament:* Klasse-IB-Antiarrhythmika wie Mexiletin und Tocainid haben die geringsten arrhythmogenen Nebenwirkungen. Bei Therapieversagen sollten Klasse-IA-Pharmaka wie Chinidin und Disopyramid in Erwägung gezogen werden oder Klasse-IC-Antiarrhythmika wie Propafenon und Flecainid. Die kürzlich mitgeteilten Befunde der CAST-Studie haben erneut das Risiko der proarrhythmischen Nebenwirkung mit plötzlichem Tod wenigstens für zwei Klasse-IC-Medikamente, nämlich

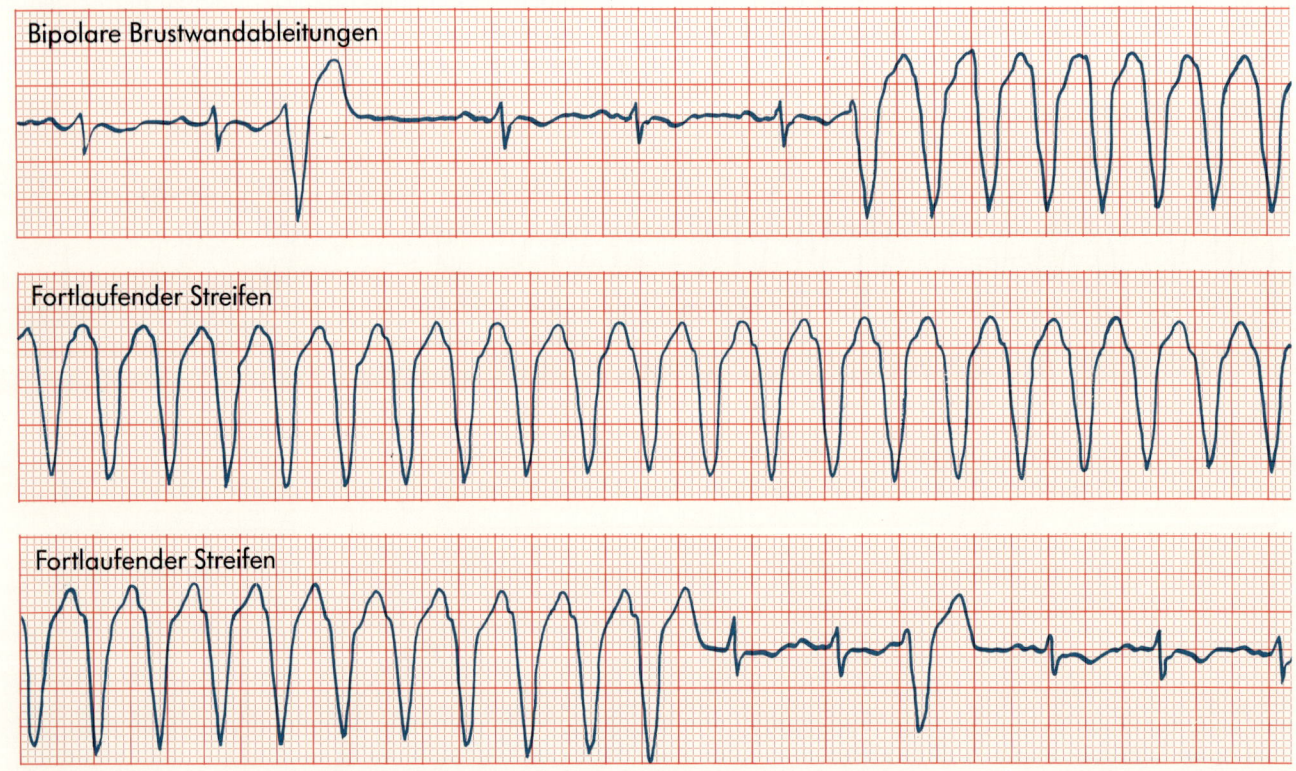

Abb. 6.30
Ventrikuläre Tachykardie und die diagnostische Bedeutung ventrikulärer Extrasystolen (fortlaufende Registrierung). Die Diagnose der ventrikulären Tachykardie wird durch die Aufzeichnung eines verbreiterten (0,20 s) monophasischen QRS-Komplexes während der Tachykardie wahrscheinlich, die sich deutlich von den schmalen QRS-Komplexen bei Sinusrhythmus unterscheidet. Der ventrikuläre Ursprung der Tachykardie wird letztlich bestätigt durch das Auftreten ventrikulärer Extrasystolen vor und nach der Tachykardie mit gleicher QRS-Konfiguration wie während der Tachykardie. Die kompensatorische postextrasystolische Pause spricht weiterhin für den ventrikulären Ursprung der Extrasystole.

Flecainid und Encainid, herausgestellt, wenn sie als langzeitprophylaktische Medikation bei Patienten mit chronisch ischämischer Herzerkrankung nach überstandenem Herzinfarkt gegeben wurden.

2. *Kombination von Klasse-I-Pharmaka mit Betarezeptorenblockern:* Klasse-IB-Pharmaka wie Mexiletin und Tocainid können mit einem Betarezeptorenblocker kombiniert werden. Mit Ausnahme der belastungsinduzierten Kammertachykardie und dem angeborenen verlängerten QT-Syndrom sind Betarezeptorenblocker allein selten wirkungsvoll, um die Anfälle von ventrikulärer Tachykardie zu verhindern.

3. *Amiodaron:* Dieses Medikament sollte zunächst immer als einziges benutzt werden, kann höchstens mit einem Betarezeptorenblocker kombiniert werden oder als Ausnahme mit einem Klasse-IA-Pharmakon. Dabei ist zu beachten, daß eine kombinierte Behandlung mit einem Klasse-IA-Pharmakon und Amiodaron ein erhöhtes Risiko in sich birgt, Torsade de Pointes-Tachykardien auszulösen. Infolge der hohen Wirksamkeit und trotz der vielen Nebenwirkungen sollte Amiodaron Mittel der ersten Wahl bei ventrikulären Tachykardien bei Kardiomyopathien, insbesondere der hypertrophen Kardiomyopathie, sein. Es wird von vielen Kardiologen auch als Erstmedikation bei anfallsweisen Kammertachykardien bei chronisch ischämischer Herzerkrankung bevorzugt.

Da zwischen Anfällen von ventrikulären Tachykardien Zeitspannen von Wochen bis Monaten oder sogar

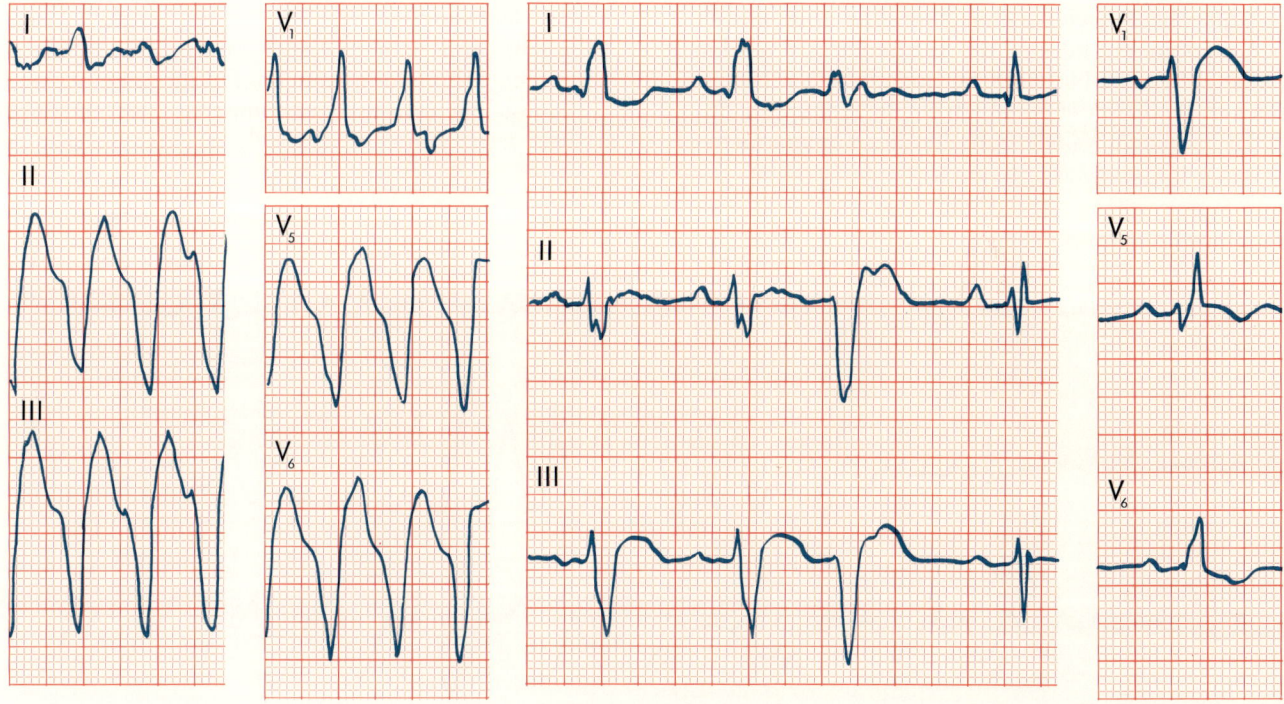

Abb. 6.31
Ventrikuläre Tachykardie; Schenkelblock und ventrikuläre Extrasystolen. QRS-Verbreiterung findet sich sowohl bei der Tachykardie als auch bei Sinusrhythmus, jedoch ist die QRS-Konfiguration deutlich unterschiedlich. Der QRS-Komplex bei Sinusrhythmus zeigt ein Linksschenkelblockbild (rR' in den Abl. V_5 und V_6), während der QRS-Komplex bei der Tachykardie einen positiven monophasischen Ausschlag in V_1 zeigt, der eher einem Rechtsschenkelblock gleicht. Der ventrikuläre Ursprung der Tachykardie wird bestätigt durch die Aufzeichnung ventrikulärer Extrasystolen bei Sinusrhythmus und einem QRS-Komplex, der identisch ist mit denen während der Tachykardie, und auch die kompensatorische postextrasystolische Pause deutet in diese Richtung.

Jahren liegen können, andererseits aber die Anfälle lebensbedrohlich sind, muß die Wirksamkeit einer medikamentösen, prophylaktischen antiarrhythmischen Therapie soweit wie möglich geprüft werden, bevor der Patient das Krankenhaus verläßt. Um die Wirksamkeit einer antiarrhythmischen Therapie zu prüfen, können programmierte elektrische Stimulationen (PES) im Rahmen einer elektrophysiologischen Untersuchung und Langzeit-EKG-Aufzeichnungen durchgeführt werden. Wünschenswert ist der Einsatz beider Methoden, um zu gesicherten Aussagen zu kommen.

— *Programmierte elektrische Stimulation (PES):* Wenn Kammertachykardien nicht mehr durch programmierte elektrische Stimulation ausgelöst werden können oder wenn die Auslösung wesentlich schwieriger und nur mit aggressiverem Vorgehen gelingt, kann unter der gewählten antiarrhythmischen Therapie von einer niedrigeren Rückfallrate ausgegangen werden (unter 10 %). Die Nichtinduzierbarkeit stellt sich aber bei nur 10 – 30 % der Patienten ein. Im Gegensatz dazu ist mit einem Wiederauftreten der Kammertachy-

kardie oder einem plötzlichen Herztod bei 40 – 60 % der Patienten zu rechnen, bei denen die ventrikuläre Tachykardie trotz antiarrhythmischer Therapie weiterhin ausgelöst werden kann. Für Amiodaron sind die bisher erhobenen Daten widersprüchlich.

— *Langzeit-EKG-Aufzeichnung durch Speichergeräte oder durch Telemetrie* im Krankenhaus (in einer Umgebung, in der eine Reanimation vorgenommen werden kann). Wenn durch ein Medikament über einen längeren Beobachtungszeitraum nicht nur die Anfälle sich selbst unterhaltender Kammertachykardien, sondern auch komplexe ventrikuläre Arrhythmien, wie häufige ventrikuläre Extrasystolen/Std., Paare und nicht sich selbst unterhaltende ventrikuläre Tachykardien unterdrückt werden konnten, scheinen die Chancen für eine erfolgreiche Langzeitprophylaxe der Tachykardien deutlich besser. Sorgfältig ausgewählte und immer wieder überprüfte antiarrhythmische Behandlung kann die Prognose bei vielen Patienten mit chronisch ischämischer Herzerkrankung und paroxysmalen ventrikulären Tachykardien ver-

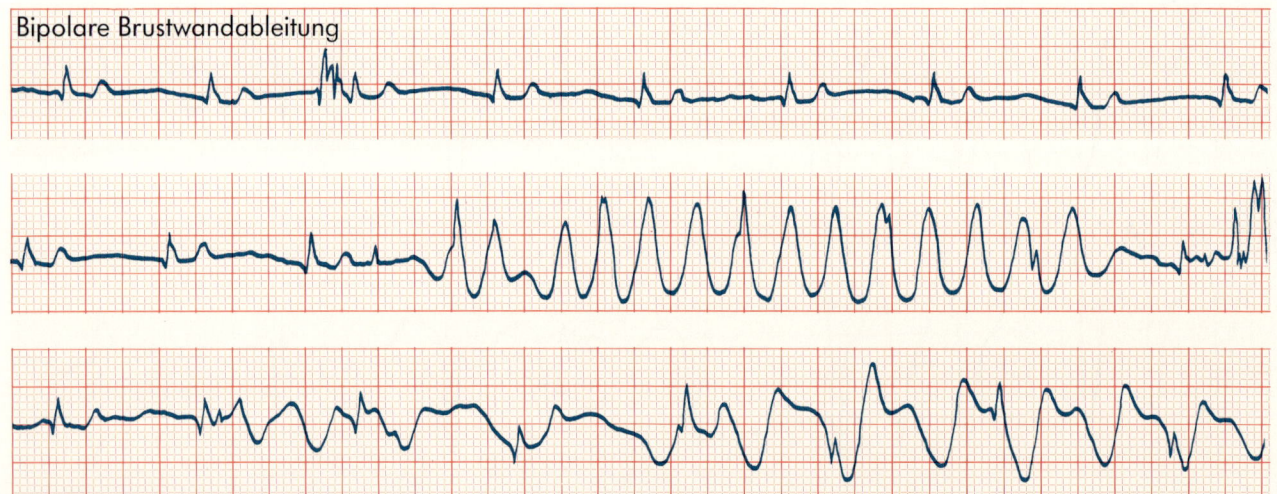

Bipolare Brustwandableitung

Abb. 6.32
Artifizielle ventrikuläre Tachykardie

Die EKG-Aufzeichnung während der Überwachung stammt von einem 50 Jahre alten Mann, der wegen akutem Myokardinfarkt aufgenommen wurde. Prima vista Diagnose könnte ventrikuläre Tachykardie sein. Die Aufzeichnung eines „Geräuschpegels" sowohl im oberen als auch im mittleren Streifen ist verdächtig auf einen Artefakt. Der Verdacht wird dadurch bestätigt, daß ein regulärer Rhythmus durch die Episode der vorgetäuschten Tachykardie in Form von kleinen R-Zacken-Spitzen verfolgt werden kann, die zwischenzeitlich auf den vorgetäuschten QRS-Komplexen der Artefakt-Tachykardie ausgemacht werden können.

bessern. Bei einer größeren Anzahl der Patienten kann jedoch keine effektive antiarrhythmische medikamentöse Therapie gefunden werden. Diese Untergruppe von Patienten ist charakterisiert durch eine Persistenz häufiger und komplexer ventrikulärer Extrasystolen oder durch das Fehlen von Veränderungen bei der Auslösung der ventrikulären Tachykardie durch PES. Sie sind Kandidaten für nicht pharmakologische Behandlungen wie antitachykarde Chirurgie oder die Implantation eines automatischen implantierbaren Defibrillators (AICD).

Antitachykarde Chirurgie [43–47]

Bei der chronisch ischämischen Herzerkrankung mit anfallsweisen Kammertachykardien sind Patienten mit einem umschriebenen ventrikulären Aneurysma und Anfällen von monomorphen ventrikulären Tachykardien geeignete Kandidaten. Kombiniert mit einer endokardialen Resektion im Ventrikelmyokard und gesteuert durch elektrophysiologisches Mapping werden üblicherweise Aneurysmektomie und myokardiale Revaskularisation in den Fällen durchgeführt, in denen dazu noch eine Indikation besteht.

Bei Patienten mit diffuser linksventrikulärer Dysfunktion sind chirurgische Maßnahmen durch eine hohe intraoperative und postoperative Mortalität limitiert. Das Wiederauftreten von Tachykardien ist häufig. Bei Patienten mit instabilen ventrikulären Tachykardien, die schnell in Kammerflimmern übergehen, sind die z.Zt. anwendbaren Mapping-Techniken ungenügend. Wenn nur eine Moykardrevaskularisation durch aortokoronare Bypass-Operation durchgeführt wird, ist diese Maßnahme gewöhnlich unwirksam, um die Anfälle von ventrikulären Tachykardien zu kontrollieren. Eine Ausnahme bilden die Patienten, bei denen die Anfälle von ventrikulärer Tachykardie in Verbindung mit dokumentierten Phasen einer Myokardischämie auftreten (Abb. 14.22, S. 336/337).

Implantation eines AICD-Gerätes [43, 45–47]

Die Implantation eines AICD-Gerätes (Abb. 4.11, S. 86) muß bei Patienten mit wenigen, aber lebensbedrohlichen Anfällen in Erwägung gezogen werden, besonders wenn ziemlich lange anfallsfreie Zeitspannen bestehen. Dieses können Patienten sein, bei denen eine medikamentöse Therapie nicht ausreicht oder bei de-

nen eine solche Therapie zwar die Anfallshäufigkeit reduzieren, aber nicht die paroxysmale Tachykardie gänzlich kontrollieren kann.

Spezielle Formen der ventrikulären Tachykardie

Innerhalb der großen Gruppe von Patienten mit Kammertachykardien gibt es eine Vielfalt spezieller Formen, von denen jede durch spezifische EKG-Veränderungen und/oder klinische Merkmale charakterisiert ist und die einer besonderen Therapie bedürfen:

- ventrikuläre Tachykardien vom Typ Torsade de Pointes
- multiforme ventrikuläre Tachykardien
- bidirektionale ventrikuläre Tachykardien
- paroxysmale Kammertachykardien bei rechtsventrikulärer Dysplasie
- paroxysmale ventrikuläre Tachykardien bei sonst gesunden, jungen Menschen.

Ventrikuläre Tachykardien vom Typ Torsade de Pointes [51–66]

Der Ausdruck Torsade de Pointes bedeutet im klinischen Kontext die Besonderheit einer doppelten oder dreifachen Diagnose. Die primäre Diagnose wird gestützt durch die EKG-Aufzeichnung einer Tachykardie mit einem „Torsade de Pointes"-Muster (s. unten). Die Diagnose bedarf jedoch weiterer Unterstützung durch EKG-Aufzeichnungen zwischen den Anfällen, die entweder einen AV-Block oder eine QT-Verlängerung oder beides zeigen. Letztlich wird die Diagnose gestützt durch wirkungsvolle Therapie mit elektrischer Stimulation und/oder Betarezeptorenblockern.

EKG-Diagnose

1. Das EKG während der Tachykardie: Torsade de Pointes kommt aus dem Französischen und bedeutet das Herumwenden um einen Punkt. Es spiegelt so die charakteristischen EKG-Merkmale der Tachykardie wider: Eine fortwährende Undulation der QRS-Achse um die isoelektrische Linie herum mit einer 360°-Rotation über eine Folge 5–20 Komplexen. Die fortwährende QRS-Achsenveränderung wird am besten auf einem simultan geschriebenen 3-Ableitungs-EKG erkannt (Abb. 6.33, S. 164), kann aber, wenn auch

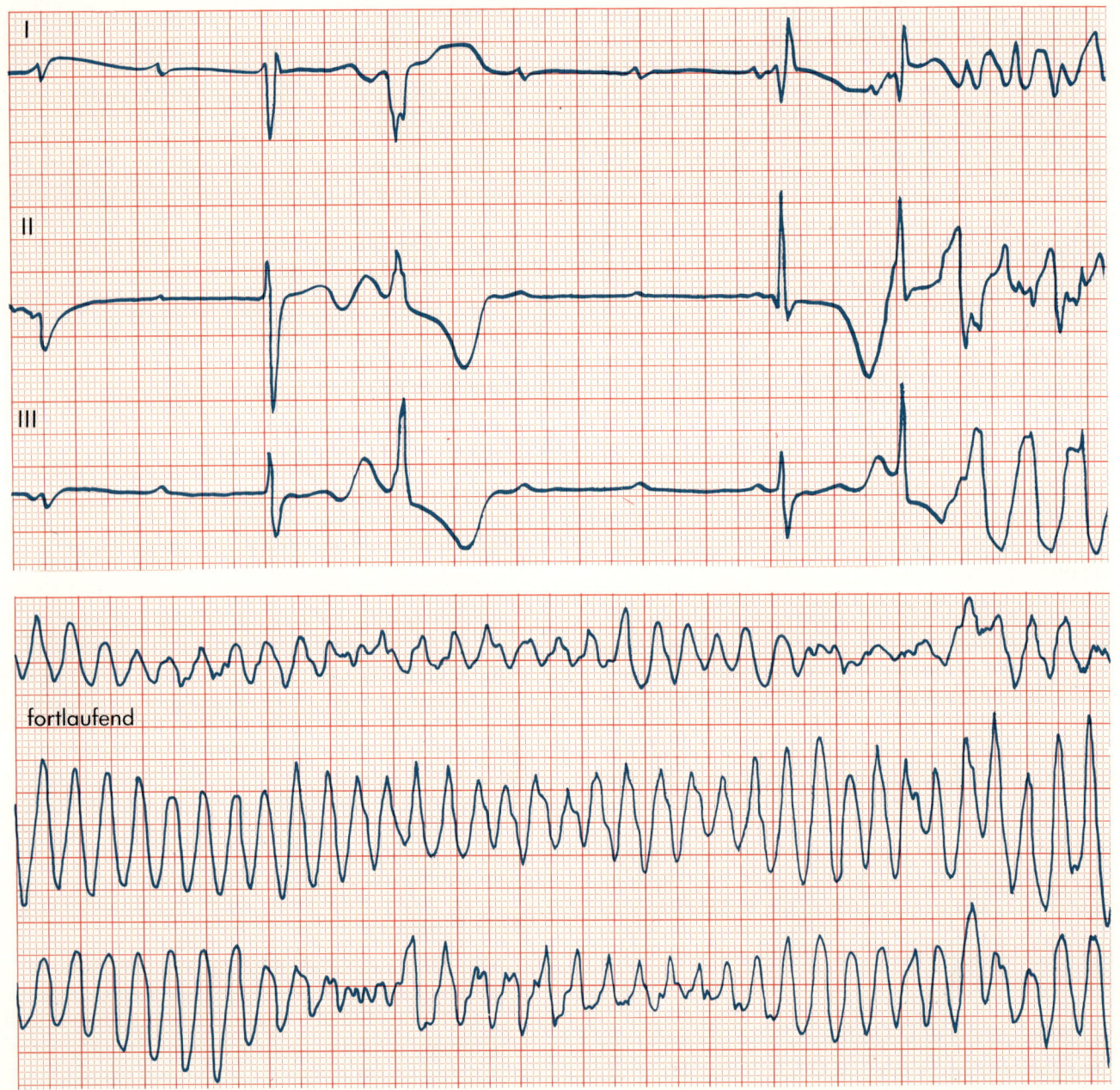

Abb. 6.33
Torsade de Pointes-Tachykardie bei AV-Block III°. EKG eines 80 Jahre alten Mannes, bei dem in den letzten 2 Wochen Synkopen aufgetreten waren. Keine Zeichen eines akuten Myokardinfarktes, Serum-Kalium 3,8 mmol/l. Die Synkope trat während der EKG-Aufzeichnung ein. Synkopen und Tachykardie konnten durch Implantation eines Schrittmachers beherrscht werden.

nicht mit der gleichen Präzison, in einer Monitorableitung beobachtet werden (Abb. 6.34 C, S. 167 und 6.35 B, S. 168). Von einer Hauptausschlagsrichtung des QRS-Komplexes in eine Richtung kommt es zu einer graduellen Veränderung der Ausschlagsrichtung in die gegenteilige Richtung und wieder zurück. Bei einigen Patienten wird diese Veränderung der QRS-Achse gelegentlich unterbrochen durch eine Folge von gleichaussehenden QRS-Komplexen mit einer stabilen Achse. Das kann dazu führen, daß die Tachykardie als gewöhnliche Kammertachykardie und nicht als Torsade de Pointes klassifiziert wird, wenn die EKG-Aufzeichnung nicht lang genug ist. Die Tachykardie wird gewöhnlicherweise durch eine ventrikuläre Extrasystole ausgelöst, die spät in der Diastole einfällt, etwa in der Abwärtsbewegung der T-Welle oder kurz danach in der U-Welle (Abb. 6.33, 6.34 C, 6.35 B).

2. Das EKG zwischen den Anfällen: Von großer diagnostischer Wichtigkeit ist das EKG zwischen den Anfällen, das einen AV-Block (Abb. 6.33), eine QT-Verlängerung und/oder eine T/U-Verschmelzung zeigt (Abb. 6.34 und 6.35). Die T-Wellen können verbreitert und oft geknotet sein, spitz zulaufen, biphasisch aussehen oder invertiert sein. Hochamplitudige U-Wellen von gegensinniger Polarität zu der T-Welle werden oft in verschiedenen Ableitungen aufgezeichnet. Beim kongenitalen langen QT-Syndrom (s. unten) kann das QT-Intervall von Zeit zu Zeit beim gleichen Patienten variieren und fast normal in einer einzelnen Aufzeichnung gefunden werden.

Differentialdiagnose

Die EKG-Erkennung von Torsade de Pointes ist mehr an der Erkennung des Musters orientiert als an anderen definitiven Kriterien. Um den sehr typischen Patienten herum liegt eine Zone diagnostischen Nebels mit einer beträchtlichen Anzahl von Patienten, bei denen es unmöglich oder schwierig ist, diese Art der Kammertachykardie von multiformen ventrikulären Tachykardien zu differenzieren (s. nächster Absatz). Die Diagnose Torsade de pointes-Tachykardie sollte nach Möglichkeit von zwischen den Anfällen geschriebenen EKG-Aufzeichnungen mit AV-Block oder QT-Verlängerung bei Sinusrhythmus gestützt werden, die oft mit einer T/U-Wellenverschmelzung einhergeht. Zusätzliche deutliche Hinweise

für die Diagnose von Torsade de Pointes können aus der sorgfältig erhobenen Anamnese, der vorangehenden medikamentösen Behandlung, die potentiell zu QT-Verlängerungen geführt hat, einer positiven Familienanamnese oder Taubheit entnommen werden ebenso wie die Angabe von Synkopen oder plötzlichen Todesfällen, die in der Familie bei jungen Leuten aufgetreten sind und die auf ein kongenitales langes QT-Syndrom oder eine schwere Hypokaliämie hinweisen. Sollten alle Befunde in dieser Richtung negativ sein, ist am ehesten eine multiforme ventrikuläre Tachykardie anzunehmen, deren Diagnose weiter unterstützt wird durch einen negativen prophylaktischen Erfolg von Schrittmacherstimulation und Betablockade.

Eine QT-Verlängerung, die nicht zum Torsade de Pointes prädisponiert, besteht bei:

— Patienten mit WPW-Syndrom und Schenkelblockbildern. Daher ist zuerst bei QT-Verlängerung nach dem Vorhandensein eines WPW-Syndroms (PQ < 0,12 s) und eines Schenkelblockbildes (QRS > 0,12 s) zu fahnden. Wenn diese intraventrikulären Erregungsausbreitungsänderungen vorhanden sind, sollte man die QT-Zeit überhaupt nicht messen; sie wird verlängert sein, aber ohne pathologische Bedeutung.
— Hypokaliämie; die QT-Verlängerung bei dieser Elektrolytstörung beruht auf einer Verlängerung des ST-Segmentes und führt zu keinen T/U-Abnormalitäten.
— Ventrikulärer Rhythmus.

Symptome

Ein Anfall von Torsade de Pointes dauert gewöhnlich nur 20–60 s, bis es erneut zu normalem Sinusrhythmus kommt oder aber Kammerflimmern auftritt. Mit dem Beginn der Torsade de Pointes-Tachykardie fällt das HZV rapide gegen Null. Daher sind die vorherrschenden Symptome von einer Torsade de Pointes-Tachykardie Synkopen oder Präsynkopen und der plötzliche Tod.

Ätiologie

Anfälle von Torsade de Pointes können beim AV-Block (1), einem erworbenen langen QT-Syndrom (2) und einem kongenitalen langen QT-Syndrom (3) auftreten.

1. *AV-Block:* Torsade de Pointes-Tachykardien treten als plötzliche und unerwartete Komplikationen bei AV-Block 3. Grades und höhergradigen AV-Blöcken auf (Abb. 6.33, S. 164 und 10.11, S. 265). Prädisponierende Faktoren bei diesen bradykarden Rhythmusstörungen können eine Hypokaliämie sein, z.B. unter diuretischer Behandlung, oder fraglich auch eine Hypomagnesiämie.

2. Ein *erworbenes langes QT-Syndrom:* QT-Verlängerung mit einem Risiko der Torsade de Pointes-Tachykardie kann sich entwickeln bei:

   — medikamentöser antiarrhythmischer Therapie: QT-Verlängerungen unterschiedlichen Grades treten unter der Behandlung mit Klasse-IA-Pharmaka, dem Betarezeptorenblocker Sotalol und Amiodaron auf. In bezug auf Torsade de Pointes sind jedoch die Hauptverursacher Klasse-IA-Antiarrhythmika wie Chinidin, Procainamid und Disopyramid. Torsade de Pointes-Tachykardien sind eine häufige Komplikation bei Überdosierung mit diesen Pharmaka, können aber genausogut in therapeutischen Dosierungen auftreten. Die Verlängerung des QT-Intervalls ist jedoch ein durchgehend auftretender Befund bei der antiarrhythmischen Wirkung dieser Pharmaka. Eine strenge Beziehung zwischen dem Risiko einer Torsade de Pointes-Tachykardie und einem kritischen QT-Intervall oder einer Zunahme des QT-Intervalls ist nicht gesichert. Häufiger als mit einer alleinigen QT-Verlängerung tritt eine Chinidin-Synkope in Verbindung mit der Entwicklung einer prominenten abnormen U-Welle auf, obgleich auch hier klar definierte Risikogrenzen nicht nachgewiesen wurden. Wenige Fälle von Torsade de Pointes-Tachykardien sind bei Behandlung mit Sotalol beschrieben worden. Amiodaron-Behandlung führt häufig zu einer signifikanten QT-Verlängerung von über 0,6 s, aber trotzdem sind nur wenige Fälle von Torsade de Pointes unter dieser Behandlung beschrieben worden.

   — Psychopharmaka: Behandlung und insbesondere Intoxikation mit trizyklischen Antidepressiva, Benzodiazepin und mit Thioridazin können zu einer signifikanten QT-Verlängerung führen und daher zum Risiko eines plötzlichen lebensbedrohlichen Anfalls von Torsade de Pointes (Abb. 6.34). Dies gilt auch für quadrozyklische Antidepressiva, die zu trizyklischen Antidepressiva metabolisiert werden.

   — schwere Hypokaliämie, Subarachnoidalblutungen und Myxödem können QT-Verlängerungen verursachen, die in seltenen Fällen durch das Auftreten von Torsade de Pointes-Tachykardien kompliziert werden.

Eine chronisch ischämische Herzerkrankung oder ventrikuläre Hypertrophie können ebenfalls QT-Verlängerungen verursachen, die zwar u.U. zu paroxysmalen ventrikulären Tachykardien führen können, jedoch nicht besonders zu ventrikulären Tachykardien vom Typ Torsade de Pointes.

3. *Angeborenes verlängertes QT-Syndrom (Jerwell-Lange-Nielsen und Romano-Ward-Syndrom)*
   Es gibt zwei kongenitale Syndrome, die durch eine QT-Verlängerung charakterisiert sind und bei denen die Patienten Synkopen oder Präsynkopen erleiden und das Risiko des plötzlichen Herztodes besteht. Beim Jerwell-Lange-Nielsen-Syndrom (Surdo-Kardiales-Syndrom) besteht ein Hörfehler mit Taubheit. Beim anderen, dem Romano-Ward-Syndrom ist das Gehör normal. Beide Syndrome werden vererbt. Die Anfälle beginnen gewöhnlich in der Kindheit, gelegentlich schon im Säuglingsalter, obgleich der Beginn auch später, z.B. in der 2. oder 3. Dekade, liegen kann, besonders beim Romano-Ward-Syndrom. Die Häufigkeit der Anfälle variiert von einigen pro Tag bis zu weniger als einem über eine Zeitspanne von mehreren Jahren. Mit dem Alter nimmt die Häufigkeitstendenz ab. Einige Familienmitglieder mit QT-Verlängerung können häufige Anfälle haben, andere mit einem gleichen Ausmaß von QT-Verlängerung nur wenige oder überhaupt keine Anfälle bekommen und lebenslang symptomfrei bleiben. Bei manchen Patienten tritt die Synkope in Zusammenhang mit Furcht und Angst auf. Andere sprechen auf eine spezifische Irritation, z.B. auf das Gewecktwerden durch einen lauten Wecker, an (Abb. 6.35, S. 168). Oft stellen sich die Anfälle in einer vollständig unvorhersehbaren Art und Weise ein, jedoch oft mit einer höheren Häufigkeit in den frühen Morgenstunden. Die meisten Patienten können sich gut körperlich belasten. In den EKG-Aufzeichnungen von Verwandten symptomatischer Patienten mit langem QT-Syndrom

weiter auf S. 170

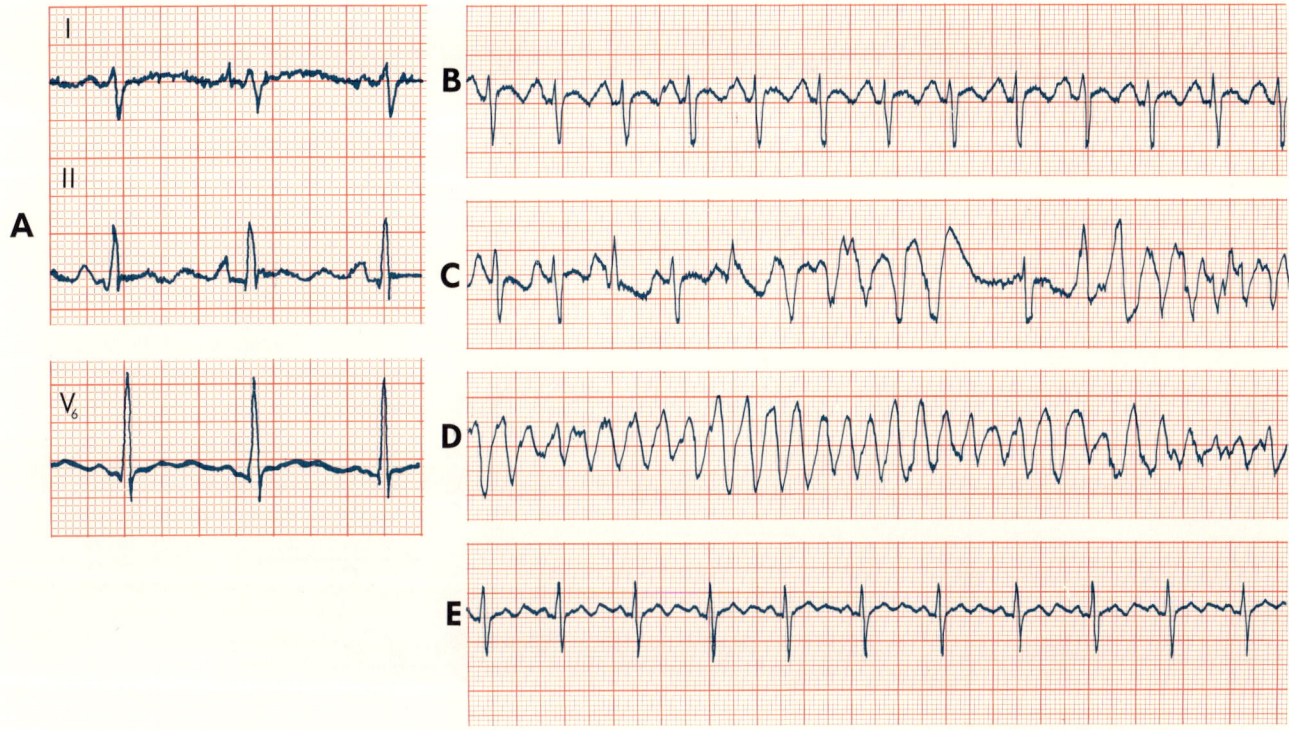

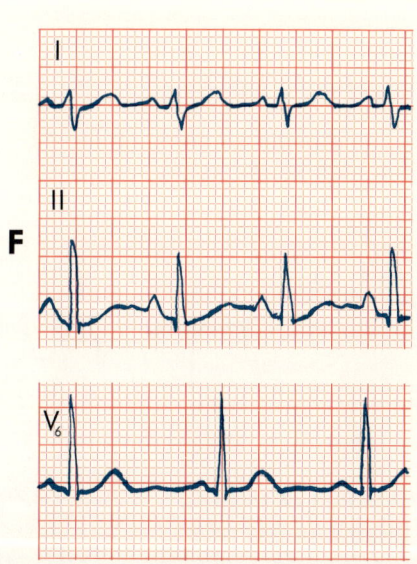

Abb. 6.34
Erworbenes langes QT-Syndrom.
25 Jahre alte Frau, die aufgenommen wurde nach Einnahme von
1000 mg = 100 Tabl. Thirodazin in suizidaler Absicht.

A   EKG 3 Std. nach Aufnahme. QT 0,52 s und damit den
        normalen Grenzwert überschreitend (maximales normales
        QT bei einer Herzfrequenz von 85/min = 0,40 s, Tab. 2.1)

B   EKG-Streifen während der ersten acht Stunden während der
        EKG-Überwachung. Stabiler Sinusrhythmus

C+D   EKG-Streifen kurz nach der Aufzeichnung des Streifens B
        zeigt eine kurze Episode von Torsade de Pointes-
        Tachykardie, die letztlich durch Gleichstromdefibrillation
        beendet werden mußte. Drei Stunden später kam es zu
        einem Anfall von Torsade de Pointes-Tachykardie, die
        wiederum durch Defibrillation beendet werden mußte.
        Danach bestand Sinusrhythmus und eine unkomplizierte
        Erholung

E   Stabiler Sinusrhythmus nach der 2. und endgültigen
        Defibrillation

F   EKG am 3. Tag: Das QT-Intervall hat sich normalisiert

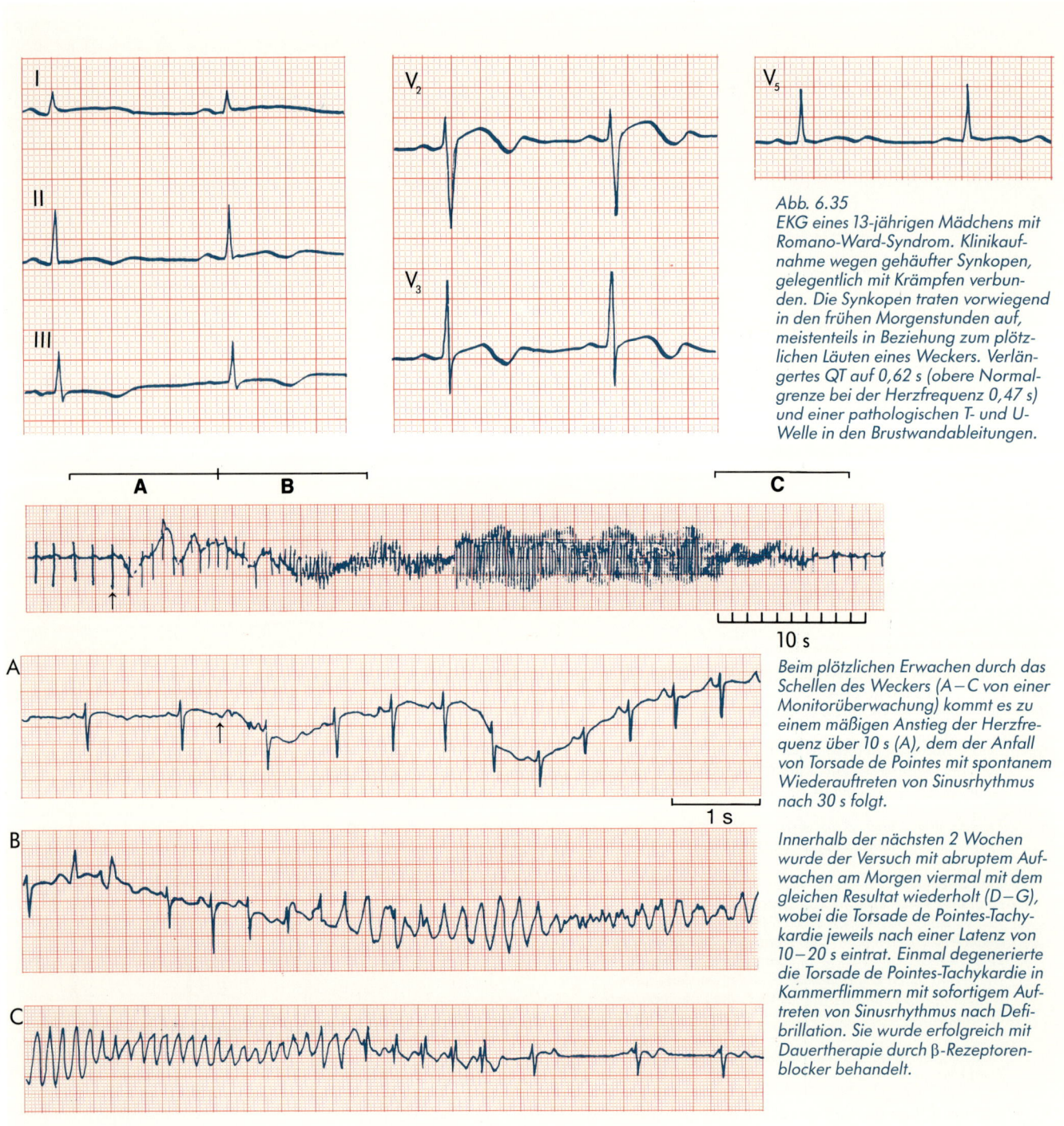

Abb. 6.35
EKG eines 13-jährigen Mädchens mit
Romano-Ward-Syndrom. Klinikaufnahme wegen gehäufter Synkopen,
gelegentlich mit Krämpfen verbunden. Die Synkopen traten vorwiegend
in den frühen Morgenstunden auf,
meistenteils in Beziehung zum plötzlichen Läuten eines Weckers. Verlängertes QT auf 0,62 s (obere Normal-
grenze bei der Herzfrequenz 0,47 s)
und einer pathologischen T- und U-
Welle in den Brustwandableitungen.

Beim plötzlichen Erwachen durch das
Schellen des Weckers (A – C von einer
Monitorüberwachung) kommt es zu
einem mäßigen Anstieg der Herzfrequenz über 10 s (A), dem der Anfall
von Torsade de Pointes mit spontanem
Wiederauftreten von Sinusrhythmus
nach 30 s folgt.

Innerhalb der nächsten 2 Wochen
wurde der Versuch mit abruptem Auf-
wachen am Morgen viermal mit dem
gleichen Resultat wiederholt (D – G),
wobei die Torsade de Pointes-Tachykardie jeweils nach einer Latenz von
10 – 20 s eintrat. Einmal degenerierte
die Torsade de Pointes-Tachykardie in
Kammerflimmern mit sofortigem Auftreten von Sinusrhythmus nach Defibrillation. Sie wurde erfolgreich mit
Dauertherapie durch β-Rezeptoren-
blocker behandelt.

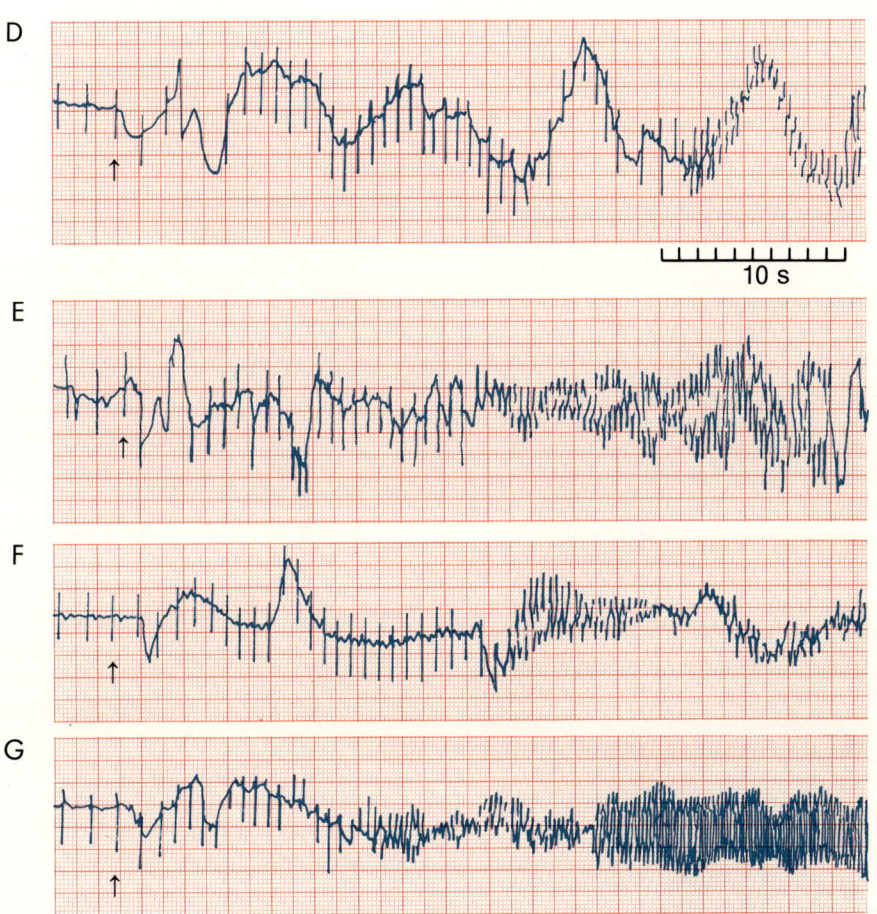

Abb. 6.35 (Fortsetzung)

findet sich eine nicht unbeträchtliche Anzahl von asymptomatischen Individuen mit definitiven pathologischen EKG- Veränderungen mit QT-Verlängerungen und T/U-Verschmelzungswellen. Die Zeit zwischen den Anfällen kann von Wochen über Monate bis Jahre variieren. Zwischen den Anfällen zeigt das EKG normalen Sinusrhythmus, häufig eine Sinusbradykardie mit einer Frequenz zwischen 50 und 60/min. Langzeit-EKG- Aufzeichnungen sind daher, wenn überhaupt, von nur geringer Hilfe bei der Diagnose.

Prognose

Eine Kammertachykardie vom Typ Torsade de Pointes birgt immer das Risiko einer Degeneration zu Kammerflimmern in sich und dadurch auch das Risiko eines plötzlichen Todes. Beim kongenitalen langen QT-Syndrom ist die Mortalität der unbehandelten symptomatischen Patienten signifikant hoch, möglicherweise etwa 30–50 % über die Zeit von einigen Jahren. Gelegentlich können jedoch auch aus dieser Gruppe einige Patienten 50 oder 60 Jahre überleben trotz häufiger Anfälle über die Jahre. Nach der Behandlung mit Betarezeptorenblockern (nächster Absatz) ist die Prognose sowohl in bezug auf die Unterdrückung der Anfälle als auch in bezug auf die Überlebenschance sehr gut. Die Prognose beim asymptomatischen Patienten mit verlängerter QT-Zeit ist nicht vorhersagbar. Während manche ein ungestörtes Leben über eine normale Lebensspanne hinweg führen, treten bei anderen Symptome auf. Es ist jedoch ungewöhnlich, daß diese Patienten bereits beim ersten Anfall sterben, obwohl auch dies bei einer Anzahl von Patienten dokumentiert wurde.

Behandlung

Ein andauernder Anfall von Torsade de Pointes kann meistens sofort durch einen Gleichstromelektroschock durchbrochen werden. Jedoch kann auch intravenöses Magnesiumsulfat als Bolusinjektion mit nachfolgender intravenöser Infusion sowohl zur Anfallsunterbrechung und als sichere Maßnahme, Wiederauftreten zu vermeiden, empfohlen werden. Eine andere Möglichkeit kann in der intravenösen Bolusinfusion von Adrenalin und/oder Isoprenalin-Infusion bestehen. Eine prophylaktische Behandlung sollte sich nach den EKG-Befunden und der Ätiologie der zugrundeliegenden Erkrankung richten.

1. Wenn eine Torsade de Pointes-Tachykardie von einem AV-Block abhängt, sollte eine Stimulation mit einer Frequenz von 80–100/min so schnell wie möglich begonnen werden. In der Zwischenzeit kann die Neigung zur Tachykardie durch Isoprenalin-Infusionen unterdrückt werden. Das Serum-Kalium sollte bestimmt und eine Hypokaliämie schnell ausgeglichen werden.

2. Bei Torsade de Pointes-Tachykardien unter antiarrhythmischer Behandlung sowie unter Behandlung mit trizyklischen Antidepressiva und Thioridazin ist eine sofortige Beendigung dieser Therapie notwendig; eine vorübergehende elektrische Stimulation mit einer Frequenz von 80–100 min sollte sofort begonnen werden, unterstützt durch Betarezeptorenblockade.

3. Sind die Anfälle von Torsade de Pointes-ventrikulären Tachykardien Komplikation eines kongenitalen langen QT-Syndroms (Jerwell-Lange-Nielsen- oder Romano-Ward-Syndrom), ist eine dauernde lebenslange Behandlung mit Betarezeptorenblockern indiziert. Unterstützende Behandlung mit Schrittmacherstimulation kann bei einigen Patienten notwendig werden. Eine Entfernung des linken Ganglion stellatum wurde bei Patienten, die sich als resistent gegen medikamentöse Behandlung erwiesen, mit wechselndem Erfolg durchgeführt. Die Ganglionektomie kann zu einer Verkürzung des QT-Intervalls führen, meistens jedoch nur für eine kurze Periode, nach der dann die QT-Verlängerung wieder eintritt. Bei asymptomatischen Patienten mit QT-Verlängerung und ohne anamnestischen und objektiven Nachweis ventrikulärer Arrhythmien im wiederholten Langzeit-EKG wird eine spezifische Prophylaxe durch Pharmaka nicht ohne weiteres empfohlen.

Wenn sich eine Tachykardie mit Torsade de Pointes-Mustern, aber ohne begleitende Bradykardie und/oder QT-Verlängerung entwickelt, ist es eher unwahrscheinlich, daß es sich um eine genuine Torsade de Pointes-Tachykardie handelt, sondern eher um eine multifokale Tachykardie (Abb. 6.36), die dann auf die konventionellen antitachykarden Medikamente wie Lidocain und andere Klasse-I-Antiarrhythmika sowie Betarezeptorenblocker und Amiodaron anspricht.

Multiforme ventrikuläre Tachykardien [65–68]

Bei der multiformen ventrikulären Tachykardie wird der Ventrikel von zwei oder mehreren Schrittmacherzentren erregt, wobei jede Erregung durch die ihr eigene typische Form der QRS-Komplexe charakterisiert wird.

EKG-Diagnose

Bei ES treten QRS-Komplexe von unterschiedlichem Typ und unterschiedlicher Ausschlagsrichtung auf.

Differentialdiagnose

Auf den ersten Blick ähnelt das EKG multiformer oder multifokaler ventrikulärer Tachykardien dem bei Torsade de Pointes. Zwischen den Anfällen sieht man jedoch keinen AV-Block und keine QT-Verlängerung und auch keine T/U-Wellen-Verschmelzung. Die spezifischen ätiologischen Faktoren für die Entstehung der Torsade de Pointes-Tachykardie fehlen. Eine andere schwerwiegende Differentialdiagnose beinhaltet Vorhofflimmern und -flattern beim WPW-Syndrom, zumal dann, wenn bei alternierend normaler AV-Überleitung die QRS-Komplexe durch aberrante intraventrikuläre Erregungsausbreitung oder vorbestehenden Schenkelblock gleichfalls deformiert sind (Abb. 7.12–7.14, S. 201–204).

Ätiologie

Gewöhnlich liegt eine schwere Herzerkrankung, z.B. ausgedehnter Myokardinfarkt, 3-Gefäßkoronarerkrankung oder Kardiomyopathie vor.

Anfälle von multiformer ventrikulärer Tachykardie können auch als arrhythmogene Nebenwirkung von Klasse-IC-Pharmaka (vorwiegend Encainid und Flecainid, aber auch Propafenon) auftreten oder weniger häufig bei der Behandlung mit Klasse-IB-Medikamenten

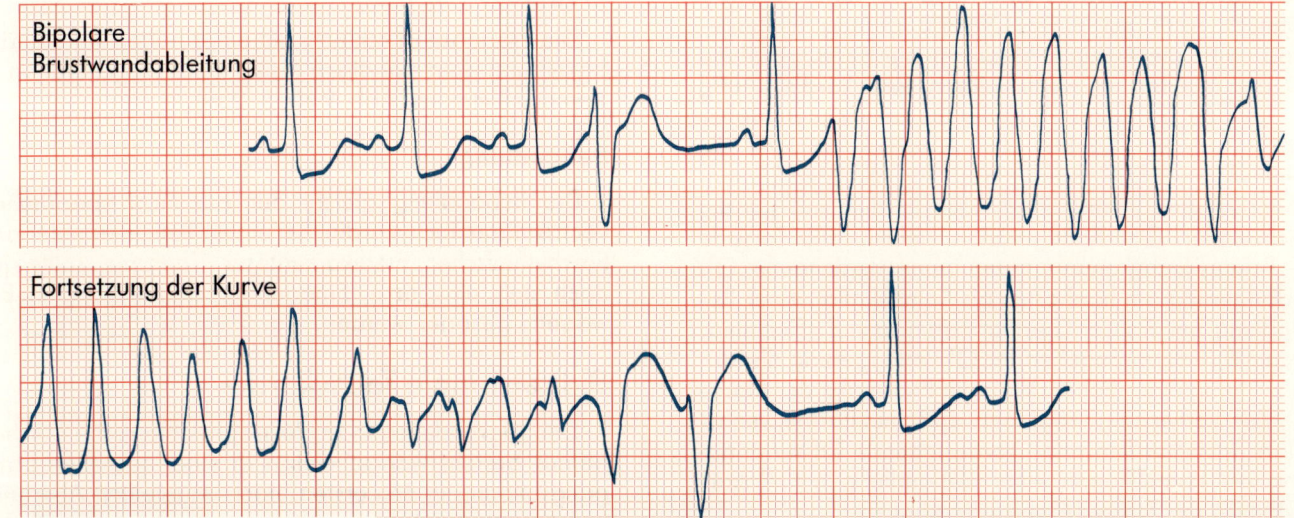

Abb. 6.36
Multiforme ventrikuläre Tachykardie (fortlaufender Streifen). EKG einer 48-jährigen Frau mit durchgemachtem inferiorem Infarkt. Klinikaufnahme bei Kammerflimmern nach Herzstillstand auf der Straße. Keine Zeichen einer neuen Infarzierung, aber wiederholte Anfälle sich selbst limitierender multiformer Kammertachykardie während der folgenden Woche. Echokardiografisch normaler linker Ventrikel ohne Aneurysma.

Das EKG ähnelt einer Torsade de Pointes-Tachykardie, jedoch fanden sich zwischen den Anfällen kein AV-Block oder keine QT-Verlängerung. Es bestand keine Hypokaliämie. Die Patientin war weder mit Antiarrhythmika noch mit psychotropen Pharmaka behandelt worden. Eine ß-Rezeptorenblockade konnte die Anfälle nicht verhindern.

Nach Amiodaron-Behandlung während einer dreijährigen Nachbeobachtung keine neuen Anfälle.

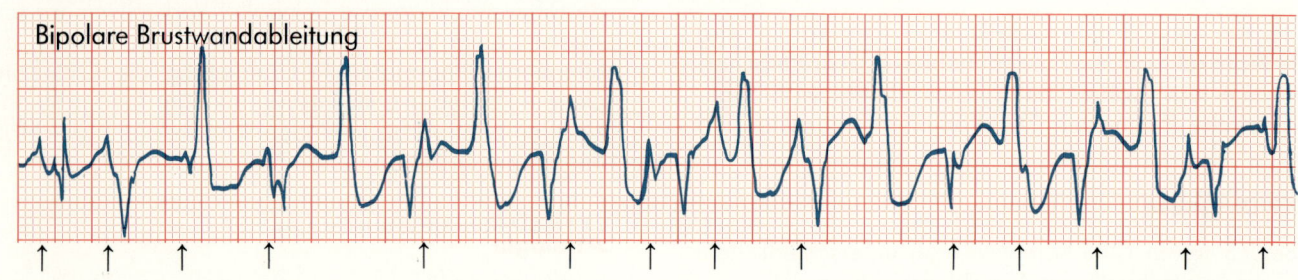

Bipolare Brustwandableitung

Abb. 6.37
Bidirektionale ventrikuläre Tachykardie und „Doppeltachykardie" bei schwerer Digoxin-Intoxikation. EKG eines 47 Jahre alten Mannes mit Mitralinsuffizienz und Digoxin-Intoxikation mit einem Serum-Digoxinspiel von 5,4 ng/ml. Von links nach rechts erscheint erst ein Sinuskomplex mit einem Schenkelblockbild. Die nächsten QRS-Komplexe zeigen abwechselnd negative und positive Ausschlagrichtung. Die ersten zwei QRS-Komplexe mit negativem Ausschlag sind nur wenig verschieden von anderen des gleichen Typs, möglicherweise als Folge einer teilweisen supraventrikulären Erregung (ventricular capture), da Sinus-P-Wellen unmittelbar vor den QRS-Komplexen erkannt werden können. Sonst besteht eine AV-Dissoziation während des größten Teils der Aufzeichnung. Die P-Wellen (Pfeile) können im ventrikulären Rhythmus ausgemacht werden. Ihr kürzestes Intervall ist 0,4 s oder ein Vielfaches davon entsprechend einer Vorhoffrequenz von 150/min. Die QRS-Frequenz ist jedoch 170/min. Die bidirektionale Tachykardie ist im Anfang unregelmäßig, um dann regelmäßig zu werden.

wie Lidocain, Mexiletin und Tocainid. Obgleich gewöhnlich nicht mit einer QT-Verlängerung einhergehend, wird diese durch Medikamente hervorgerufene Art der multiformen ventrikulären Tachykardie häufig als Torsade de Pointes-Tachykardie bezeichnet (daher wird in diesem Kontext der Ausdruck „Torsade de Pointes-Tachykardie" häufig auch für alle Medikamenten-induzierten ventrikulären Tachykardien mit ständig wechselnder QRS-Konfiguration gebraucht). Torsade de Pointes-Tachykardien treten ohne begleitende QT-Verlängerung am häufigsten als Komplikation einer Behandlung mit Klasse-IC-Antiarrhymika auf (Flecainid, Encainid), mit vorangehender QT-Verlängerung als Nebenwirkung einer Behandlung mit Pharmaka der Klasse IA. Zur Verwirrung trägt bei, daß multiforme ventrikuläre Tachykardien ohne vorbestehende QT-Verlängerung als Komplikation einer Behandlung mit Antiarrhythmika der Klasse IA auftreten können.

Prognose

Die Prognose ist schlecht mit einer hohen Anfallshäufigkeit und dem ständigen Risiko einer Degeneration in Kammerflimmern (Abb. 9.10, S. 239).

Behandlung

Die Behandlung gleicht der bei nicht spezifischer ventrikulärer Tachykardie. Bei einem Patienten unter antiarrhythmischer medikamentöser Therapie sollte jedoch stets eine arrhythmogene Nebenwirkung in Erwägung gezogen werden.

Bidirektionale Tachykardie [69]

Der zugrundeliegende elektrophysiologische Mechanismus besteht wahrscheinlich in einer schnellen Erregungsbildung in den ersten, noch ungeteilten Abschnitten des linken Schenkels mit alternativer linksventrikulärer Erregungsausbreitung über den anterioren und den posterioren Faszikel des linken Schenkels (Abb. 9.2, S. 225).

EKG-Diagnose

Diese Tachykardie tritt gewöhnlich nur in kurzen Anfällen auf. Man findet eine schnelle Veränderung der QRS-Achse in gegensinnige Richtung bei aufeinanderfolgenden QRS-Komplexen (Abb. 6.37).

Ätiologie

Die bidirektionale Tachykardie ist eine seltene Form der Tachykardie. Sehr häufig wird sie ausgelöst durch eine Digitalis-Überdosierung bei Patienten mit fortgeschrittener Herzerkrankung.

Behandlung

Infolge des hohen Risikos des plötzlichen Herztodes sollten solche Patienten zur fortlaufenden EKG-Aufzeichnung sofort in die Klinik eingewiesen werden. Wichtig ist die Diagnose einer Digitalis-Überdosierung, die entsprechend den Richtlinien in Kapitel 12 behandelt werden muß. Die Tachykardie als solche kann zunächst mit Lidocain behandelt werden, und wenn es der kardiale Zustand erlaubt, auch mit einem Betarezeptorenblocker oder mit Amiodaron, wobei die Wirkung des letzten Medikaments erst mit Zeitverzögerung eintritt. Eine Defibrillation sollte dann vermieden werden, wenn eine Digitalis-Intoxikation vorliegt.

Ventrikuläre Tachykardien bei arrhythmogener rechtsventrikulärer Dysplasie [70–73]

Arrhythmogene rechtsventrikuläre Dysplasie ist eine kongenitale Kardiomyopathie mit fleckförmiger Fettinfiltration und Myokardzellendegeneration, die sich auf den rechten Ventrikel und hier am ehesten auf den Ausflußtrakt beschränkt. Die Haupt- und meistens einzige Manifestation ist das Auftreten klinisch bedeutsamer ventrikulärer Extrasystolen und Anfälle von schneller ventrikulärer Tachykardie mit Präsynkope oder Synkope und dem Risiko eines plötzlichen Todes.

EKG-Diagnose

Eine arrhythmogene rechtsventrikuläre Dysplasie sollte bei jungen Menschen mit ventrikulären Extrasystolen und Anfällen von ventrikulärer Tachykardie in Erwägung gezogen werden. Die Tachykardie zeigt dabei ein Linksschenkelblock-Muster mit positiven QRS-Nettoflächen in V_5 und V_6, die auf den rechtsventrikulären Ursprung hinweisen. Das EKG zwischen den Anfällen zeigt Zeichen einer rechtsventrikulären Beeinträchtigung in Form eines kompletten oder inkompletten Rechtsschenkelblocks oder ST-Streckensenkung und/oder T-Welleninversion in den Abl. V_1–V_3.

Differentialdiagnose

Paroxysmale ventrikuläre Tachykardien mit linksschenkelblockartigem Aussehen sind bei jungen Individuen ohne erkennbare Herzerkrankung gefunden worden und werden als idiopathische rechtsventrikuläre Tachykardie bezeichnet.

Zusätzliche Untersuchungen

Obgleich klinisch und röntgenologisch das Herz normal erscheint, kann eine echokardiographische Untersuchung einen gering dilatierten rechten Ventrikel nachweisen.

Wenn eine Ventrikulographie des rechten Ventrikels eine mehr diffuse Dilatation dieser Kammer und/oder myokardiale Ausbuchtungen zeigt, kann die Diagnose dadurch weiter abgesichert werden. Die myokardialen Ausbuchtungen sind besonders im Infundibulum oder in der Spitzenregion oder dem Zwerchfell anliegenden Teilen des rechten Ventrikels unter der Trikuspidalklappe nachzuweisen.

Behandlung

Die Behandlung einer Tachykardie bei rechtsventrikulärer arrhythmogener Dysplasie ist anfänglich ähnlich der einer nicht spezifischen ventrikulären Tachykardie. Chirurgische Behandlung mit Ablation des arrhythmogenen Fokus im rechten Ventrikel zeigt meistens gute Anfangserfolge, aber es besteht die Tendenz, daß die Anfälle über die Jahre wieder auftreten.

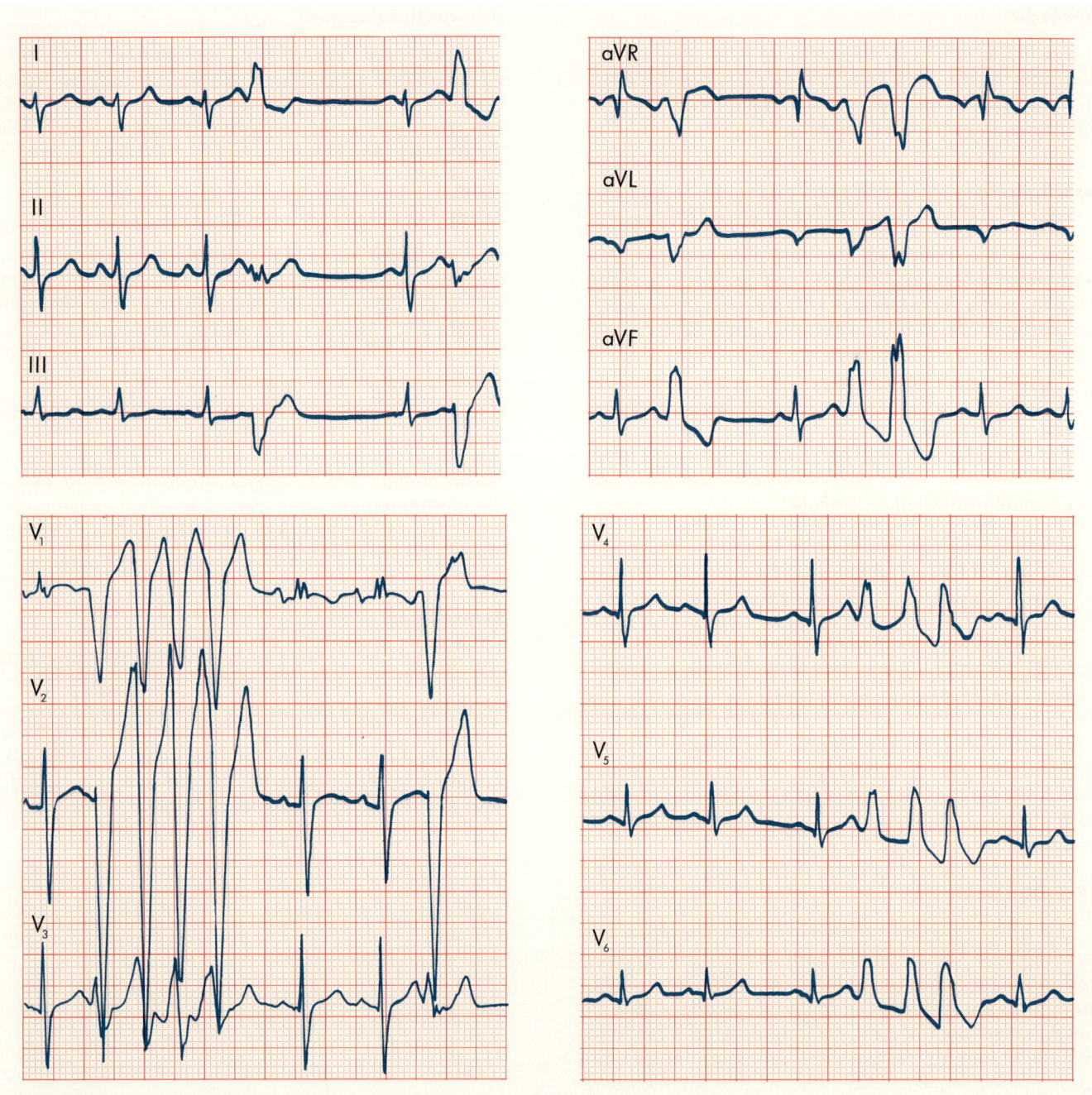

Abb. 6.38
Arrhythmogene rechtsventrikuläre Dysplasie. 6 Jahre alter Knabe mit Synkopen
A EKG bei Aufnahme. Kurze Anfälle von Tachykardie mit Linksschenkelblockbild

Ventrikuläre Tachykardien beim sonst gesunden jungen Menschen

Ventrikuläre Tachykardien ohne nachweisbare Herzerkrankung sind selten, werden aber bei sonst gesunden jungen Menschen beobachtet. Ein relativ weites Spektrum von Tachykardien mit verschiedenen klinischen und auch prognostischen Folgen kann auftreten und kann cum grano salis folgendermaßen unterteilt werden:

– sich wiederholende monomorphe ventrikuläre Tachykardien (Tachykardie vom Typ Gallavardin),

– faszikuläre ventrikuläre Tachykardien und

– belastungsinduzierte ventrikuläre Tachykardien.

Repetitive ventrikuläre monomorphe Tachykardien bei sonst gesunden Menschen (Typ Gallavardin) [74, 75]

Diese gutartige Form der ventrikulären Tachykardie manifestiert sich durch häufige „Runs" von 3–10 ventrikulären Komplexen mit einer Frequenz, die normalerweise nicht mehr als 130–140/min beträgt und die ständig mit normalem Sinusrhythmus alterniert. Zwischenzeitlich kann das EKG Phasen einer sich selbst unterhaltenden ventrikulären Tachykardie aufzeigen, aber immer nur mit einer mäßigen Frequenz (Abb. 6.39, S. 176). Diese Form der Tachykardie zeigt sich gelegentlich über Jahre, sie geht mit wenigen oder keinen Symptomen einher, wird nicht verschlechtert durch psychische oder physische Belastungen und ist wahrscheinlich nicht mit einer erhöhten Mortalität behaftet.

Behandlung

Die repetitive Tachykardie in dieser Form scheint gegen die meisten antiarrhythmischen Pharmaka therapierefraktär zu sein. Verapamil soll nach einigen Befunden wirkungsvoll sein, aber dies entspricht nicht der Erfahrung der Autoren.

weiter auf S. 180

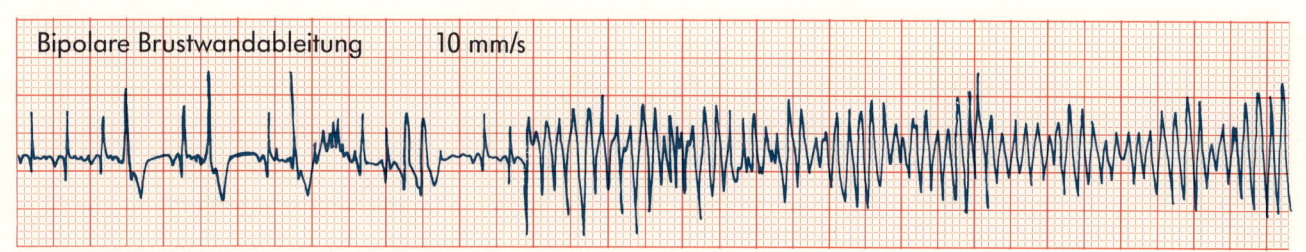

Abb. 6.38 (Fortsetzung)
B EKG während einer Synkope in der Klinik: Ventrikuläre Tachykardie, die in Kammerflimmern übergeht. Der Sinusrhythmus konnte durch Defibrillation wieder hergestellt werden. Rechtsventrikuläre Angiokardiografie zeigte geringe Veränderungen im Infundibulum, vereinbar mit einer rechtsventrikulären Dysplasie. Die Neigung zu ventrikulären Tachykardien würde letztlich durch eine kombinierte Behandlung mit Amiodaron und Aprindin kontrolliert.

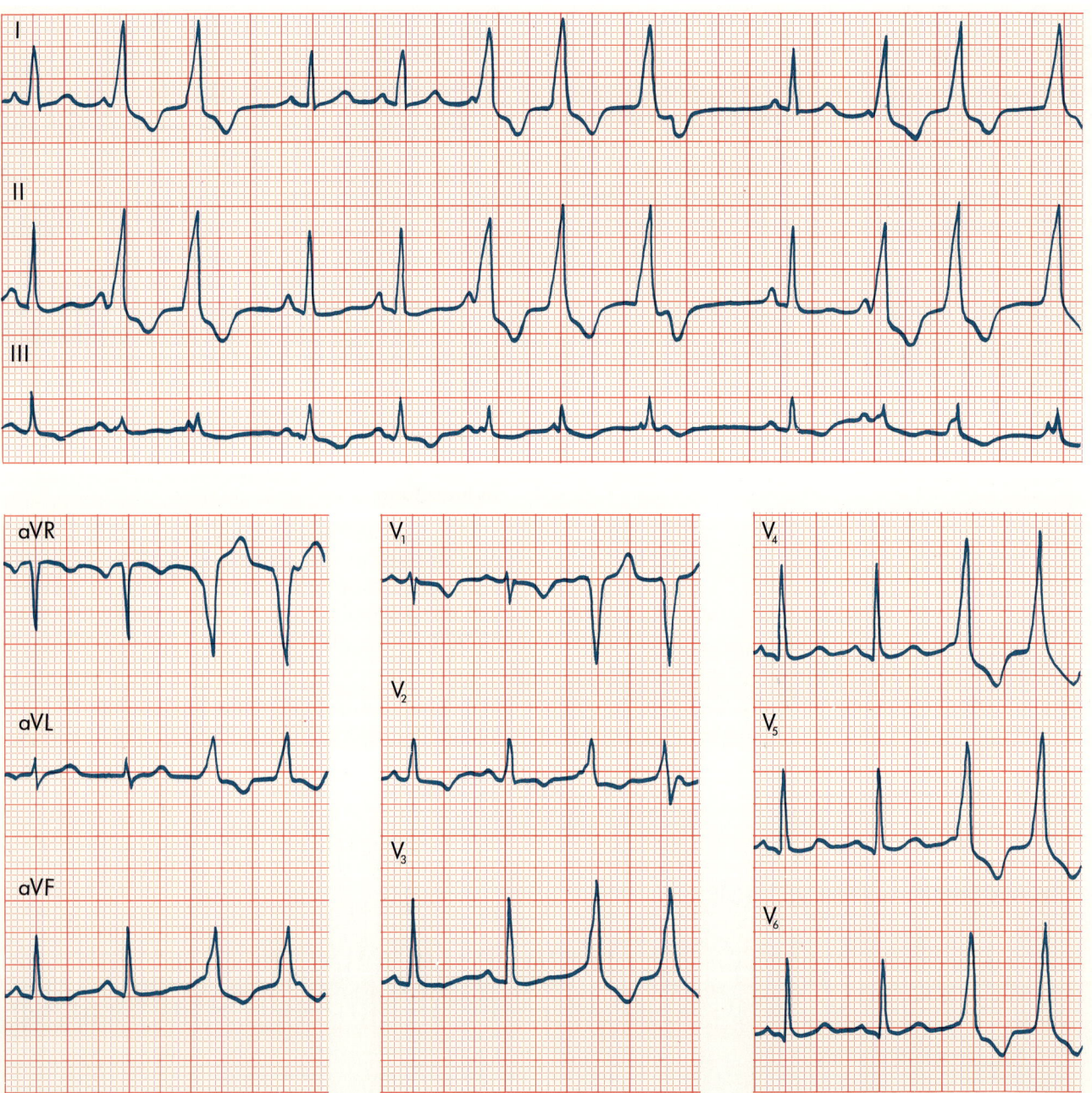

Abb. 6.39
Sich wiederholende monomorphe ventrikuläre Tachykardie bei einem 16-jährigen sonst gesunden Mädchen. Das EKG zeigt einen Wechsel zwischen 2–3 ventrikulären Komplexen in Reihenfolge mit einer Frequenz von 100–140/min und 1–2 Sinusschlägen. Kein Ansprechen auf antiarrhythmische Therapie (Verapamil, ß-Blocker, Chinidin und Flecainid). Während einer dreijährigen Nachbeobachtungsperiode zeigte die dann 20-jährige Patientin immer noch die Neigung zu Tachykardien, war jedoch frei von Symptomen und normal belastungsfähig.

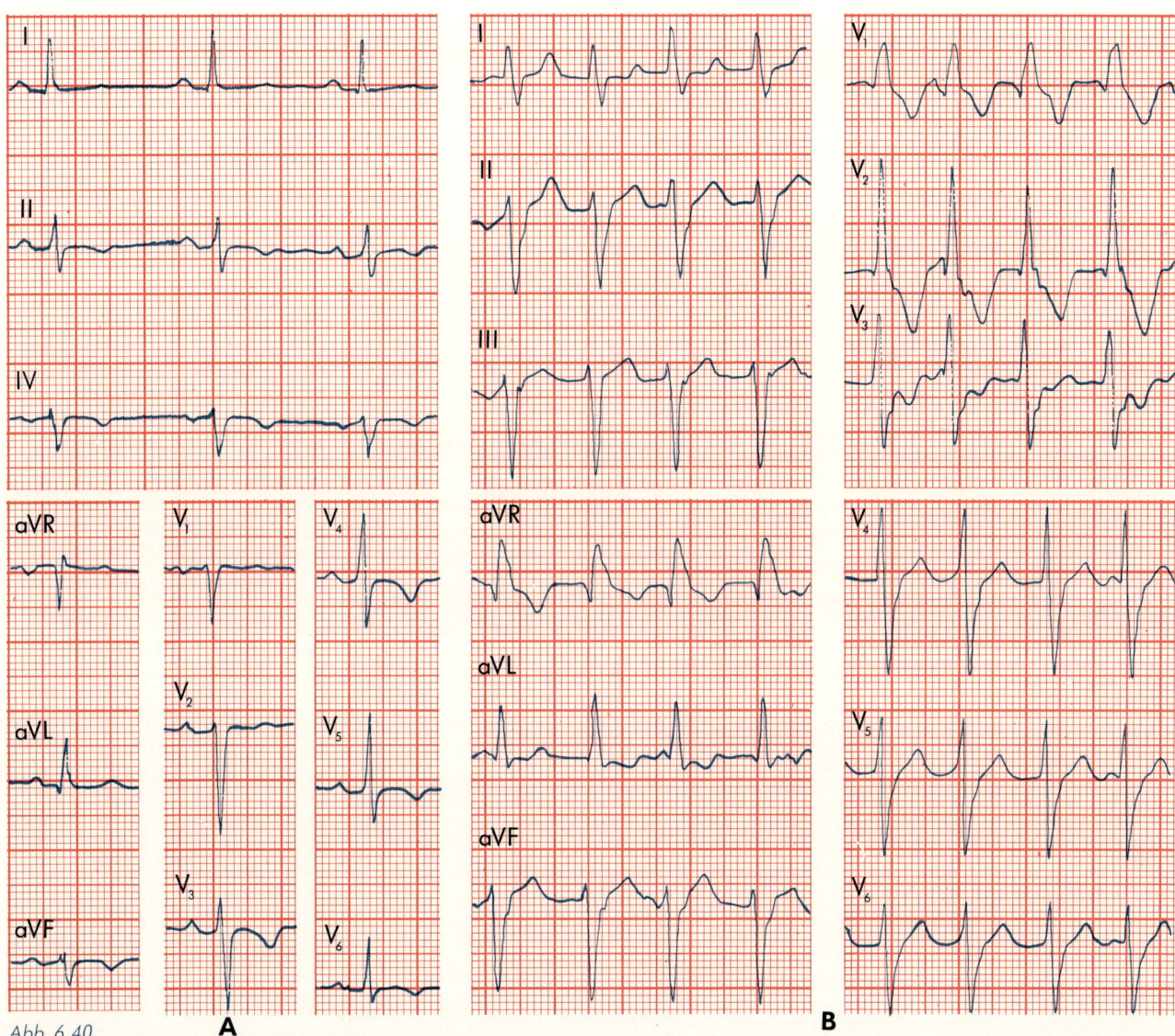

Abb. 6.40

Paroxysmale faszikuläre ventrikuläre Tachykardie bei einer 32-jährigen Frau. Bei Belastung traten stets Palpitationen auf. Sonst bestanden keine kardiovaskulären Beschwerden. Bei der EKG-Überwachung fand sich eine ventrikuläre Tachykardie mit einer Frequenz von 130–140/min, wobei die QRS-Komplexe einen Rechtsschenkelblock mit links anteriorem faszikulärem Block zeigten. Die Diagnose einer faszikulären ventrikulären Tachykardie wurde durch die elektrophysiologische Untersuchung bestätigt. Die Tachykardie konnte durch intravenöse Verapamil-Injektion beendet werden. Durch Dauerbehandlung mit einer hohen Dosis von Verapamil (300 mg einer Retard-Präparation) konnten die Anfälle kontrolliert werden.

A Sinusrhythmus, T-Wellen negativ in einigen Ableitungen. Sie sind möglicherweise Folge des vorangehenden Tachykardieanfalles (Abb. 14.23, S. 339)

B Kammertachykardie

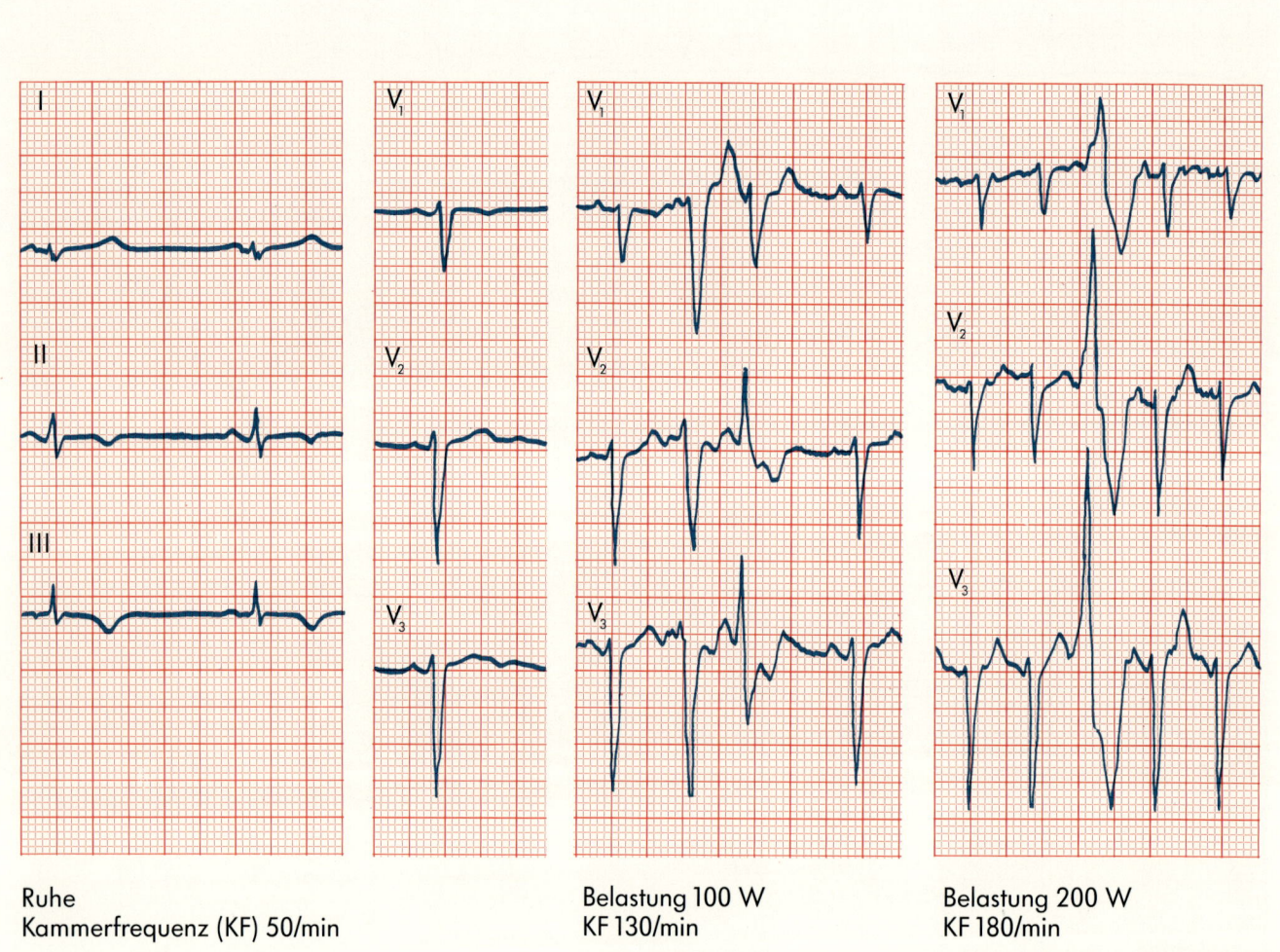

Ruhe
Kammerfrequenz (KF) 50/min

Belastung 100 W
KF 130/min

Belastung 200 W
KF 180/min

Abb. 6.41
Belastungsinduzierte ventrikuläre Tachykardie. EKG eines 19-jährigen Mannes, der in den letzten 3 Monaten synkopale Anfälle während des Sports erlitten hatte. Das EKG zeigt pathologische T-Wellen, jedoch mit einem normalen QT-Intervall. Ventrikulografie zeigte geringen Mitralklappenprolaps. Sonst kein Anhalt für organische Herzerkrankung. Einziger pathologischer Befund während einer Belastung am Fahrradergometer waren ventrikuläre Extrasystolen, die in ihrer Intensität zunächst nicht zunahmen, jedoch entwickelte sich bei 230 Watt plötzlich eine ventrikuläre Tachykardie mit einer Frequenz von 230/min, und der Patient erlitt eine Synkope. Nach Beendigung der Tachykardie schnelle Erholung. Eine Behandlung mit höheren Dosen eines ß-Rezeptorenblockers (Metoprolol 200 mg 2mal täglich) wurde begonnen. Über die nächsten 2 Jahre erlitt der Patient keine Anfälle mehr, starb aber plötzlich wahrscheinlich während einer Zeit, in der er seine Medikation vernachlässigt hatte.

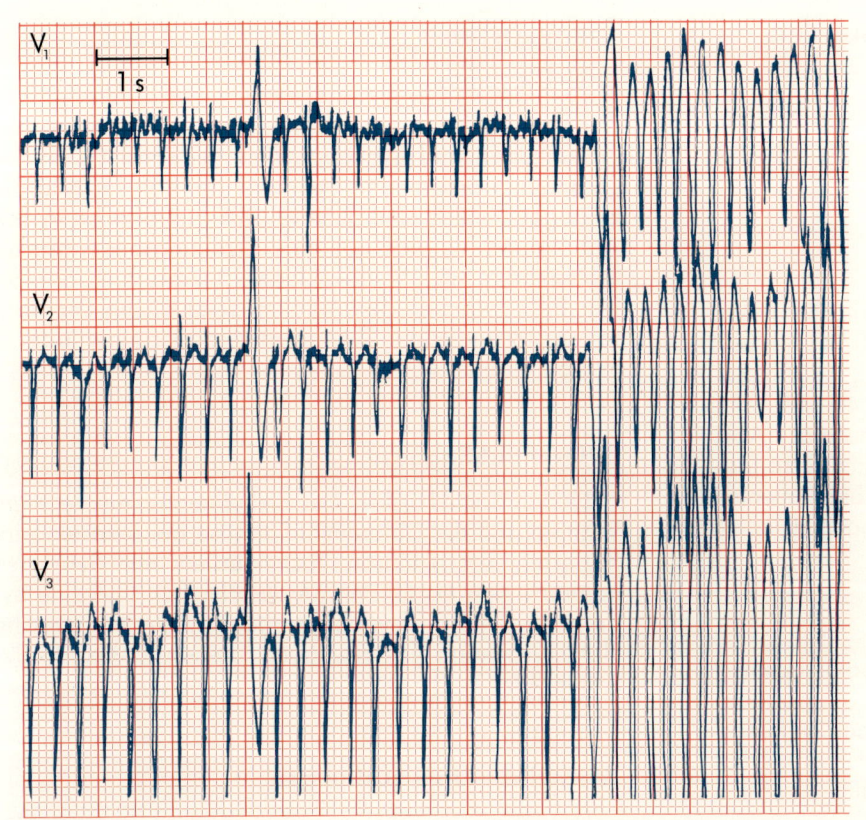

Belastung 230 W
KF 180/min – 230/min

Abb.6.41
(Fortsetzung)

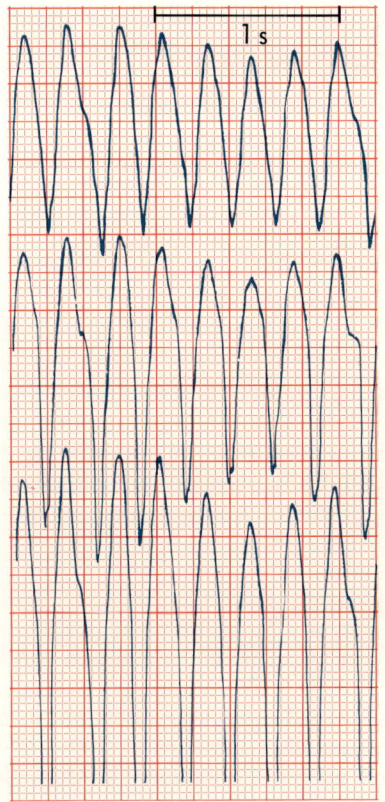

Synkope
KF 230/min

Paroxysmale faszikuläre ventrikuläre Tachykardien bei sonst völlig gesunden jungen Menschen[76, 77]

Diese Tachykardie sollte möglicherweise nach ihrem Erregungsursprung, nämlich dem posterioren Faszikel des linken Schenkels benannt werden.

EKG-Diagnose

Die Tachykardie zeichnet sich durch ziemlich enge QRS-Komplexe mit einer Breite von 0,12–0,14 s aus und ein Muster, das einem Rechtsschenkelblock mit anteriorem faszikulärem Block entspricht (Abb. 6.40 B, S. 177). Zwischen den Anfällen ist das EKG normal (Abb. 6.40 A), und eine Herzerkrankung läßt sich nicht feststellen. Der Übersetzer hat jedoch bei solchen Patienten gelegentlich T-Wellenabnormalitäten beobachtet.

Behandlung

Eine i.v. Injektion eines Bolus von Verapamil beendet die Tachykardie meistenteils schlagartig. Langzeit-Prophylaxe mit oral gegebenem Verapamil kann wirkungsvoll sein. Die gute Ansprechbarkeit auf Verapamil hat auch zu der Benennung Verapamil-sensitive ventrikuläre Tachykardie geführt.

Belastungsinduzierte ventrikuläre Tachykardien[78–85]

EKG-Diagnose

Belastungsinduzierte ventrikuläre Tachykardien mit Präsynkopen und Synkopen sind bei sonst Gesunden gefunden worden, und das EKG bei der Tachykardie zeigt gewöhnlich eine positive QRS-Nettofläche in den Abl. V_5 und V_6, was auf eine Erregungsbildungslokalisation im rechten Ventrikel hinweist (Abb. 6.41, S. 178). Das EKG zwischen den Anfällen zeigt häufig Repolarisationsstörungen mit ST-Segmentveränderungen oder T-Wellenanomalien.

Differentialdiagnose

Neben Tachykardien bei arrhythmogenem rechtem Ventrikel soll die Differentialdiagnose bei belastungsinduzierten ventrikulären Tachykardien mit Synkopen natürlich eine Aortenstenose ausschließen und eine hypertrophe Kardiomyopathie oder eine ischämische Herzerkrankung in Erwägung ziehen (Abb. 14.22, S. 336/337).

Zusätzliche Untersuchungen

Die Diagnose sollte nur gestellt werden, wenn der Nachweis einer belastungsinduzierten Tachykardie gelingt, wobei bei der Aortenstenose die üblichen Kontraindikationen gegen eine Belastung zu beachten sind.

Behandlung

Zur Behandlung dieser Form der ventrikulären Tachykardie ohne Zeichen einer Aortenstenose und ohne Zeichen einer Herzinsuffizienz sollten Betarezeptorenblocker in submaximaler Dosis angewandt werden. Bei der ischämischen Herzerkrankung besteht die erfolgreichste Therapie in einer Revaskularisation entweder durch Operation oder durch PTCA (Abb. 14.22).

Kammerflimmern [86-90]

Der elektrophysiologische Hintergrund besteht in einer turbulenten unkoordinierten Erregung des Ventrikelmyokards. Die Erregung und die Erregungsrückbildung sind „out of phase" (Abb. 3.6, S. 43).

EKG-Diagnose

Die QRST-Komplexe sind nicht mehr erkennbar, man findet eine Flimmerlinie mit fortwährenden, sehr schnellen und irregulären Ausschlägen. Die Ausschläge können relativ groß sein — grobes Kammerflimmern — oder klein — „feines" Kammerflimmern — oder es kann ein ständiger Wechsel zwischen grobem und feinem Flimmern vorliegen. Das auslösende Ereignis sind ventrikuläre Extrasystolen, die:

— sofort durch eine einzelne oder in der Folge einiger hochfrequent auftretender ventrikulärer Extrasystolen Kammerflimmern auslösen (Abb. 6.43, S. 182). Diese Folge von Ereignissen wird gewöhnlich im frühen Stadium des akuten Myokardinfarkts gesehen, sehr häufig ausgelöst durch eine Extrasystole, die als R-auf-T-Phänomen einfällt (Abb. 5.14-5, S. 118);

— zunächst eine ventrikuläre Tachykardie auslösen, die dann in Kammerflimmern degeneriert, und zwar nach einer Zeit, die nach Sekunden, Minuten oder sogar länger zu bemessen ist (Abb. 6.44, S. 183). Diese Art der Auslösung herrscht im späten Stadium des akuten Myokardinfarkts vor, ebenso bei vielen anderen Herzerkrankungen. Die Tachykardie-initiierende Extrasystole fällt gewöhnlich nach der T-Welle ein und mitunter so spät, daß sie mit der P-Welle zusammenfällt oder sogar nach der P-Welle auftritt (R-auf-P-Phänomen) (Abb. 6.44 A).

Gelegentlich entwickelt sich Kammerflimmern durch Degeneration von Torsade de Pointes-Tachykardien, und in diesen Fällen besteht im Grundrhythmus vor Anfall eine Bradykardie, z.B. durch Block.

Differentialdiagnose

Feines Kammerflimmern mit kleinen Amplituden der Oszillationen kann als Kammerstillstand fehlgedeutet werden. Andererseits kann Kammerstillstand, bei dem die Grundlinie durch Myopotentiale und elektrische Hintergrundaktivität überlagert ist, als Kammerflimmern diagnostiziert werden.

Symptome

Die kontraktile Antwort auf Kammerflimmern sind fortwährende wurmartige Bewegungen der Kammerwände, die eine aktive Pumparbeit des Herzens nicht mehr zulassen. Dies führt zum unmittelbaren hämodynamischen „Herzstillstand" mit Bewußtseinsverlust innerhalb 8–10 s und zum Tod, wenn Kammerflimmern für länger als 3–5 min unbehandelt besteht.

Ätiologie

Kammerflimmern kommt fast immer nur bei schwerer organischer Herzerkrankung vor. Es ist der gewöhnliche Verursacher des plötzlichen Herztodes sowohl beim akuten Myokardinfarkt als auch bei der chronisch ischämischen Herzerkrankung. Darüber hinaus ist Kammerflimmern die augenblickliche Ursache des plötzlichen Herztodes beim WPW-Syndrom (Kapitel 7), beim langen QT-Syndrom und bei der belastungsinduzierten ventrikulären Tachykardie. Primär nicht kardiale Faktoren, die Kammerflimmern verursachen können, sind Elektrolytstörungen, medikamentöse Behandlung, insbesondere mit antiarrhythmischen Medikamenten, und eine Vielzahl von elektrischen Unfällen, wie z.B.:

— Blitzschlag und Unfall durch Berührung von Hochvoltleitungen, bei Kindern insbesondere durch Berührung von gewöhnlichen Elektroanschlüssen im Haushalt.

— Im Krankenhaus ist die Applikation von Schrittmacherelektroden und intrakardial lokalisierten Kathetern mit dem Risiko der Zuleitung schwacher Leckströme zum Herzen über Anschlüsse elektrisch betriebener Ausrüstungen verbunden. Dadurch kann Kammerflimmern ausgelöst werden.

— Schrittmacherstimulation, insbesondere beim akuten Myokardinfarkt (Abb. 10.9, S. 261), Nichterkennung (undersensing) eigener Erregungen mit der Folge von Stimulation in die ersten 4/5 der T-Welle kann Kammerflimmern auslösen.

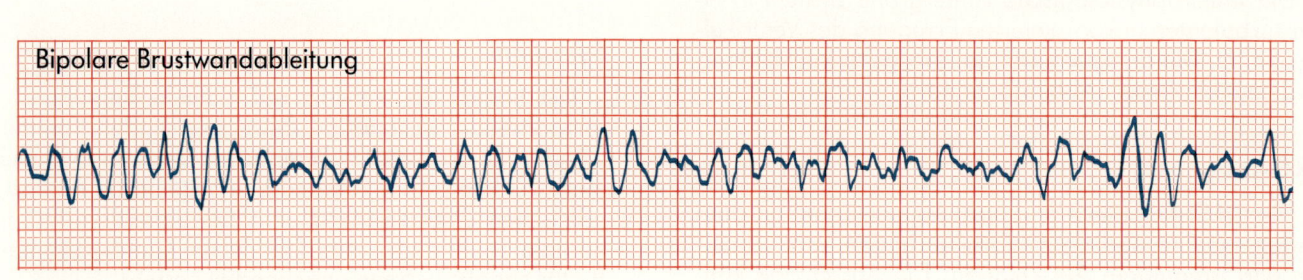

Abb. 6.42
Kammerflimmern. Wechsel zwischen grobem und feinem Flimmern

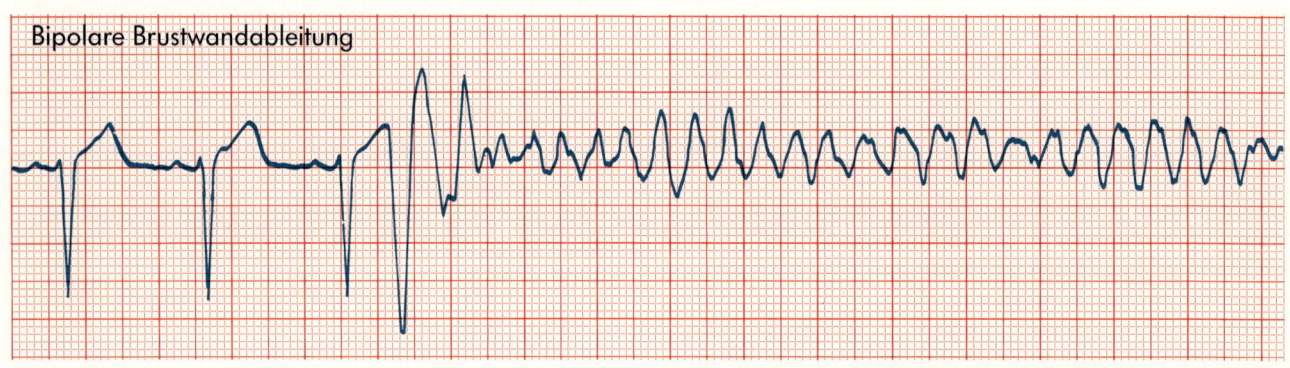

Abb. 6.43
Beginn von Kammerflimmern in der ersten Stunde nach akutem Myokardinfarkt. Das Flimmern wird ausgelöst durch ein R-auf-T-Phänomen (eine ventrikuläre Extrasystole, die in die T-Welle fällt)

Prognose

Unbehandelt führt bestehendes Kammerflimmern zum irreversiblen Hirntod innerhalb von 3–5 Minuten.

Die Langzeitüberlebensrate ist gut bei Patienten, die Kammerflimmern in den ersten Tagen nach akutem Myokardinfarkt überstanden haben. Sie zeigen eine Überlebensrate von 1–2 Jahren, die sich nicht signifikant unterscheidet von anderen Patienten, die kein Kammerflimmern gehabt haben. Das Risiko des plötz-lichen Herztodes aufgrund erneuten Kammerflimmerns ist hoch (20 % oder mehr über den Zeitraum eines Jahres) bei:

— akutem Myokardinfarkt mit spätem Kammerflimmern, d.h. wenn das Kammerflimmern in der zweiten oder dritten Woche nach dem Infarkt auftritt;
— chronisch ischämischer Herzerkrankung ohne Zeichen eines akuten Herzinfarktes bei einem Anfall von Kammerflimmern.

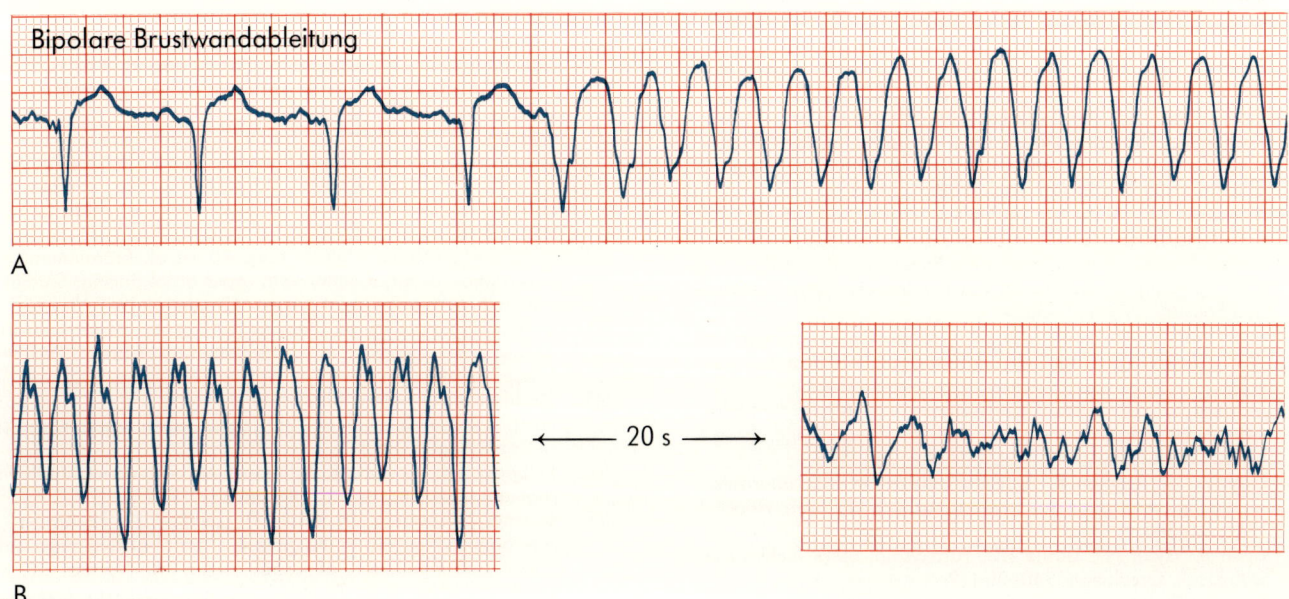

Abb. 6.44
Kammerflimmern bei chronisch ischämischer Herzerkrankung. Spät einfallende ventrikuläre Extrasystolen lösen eine ventrikuläre Tachykardie aus, die in Kammerflimmern übergeht.

A Schnelle Tachykardie (220/min), ausgelöst durch eine spät einfallende ventrikuläre Extrasystole, die auf oder nach der P-Welle in Erscheinung tritt („Das R-auf-P-Phänomen")

B In der folgenden Minute Steigerung der Herzfrequenz und Übergang in Kammerflimmern

Behandlung

Normaler Sinusrhythmus kann meistenteils durch Defibrillation sofort wiederhergestellt werden. Wenn eine Defibrillation nicht sofort vorgenommen werden kann, ist Wiederbelebung mit Herzmassage und Atemspende sofort zu installieren und während der folgenden Reanimationsmaßnahmen aufrechtzuerhalten. Vordringliche Behandlung ist Defibrillation mit 200+200+360 J. Gleichzeitig oder direkt danach sollte eine i.v. Infusion bzw. die Bolusgabe von Lidocain oder Adrenalin erfolgen oder eine kombinierte Behandlung mit beiden Medikamenten. Medikamente zweiter Wahl können Betarezeptorenblocker sein, ein Pharmakon der Klasse IC oder IA, und von manchen wird Amiodaron oder Bretyliumtosylat bevorzugt. Jeder Injektion eines Pharmakons sollte sofort eine erneute Serie von Gleichstromschocks folgen. Patienten, die bei nachgewiesenem Kammerflimmern reanimiert werden konnten und sich im späten Stadium eines akuten Myokardinfarkts (ab 2. Woche) befinden oder bei denen eine chronisch ischämische Herzerkrankung, die nicht durch einen akuten Myokardinfarkt kompliziert wurde, vorliegt, sollten sofort in ein kardiologisches Zentrum mit den Möglichkeiten der elektrophysiologischen Untersuchung überwiesen werden mit dem Ziel, eine optimale Langzeitprophylaxe (antiarrhythmische Medikation, antitachykarde Chirurgie oder AICD-Implantation) zu finden.

1. WHO/ISFC Task Force. Definition of terms related to cardiac rhythm. Europ J Cardiol 1978; 8: 127–44.
2. Brugada P, Smeets JLRM, Wellens HJJJ. Spectrum of supraventricular tachycardias. Am J Cardiol 1988; 62: 4–7.
3. Gallagher JJ, Smith WM, Kasell J, et al. Use of the esophageal lead in the diagnosis of mechanisms of reciprocating supraventricular tachycardia. Pace 1980; 3: 440–51.
4. Bär FW, Brugada P, Dassen WRM, Wellens HJJ. Differential diagnosis of tachycardia with narrow QRS complex (shorter than 0.12 second). Am J Cardiol 1984; 54: 555–60.
5. Kuchar DL, Thorburn CW, Sammel NL, et al. Surface electrocardiographic manifestations of tachyarrhythmias: Clues to diagnosis and mechanism. Pace 1988; 11: 61–82.
6. Blondeau M. Aberrant ventricular conduction. (Functional parodoxical and intermittent bundle branch block.) In: Puech P, Slama R, eds. The cardiac arrhythmias by the arrhythmia working group of the French Cardiac Society. Paris: Corbière and Roussel, 1979; 127–38.
7. Schamroth L. Aberrant ventricular conduction. Ingelheim am Rhein: Boehringer Ingelheim Postgraduate Medical Services, 1983.
8. Marriott HJL, Conover MH. Advanced concepts in arrhythmias. Aberrant ventricular conduction: 244–67. Phase 3 and phase 4 block: 155–66. St. Louis: The C.V. Mosby Co., 1983.
8A. Gouaux JS, Ashman R. Auricular fibrillation with aberration simulating ventricular paroxysmal tachycardia. Am Heart J 1947; 34: 366.
9. Lown B, Wyatt NF, Levine HD. Paroxysmal atrial tachycardia with block. Circulation 1960; 21: 129.
10. Storstein O, Rasmussen K. Digitalis and atrial tachycardia with block. Br Heart J 1974; 36: 171–76.
11. Levine HD. The clinical diagnosis of PAT with block. In: Dreifus LS, Likoff W, Moyer JH, eds. Mechanisms and therapy of cardiac arrhythmias. The Fourteenth Hahnemann Symposium. New York, London: Grune & Stratton, 1966.
12. Singh BN, Opie LH, Harrison DC, et al. Antiarrhythmic agents. In: Opie LH, ed. Drugs for the heart. 2nd edition. Orlando, New York, London: Grune & Stratton, Inc. 1987; 54–90.
13. Huycke EC, Sung RJ. Atrial tachycardias. In: Zipes DP, Rowlands DJ, eds. Progress in cardiology. Philadelphia: Lea & Febiger, 1988; 313–25.
14. Sharma AD, Yee R, Guiraudon GM, et al. AV nodal reentry – Current concepts and surgical treatment. In: Zipes DP, Rowlands DJ, eds. Progress in cardiology. Philadelphia: Lea & Febiger, 1988; 129–45.
15. Ross DL, Johnson DC, Koo CC, et al. Surgical treatment of supraventricular tachycardia without the WPW syndrome: Current indications, techniques, and results. In: Brugada P, Wellens HJJ. Cardiac arrhythmias: Where to go from here? Mount Kisco, New York: Futura Publishing Co., 1987; 591–603.
16. Scher DL, Arsura EL. Multifocal atrial tachycardia: Mechanisms, clinical correlates, and treatment. Am Heart J 1989; 118: 574–80.
17. Waldo AL, Henthorn RW, Plumb VJ. Atrial flutter – Recent observations in man. In: Josephson ME, Wellens HJJ, eds. Tachycardias: Mechanisms, diagnosis, treatment. Philadelphia: Lea & Febiger, 1984.
18. Allessie MA, Lammers WJEP, Rensma PL, et al. Flutter and fibrillation in experimental models: What has been learned that can be applied to humans? In: Brugada P, Wellens HJJ. Cardiac arrhythmias: Where to go from here? Mount Kisco, New York: Futura Publishing Co., 1987; 63–83.
19. Olsson SB, Dohnal M. Is atrial fibrillation propencity linked to intrinsic AV-nodal function? New Trends Arrhythmias 1988; 4: 569–74.
20. Moleiro F, Mendoza IJ, Medin-Ravell V, et al. One to one atrioventricular conduction during atrial pacing at rates of 300/minute in absence of Wolff-Parkinson-White syndrome. Am J Cardiol 1981; 48: 789–96.
21. Robertson CE, Miller HC. Extreme tachycardia complicating the use of disopyramide in atrial flutter. Br Heart J 1980; 44: 602.
22. Danahy DT, Aronow WS. Lidocaine-induced cardiac rate changes in atrial fibrillation and atrial flutter. Am Heart J 1978; 95: 474–82.
23. Waldo AL, Maclean WAH, Karp RB, et al. Entrainment and interruption of atrial flutter with rapid atrial pacing: Studies in man following open heart surgery. Circulation 1977; 56: 737.
24. Campbell RM, Dick M, Jenkins JM, et al. Atrial overdrive pacing for conversion of atrial flutter in children. Pediatrics 1985; 75: 730.
25. Godtfredsen J. Atrial fibrillation. Etiology, course and prognosis. A follow-up study of 1 212 cases. Copenhagen: University of Copenhagen, 1975.
26. Kulbertus HE, Olsson SB, Schlepper M, eds. Atrial fibrillation. Mölndal, Sweden: Astra Cardiovascular, 1982.
27. Coumel P, Leclercq JF, Attuel P, Lavallee JP, Flammang D. Autonomic influences in the genesis of atrial arrhythmias: atrial flutter and fibrillation of vagal origin. In: Narula OS, ed. Cardiac arrhythmias. Electrophysiology, diagnosis and management. Baltimore, London: Williams & Wilkins, 1979: 243–55.
28. Schlepper M. The autonomic nervous system and supraventricular rhythm disturbances (Einflüsse des autonomen Nervensystems bei supraventrikulären Rhythmusstörungen). Z Kardiol 1986; 75 (Suppl. 5): 35–40.
29. Brand FN, Abbott RD, Kannel WB, et al. Characteristics and prognosis of lone atrial fibrillation. 30-year follow-up in the Framingham study. JAMA 1985; 254: 3449–53.
30. Kopecky SL, Gersh BJ, McGoon MD, et al. The natural history of lone atrial fibrillation. A population-based study over three decades. New Engl J Med 1987; 317: 669–74.
31. Önundarson PT, Thorgeirsson G, Jonmundsson E, et al. Chronic atrial fibrillation – epidemiologic features and 14 year follow-up: A case control study. Europ Heart J 1987; 8: 521–27.
32. Greer GS, Wilkinson WE, McCarthy EA, et al. Random and nonrandom behaviour of symptomatic paroxysmal atrial fibrillation. Am J Cardiol 1989; 64: 339–42.
33. Petersen P. Thromboembolic complications in atrial fibrillation. Stroke 1990; 21: In press.
34. Storstein L. Role of digitalis in ventricular rate control in atrial fibrillation. In: Kulbertus HE, Olsson SB, Schlepper M, eds. Atrial fibrillation. Mölndal, Sweden: Astra Cardiovascular, 1982, 285–93.
35. Mølgaard H, Bjerregaard P, Jørgensen HS, et al. 24-hour antiarrhythmic effect of conventional and slow-release verapamil in chronic atrial fibrillation. Europ J Clin Pharma col 1987; 33: 447–53.
36. Steinberg JS, Katz RJ, Bren GB, et al. Efficacy of oral diltiazem to control ventricular response in chronic atrial fibrillation at rest and during exercise. JACC 1987; 9: 405–11.

37. James MA, Channer KS, Papouchado M, et al. Improved control of atrial fibrillation with combined pindolol and digoxin therapy. Europ Heart J 1989; 10: 83–90.
38. Rowland E, McKenna WJ, Harris L, et al. Amiodarone in the prophylaxis of atrial fibrillation. In: Kulbertus HE, Olsson SB, Schlepper M, eds. Mölndal, Sweden: Astra Cardio vascular, 1982; 262–71.
39. Petersen P, Godtfredsen J, Boysen G, et al. Placebo-controlled, randomised trial of warfarin and aspirin for prevention of thromboembolic complications in chronic atrial fibrillation. The Copenhagen AFASAK Study. Lancet 1989; i: 175–79.
40. Wellens HJJ, Brugada P. Diagnosis of ventricular tachycardia from the 12-lead electrocardiogram. Cardiol Clin 1987; 5: 511–25.
41. Akhtar M, Shenasa M, Jazayeri M, et al. Wide QRS complex tachycardia. Reappraisal of a common clinical problem. Ann Int Med 1988; 109: 905–12.
42. Dancy M, Camm AJ, Ward D. Misdiagnosis of chronic recurrent ventricular tachycardia. Lancet 1985; ii: 320–23.
43. Breithardt G, Borggrefe M, Zipes DP. Current aspects of pharmacological and nonpharmacological therapy of tachyarrhythmias. In: Breithardt G, Borggrefe M, Zipes DP, eds. Nonpharmacological therapy of tachyarrhythmias. Mount Kisco, New York: Futura Publishing Co., 1987; 1–14.
44. State-of-the-art consensus conference on electrophysiologic testing in the diagnosis and treatment of patients with cardiac arrhythmias. Circulation 1987; 75: 1–194.
45. Brugada P, Wellens HJJ, eds. Cardiac arrhythmias: Where to go from here? Mount Kisco, New York: Futura Publishing Co., 1987.
46. Ward DE, Camm AJ. Clinical electrophysiology of the heart. London: Edward Arnold, 1987.
47. Breithardt G, Borggrefe M, Zipes DP, eds. Nonpharmacological therapy of tachyarrhythmias. Mount Kisco, New York: Futura Publishing Co., 1987.
48. Horowitz LN, Borggrefe M. Many things are not found in books or journals ...but some things are! Value of electro physiologic testing in patients with malignant ventricular arrhythmias. Am J Cardiol 1988; 62: 1292–94.
49. Greenspon AJ, Volosin KJ, Greenberg RM, et al. Amiodarone therapy: Role of early and late electrophysiologic studies. JACC 1988; 11: 117–23.
50. Pratt CM, Thornton BC, Magro SA, et al. Spontaneous arrhythmia detected on ambulatory electrocardiographic recording lacks precision in predicting inducibility of ventricular tachycardia during electrophysiologic study. JACC 1987; 10: 97–104.
51. Dessertenne F. La tachycardie ventriculaire a deux foyers opposés variables. Arch Mal Coeur 1966; 2: 263–72.
52. Smith WM, Gallagher JJ. "Les torsades de pointes": An unusual ventricular arrhythmia. Ann Int Med 1980; 93: 578–84.
53. D'Alnoncourt CN, Zierhuet W, Lüderitz B. "Torsade de pointes" tachycardia – Reentry or focal activity? Br Heart J 1982; 48: 213–16.
54. Coumel P, Leclercq JF, Lucet V. Possible mechanisms of the arrhythmias in the long QT syndrome. Europ Heart J 1985; 6 (Suppl. D): 115–29.
55. Amlie JP, Kuo CS, Munakata K, et al. Effect of uniformly prolonged, and increased basic dispersion of repolarization on premature dispersion on ventricular surface in dogs: Role of action potential duration and activation time differences. Europ Heart J 1985; 6 (Suppl. D): 15–30.
56. Jervell A. The surdo-cardiac syndrome. Europ Heart J 1985; 6 (Suppl. D): 97–102.
57. Schwartz PJ, Locati E. The idiopathic long QT syndrome: Pathogenentic mechanisms and therapy. Europ Heart J 1985; 6 (Suppl. D): 103–14.
58. Stratmann HG, Kennedy HL. Torsades de pointes associated with drugs: Recognition and management. Am Heart J 1987; 113: 1470–82.
59. Fredlund B-O, Olsson SB. Long QT interval and ventricular tachycardia of "Torsade de Pointe" type in hypothyroidism. Acta med scand 1983; 213: 231–35.
60. Akiyama T, Batchelder J, Worsman J, et al. Hypocalcemic torsade de pointes. J Electrocardiol 1989; 22: 89–92.
61. Campbell RWF, Gardiner P, Amos PA, et al. Measurement of the QT interval. Europ Heart J 1985; 6 (Suppl. D): 81–83.
62. Puddu PE, Jouve R, Mariotti S, et al. Evaluation of 10 QT prediction formulas in 881 middle-aged men from the seven countries study: Emphasis on the cubic root Fridericia's equation. J Electrocardiol 1988; 21: 219–29.
63. Singh BN. When is QT prolongation antiarrhythmic and when is it proarrhythmic? Editorial. Am J Cardiol 1989; 63: 867–69.
64. Eldar M, Griffin JC, Abbott JA, et al. Permanent cardiac pacing in patients with the long QT syndrome. JACC 1987; 10: 600–07.
65. Zilcher H, Glogar D, Kaindl F. Torsades de pointes: Occurrence in myocardial ischaemia as a seperate entity. Multiform ventricular tachycardia or not? Europ Heart J 1980; 1: 63–71.
66. Tzivoni D, Keren A, Stern S. Torsades de pointes versus polymorphous ventricular tachycardia. Am J Cardiol 1983; 52: 639–40.
66A. Tzivoni D, Banai S, Schuger C, Benhorin J, Keren A, Gottnen S, Stern S. Treatment of Torsade de pointes with magnesium sulfate. Circulation 1988; 77: 392–97.
67. Josephson ME, Horowitz LN, Farshidi A, et al. Recurrent sustained ventricular tachycardia. 4. Pleomorphism. Circulation 1979; 59: 459.
68. Trappe H-J, Brugada P, Talajic M, et al. Value of induction of pleomorphic ventricular tachycardia during programmed stimulation. Europ Heart J 1989; 10: 133–41.
69. Lévy S, Aliot E. Bidirectional tachycardia: A new look on the mechanism. Pace 1989; 12: 827–34.
70. Rizzon P, Breithardt G, Chiddo A, eds. Arrhythmogenic right ventricle. Europ Heart J 1989; 10 (Suppl. D).
71. Rizzin P, Breithardt G, Chiddo A, eds. Arrhythmogenic right ventricle. Europ Heart J 1989; 10 (Suppl. D).
72. Blomström-Lundqvist C, Sabel K-G, Olsson SB. A long-term follow-up of 15 patients with arrhythmogenic right ventricular dysplasia. Br Heart J 1987; 58: 477–88.
73. Blomström-Lundqvist C, Selin K, Jonsson R, et al. Cardio angiographic findings in patients with arrhythmogenic right ventricular dysplasia. Br Heart J 1988; 59: 556–63.
74. Coumel P, Leclercq J-F, Slama R. Repetitive monomorphic idiopathic ventricular tachycardia. In: Zipes DP, Jalife J, eds. Cardiac electrophysiology and arrhythmias. Orlando, New York, London: Grune & Stratton, Inc., 1985; 457–68.
75. Slama R, Leclercq J-F, Coumel P. Paroxysmal ventricular tachycardia in patients with apparently normal hearts. In: Zipes DP, Jalife J, eds. Orlando, New York, London: Grune & Stratton, Inc., 1985; 545–51.
76. Ward DE, Nathan AW, Camm AJ. Fascicular tachycardia sensitive to calcium antagonists. Europ Heart J 1984; 5: 896–905.

77. Klein GF, Millman PJ, Yee R. Recurrent ventricular tachycardia responsive to verapamil. Pace 1984; 7: 938–48.
78. Wennevold A, Sandøe E. 6-14 years' beta-blockade in three children with paroxysmal ventricular fibrillation. In: Sandøe E, Julian DG, Bell JW, eds. Management of ventricular tachycardia – role of mexiletine. Amsterdam: Excerpta Medica, 1978; 429–32.
79. Palileo EV, Ashley WW, Swiryn S, et al. Exercise provocable right ventricular outflow tract tachycardia. Am Heart J 1982; 104: 185.
80. Sung RJ, Shen EN, Morady F, et al. Electrophysiologic mechanism of exercise-induced sustained ventricular tachycardia. Am J Cardiol 1983; 51: 525–30.
81. Wren C. Arrhythmias in children: The influence of exercise and the role of exercise testing. Europ Heart J 1987; 8 (Suppl. D): 25–28.
82. Epstien SE. Syncope and exercise in aortic stenosis. Am J Cardiol 1989; 24: 594–95.
83. Quyyumi AA, Crake T, Wright C, et al. The incidence and morphology of ischaemic ventricular tachycardia. Europ Heart J 1986; 7: 1037–44.
84. Rasmussen K, Lunde PI, Lie M. Coronary bypass surgery in exercise-induced ventricular tachycardia. Europ Heart J 1987; 8: 444–48.
85. Pedersen F, Pietersen A, Sandøe E. Silent myocardial ischaemia and life threatening ventricular arrhythmias. Ann Clin Res 1988; 20: 404–09.
86. Bayes de Luna A, Torner P, Guindo P, et al. ECG study of ambulatory sudden death. Review of 158 published cases. New Trends Arrhythmias 1985; I: 293–97.
87. Leclercq JF, Maisonblanche P, Cauchemez B, et al. Re spective role of sympathetic tone and of cardiac pauses in the genesis of 62 cases of ventricular fibrillation recorded during Holter monitoring. Europ Heart J 1988; 12: 1276–83.
88. Breithardt G, Borggrefe M, Martinez-Rubio A, et al. Patho physiological mechanisms of ventricular tachyarrhythmias. Europ Heart J 1989; 10 (Suppl. E): 9–18.
89. Lemery R, Brugada P, Della Bella P, et al. Ventricular fibrillation in six adults without overt heart disease. JACC 1989; 13: 911–16.
90. Standards and guidelines for cardiopulmonary resuscitation (CPR) and emergency cardiac care (ECC). JAMA 1986; 255: 2843–2982.

Deutschsprachige zusammenfassende Literatur

Lüderitz B (Hrsg). Ventrikuläre Herzrhythmusstörungen. Pathophysiologie – Klinik – Therapie. Springer Verlag: Berlin, Heidelberg, New York 1981.

Naumann d'Alnoncourt C (Hrsg). Herzrhythmusstörungen. Invasive Diagnostik und Elektrotherapie. Springer Verlag: Berlin, Heidelberg 1986

Steinbeck G (Hrsg). Lebensbedrohliche ventrikuläre Herzrhythmusstörungen. Fortschritte in Diagnostik und Therapie. Steinkopff-Verlag: Darmstadt 1987.

Kapitel 7
Präexzitation

Präexzitation[1-3]

(Der ursprünglich von Holzmann und Scherff im deutschen Schrifttum eingeführte Begriff „Antesystolie" bedeutet in bezug auf die Ventrikelerregung das gleiche).

Präexzitation, d.h. eine zu frühe Erregung, liegt dann vor, wenn eine Erregung ohne die normale Verzögerung im AV-Knoten schnell von den Vorhöfen zu den Ventrikeln übergeleitet wird (ventrikuläre Präexzitation) oder gegensinnig von den Ventrikeln zu den Vorhöfen (atriale Präexzitation). Die schnelle AV- oder VA-Erregungsleitung erfolgt gewöhnlich über eine zusätzliche AV-Leitungsbahn, eine akzessorische Verbindung, die in Form eines winzigen Bandes oder einer Brücke von der Vorhof- zur Kammermuskulatur den AV-Knoten umgeht.

Elektrokardiographisch kann zwischen drei Arten der Präexzitation unterschieden werden (Abb. 7.1 oberer Teil):

A. Das Wolff-Parkinson-White-Syndrom (WPW) ist charakterisiert durch eine akzessorische Verbindung zwischen den Vorhöfen und den Ventrikeln, welche parallel zum AV-Knoten und His-Bündel-System leitet, jedoch sehr viel schneller und ohne die normale Verzögerung im AV-Knoten. Diese akzessorischen AV-Verbindungen können Impulse in zwei Richtungen leiten, nämlich sowohl vom Vorhof zu den Ventrikeln als auch gegensinnig von den Ventrikeln zu den Vorhöfen.

B. Das verborgene WPW-Syndrom mit einer anatomisch fast identischen akzessorischen AV-Leitungsbahn, die sich aber funktionell dadurch unterscheidet, daß sie nur Erregungen von den Ventrikeln zu den Vorhöfen, nicht aber in umgekehrter Richtung zu leiten imstande ist. Sie hat sozusagen einen eingebauten unidirektionalen Block für die AV-Überleitung.

C. Das Syndrom des kurzen PQ-Intervalls, bei dem möglicherweise ein Bündel der Vorhofmuskulatur den AV-Knoten umgeht, aber nicht frei im Ventrikel mündet, sondern Anschluß an den unteren Teil des AV-Knotens oder an das His'sche Bündel vor der Bifurkation gewinnt, so daß die Kammererregung von da auf dem normalen Leitungsweg erfolgt.

Ein gemeinsames Charakteristikum der Präexzitations-Syndrome ist die Neigung zu paroxysmalen Reentry-Tachykardien (Abb. 7.1 unterer Teil). Während der Tachykardie sind der normale AV-Leitungsweg oder zumindest Teile davon ein Glied (α) und die akzessorische AV-Verbindung das andere Glied (β) des Reentry-Kreises. Bei diesen drei genannten Syndromen ist mit gehäuften Anfällen von paroxysmalem Vorhofflimmern zu rechnen. Bei zwei der Syndrome, nämlich dem eigentlichen WPW-Syndrom und dem Syndrom des kurzen PQ-Abstandes, kann es wegen der unverzögerten anterograden AV-Überleitung über die akzessorische Bahn bei Vorhofflimmern zu einer katastrophalen schnellen Ventrikelfrequenz mit der Gefahr der Degeneration in Kammerflimmern kommen. Es ist verwunderlich, daß der Verlust der normalen Zeitfolge zwischen der Vorhof- und Kammerkontraktion, der bei Sinusrhythmus charakteristisch für diese zwei Syndrome ist, zu keinen klinischen Symptomen führt. Patienten mit diesen Syndromen haben meistenteils ansonsten gesunde Herzen.

Das Wolff-Parkinson-White (WPW)-Syndrom[4-6]

Die Häufigkeit von EKG-Merkmalen einer ventrikulären Präexzitation mit WPW-Muster (s. unten) in der allgemeinen Bevölkerung wird in der Größenordnung von 0,1−0,2 % geschätzt. Der Ausdruck WPW-Syndrom umfaßt neben den typischen EKG-Veränderungen auch Anfälle von supraventrikulären Tachykardien. Daher sollte der Ausdruck WPW-Syndrom nicht bei solchen Patienten angewandt werden, die nur im EKG ein WPW-Muster aufweisen. Die Häufigkeit paroxysmaler supraventrikulärer Tachykardien ist abhängig von den Auswahlkriterien der untersuchten Population mit WPW-EKG. Bei Linienpiloten mit einem WPW-EKG, das während einer Routineuntersuchung aufgezeichnet wurde, ist die Häufigkeit paroxysmaler Tachykardien mit 10−20 % gering, bei den Klinikpatienten jedoch mit 40−80 % hoch. Gelegentliche Anfälle von Vorhofflimmern treten bei ca. 20−30 % aller Patienten mit einem WPW-Syndrom bzw. mit paroxysmalen supraventrikulären Tachykardien auf. Auch Anfälle von Vorhofflattern werden beobachtet, sind aber seltener.

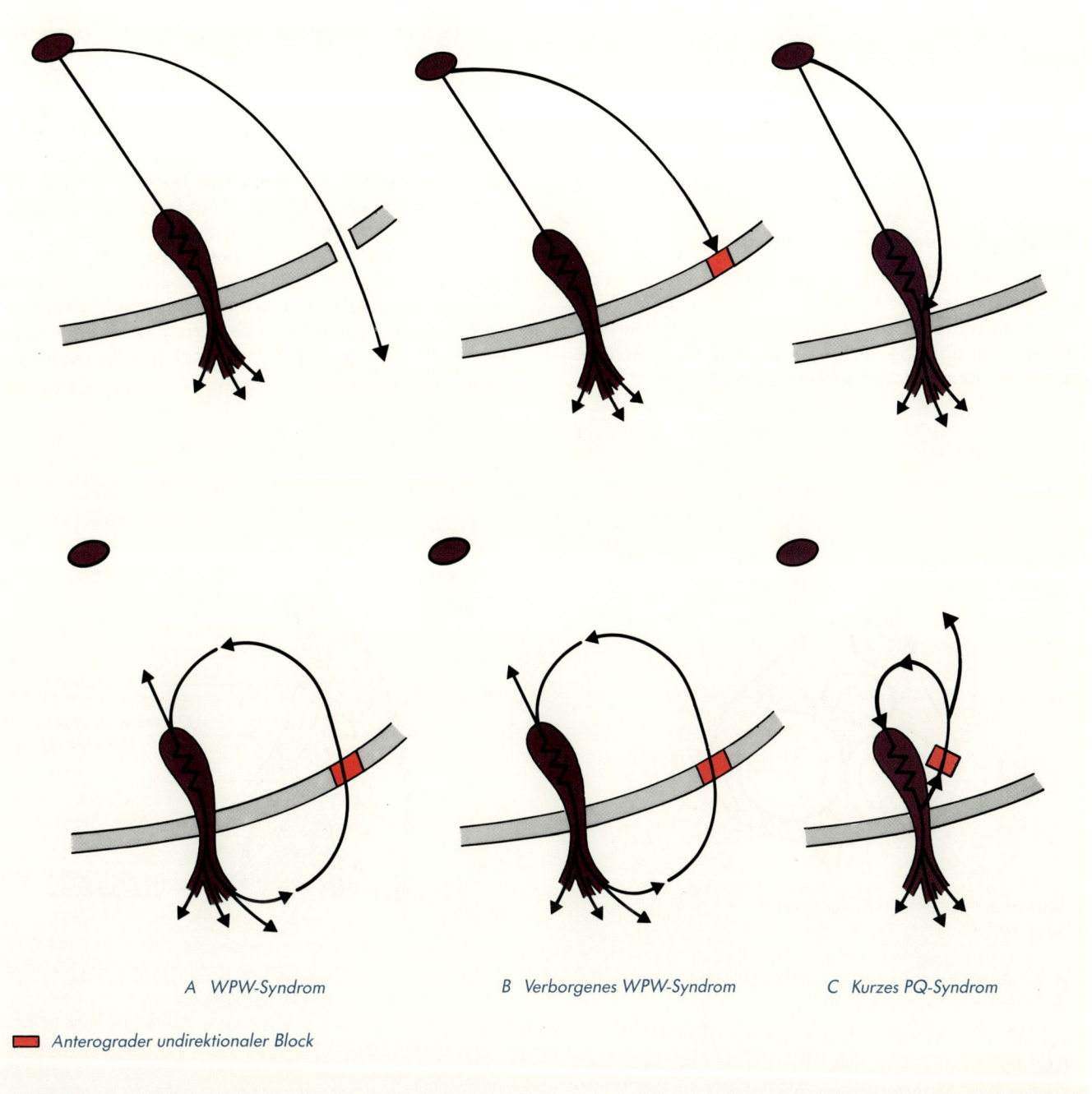

A WPW-Syndrom   B Verborgenes WPW-Syndrom   C Kurzes PQ-Syndrom

Anterograder undirektionaler Block

Abb. 7.1
Präexzitationssyndrome: AV-Überleitung bei Sinusrhythmus (oben) und während einer Reentry-Tachykardie (unten)

Die akzessorische AV-Verbindung kann den AV-Ring an verschiedenen Stellen durchbrechen: in der freien Wand des linken Ventrikels, anterior oder posterior in der Septalregion oder in der freien Wand des rechten Ventrikels (Abb. 7.2). Mehrere akzessorische AV-Verbindungen können beim gleichen Patienten vorkommen.

EKG-Diagnose und Differentialdiagnose

Elektrokardiographisch ist das WPW-Syndrom charakterisiert durch ein WPW-EKG-Muster während Sinusrhythmus, paroxysmale supraventrikuläre Reentry-Tachykardien und, bei einigen Patienten, auch Anfälle von Vorhofflimmern oder seltener Vorhofflattern.

Das WPW-Muster (EKG-Diagnose) [4–7]

Eine vom Sinusknoten ausgehende Erregung wird gleichzeitig über die akzessorische Bahn und das normale AV-Leitungssystem geleitet. Die kürzere Leitungszeit über die akzessorische Bahn bewirkt eine frühe Erregung des Ventrikelmyokards in der Nachbarschaft der ventrikulären Insertion der akzessorischen Bahn. Die Erregungsleitung durch das normale AV-Leitungssystem dauert etwas länger. Wird jedoch die Ventrikelebene erreicht, breitet sich die Erregung sehr schnell über das Schenkel- und Purkinje-System im Ventrikelmyokard aus. Der QRS-Komplex besteht daher aus zwei Komponenten: der Erregung, die über die akzessorische Bahn erfolgt, und der Erregung über den normalen AV-Leitungsweg. Es resultiert eine Kombinationssystole (Abb. 7.3):

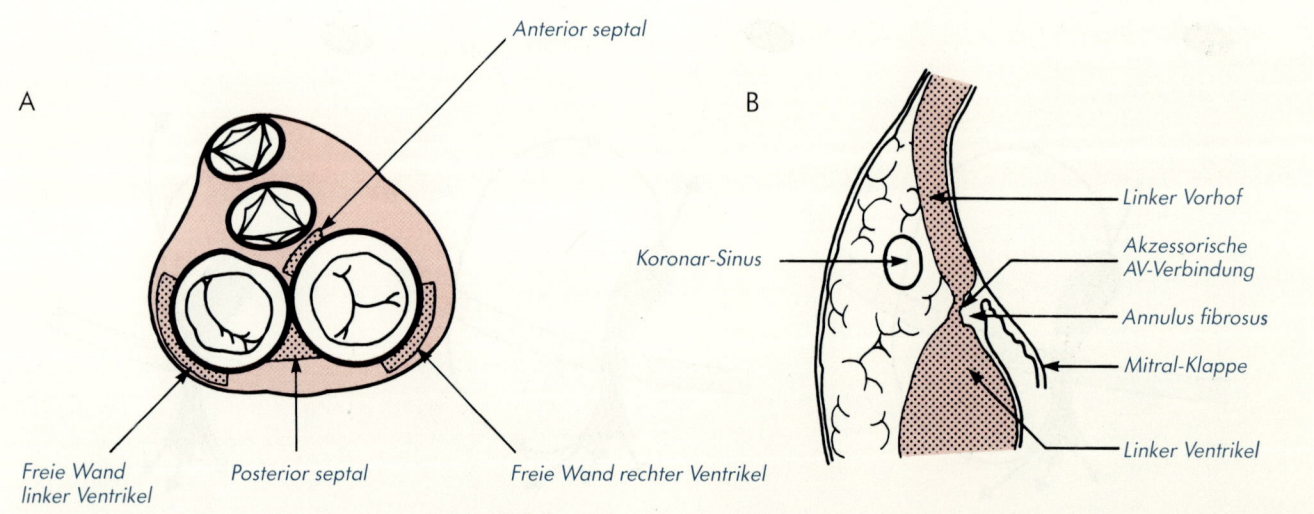

A

Anterior septal

Freie Wand linker Ventrikel *Posterior septal* *Freie Wand rechter Ventrikel*

A Aufblick auf das Herz von oben und mögliche Lokalisation akzessorischer Leitungsbahnen

B

Koronar-Sinus

Linker Vorhof
Akzessorische AV-Verbindung
Annulus fibrosus
Mitral-Klappe
Linker Ventrikel

B Schnitt durch die Wand des linken Ventrikels mit Darstellung einer akzessorischen AV-Leitungsbahn

Abb. 7.2
Prädilektionsstellen akzessorischer AV-Leitungsbahnen beim WPW-Syndrom. Die AV-Leitungsbahnen sind sehr klein, gewöhnlich um 1 mm im Durchmesser. Die gestrichelten Areale der Zeichnung auf der linken Seite markieren die Areale, in denen akzessorische AV-Leitungsbahnen am häufigsten gefunden werden.

– ein initialer Ausschlag, die sogenannte Delta-Welle, nach dem griechischen Delta, dem er ähneln kann. Die Delta-Welle entspricht der schnellen Erregungsleitung über die akzessorische Bahn und der vorzeitigen Erregung des Ventrikelanteils, in den diese Bahn mündet. Die Größe der Delta-Welle hängt primär vom Verhältnis der AV-Leitungszeiten über die akzessorische Bahn zu der über das normale Leitungssystem ab. Je kürzer die akzessorische Leitungszeit und je länger die normale Leitungszeit, desto breiter wird die Delta-Welle (Abb. 7.4, S. 192).

– Der nachfolgende, meistenteils größere Teil des QRS-Komplexes entspricht der Überleitung über den normalen AV-Leitungsweg und entspricht einem normalen QRS-Komplex sowohl in Form als auch Breite. Diese veränderte Folge der Ventrikelerregung führt zu sekundären Veränderungen der ventrikulären Repolarisation. Das ST-Segment kann gesenkt oder erhöht sein, die T-Welle ist in ihrer Ausschlagsrichtung und Polarität meistenteils gegensinnig zu der Delta-Welle. Die EKG-Charakteristika eines WPW-Musters können wie folgt zusammengefaßt werden (Abb. 7.5, S. 193):

– ein kurzes PQ-Intervall von 0,12 s oder weniger beim Erwachsenen;
– eine Delta-Welle, die sich als initiale Ausschlagsverzögerung des QRS-Komplexes darstellt (Abb. 7.5 A). Häufig wird eine Unterscheidung vorgenommen in Typ-A-WPW- und Typ-B-WPW-Muster. Beim Typ-A-Muster sind die Delta-Welle und der Hauptteil des QRS-Komplexes in den Abl. V_1 bis V_2 positiv, während beim Typ B die Delta-Welle und der Hauptanteil des QRS-Komplexes in den genannten Ableitungen negativ sind (Abb. 7.5 B);
– ein breiter QRS-Komplex, der in seiner Breite von 0,10 s bis zu 0,12 s oder sogar mehr reicht;
– eine ST-Segmentverlagerung (Senkung oder Hebung) und eine T-Welleninversion, deren Polarität gegensinnig zur Delta-Welle gerichtet ist.

Die Leitungskapazität der akzessorischen Bahn kann häufig über die Zeit wechseln und zu verschiedenen Befunden führen:

– Ein alternierendes WPW-Muster (Abb. 7.6, S. 194): In einer einzigen EKG-Aufzeichnung kann sich die PQRS-Konfiguration unvermittelt ändern zwischen ei-

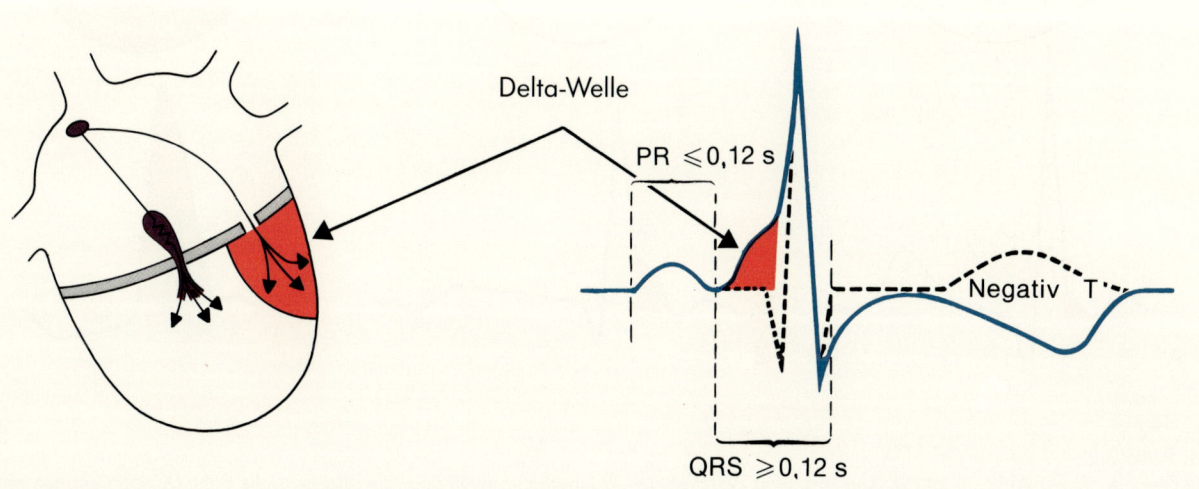

Abb. 7.3
Das WPW-Bild: Die gestrichelten Linien stellen die Erregungsüberleitung über den normalen Leitungsweg dar, die ausgezogenen Linien die gleichzeitige AV-Überleitung über die akzessorische Bahn. Eine schnelle Überleitung entlang der akzessorischen Bahn führt zu einem kurzen PQ-Intervall (0,12 s oder weniger), einem verbreiterten QRS-Komplex (0,12 s oder mehr) mit einer Delta-Welle und häufig einer pathologischen T-Welle.

nem normalen Bild und einem typischen WPW-Muster. Dies kann sogar im 1:1 Verhältnis vorkommen.
– Ein Harmonika-Effekt (Abb. 7.7, S. 194): Die Delta-Welle verändert sich graduell über eine Reihe von QRS-Komplexen von einem typischen WPW-Muster mit kurzem PQ-Intervall und deutlich ausgeprägter Delta-Welle bis hin zum normalen PQ-Intervall mit schmalem QRS-Komplex ohne Delta-Welle und zurück zum WPW-Muster mit graduellem Wiederauftreten der Delta-Welle und Verkürzung des PQ-Intervalles.

– Phasenhafte Aufzeichnung eines WPW-Musters (Abb. 7.8, S. 195): Während einige EKG-Aufzeichnungen ein normales Bild ergeben, zeigen andere ein typisches WPW-Muster. Diese Veränderungen können von Stunde zu Stunde oder von Tag zu Tag wechseln; gelegentlich bleibt die akzessorische AV-Verbindung elektrophysiologisch jahrelang stumm, um dann plötzlich überzuleiten und damit die typischen Veränderungen vom normalen EKG zum typischen WPW-EKG zu zeigen.

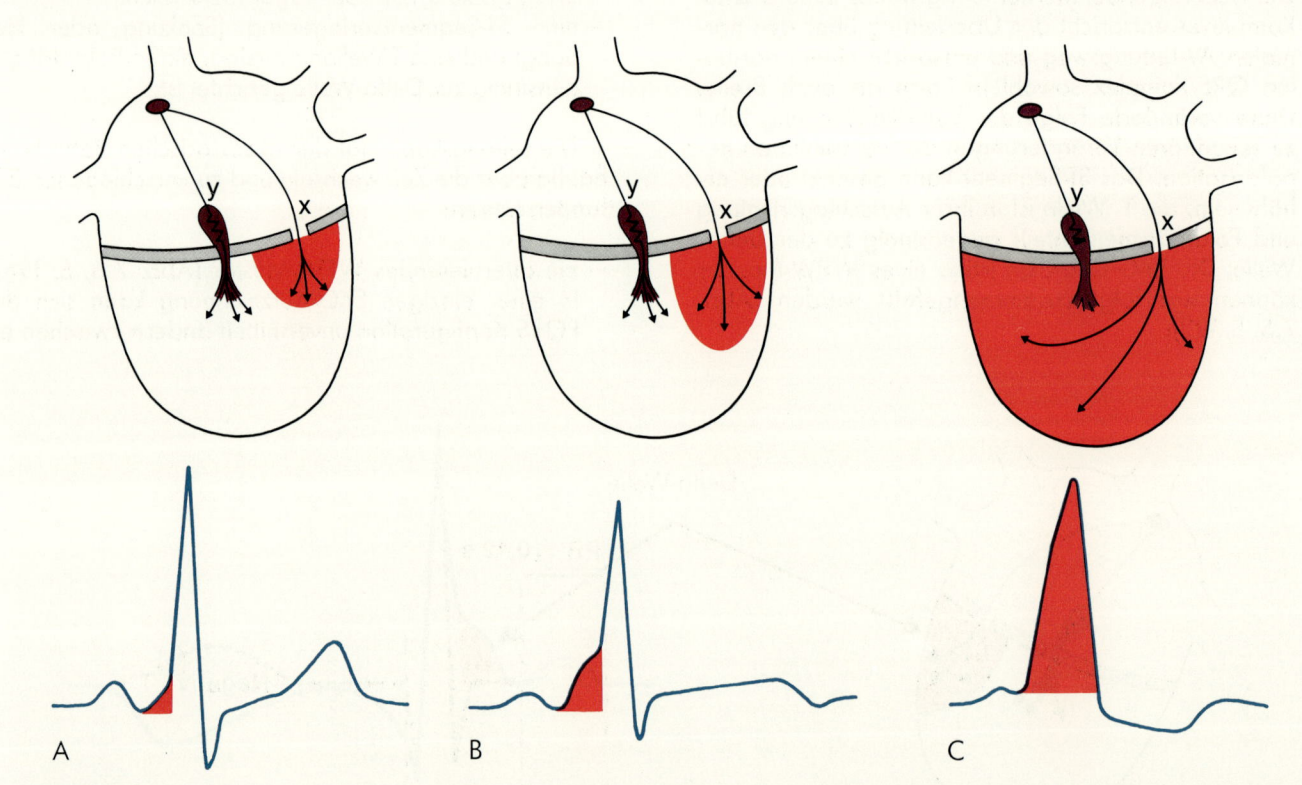

Abb. 7.4
Das WPW-Bild.
Die Breite der Delta-Welle hängt von dem Verhältnis zwischen der AV-Überleitungszeit über die akzessorische Bahn (X) und über den normalen Leitungsweg (Y) ab.

A Kleine Delta-Welle, da X nur wenig kürzer als Y.
B Höhere und verbreiterte Delta-Welle auf einem größeren Unterschied zwischen X und Y beruhend.
C Aufgrund einer sehr kurzen Überleitungszeit über die akzessorische Bahn (X) besteht das Vollbild der Präexzitation (der QRS-Komplex wird zu einer großen Delta-Welle). Es resultiert ein totaler Block der AV-Überleitung über das normale Erregungsleitungssystem.

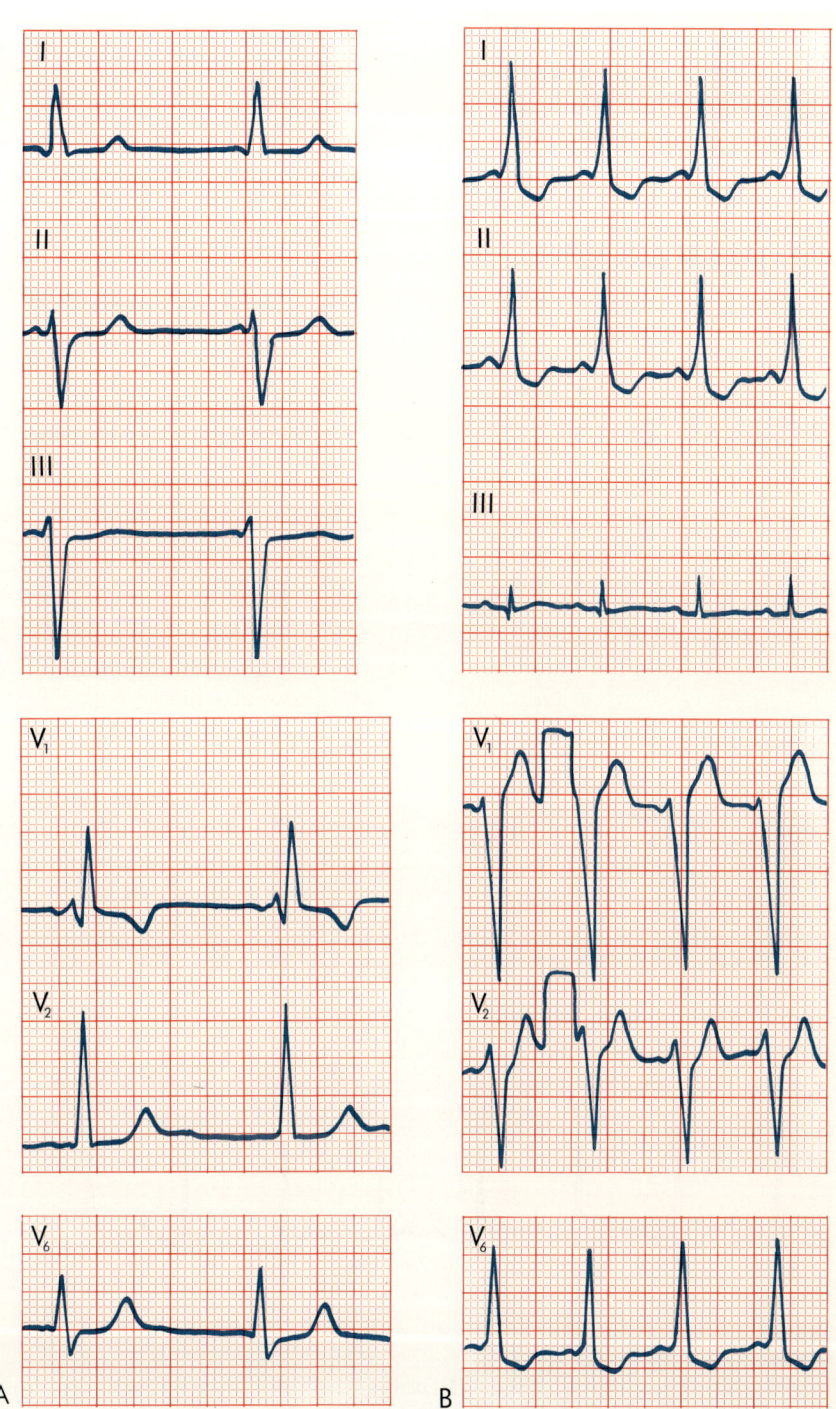

Abb. 7.5
Typ A und Typ B WPW-Muster

A Typ A: Die Delta-Welle und
   der größere Teil des QRS-Komplexes in den Ableitungen
   $V_1 - V_2$ zeigen positiven
   Ausschlag. Das PQ-Intervall
   beträgt 0,08 s, der QRS-Komplex ist auf 0,16 s verbreitert.

B Typ B: Die Hauptausschlagsrichtung des QRS-Komplexes
   in den Abl. V_{1-2} ist negativ.
   Das PQ-Intervall beträgt
   0,09 s, der QRS-Komplex ist
   nicht wesentlich verbreitert
   (0,12 s).

A   B

WPW-Muster (Differentialdiagnose)

Bei der EKG-Interpretation kann ein WPW-Muster als „großer Täuscher" ein breites Spektrum pathologischer Zustände simulieren. Daher:

– Negative Delta-Wellen (Abb. 7.10 A Abl. III, S. 198) können Q-Zacken wie beim Myokardinfarkt vortäuschen (Abb. 14.6, S. 316).

– Der aufgesplitterte und verbreiterte QRS-Komplex (Abb. 7.8 B Abl. III, V₁) kann für ein Schenkelblockbild gehalten werden (Abb. 9.4, S. 228).

– Die ST-Senkungen und die T-Welleninversionen können eine Myokardischämie vortäuschen (Abb. 14.16, S. 327) und wie bei den Veränderungen, die auf Myokardischämie beruhen, können sie verstärkt werden durch körperliche Belastung. Sie können aber auch eine Links- oder Rechtsherzbelastung vortäuschen (Abb. 14.4, S. 313).

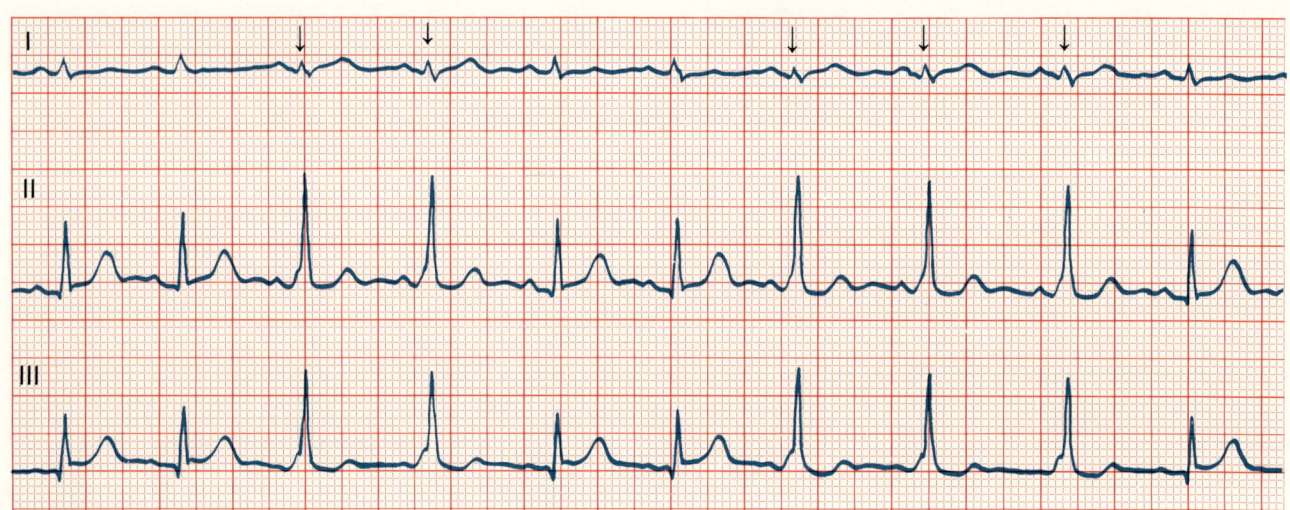

Abb. 7.6
Wechselndes WPW-Bild. Es kommt zu einem abrupten Wechsel zwischen QRS-Komplexen mit Delta-Welle (Pfeile) und solchen ohne Delta-Welle. Entsprechend findet ein Wechsel zwischen breiten QRS-Komplexen (0,13 s) und normalen QRS-Komplexen (0,08 s) statt.

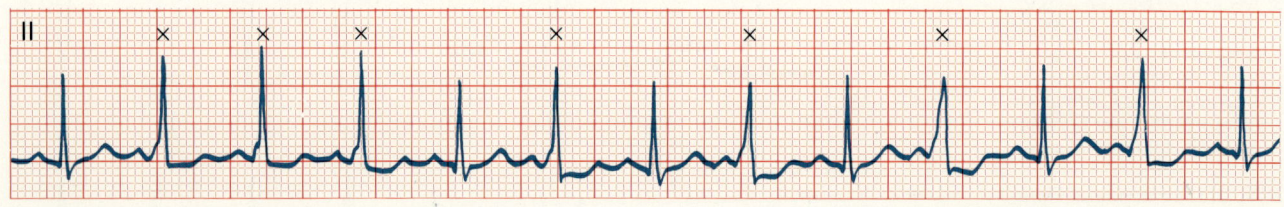

Abb. 7.7
WPW-Muster mit Harmonika-Effekt.
Das PQ-Intervall wechselt von 0,08 bis 0,16 s und der QRS-Komplex von 0,19 bis 0,13 s in Abhängigkeit vom wechselnden Ausmaß der Delta-Welle. QRS-Komplexe mit Delta-Welle sind mit „X" bezeichnet.

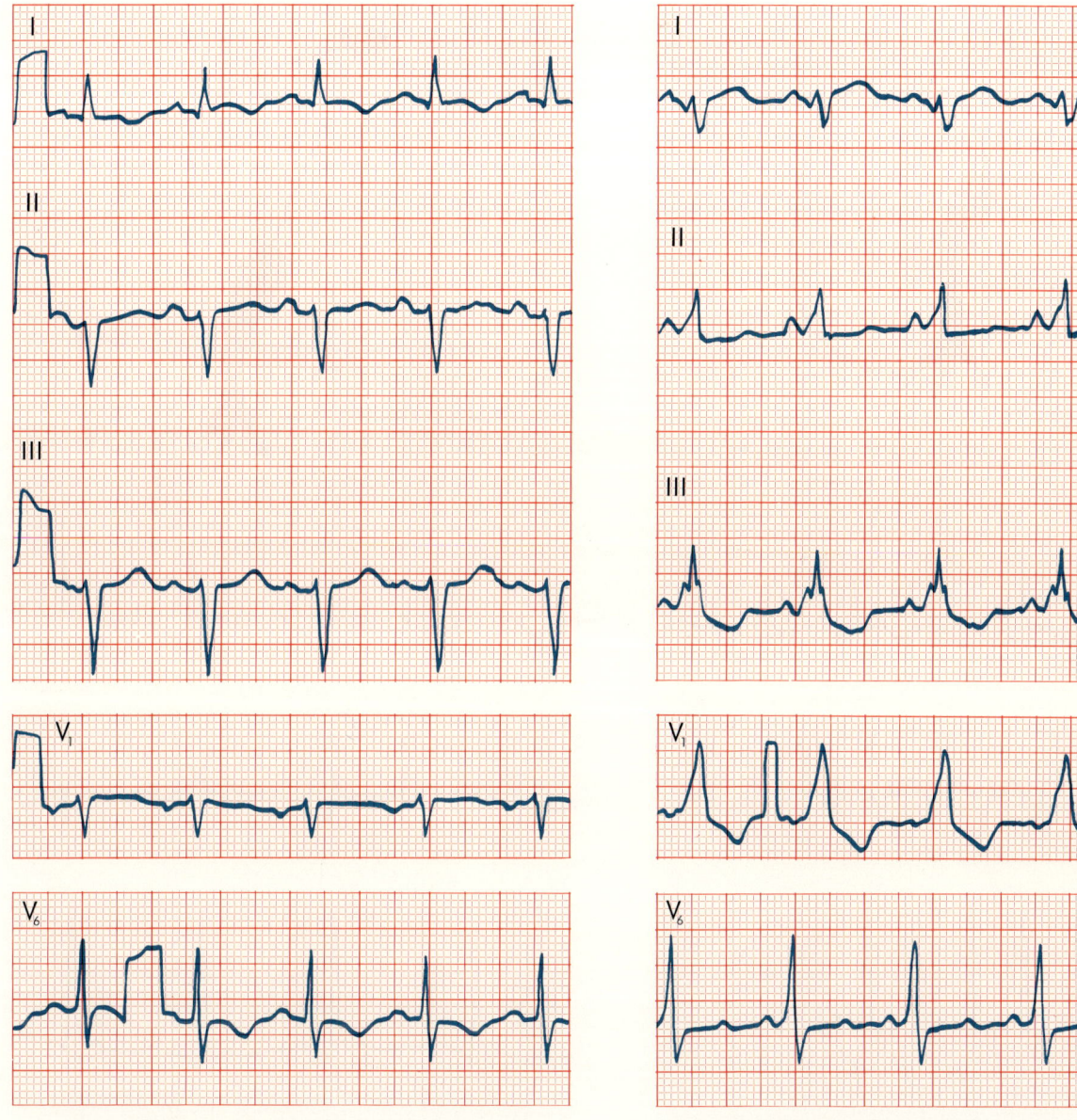

A Das EKG zeigt keine Zeichen einer Präexzitation. PQ-Intervall 0,21 s und QRS-Komplex 0,11 s. Überdrehter Linkstyp und negative T-Wellen in Abl. I und V₆ sind die einzigen auffälligen Befunde.

Abb. 7.8
Intermittierendes WPW-Muster

B EKG-Aufzeichnung einen Monat später zeigt ein konstantes WPW-Muster (Typ A) mit deutlicher Delta-Welle in den Abl. II, III und V₁ und ein kurzes PQ-Intervall (0,11 s), sowie einen verbreiterten QRS-Komplex (0,20 s). Als Folge der Verschmelzung der Delta-Welle mit dem QRS-Komplex kommt es zu großen positiven Ausschlägen in Abl. V₁.

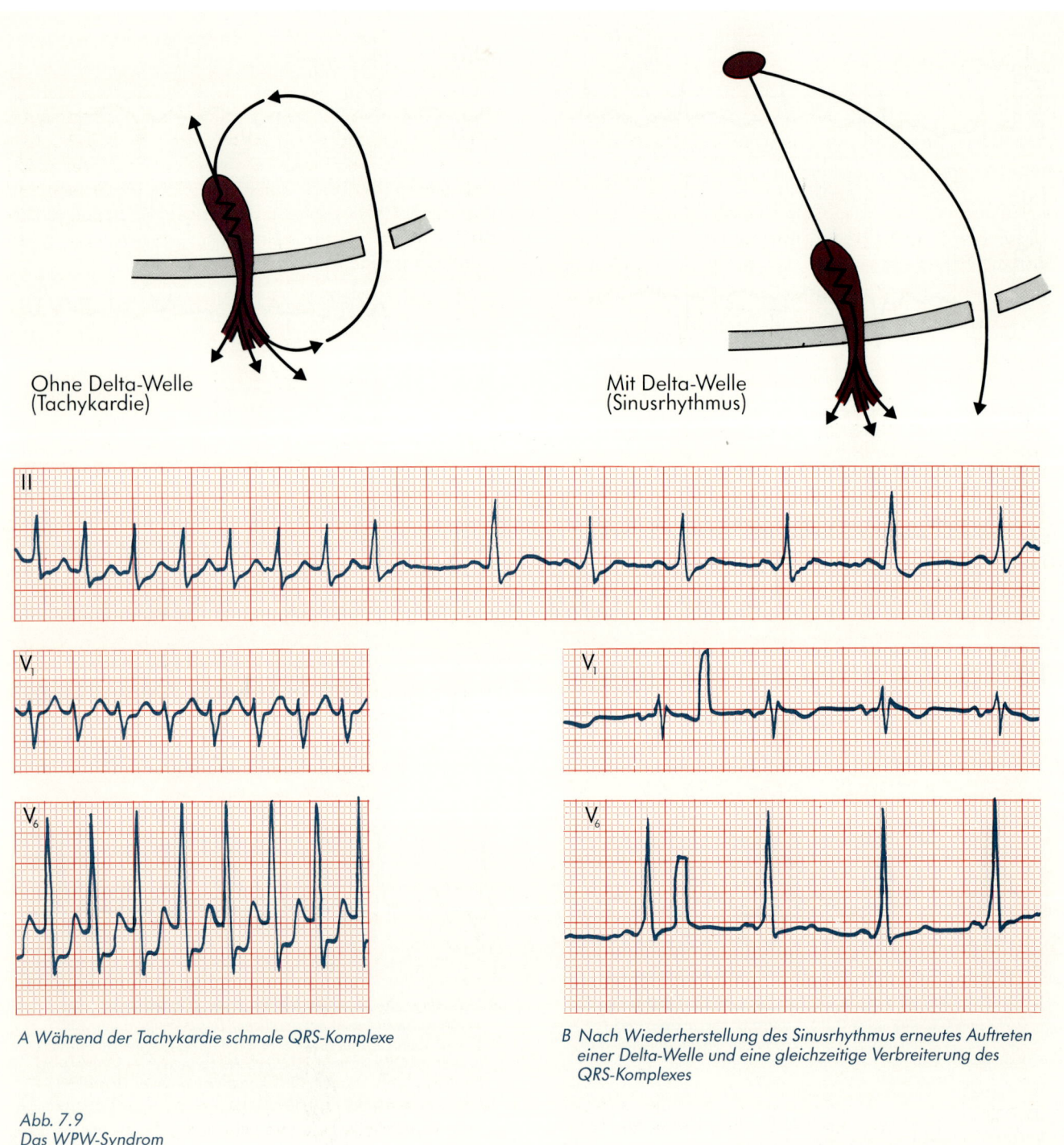

Ohne Delta-Welle
(Tachykardie)

Mit Delta-Welle
(Sinusrhythmus)

II

V₁

V₁

V₆

V₆

A Während der Tachykardie schmale QRS-Komplexe

B Nach Wiederherstellung des Sinusrhythmus erneutes Auftreten
einer Delta-Welle und eine gleichzeitige Verbreiterung des
QRS-Komplexes

Abb. 7.9
Das WPW-Syndrom

– Das QT-Intervall kann verlängert sein und damit zur Fehldiagnose eines langen QT-Syndroms führen (Abb. 6.35, S. 168).

Ein kurzes PQ-Intervall beruht nicht immer auf einer ventrikulären Präexzitation, sondern findet sich auch bei:

– ventrikulären Extrasystolen mit einem langen Kopplungsintervall, wobei die Extrasystole kurz hinter die normale P-Welle fällt (Abb. 5.3 A, S. 111). Obgleich die Sinus-P-Welle und der QRS-Komplex elektrophysiologisch faktisch unabhängig sind, kann die zeitliche Folge ihrer Aufzeichnung zu diesem falschen Eindruck führen.

– AV-Knotenarrhythmien (Abb. 3.13 C, S. 48), obgleich bei dieser Situation die negative Polarität der P-Wellen in Abl. II, III und aVF gewöhnlich zu der richtigen Diagnose führt.

WPW-Reentry-Tachykardien (EKG-Diagnose) [2, 4–6]

Während einer Reentry-Tachykardie erfolgt die anterograde AV-Überleitung normalerweise über das normale AV-Leitungssystem und die retrograde VA-Leitung über die akzessorische Bahn. Daher ist der QRS-Komplex während der Tachykardie gewöhnlich schmal, und die typische Delta-Welle mit der korrespondierenden Veränderung zum breiten QRS-Komplex kann erst wieder bei Sinusrhythmus in Erscheinung treten (Abb. 7.9). Die Frequenz liegt häufig zwischen 180–250/min. Die P-Wellen (P') können gelegentlich im ST-Segment kurz hinter dem QRS-Komplex sichtbar werden mit einem RP' < P'R (Abb. 6.11 C, S. 136), oder aber die P-Wellen können in dieser Lokalisation durch ein Ösophagus-EKG aufgezeichnet werden. Die Vorhoferregung ist retrograd von unten aufwärts, und wenn die P-Wellen sichtbar sind, sind sie negativ in den Abl. II, III und aVF (Abb. 7.10 B, S. 198). Verbreiterte QRS-Komplexe können während der Tachykardie auftreten und beruhen am häufigsten auf einer aberranten ventrikulären Erregungsausbreitung oder seltener auf einer umgekehrten kreisenden Erregung mit AV-Leitung über die akzessorische Bahn und VA-Leitung über den normalen Leitungsweg (Abb. 7.11 B, S. 199).

WPW-Reentry-Tachykardien (Differentialdiagnose)

Die Lokalisation der P-Welle hilft bei der Differentialdiagnose zu den AV-Knoten-Reentry-Tachykardien (Abb. 6.11). Reentry-Tachykardien mit breiten QRS-Komplexen, die auf aberranter intraventrikulärer Erregungsausbreitung beruhen, oder aber die AV-Überleitung über die akzessorische Bahn lassen sich gelegentlich ohne elektrophysiologische Untersuchungen kaum von ventrikulären Tachykardien unterscheiden.

WPW-Syndrom bei Vorhofflimmern und -flattern (EKG-Diagnose) [4–6, 8]

Da akzessorische Bahnen schnell und verzögerungsfrei überleiten und eine hohe Leitungskapazität haben, können sie während der Phasen von Vorhofflimmern oder -flattern zu sehr hohen Kammerfrequenzen von 200–350/min führen. Die QRS-Komplexe sind breit und bizarr geformt, sie wechseln häufig ihre Form; der Rhythmus ist bei Vorhofflimmern irregulär und kann bei Vorhofflattern entweder regulär oder irregulär sein (Abb. 7.12–7.14, S. 201–204). Sowohl beim Vorhofflimmern als auch -flattern erfolgt die AV-Überleitung häufig nicht ausschließlich über die akzessorische Bahn, so daß kurze Phasen mit schmalen QRS-Komplexen eingestreut auftreten können. Sie erfüllen dabei nicht die Merkmale eines „eingefangenen Schlages" bei einer ventrikulären Tachykardie.

WPW bei Vorhofflimmern und -flattern (Differentialdiagnose)

Wenn die Kammerfrequenz 280/min überschreitet, wie es häufig der Fall ist, werden die QRS-Komplexe regulärer in ihrer Form, und das EKG-Muster entspricht dem einer schnellen ventrikulären Tachykardie (Abb. 7.13 und 7.14). Meistens wird jedoch eine deutliche Irregularität der Kammerfrequenz bei Vorhofflimmern gegen die Diagnose einer ventrikulären Tachykardie sprechen.

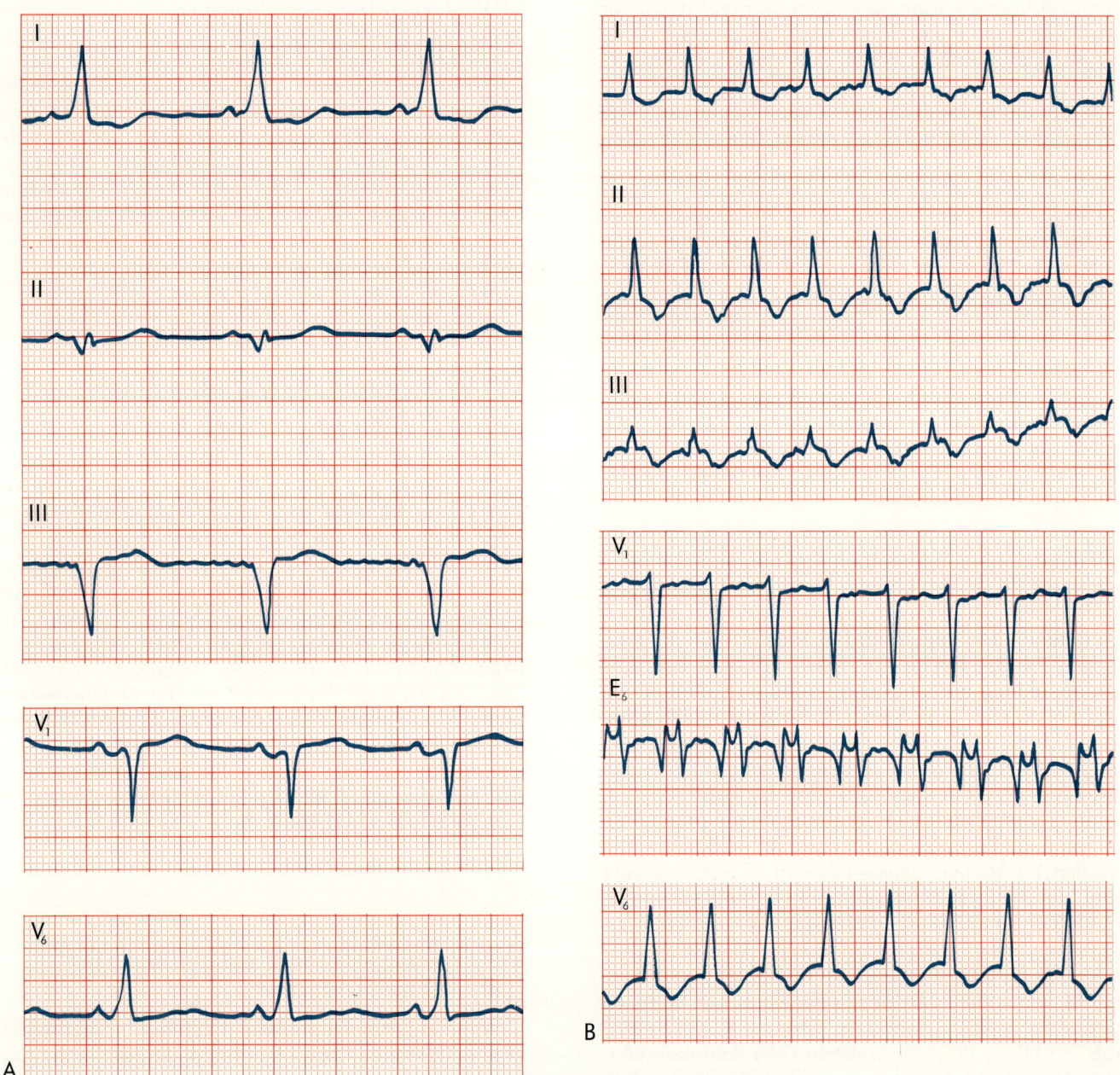

Abb. 7.10
WPW-Syndrom mit WPW-Muster bei Sinusrhythmus (A) und einem Anfall von Reentry-Tachykardie (B)
A EKG bei Sinusrhythmus. WPW-Muster mit kurzem PQ und Delta-Welle (Typ B)
B Anfall einer Reentry-Tachykardie. Die schmalen QRS-Komplexe treten regelmäßig mit einer Frequenz von 160/min auf. Retrograde P-Wellen
können im ST-Segment in den Abl. I, II und III ausgemacht werden (linksseitige akzessorische Bahn). Das Ösophagus-EKG (E₆) macht deutlich,
daß zwischen zwei QRS-Komplexen nur eine Vorhoferregung stattfindet.

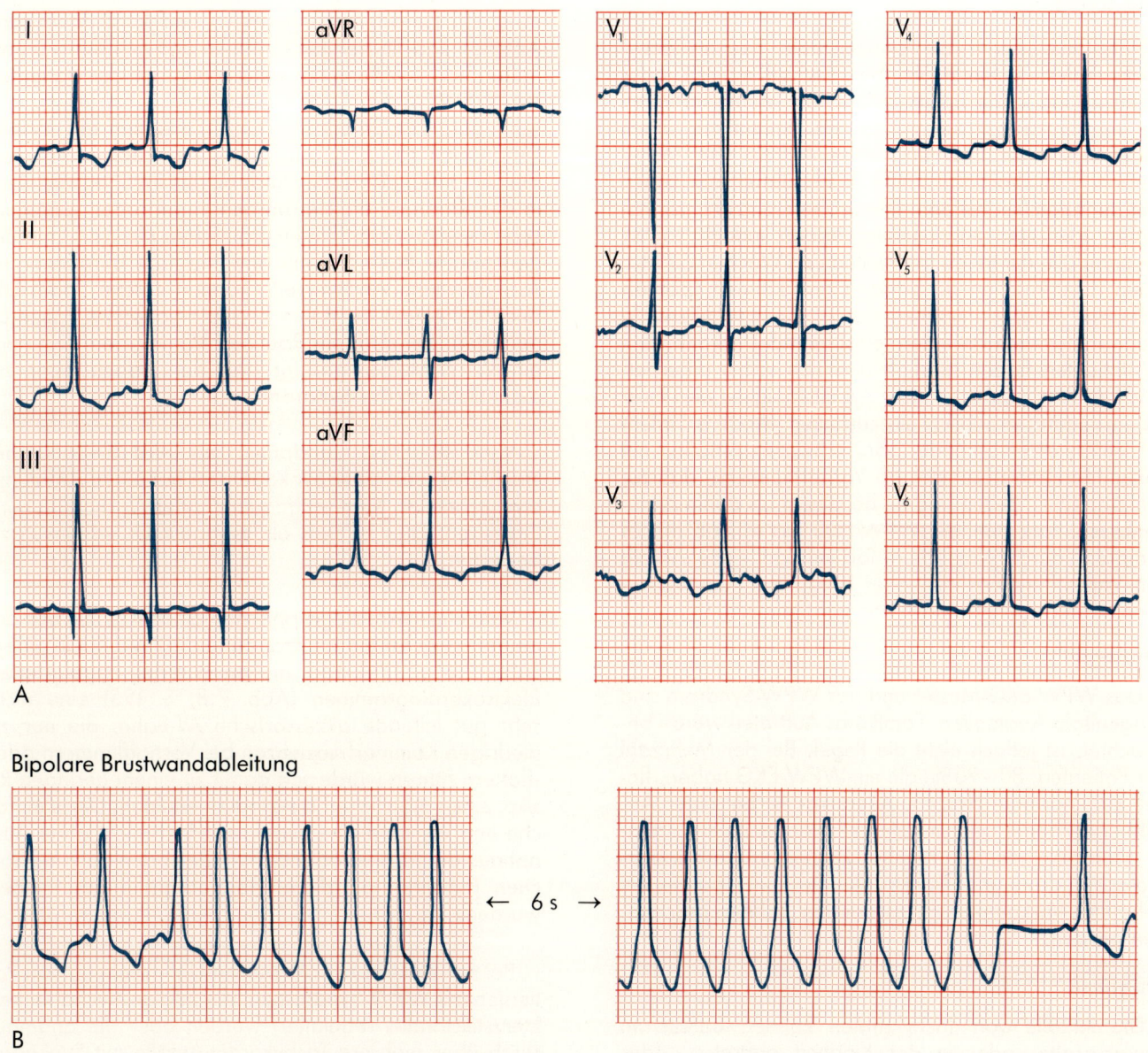

A

Bipolare Brustwandableitung

B

← 6 s →

Abb. 7.11
WPW-Syndrom. Bei Sinusrhythmus (A) WPW-Muster vom Typ A. Bei der Tachykardie (B) bleiben die QRS-Komplexe verbreitert und von gleicher Ausschlagsrichtung wie bei Sinusrhythmus. Die Reentry-Tachykardie wird anterograd über die akzessorische Bahn und retrograd über den AV-Knoten geleitet. Da die Ableitungen nicht übereinstimmen, muß als weitere Möglichkeit eine QRS-Verbreiterung bei aberranter intraventrikulärer Erregungsausbreitung in Betracht gezogen werden.

Symptome [4-6]

Symptome durch die paroxysmale Reentry-Tachykardie oder Tachykardien bei Vorhofflimmern oder -flattern sind die einzigen klinischen Manifestationen der ventrikulären Präexzitation. Ein Patient mit einem WPW-Muster im EKG und ohne Anfälle von Tachykardien oder Vorhofflimmern kann daher ein Leben lang symptomfrei bleiben. Die größere Anzahl der Patienten, die zum Arzt gehen, haben jedoch Tachykardieanfälle mit freien Intervallen von Wochen bis Monaten. Die Anfälle sind oft kurz und können spontan aufhören, oder sie können durch vagusstimulierende Maßnahmen vom Patienten selbst beendet werden. Einige Patienten haben häufige und sich selbst unterhaltende Anfälle, die sie in ihrer Arbeitsfähigkeit und ihrer Lebensqualität erheblich einschränken. Andere Patienten leiden unter seltenen, aber schweren Anfällen mit hoher Herzfrequenz oder an Vorhofflimmern, das zur Synkope führt. Selten sind sie bei einem bis dahin symptomfreien Patienten mit WPW-EKG erstes und letztes Symptom durch plötzlichen Tod infolge eines Anfalls von Vorhofflimmern mit hoher irregulärer Kammerfrequenz und Degeneration in Kammerflimmern.

Ätiologie [4-6]

Das WPW-EKG-Muster und das WPW-Syndrom sind kongenitale Anomalien. Familiäres Auftreten wurde beobachtet, ist jedoch nicht die Regel. Bei der Mehrzahl der Patienten, 80−90%, die ein WPW-EKG haben, finden sich normale Herzen. Allerdings ist bei einer Anzahl erworbener oder meistenteils kongenitaler kardialer Erkrankungen, wie Morbus Ebstein, Mitralklappenprolapssyndrom und hypertrophe Kardiomyopathie, ein gehäuftes Vorkommen akzessorischer Bahnen beschrieben worden.

Prognose [4-6, 9-14]

Die Anfälle von Tachykardien können bereits im Säuglingsalter oder in der Kindheit auftreten, oder aber sie zeigen sich erst in der 2. bis 3. Lebensdekade, selten noch später. Einige Kinder und Heranwachsende verlieren mit dem Älterwerden ihre Neigung zu Tachykardien. Die Ursachen sind möglicherweise fibröse Veränderungen im akzessorischen Leitungsweg. Haben sich erst einmal paroxysmale Tachykardien eingestellt, so treten sie bei der Mehrzahl der Patienten über Jahre hin

auf, jedoch mit unvorhersehbaren Veränderungen zwischen Perioden mit geringen und kurz dauernden Anfällen und Phasen mit häufigen und sich selbst unterhaltenden Anfällen. Für eine Mehrzahl der Patienten mit WPW-Syndrom ist die normale Lebenserwartung sehr gut. Die Minderheit der Patienten mit WPW-Syndromen (es gibt keine genauen Zahlen darüber) sterben einen plötzlichen Tod, der sie im Säuglingsalter, in der Kindheit, als Heranwachsenden oder später im Leben ereilen kann. Einem plötzlichen Herztod unterliegen primär Patienten mit anamnestisch paroxysmalen Tachykardien. Andererseits können solche Todesfälle auch bei einem bis dahin asymptomatischen Patienten auftreten, bei dem ein Routine-EKG vor dem Tode nur ein WPW-Muster gezeigt hat, der jedoch nicht ein eigentliches WPW-Syndrom hatte.

Vom klinischen Standpunkt aus wird die anamnestische Angabe einer Synkope stets auf einen Anfall mit sehr schneller Kammerfrequenz oder Vorhofflimmern hinweisen. Dies ist stets als prognostisch ungünstig zu bewerten.

Vom elektrokardiographischen Gesichtspunkt aus bedeutet zunächst ein alternierendes WPW-EKG in einem (Abb. 7.6, S. 194) oder mehreren seriell angefertigten Elektrokardiogrammen (Abb. 7.8, S. 195) eine nicht sehr gut leitende akzessorische AV-Bahn, die nur zu niedrigen Kammerfrequenzen bei Vorhofflimmern oder -flattern führen würde und damit zu einem geringen Risiko, einen plötzlichen Herztod zu erleiden. Diese einfache und verständliche Regel ist jedoch nicht ohne Ausnahme, da nach veröffentlichten Befunden auch bei solchen Patienten plötzliche Herztodesfälle beschrieben wurden.

Bei der elektrophysiologischen Untersuchung von Patienten mit WPW-Syndromen, die infolge mechanischen Herzstillstandes reanimiert wurden oder die anamnestisch über mehrere Tachykardie-Anfälle mit Synkopen berichten, findet sich immer ein minimales RR-Intervall von weniger als 250 ms zwischen den Delta-Wellen der QRS-Komplexe bei Vorhofflimmern. Es kann daraus gefolgert werden, daß plötzlicher Herztod oder Synkopen mit einer kurzen Refraktärperiode der akzessorischen Bahn korrelieren und daß diese kurze Refraktärzeit ver-

weiter auf S. 204

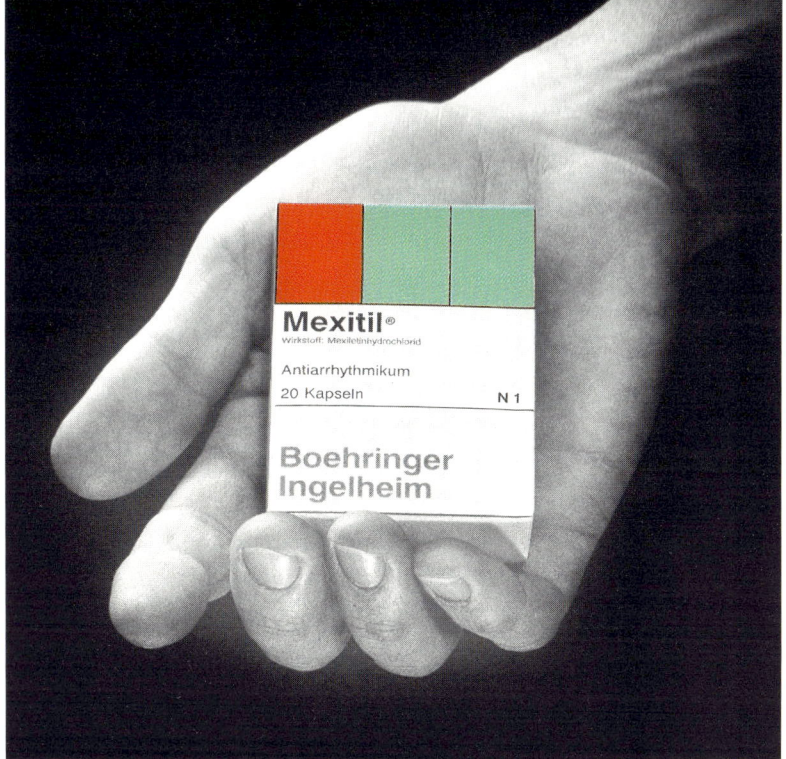

Hohe Sicherheit aus Ihrer Hand

in der gezielten Behandlung ventrikulärer Rhythmusstörungen

Mexitil®
Mexitil® mite
Mexitil® Depot

Zusammensetzung:
1 Ampulle Mexitil enthält 250 mg, 1 Kapsel Mexitil 200 mg, 1 Kapsel Mexitil mite 100 mg, 1 Retard-kapsel Mexitil Depot 360 mg Mexiletinhydrochlorid.

Indikationen:
Behandlung und Verhinderung ventrikulärer Herz-rhythmusstörungen.

Kontraindikationen:
Vorsicht ist geboten beim Syndrom des kranken Sinusknotens, beim Vorliegen einer Bradykardie, Hypotonie und Herzinsuffizienz.
Bei dekompensierter Leberzirrhose sind Abbau und Ausscheidung von Mexitil verzögert. Dies kann auch bei manchen Patienten mit terminaler Nieren-insuffizienz bei einer Kreatinin-Clearance unter 10 ml/min auftreten. Bei diesen Patienten ist eine individuelle Dosisanpassung erforderlich.
Da Mexitil in die Plazenta und in die Muttermilch übergeht, sollte Mexitil in der Schwangerschaft und während der Stillzeit nur bei lebensbedroh-lichen Zuständen angewendet werden.

Nebenwirkungen:
Beobachtet wurden Magenbeschwerden, Geschmacksstörungen, Übelkeit, Erbrechen, Schläfrigkeit, unartikuliertes Sprechen, Nystagmus, verschwommenes Sehen, Ataxie, Tremor, Parästhesien, Verwirrtheit, zerebrale Krampfanfälle, in Einzelfällen Halluzinationen.

In wenigen Fällen kann es nach Mexitil zum ver-mehrten Auftreten von ventrikulären Extrasystolen kommen. Selten können Pulsverlangsamung, Vor-hofflimmern und Herzklopfen sowie Hypotonie auftreten.
Allergische Hautreaktionen sind in einigen Fällen beobachtet worden.
In wenigen Fällen wurde der Verdacht auf eine Leberschädigung durch Mexitil geäußert.
Dieses Arzneimittel kann auch bei bestimmungs-gemäßem Gebrauch das Reaktionsvermögen so weit verändern, daß die Fähigkeit zur Teilnahme am Straßenverkehr oder zum Bedienen von Maschinen beeinträchtigt wird. Dies gilt in verstärktem Maße im Zusammenwirken mit Alkohol.

Boehringer Ingelheim KG, 6507 Ingelheim am Rhein

Wechselwirkungen:
Bei gleichzeitiger Gabe von Mexitil und anderen gegen Herzrhythmusstörungen wirksamen Arznei-mitteln muß eine verstärkte Wirkung auf das Reiz-leitungssystem und die Pumpfunktion des Herzens berücksichtigt werden.
Da Mexitil hauptsächlich in der Leber abgebaut wird, können Substanzen, die die Leberfunktion beeinträchtigen, die Konzentration von Mexitil im Blut verändern.
Bei einer gleichzeitigen Therapie mit Stoffen, die den Abbau vieler Medikamente verzögern (wie z.B. Cimetidin), kann eine Dosisreduktion von Mexitil erforderlich werden.
Führt die Begleitmedikation dagegen zu einer Enzyminduktion in der Leber (wie z.B. Rifampicin), muß die Dosis von Mexitil wegen des beschleunig-ten Abbaus erhöht werden.

Vereinzelt wurde über ein Ansteigen des Serum-Theophyllin-Spiegels während einer gleichzeitigen Behandlung mit Mexitil berichtet.
Opiate können die Aufnahme des in der Kapsel enthaltenen Mexitil in die Blutbahn verzögern.
Alle Medikamente, die die Magen-Darm-Bewegung beeinflussen, können die Aufnahme von Mexitil verändern.

Hinweis:
Weitere Einzelheiten enthalten die Fach- bzw. Gebrauchsinformationen, deren aufmerksame Durchsicht wir empfehlen.

Packungen:	(Stand November 1989)	A.V.P.
Mexitil		
5 Ampullen (250 mg/10 ml)	DM	56,82
20 Kapseln (N 1) (200 mg)	DM	22,01
50 Kapseln (N 2) (200 mg)	DM	48,64
100 Kapseln (N 3) (200 mg)	DM	92,09
Mexitil mite		
20 Kapseln (N 1) (100 mg)	DM	14,88
50 Kapseln (N 2) (100 mg)	DM	34,70
100 Kapseln (N 3) (100 mg)	DM	64,33
Mexitil Depot		
20 Retardkapseln (N 1) (360 mg)	DM	40,72
50 Retardkapseln (N 2) (360 mg)	DM	93,26
100 Retardkapseln (N 3) (360 mg)	DM	175,80
Klinikpackungen		

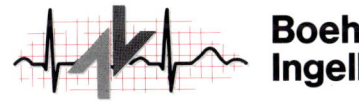

8/90

Befindlichkeit ist Herzenssache

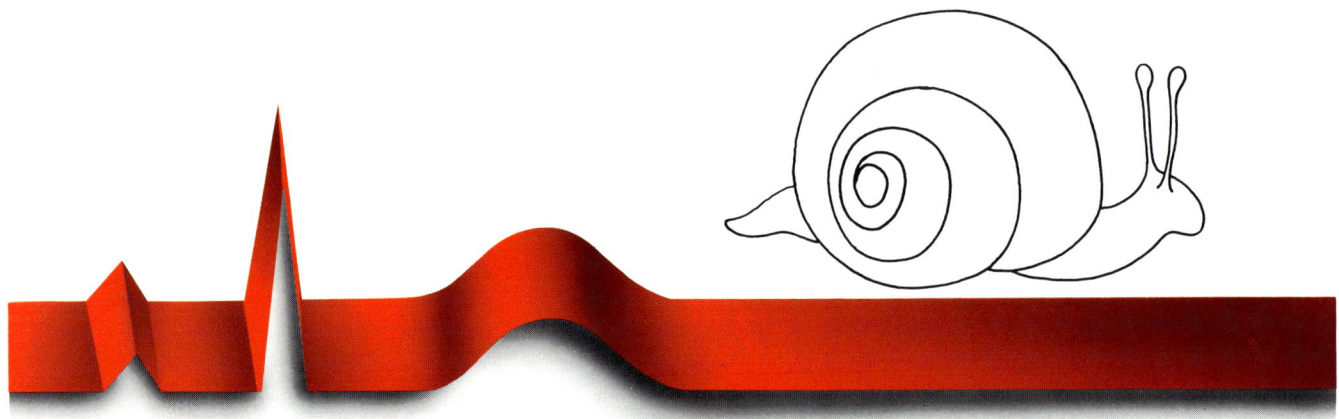

Wenn das Herz zu langsam schlägt

Itrop®

zur Langzeitbehandlung bradykarder Herzrhythmusstörungen

Itrop®

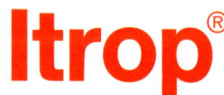

- verbesserte kardiale Pumpleistung
- bessere zerebrale Durchblutung

Lebensqualität, die vom Herzen kommt

Zusammensetzung:

1 Ampulle zu 1 ml enthält 0,5 mg,
1 Filmtablette 10 mg Ipratropiumbromid.

Indikationen:

Vorwiegend vagal-bedingte Sinusbradykardien, Bradyarrhythmien mit sinuatrialen Blockierungen, AV-Blockierungen II. Grades vom Wenckebach-Typ und bradykarde absolute Arrhythmie bei Vorhofflimmern.

Kontraindikationen:

Glaukom bzw. Glaukomverdacht, Prostatahypertrophie, mechanische Stenosen im Bereich des Magen-Darm-Kanals, Tachykardien, Megakolon.

Während der Schwangerschaft, besonders in den ersten 3 Monaten, wird die für Arzneimittel übliche Zurückhaltung empfohlen.

Nebenwirkungen:

Nach Gabe von Itrop können Mundtrockenheit, Völlegefühl, Appetitlosigkeit, Obstipation auftreten, bei chronischer Obstipation sowie bei dekompensierter Herzinsuffizienz und gleichzeitiger Digitalisierung kann es zu einem nach Absetzen von Itrop reversiblen, funktionellen Ileus kommen. Es können Akkommodationsstörungen, Auslösung von Glaukomanfällen, Miktionsstörungen, Minderung der Schweißdrüsensekretion mit einhergehendem Wärmestau, Hautrötung, in seltenen Fällen auch tachykarde supraventrikuläre und ventrikuläre (z. B. ventrikuläre Extrasystolien/Tachykardien) Herzrhythmusstörungen auftreten.

Dieses Arzneimittel kann auch bei bestimmungsgemäßem Gebrauch die Sehleistung und somit das Reaktionsvermögen im Straßenverkehr oder bei der Bedienung von Maschinen beeinflussen.

Boehringer Ingelheim KG, 6507 Ingelheim am Rhein

Wechselwirkungen:

Die anticholinerge Wirkung von Itrop kann durch Anti-Parkinson-Mittel, Chinidin und trizyklische Antidepressiva verstärkt werden.

Hinweis:

Weitere Einzelheiten enthalten die Fach- bzw. Gebrauchsinformationen, deren aufmerksame Durchsicht wir empfehlen.

Packungen:	(Stand Juli 1990)	A.V.P.
5 Ampullen (1 ml/0,5 mg)		DM 65,58
20 Filmtabletten (N 1) (10 mg)		DM 34,38
50 Filmtabletten (N 2) (10 mg)		DM 77,51
100 Filmtabletten (N 3) (10 mg)		DM 147,12
Klinikpackungen		

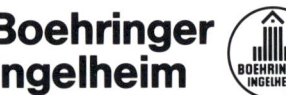

Boehringer Ingelheim

BOEHRINGER INGELHEIM

4/90

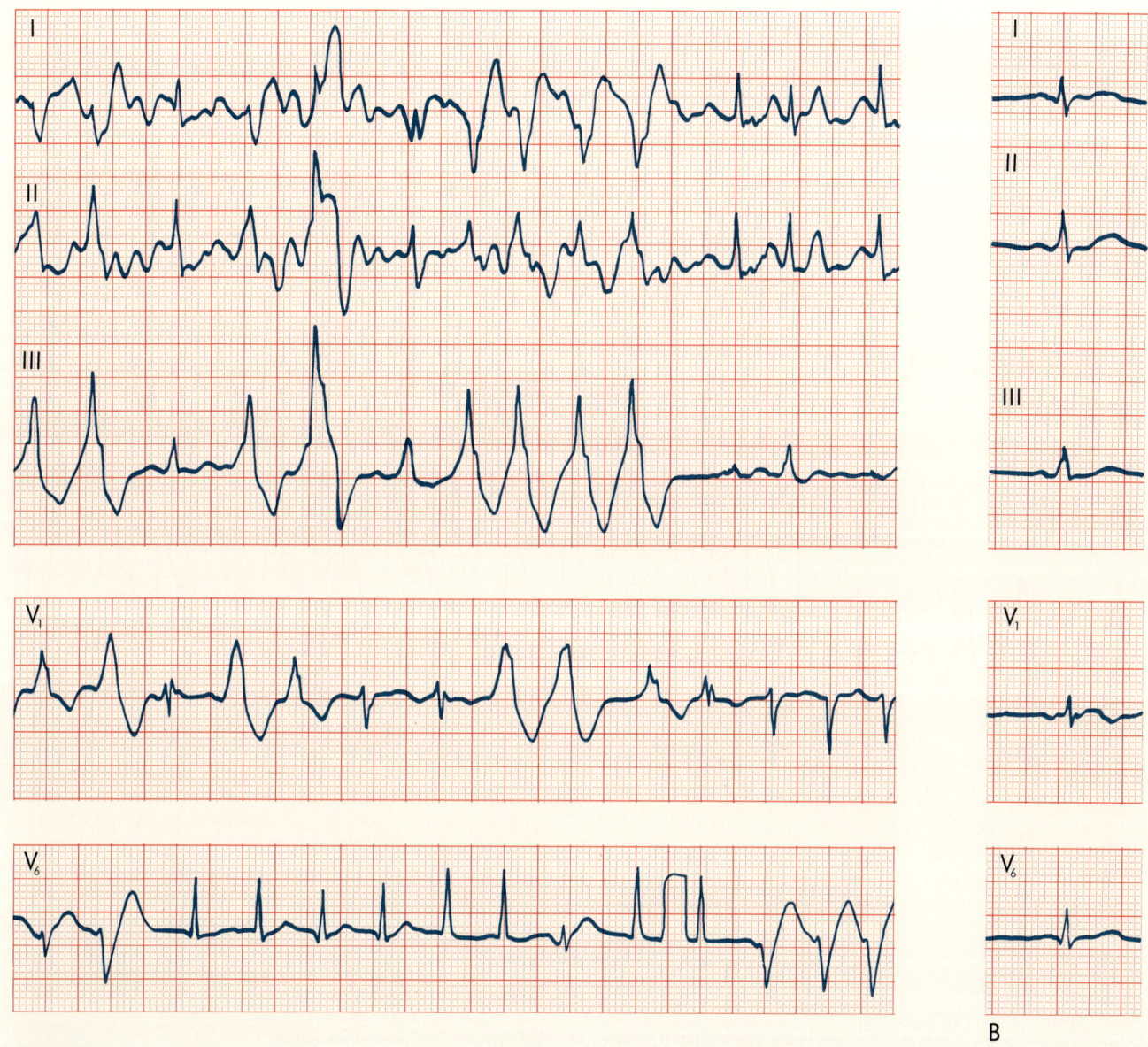

Abb. 7.12
Vorhofflimmern bei WPW-Syndrom.
64-jährige Patientin, die mit Herzinsuffizienz aufgenommen wurde.

A EKG während des Anfalles. Wenig deutliche Flimmerlinie, irregulär auftretende QRS-Komplexe wie bei absoluter Arrhythmie mit einer
   Frequenz von ca. 130/min. Die QRS-Komplexe sind bizarr und unterschiedlich in Breite und Form.

B EKG während Sinusrhythmus. Eine Delta-Welle und ein kurzes PQ-Intervall können deutlich in den Extremitäten-Ableitungen ausgemacht
   werden.

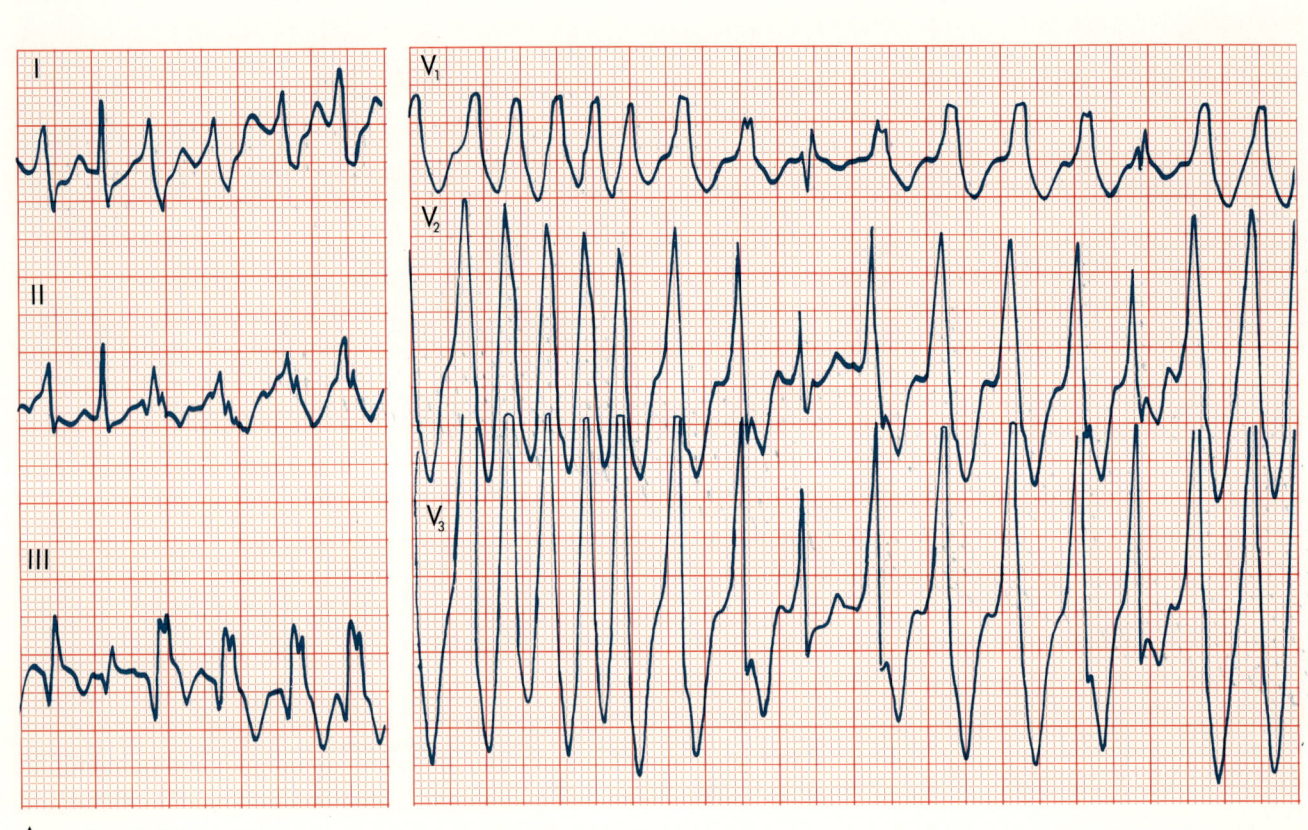

A

Abb. 7.13
Vorhofflimmern bei WPW-Syndrom.
EKG-Aufzeichnung bei einem 20-jährigen Mann, der wegen Palpitationen und Schwindel aufgenommen wurde.

A EKG bei Aufnahme zeigt große biphasisch verbreiterte bizarre QRS-Komplexe mit einer Frequenz von 170 bis 300/min und absoluter
   Arrhythmie. Große Verschiedenheit der QRS-Bilder und der Frequenz.

B Spontane Remission zu Sinusrhythmus mit kurzem PQ-Intervall (0,10 s) und WPW-Muster (Typ A) mit einer Delta-Welle in den Abl. II, III und
   V_1 bis V_2.

C EKG vom gleichen Tag während einer Reentry-Tachykardie mit einer regelmäßigen Frequenz von 250/min und schmalen QRS-Komplexen.
   P-Wellen können nicht identifiziert werden.

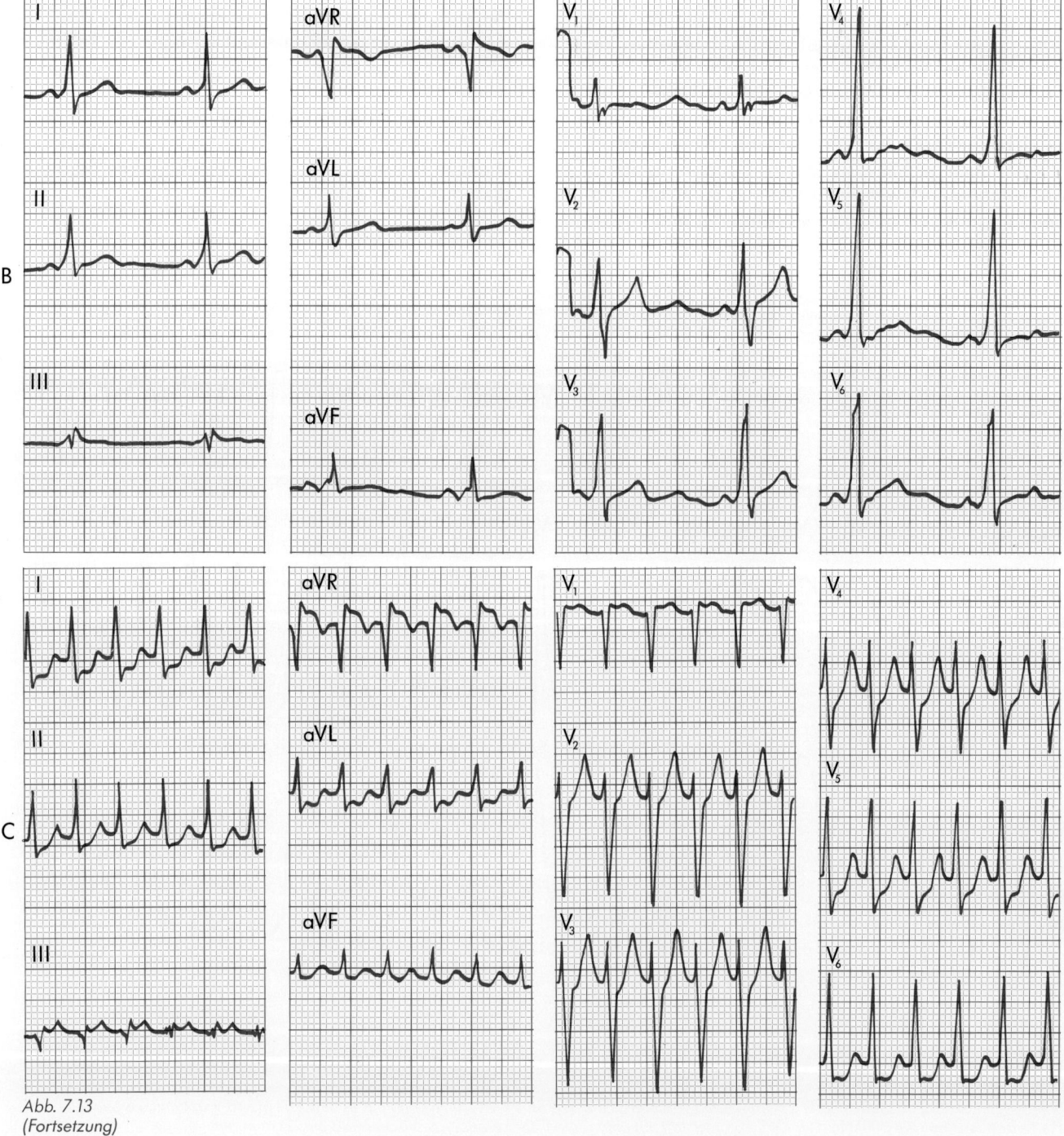

Abb. 7.13
(Fortsetzung)

antwortlich ist für die hohe Kammerfrequenz bei Vorhofflimmern. Es entspricht in etwa die Refraktärzeit der akzessorischen Bahn für AV-Leitung dem kürzesten RR-Abstand, der bei Vorhofflimmern zu erwarten ist. Diese Befundkonstanz macht es möglich, bei der elektrophysiologischen Untersuchung im Auslösen von Vorhofflimmern durch schnelle Vorhofstimulation (dieses Verfahren kann auch nichtinvasiv durch Ösophagus-Stimulation durchgeführt werden) ungefähr 80 % aller Patienten mit geringem Risiko zu klassifizieren und im Gegensatz dazu die verbleibenden 20 % der Patienten mit WPW-Syndromen als Hochrisikopatienten einzustufen, weil ihr minimales RR-Intervall weniger als 250 ms beträgt. Diese generelle Einteilung ist jedoch nicht immer richtig. Die Spezifität dieser Befunde ist gering, da eine Vielzahl der Patienten mit einer kurzen Refraktärperiode ihrer akzessorischen Bahn normale Überlebenschancen haben. Langzeit-epidemiologische Studien zu diesem Aspekt fehlen jedoch.

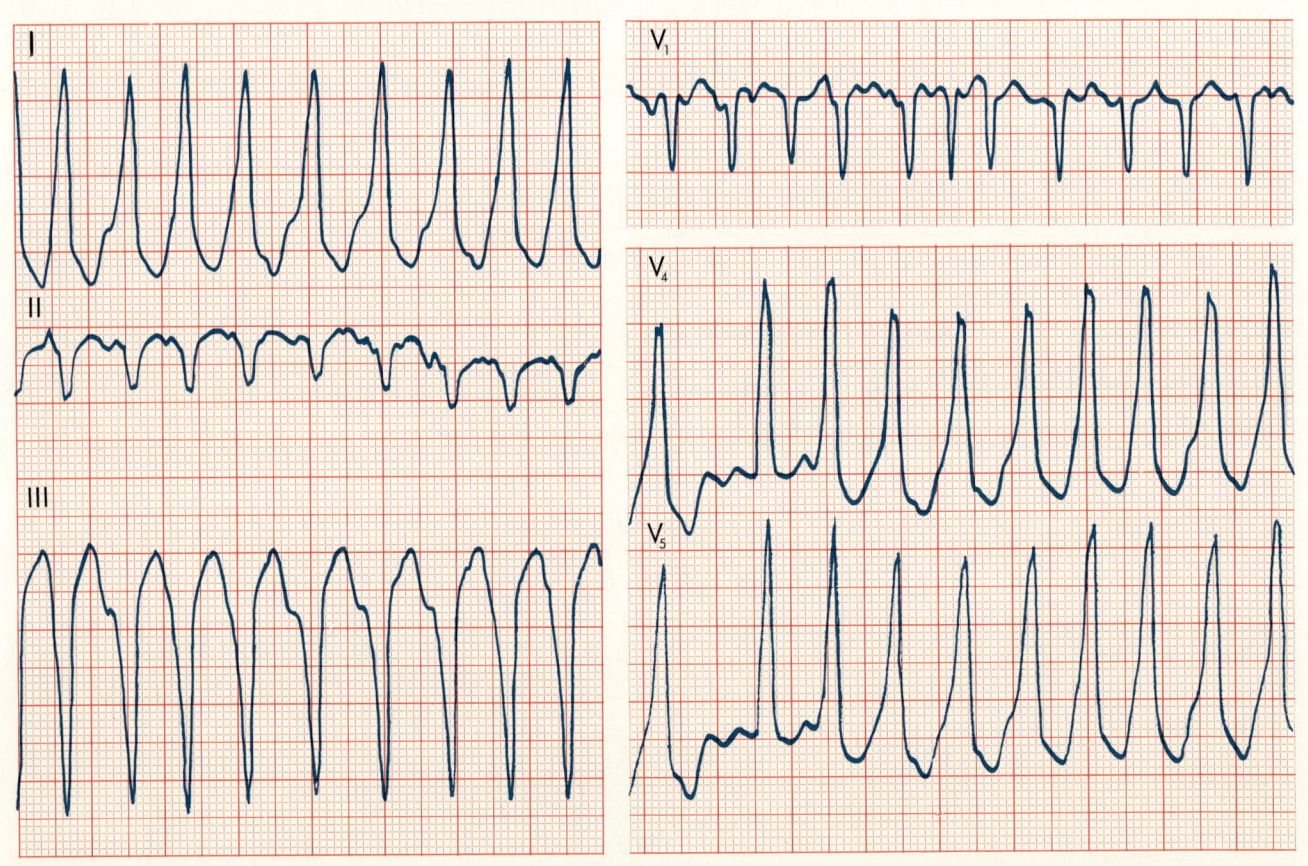

Abb. 7.14
Vorhofflattern bei WPW-Syndrom. EKG-Aufzeichnung vom gleichen Patienten, dessen EKG bei Sinusrhythmus und während einer Reentry-Tachykardie in Abb. 7.10 gezeigt werden. In dieser Aufzeichnung zeigt das EKG weite monophasische QRS-Komplexe, die in den Brustwandableitungen deutlich in Breite und Erscheinungsbild variieren. Eine deutliche Flatterlinie kann nur in den Abl. V₁ und V₆ erkannt werden. Die Flatterfrequenz beträgt 300/min. Der QRS-Komplex tritt mit unterschiedlicher Frequenz zwischen 180 bis 220/min auf.

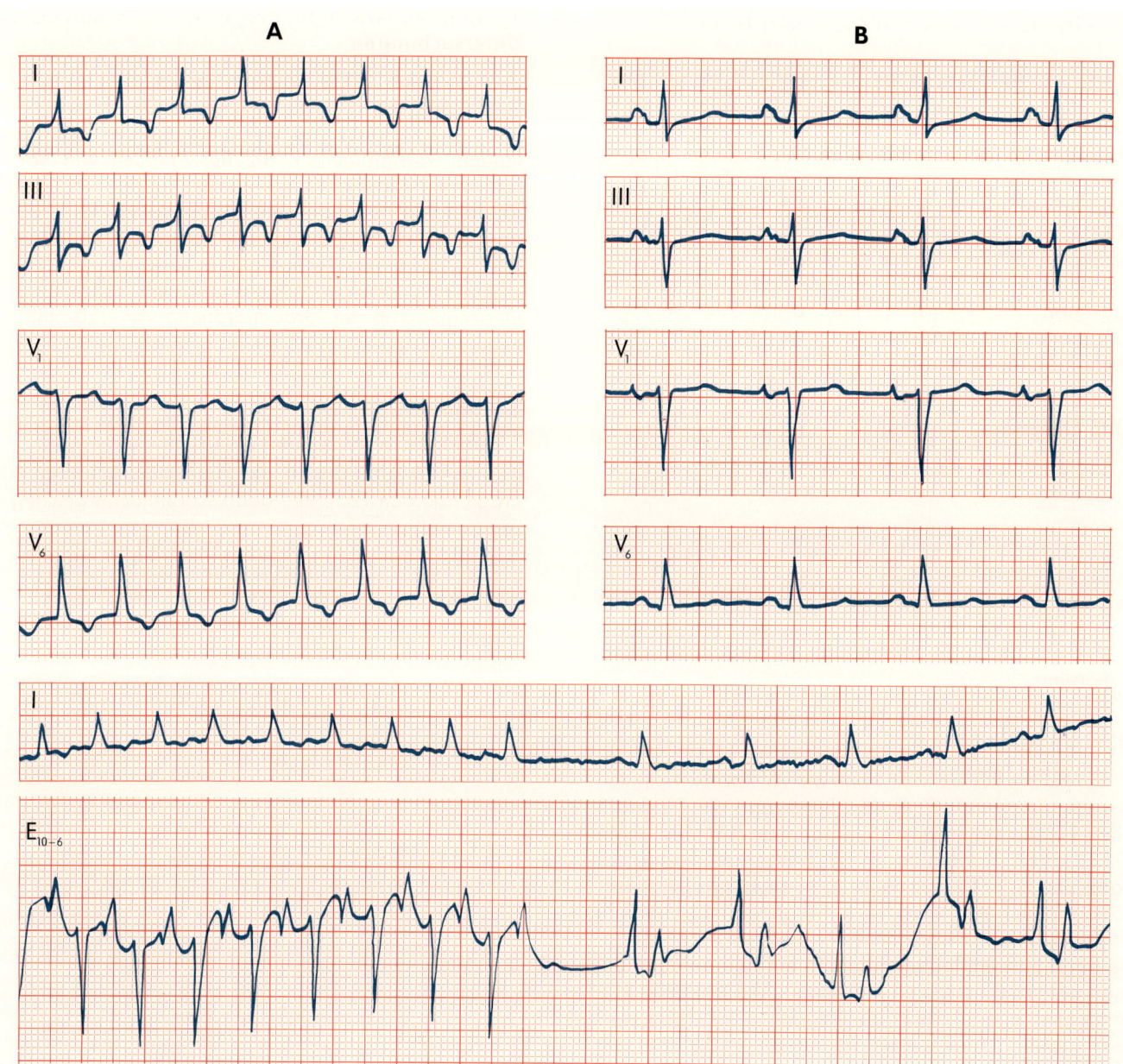

Abb. 7.15
Verborgenes WPW-Syndrom.
EKG während der Tachykardie (links): Regelmäßiger QRS-Rhythmus. QRS-Frequenz 150/min. QRS-Komplex schmal (< 0,12 s), P-Wellen sind in den meisten Ableitungen zu sehen und fallen mit der T-Welle zusammen (s. auch Ösophagusableitung E_{10-6}). RP' < P'R. Die Lokalisation der retrograden P-Welle im RR-Intervall deutet bereits auf ein WPW-Syndrom hin, das später durch elektrophysiologische Untersuchungen bestätigt wurde. Der rechte Teil der Abbildung zeigt das EKG bei Sinusrhythmus; es ist normal ohne Zeichen einer Präexzitation (PQ 0,16 s, keine Delta-Welle).

Das Syndrom des kurzen PQ-Intervalls [3, 18, 19]

Das Syndrom des kurzen PQ-Intervalls wurde lange Zeit unter den Begriff Lown-Ganong-Levine-Syndrom subsumiert. Dem kurzen PQ-Intervall folgt ein normaler QRS-Komplex ohne Delta-Welle. Die Patienten klagen über Anfälle von supraventrikulären Tachykardien. Elektrophysiologisch und anatomisch liegt dem kurzen PQ-Intervall eine Umgehung der AV-Knotenanteile, in denen die für das normale PQ-Intervall verantwortliche Verzögerung der Leitung erfolgt, durch Vorhoffasern zugrunde. Die Fasern münden distal zur „Verzögerungszone" des AV-Knotens oder im His'schen Bündel (Abb. 7.1 C, S. 189).

EKG-Diagnose

Die Diagnose dieses Syndroms gründet sich (Abb. 7.16) auf:

- ein kurzes PQ-Intervall von 0,12 s oder kürzer beim Erwachsenen,
- einen normalen QRS-Komplex ohne Delta-Welle und ohne Verbreiterung,
- anamnestische Angaben über paroxysmale Tachykardien.

Differentialdiagnose

Ein kurzes PQ-Intervall kann auf AV-Knotenrhythmen beruhen (Abb. 3.13 C, S. 48). Bevor also die Diagnose eines kurzen PQ-Intervall-Syndroms gestellt wird, sollte sichergestellt werden, daß die P-Welle in bezug auf Form und Polarität normal ist, d.h. einen positiven Ausschlag in den Abl. I und II aufweist. Ein PQ-Intervall, das etwa 0,12 s beträgt ohne die anamnestische Angabe paroxysmaler Tachykardien, ist ein nicht seltener Befund bei sonst normalen Individuen. Die pathologisch-anatomische und elektrophysiologische Grundlage ist nicht geklärt, aber dieser Befund ist weder von klinischer noch prognostischer Bedeutung beim sonst symptomfreien Menschen.

Symptome, Ätiologie, Prognose und zusätzliche Untersuchungen

Wie beim WPW-Syndrom hängt die klinische Signifikanz von der Häufigkeit und Dauer der Reentry-Tachykardien und von möglicherweise auftretendem Vorhofflimmern ab. Bei Anfällen von Vorhofflimmern können diese mit einer sehr hohen Kammerfrequenz einhergehen und damit auch das Risiko der Degeneration in Kammerflimmern beinhalten. Bei Anfällen von Vorhofflattern kann eine 1:1 AV-Überleitung erfolgen mit entsprechend hoher Kammerfrequenz in der Größenordnung von 220–300/min.

Behandlung

Wie beim WPW-Syndrom. Hier kommt jedoch bei besonderen Umständen die His-Bündel-Ablation in Frage, die den Patienten dann schrittmacherpflichtig werden läßt.

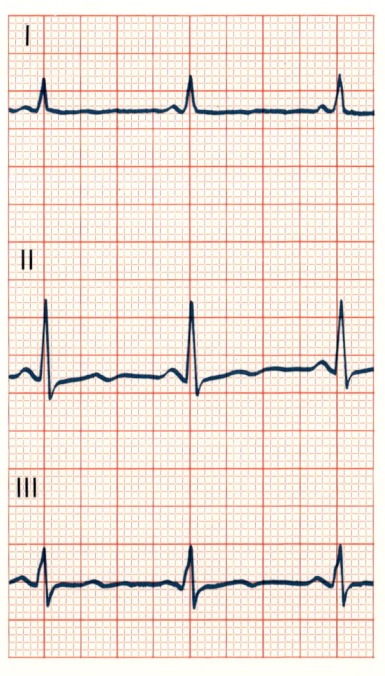

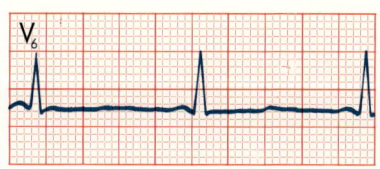

Abb. 7.16
Kurzes PQ-Intervall-Syndrom.
69-jähriger Mann mit häufigen
Anfällen von supraventrikulären
Tachykardien über eine Zeitspanne von mehreren Jahren.
Das EKG bei Sinusrhythmus
zeigt ein kurzes PQ-Intervall
(0,11 s), keine Delta-Welle und
einen normal schmalen QRS-
Komplex (weniger als 0,12 s).
Das EKG während der Tachykardie (nicht abgebildet) zeigte
eine supraventrikuläre Tachykardie mit einer regelmäßigen
Frequenz von 190/min.

1. Davies MJ, Andersopn RH, Becker AE. The conduction system of the heart. London, Boston: Butterworths, 1983.
2. Wellens HJJ, Brugada P. Mechanisms of supraventricular tachycardia. Am J Cardiol 1988; 62: 10−15.
3. Gallagher JJ. Variants of preexcitation. Update 1984. In: Zipes DP, Jalife J, eds. Cardiac electrophysiology and arrhythmias. New York: Grune & Stratton, Inc., 1985; 419−33.
4. Wellens HJJ, Farre J, Bär FW. The Wolff-Parkinson-White syndrome. In: Mandel WJ, ed. Cardiac arrhythmias. Their mechanisms, diagnosis and management. Philadelphia, London, New York: J. P. Lippincott Co., 1987; 274−96.
5. Prystowsky EN. Diagnosis and management of the preexcitation syndromes. Curr Probl Cardiol 1988; 13: 227−96.
6. Clinical perspectives in management of Wolff-Parkinson-White syndrome, Part 1: Recognition, diagnosis, and arrhythmias. Part 2: Diagnostic evaluation and treatment strategies. Mod Concepts Cardiovasc Dis 1989; 58: 43−53.
7. Lemery R, Hammill SC, Wood DL, et al. Value of the resting 12 lead electrocardiogram and vectorcardiogram for locating the accessory pathway in patients with the Wolff-Parkinson-White syndrome. Br Heart J 1987; 58: 324−32.
8. Bär FW, Brugada P, Wellens HJJ. Atrial fibrillation and pre-excitation. In: Kulbertus HE, Olsson SB, Schlepper M, eds. Atrial fibrillation. Mölndal, Sweden: Astra Cardiovascular, 1982; 179−87.
9. Robinson K, Rowland E, Krikler DM. Latent pre-excitation: Exposure of anterograde accessory pathway conduction during atrial fibrillation. Br Heart J 1988; 59: 53−55.
10. Prystowsky EN, Fananapazir L, Packer DL, et al. Wolff-Parkinson-White syndrome and sudden cardiac death. Cardiology 1987; 74 (Suppl. 2): 67−71.
11. Robinson K, Rowland E, Krikler DM. Wolff-Parkinson-White syndrome: Atrial fibrillation as the presenting arrhythmia. Br Heart J 1988; 59: 578−80.
12. Becquart J, et al. Prognosis for Wolff-Parkinson-White syndrome. Arch Mal Coeur 1988; 81: 695−700.
13. Wiedermann CJ, Becker AE, Hopferwieser T, et al. Sudden death in a young competitive athlete with Wolff-Parkinson-White syndrome. Europ Heart J 1987; 8: 651−55.
14. Klein GJ, Yee R, Sharma AD. Longitudinal electrophysiologic assessment of asymptomatic patients with the Wolff-Parkinson-White electrocardiographic pattern. New Engl J Med 1989; 320: 1230−33.
15. Kerr CR, Gallagher JJ, Smith WM, et al. The induction of atrial flutter and fibrillation and the termination of atrial flutter by esophageal pacing. Pace 1983; 6: 60−72.
16. Waldo AL, Akhtar M, Benditt DG, et al. Appropriate electrophysiologic study and treatment of patients with the Wolff-Parkinson-White syndrome. JACC 1988; 11: 1124−29.
17. Wellens HJJ, Brugada P, Penn OC. The management of preexcitation syndromes. JAMA 1987; 257: 2325−33.
18. Wiener I. Syndromes of Lown-Ganong-Levine and enhanced atrioventricular nodal conduction. Am J Cardiol 1983; 52: 637.
19. Ward DE, Camm J. Mechanisms of junctional tachycardias in the Lown-Ganong-Levine syndrome. Am Heart J 1983; 105: 169.

Deutschsprachige zusammenfassende Literatur

Schlepper M. Spezielle Syndrome. In: Herzrhythmusstörungen. Springer Verlag: Berlin, Heidelberg, New York 1983, 643−694.

Seipel L. Klinische Elektrophysiologie des Herzens. Thieme Verlag: Stuttgart, New York, 2. Aufl. 1987.

Kapitel 8
Ersatzrhythmen, beschleunigte Rhythmen, Sinusbradykardie, irregulärer Sinusrhythmus und multifokale supraventrikuläre Rhythmen

Ersatzrhythmen [1]

Ein Ersatzrhythmus liegt vor, wenn infolge einer anormalen Verzögerung der normalen Erregungsbildung oder Erregungsleitung drei oder mehr aufeinanderfolgende Erregungen aus einem ektopen Schrittmacherzentrum wirksam werden (passive Heterotopie).

EKG-Diagnose

Ein charakteristisches Merkmal eines Ersatzrhythmus ist neben einer ektopen Erregungsbildung auch eine Frequenz, die der Eigenfrequenz des jeweiligen sekundären oder tertiären Schrittmacherzentrums entspricht (Abb. 1.6, S. 5).

AV-Knoten-Ersatzrhythmen (Abb. 8.1 A und B) sind charakterisiert durch:

- einen QRS-Komplex supraventrikulärer Konfiguration und eine retrograde P-Welle, die dem QRS-Komplex vorangehen, in ihm verborgen sein oder im ST-Segment erscheinen kann (Abb. 3.13, S. 48).
- Die Aufzeichnung von drei oder mehr solcher PQRST-Komplexe in Folge mit einer Frequenz im Bereich von (35)40–60/min.

Ventrikuläre Ersatzrhythmen (Abb. 8.1 C) sind charakterisiert durch:

- QRS-Komplexe ventrikulären Ursprungs (Abb. 3.16, S. 50).
- Die Aufzeichnung von drei oder mehr solcher Komplexe in Folge mit einer Frequenz im Bereich von 20–40/min.

Symptome

Instabile Ersatzrhythmen mit plötzlichem Aussetzen der Erregungsbildung können zu Stokes-Adams-Anfällen führen (Abb. 10.8, S. 260/261 und 10.10, S. 263) oder sogar einen plötzlichen Tod hervorrufen. Bei einer Erkrankung mit eingeschränkter kardialer Funktionsreserve kann ein niederfrequenter Ersatzrhythmus die Entwicklung einer Herzinsuffizienz oder eines Schocks begünstigen.

Ätiologie

Ersatzrhythmen entwickeln sich als Antwort auf Blockbilder oder Bradykardie und dienen zunächst dazu, die Erregung des Ventrikels und daher die vitalen Pumpfunktionen aufrechtzuerhalten. Phasen von AV-Knoten-Ersatzrhythmen können durch einen hohen Vagustonus bedingt sein, z.B. im Rahmen vagusstimulierender Maßnahmen. Sie werden nicht selten beim sonst gesunden Hochleistungssportler oder bei Kindern besonders während des Schlafs beobachtet und entwickeln sich dann als Folge einer Sinusbradykardie (Abb. 8.1A), eines SA-Blocks (Abb. 11.5–11.7, S. 284–287) oder AV-Blocks vom monofaszikulären Typ (Abb. 8.1B). Diese Ersatzrhythmen können als erstes Zeichen einer Digitalis-Überdosierung auftreten. Die häufigste Ursache von Kammerersatzrhythmen ist ein AV-Block 3. Grades (Abb. 8.1 C).

Behandlung

Die Behandlung ist nur dann indiziert, wenn die Ersatzrhythmen zu niederfrequent sind, um eine angemessene Pumpfunktion des Herzens aufrechtzuerhalten oder wenn sie instabil sind und zu Phasen des Herzstillstandes (Abb. 10.8 und 10.10) oder Anfällen von Torsade de Pointes-Tachykardien führen (Abb. 10.11, S. 265).

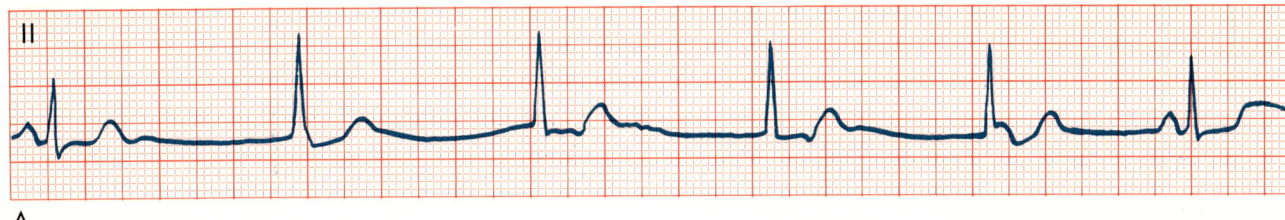

A

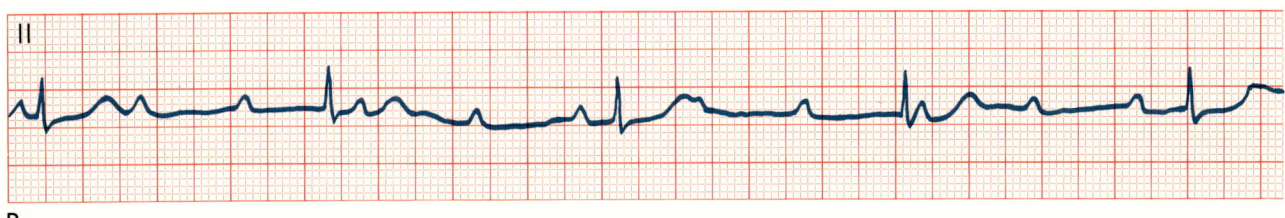

B

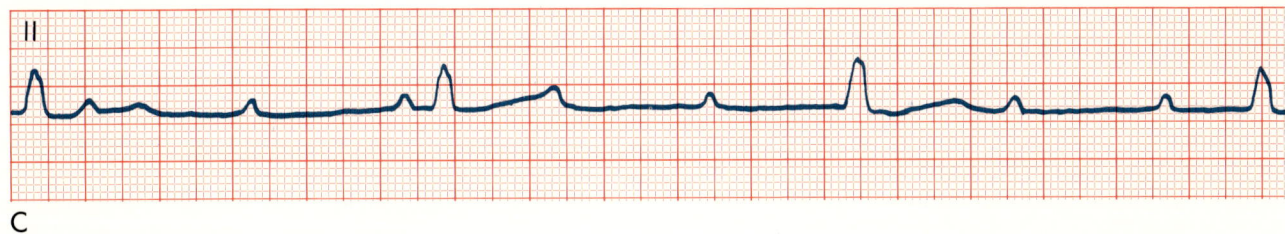

C

Abb. 8.1
Ersatzrhythmen

A AV-Knotenersatzrhythmus im Wechsel mit Sinusbradykardie. Sinus-P-Wellen mit Überleitung können nur am Beginn und am Ende des EKG-Streifens ausgemacht werden. Nach diesen P-Wellen folgt jeweils eine zweite, wobei die entsprechende Vorhoferregung nicht übergeleitet wird. Von diesen zwei aufeinanderfolgenden Sinus-P-Wellen kann eine Frequenz zwischen 40 und 65/min abgeschätzt werden. Die QRS-Komplexe 2–5 entsprechen einem AV-Knotenersatzrhythmus mit einer Frequenz von 48/min. Der nodale Ursprung dieser Komplexe wird bestätigt durch das Fehlen einer vorangehenden Sinus-P-Welle und ihre normale Breite (QRS = 0,11 s). Trotz ihres Ursprungs im AV-Knoten sind diese Komplexe nicht absolut identisch mit denen bei Sinusrhythmus (Nr. 1 und 6), sondern unterscheiden sich gering in der QRS-Achse und der Amplitude. Retrograde P-Wellen sind im ST-Segment der Komplexe 3 und 4 sichtbar, fehlen jedoch bei den QRS-Komplexen 2 und 5, wobei entweder die retrograde Vorhoferregung im QRS-Komplex verborgen ist oder gleichzeitig mit dem QRS-Komplex eine vom Sinusknoten ausgehende Erregung stattfindet (einfache AV-Dissoziation).

B AV-Knotenrhythmus bei AV-Block III°. Die Sinus-P-Wellen haben eine Frequenz von 118/min und die QRS-Komplexe eine davon unabhängige Frequenz von 38/min.

C Ventrikulärer Ersatzrhythmus bei AV-Block III°. Die Sinus-P-Wellen haben eine Frequenz von 72/min, die breiten bizarren QRS-Komplexe (QRS = 0,18 s) fallen mit einer davon unabhängigen Frequenz von 28/min ein.

Beschleunigte ektope Rhythmen (aktive Heterotopie)[1-7]

Ein beschleunigter ektoper Rhythmus ist definiert als drei oder mehr aufeinanderfolgende Erregungen aus einem ektopen Schrittmacherareal mit einer Frequenz, die über der Eigenfrequenz dieses Schrittmacherareals, aber unter 100/min liegt, d.h. mit einer Frequenz von 60–100/min bei einem beschleunigten AV-Knotenrhythmus und mit einer Frequenz von 40–100/min bei einem beschleunigten ventrikulären Rhythmus.

EKG-Diagnose

Beschleunigte AV-Knotenrhythmen zeichnen sich durch supraventrikulär erregte QRS-Komplexe aus, die denen der AV-Knotenersatzrhythmen gleichen, jedoch eine höhere Frequenz zwischen 60–100/min haben (Abb. 8.3).

Beschleunigte Kammerrhythmen sind durch einen QRS-Komplex charakterisiert, der dem eines Kammerersatzrhythmus entspricht. Die Erregungen sind jedoch höherfrequent und liegen zwischen 40 und 100/min (Abb. 8.2). Die Erregungsbildungsfrequenz von ektopen ventrikulären Schrittmacherarealen zeigt häufig Fluktuationen bis zu Frequenzen, die denen des Sinusknotens gleichen. Dadurch kommt es zu einem fortdauernden Wettstreit zwischen den zwei Schrittmacherarealen, bei dem gelegentlich der ventrikuläre Schrittmacher, zu anderen Zeiten jedoch der Sinusknoten vorherrscht. Beim Übergang von einem Rhythmus zum anderen kommen Kombinationssystolen vor, deren QRS-Komplexe in Breite und Konfiguration zwischen den Kammerkomplexen und den supraventrikulären Komplexen liegen. Die Kombinationssystolen (Ks in Abb. 8.2) beruhen auf einer zweifachen Erregung des Ventrikelmyokards infolge der simultanen Erregungsbildung des ektopen Kammerzentrums und der frühzeitigen Ankunft der über den AV-Weg geleiteten Sinuserregung. In Abb. 8.2 geht den Kombinationssystolen eine Sinus-P-Welle voraus mit einem PQ-Intervall, das fast dem normalen entspricht.

Symptome

Klinisch sind dies meist stumme Arrhythmien ohne hämodynamische Konsequenzen.

Ätiologie

Beschleunigte AV-Knotenrhythmen mit gradueller Zunahme der Herzfrequenz von 60 über 80 bis 100–140/min können als frühes Zeichen einer Digitalis-Intoxikation vorkommen (Kapitel 12). Meistens sind beschleunigte AV-Knotenrhythmen als relativ benigne Zeichen bei Patienten mit Herzerkrankungen und gelegentlich auch bei sonst gesunden Individuen anzusehen. Ein beschleunigter Kammerrhythmus dagegen wird kaum bei

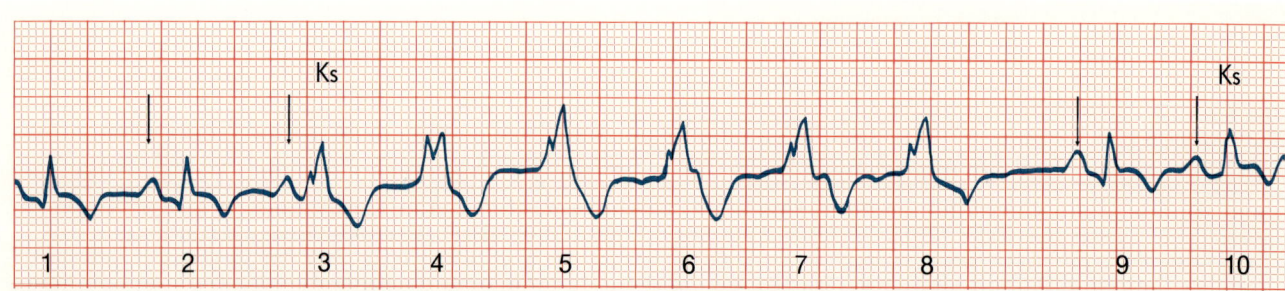

Abb. 8.2
Beschleunigter ventrikulärer Rhythmus (aktive Heterotopie).
Die QRS-Komplexe 4–8 entsprechen einem beschleunigten ventrikulären Rhythmus mit einer entsprechend bizarren Konfiguration von QRS (QRS = 0,16 s) mit einer Frequenz von 90/min. Die Komplexe Nr. 1, 2 und 9 entstehen durch normale AV-Überleitung von Sinuserregungen (PQ = 0,19 s, QRS = 0,11 s), die QRS-Komplexe Nr. 3 und 10 entsprechen Kombinationssystolen (Ks). PQ ist geringgradig kürzer (0,17–0,18 s), der QRS-Komplex weist eine Form und Breite zwischen denen von supraventrikulär übergeleiteten und denen ventrikulären Ursprungs auf. Es besteht eine AV-Dissoziation während der Phase des beschleunigten ventrikulären Rhythmus; die Sinus-P-Wellen haben eine Frequenz von 80–85/min. Die Lage der Sinus-P-Wellen ist durch Pfeile angezeigt. EKG eines 46 Jahre alten Mannes mit kürzlich durchgemachtem inferiorem Myokardinfarkt.

Gesunden gefunden. Beschleunigte ektope ventrikuläre Rhythmen treten häufig im akuten Stadium des Herzinfarktes auf. Es handelt sich dabei um eine gutartige Arrhythmie mit wenig oder keiner Neigung, in eine schnelle Kammertachykardie oder gar Kammerflimmern überzugehen. Es besteht daher keine Behandlungsnotwendigkeit. Besonders nach Thrombolyse werden beschleunigte ventrikuläre Rhythmen gefunden, und sie können als Anzeichen einer Reperfusion des ischämischen Myokardareals und damit einer erfolgreichen Wiedereröffnung des verschlossenen Gefäßes angesehen werden.

Prognose

Sie hängt ab von der zugrundeliegenden Herzerkrankung, wobei die Arrhythmie selbst keine besondere prognostische Bedeutung hat. Unter Digitalis-Medikation kann ein beschleunigter AV-Knotenrhythmus gelegentlich als Warnzeichen für eine ernsthafte Digitalis-induzierte Arrhythmie angesehen werden (Kapitel 12).

Behandlung

Die gutartige Arrhythmie bedarf keiner speziellen Behandlung.

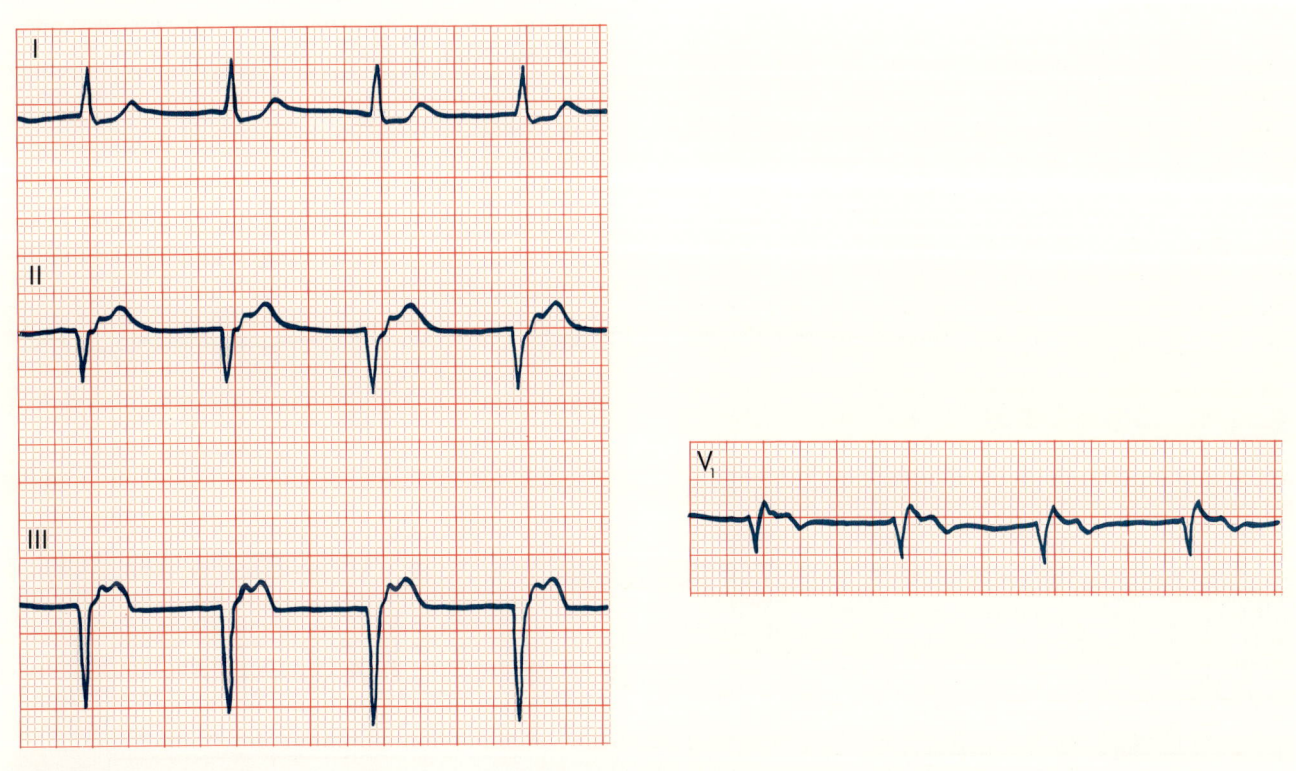

Abb. 8.3
Beschleunigter AV-Knotenrhythmus.
Die QRS-Komplexe haben normale Breite (QRS = 0,08 s), der Rhythmus ist regelmäßig mit einer Frequenz von 75/min. Retrograde P-Wellen können in den ST-Strecken nach dem QRS-Komplex ausgemacht werden.

Sinusbradykardie und unregelmäßiger Sinusrhythmus[1, 8–10]

EKG-Diagnose

Die Sinusbradykardie ist definiert als Sinusrhythmus mit Frequenzen unter 50/min, gewöhnlich zwischen 35 und 50/min (Abb. 8.4). Beim unregelmäßigen Sinusrhythmus besteht eine kontinuierliche Veränderung der Länge der PP-Intervalle (Abb. 8.5). Die Unterschiede in der Zykluslänge hängen von der Ein- und Ausatmung ab mit einer Zunahme der Frequenz während der Inspiration (respiratorische Sinusarrhythmie). Der Ausdruck Sinusarrhythmie wird häufig synonym benutzt, ist jedoch eine nicht vorzuziehende Terminologie nach der WHO/ISFC-Kommission für die Definition kardialer Arrhythmien. Sinusbradykardie und unregelmäßiger Sinusrhythmus können sich in der gleichen EKG-Aufzeichnung abwechseln.

Differentialdiagnose

Ein sinoatrialer Block 2. Grades vom Typ I kann einen unregelmäßigen Sinusrhythmus nachahmen, ist aber charakterisiert durch sich wiederholende Muster in einer Folge von 3–4 P-Wellen, in der sich die PP-Intervalle zunehmend verkürzen. Das dann folgende lange PP-Intervall ist kürzer als das Doppelte des vorangehenden PP-Intervalls. Schließlich kommt es dann erneut zur progressiven Verkürzung der PP-Intervalle (Abb. 11.1, S. 280).

Symptome

Gewöhnlicherweise treten bei der Sinusbradykardie keine Symptome auf, wobei jedoch ein Abfall der Frequenz auf unter 35/min zur Entwicklung eines hypotensiven Schocks bei vagovasaler Synkope (s. unten) führen kann. Die Sinusbradykardie kann aber auch der Ausdruck eines hypersensitiven Karotissinussyndroms sein (Abb. 11.5, S. 284).

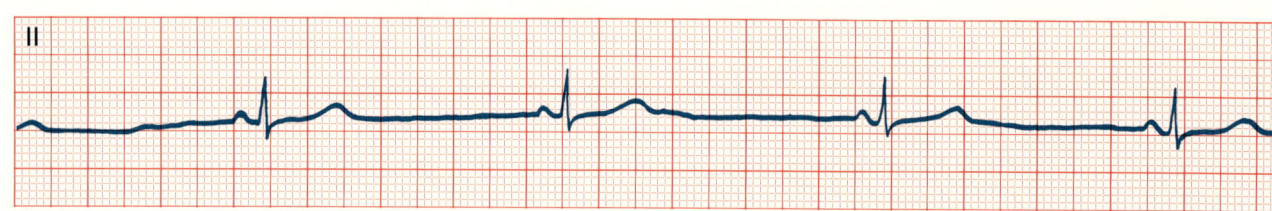

Abb. 8.4
Sinusbradykardie mit einer Frequenz von 36/min

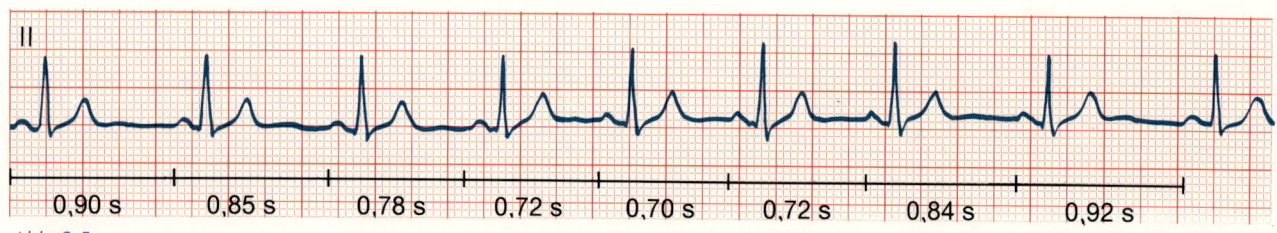

| 0,90 s | 0,85 s | 0,78 s | 0,72 s | 0,70 s | 0,72 s | 0,84 s | 0,92 s |

Abb. 8.5
Irregulärer Sinusrhythmus mit Wechsel des PP-Intervalls und bei gleicher Überleitungszeit auch des RR-Intervalls. Die Frequenz wechselt zwischen 65–86/min.

Ätiologie

Die Sinusbradykardie ist häufig Ausdruck eines erhöhten Vagustonus und wird meist bei Kindern und bei Hochleistungssportlern gefunden. Sie tritt häufig während einer Behandlung mit Betarezeptorenblockern auf und ist auch eines der vorherrschenden Merkmale von vagovasalen Synkopen, z.B. bei Bradykardie oder Hypotension infolge einer Morphin-Injektion im frühen Stadium des Herzinfarktes, einer arteriellen Punktion oder einer Karotissinusmassage. Ein unregelmäßiger Sinusrhythmus kann im Wechsel mit Sinusbradykardien beim Kind und beim Hochleistungssportler vorkommen und beruht dann meist auf einem erhöhten Vagustonus. Beim hyperkinetischen Herzsyndrom findet man auch im Erwachsenenalter häufig eine deutlich ausgeprägte respiratorische Arrhythmie.

Behandlung

Akute Symptome der Bradykardie und der Hypotension bei der vagovasalen Synkope können sofort durch intravenöse Injektion von Atropin oder Ipratropriumbromid behoben werden.

Multifokale supraventrikuläre Rhythmen [1, 9, 10]

Bei der multifokalen supraventrikulären Arrhythmie findet ein Teil der Erregungsbildung im Sinusknoten statt, ein anderer in verschiedenen Vorhofschrittmacherzentren oder im AV-Knoten. Dies wird häufig auch als wandernder Schrittmacher bezeichnet. Auch diese Terminologie wird von der WHO/ISFC-Kommission als nicht wünschenswert eingestuft, da damit ein Erregungsmechanismus beschrieben wird, der in Wirklichkeit nicht bekannt ist.

EKG-Diagnose

Bei einem multifokalen supraventrikulären Rhythmus findet sich ein nur leichtgradig unregelmäßiger Rhythmus mit Frequenzen unter 100/min, der durch P-Wellen unterschiedlicher und wechselnder Konfigurationen und nicht konstanter PQ-Intervalle charakterisiert wird (Abb. 8.6).

Ätiologie, Prognose und Behandlung

Multiforme supraventrikuläre Rhythmen werden häufig bei Gesunden, insbesondere während der Kindheit gefunden. Ihre Auswirkungen und die Prognose sind gutartig, so daß man sie als normale Varianten ohne die Notwendigkeit einer Behandlung ansehen darf.

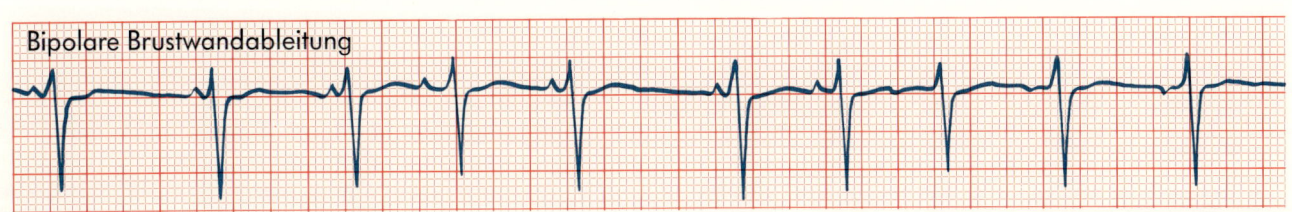

Bipolare Brustwandableitung

Abb. 8.6
Multifokaler supraventrikulärer Rhythmus. Der Rhythmus ist unregelmäßig, die Frequenz schwankt zwischen 65 und 100/min mit unterschiedlicher P-Wellenkonfiguration und wechselndem PQ-Intervall.

1. WHO/ISFC Task Force. Definition of terms related to cardiac rhythm. Europ J Cardiol 1978; 8: 127–44.
2. Schamroth L. Idioventricular rhythm and tachycardia. Basic concept and diagnosis. In: Sandøe E, Flensted-Jensen E, Olesen KH, eds. Cardiac arrhythmias. Södertälje, Sweden: Astra, 1970; 308–11.
3. Medvedowsky J-L, Donzeau J-P, Nicolai P, et al. Accelerated idioventricular rhythm. In: Puech P, Slama R, eds. The cardiac arrhythmias by the Arrhythmia Working Group of the French Cardiac Society. Paris: Corbière and Roussel, 1979; 218–27.
4. Wellens HJJ. The electrocardiogram in digitalis in toxication. In: Yu PN, Goodwin JF, eds. Progress in cardiology. Philadelphia: Lea & Febiger, 1976; 271–90.
5. Marriott HJL, Conover MH, eds. Advanced concepts in arrhythmias. Digitalis dysrhythmias. St. Louis: The C.V. Mosby Co., 1983; 324–38.
6. Cercek B, Horvat M. Arrhythmias with brief, high-dose intravenous streptokinase infusion in acute myocardial infarction. Europ Heart J 1985; 6: 109–13.
7. Gorgels APM, Vos MA, Letsch IS, et al. Usefulness of the accelerated idioventricular rhythm as a marker for myocardial necrosis and reperfusion during thrombolytic therapy in acute myocardial infarction. Am J Cardiol 1988; 61: 231–35.
8. Bjerregaard P. Mean 24 hour heart rate, minimal heart rate and pauses in healthy subjects 40-79 years of age. Europ Heart J 1983; 4: 44–51.
9. Huston TP, Puffer JC, MacMillan Rodney W. The athletic heart syndrome. New Engl J Med 1985; 313: 24–32.
10. Nizet PM, Borgia JF, Horvath SM. Wandering atrial pace maker. (Prevalence in French hornists.) J Electrocardiol 1976; 9: 51–52.

Deutschsprachige zusammenfassende Literatur

Blömer H, Wirtzfeld A, Delius W, Sebening H. Das Sinusknotensyndrom. perimed Verlag: Erlangen 1977.

Neuss H. Bradykarde Rhythmusstörungen. In: Herzrhythmusstörungen. Springer Verlag: Berlin, Heidelberg, New York 1983, 549–615.

Schlepper M. Elektrophysiologische Methoden. In: Krayenbühl H-P, Kübler W (Hrsg). Kardiologie in Klinik und Praxis. Thieme Verlag: Stuttgart, New York. Bd I 1981, Kap. 28.

Kapitel 9
Intraventrikuläre Blockbilder

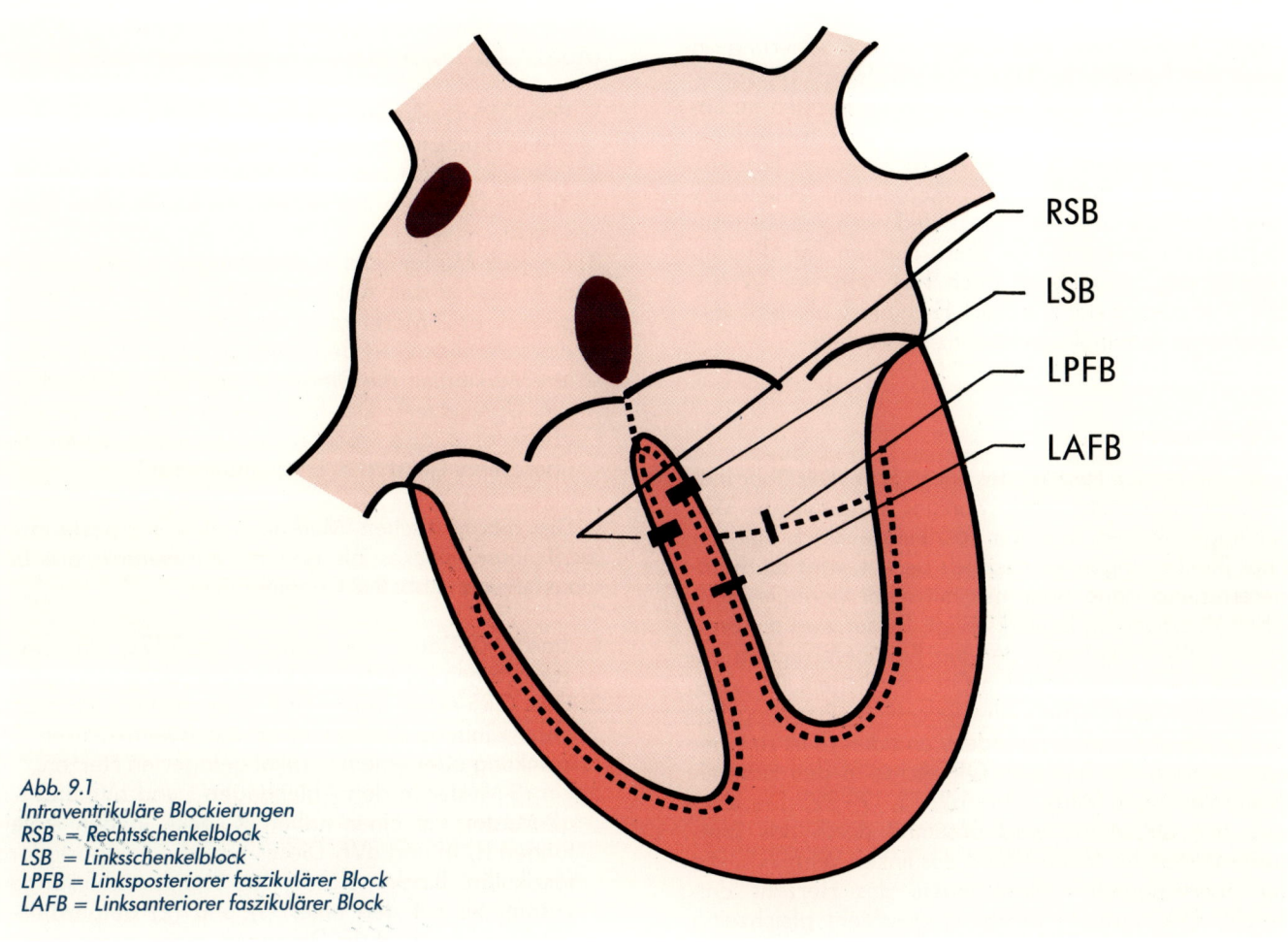

RSB

LSB

LPFB

LAFB

Abb. 9.1
Intraventrikuläre Blockierungen
RSB = Rechtsschenkelblock
LSB = Linksschenkelblock
LPFB = Linsposteriorer faszikulärer Block
LAFB = Linksanteriorer faszikulärer Block

Intraventrikuläre Blockbilder[1]

Blockierungen im intraventrikulären Leitungssystem können klassifiziert werden (Abb. 9.1) als:

— Faszikuläre Blöcke mit Blockierung in einem der Faszikel des linken Schenkels, linksanteriorer faszikulärer Block („Hemiblock") mit Block im anterioren Faszikel oder linksposteriorer faszikulärer Block („Hemiblock") mit Block im posterioren Faszikel.
— Schenkelblock mit Blockierung entweder im rechten oder im linken Schenkel.
— Inkompletter Rechtsschenkelblock. Dieser Ausdruck bezieht sich auf eine EKG-Anomalie, die fast immer auf einer Verzögerung der Erregungsausbreitung im rechten Schenkel beruht.

Da der proximale Anteil des intraventrikulären Erregungsausbreitungssystems Teil des normalen AV-Überleitungssystems ist (Abb. 9.1), kann häufig ein Übergang von einem intraventrikulären Blockbild zu einem AV-Block beobachtet werden, der durch gleichzeitiges Vorkommen eines Rechtsschenkelblockes mit einem Linksschenkelblock oder eines Rechtsschenkelblocks mit Blockierung in beiden linken Faszikeln zustandekommt (Abb. 10.1, S. 247).

Faszikuläre Blockierungen[1-7]

Beim faszikulären Block liegt eine Blockierung in einem der Faszikel des linken Schenkels vor. Linksanteriorer faszikulärer Block liegt bei Blockierungen im linken anterioren Faszikel vor, linksposteriorer faszikulärer Block bei Blockierung im linken posterioren Faszikel. Die Ausdrücke Hemiblock, linksanteriorer Hemiblock oder linksposteriorer Hemiblock sind nach wie vor häufig benutzte Synonyme für diese Formen der Überleitungsstörung. Jedoch ist auch hier von der WHO/ISFC-Kommission der Ausdruck Hemiblock als nicht vorzuziehende Terminologie klassifiziert worden.

EKG-Diagnose

Da die beiden Faszikel des linken Schenkels über ihre ganze Länge mehr oder weniger ausgeprägte Verbindungen haben und der faszikuläre Block nur auf einer Blockierung eines Faszikels beruht, wird die Kammererregung ohne oder nur mit einer geringen zeitlichen Verzögerung bewerkstelligt. Daher wird die Breite des QRS-Komplexes, der die Kammererregung reflektiert, zeitlich in normalen Grenzen liegen. Bei einer faszikulären Blockierung wird jedoch die Erregungsfolge der linken Kammer geändert, und dies führt zu einer Verschiebung der mittleren QRS-Achse in den Extremitätenableitungen (Abb. 1.25–1.28, S. 19–22). Die Richtung der QRS-Achse wird bestimmt durch das Erregungsmuster der freien Wand des linken Ventrikels, die der überwiegenden Muskelmasse des Herzens entspricht. Die normale Erregung geschieht gleichzeitig über beide Faszikel des linken Schenkels. Die QRS-Achse ist daher abwärts und nach links gerichtet mit einem Winkel von etwa +60° (Abb. 9.2 A). Beim linksanterioren faszikulären Block erfolgt die Erregung fast ausschließlich über den posterioren Faszikel mit einer dadurch bedingten Achsenverschiebung aufwärts und nach links mit einem Winkel von −45° oder mehr (überdrehter Linkstyp) (Abb. 9.2 B). Beim linksposterioren faszikulären Block geschieht die Erregung fast ausschließlich über den linken anterioren Faszikel mit einer Verschiebung der frontalen QRS-Achse abwärts und nach rechts, so daß ein Winkel von +110° oder mehr resultiert (Abb. 9.2 C).

Die diagnostischen Merkmale des linksanterioren faszikulären Blocks als isolierte Erregungsleitungsstörung (Abb. 9.2 B) lassen sich wie folgt zusammenfassen:

1. Eine QRS-Dauer von weniger als 0,12 s, die einen begleitenden Schenkelblock ausschließt.
2. Eine QRS-Achse von −45° oder mehr nach links, die für die Diagnose linksanterioren faszikulären Blocks spricht.
3. Ein (q)R-Muster in den Ableitungen I, aVL und ein rS-Muster in den Ableitungen II, III und aVF als typisches EKG-Merkmal in den Standardableitungen, das zusammen mit den unter (1) und (2) aufgezeigten Merkmalen die Diagnose bestätigt. (Anmerkung des Übersetzers: Die Initialvektoren in der Frontalebene sind also nach rechts gerichtet, bevor der überdrehte Linkstyp in Erscheinung tritt.)

Die diagnostischen Merkmale des linksposterioren faszikulären Blockes als isolierte intraventrikuläre Leitungsstörung (Abb. 9.2 C) beinhalten:

1. Eine QRS-Dauer von weniger als 0,12 s, was einen zusätzlichen Schenkelblock ausschließt.
2. Eine QRS-Achse von +110° oder mehr nach rechts ohne klinische Zeichen einer rechtsventrikulären Erkrankung oder einem vertikal gelagerten Herzen.
3. Ein rS-Muster in den Ableitungen I und aVL und ein qR-Muster mit einer hohen R-Zacke in den Ableitungen II, III und aVF. Dieses typische linksposteriore faszikuläre Blockmuster in den Standardableitungen zusammen mit den unter (1) und (2) aufgezählten Merkmalen sichert die Diagnose.

Differentialdiagnose

QRS-Achsenverschiebungen, die auf einer ventrikulären Hypertrophie oder einer abnormen vertikalen oder horizontalen Lage des Herzens beruhen, sind auszuschließen.

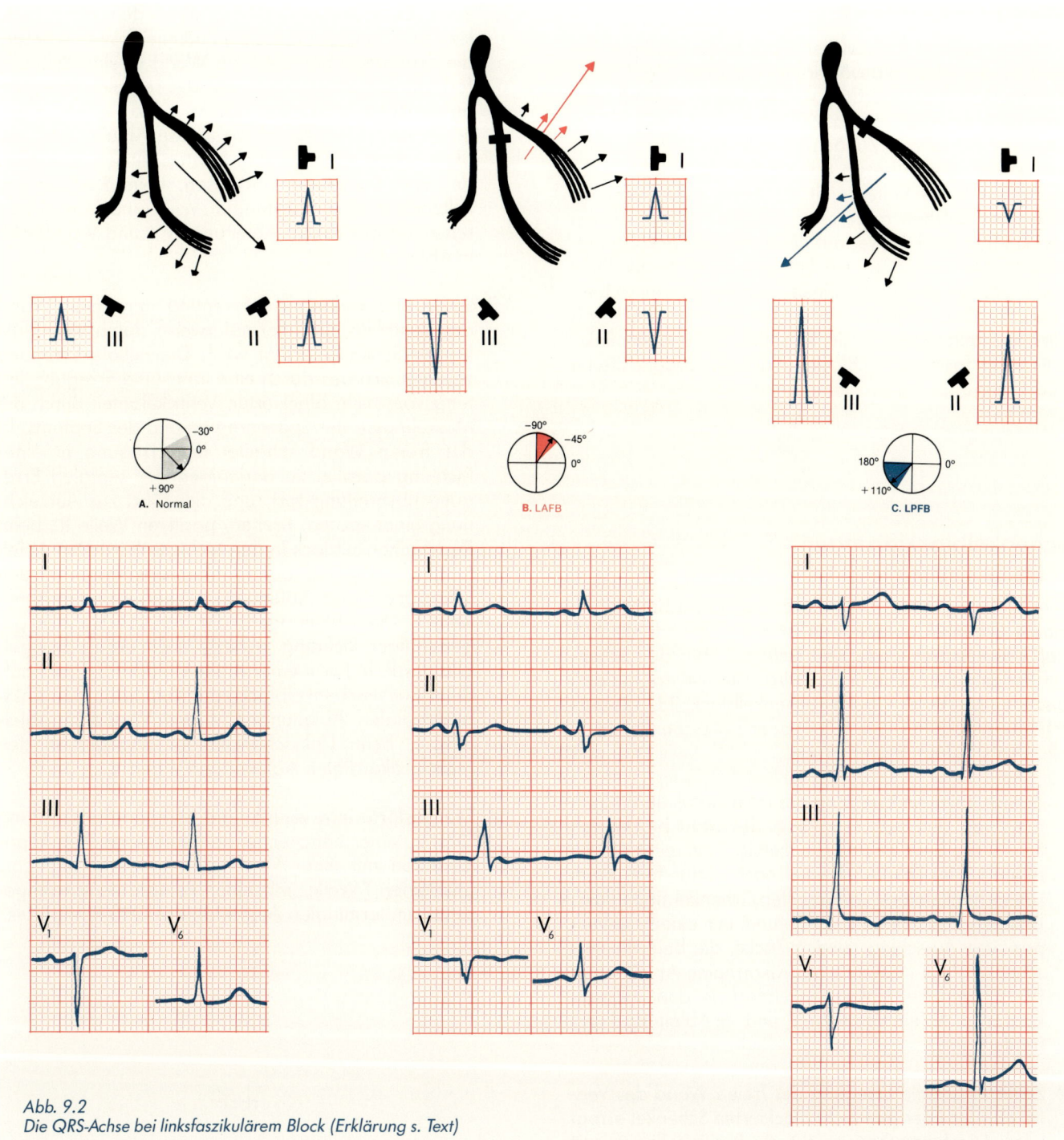

Abb. 9.2
Die QRS-Achse bei linksfaszikulärem Block (Erklärung s. Text)

Ätiologie und Prognose

Linksanteriorer faszikulärer Block ist ein häufiger Befund in der Normalbevölkerung mit einer Häufigkeit, die von 0,5–2% unterhalb von 40 Jahren zunimmt auf etwa 10% im Alter von ca. 60 Jahren und 15–20% im Alter von 70 Jahren. Zunächst ist dies ein völlig harmloser Befund, der in bezug auf kardiale Morbidität oder Mortalität keine Rolle spielt. Es kann auch nicht als schlechtes Zeichen angesehen werden, wenn sich ein faszikulärer Block im Verlauf einer Herzerkrankung entwickelt. Nur selten ist ein linksanteriorer faszikulärer Block „Vorsymptom" für einen kompletten Linksschenkelblock. Ein linksposteriorer faszikulärer Block als alleinige Leitungsanomalie ist selten. Wie beim linksanterioren faszikulären Block hat er keine prognostische Bedeutung.

Schenkelblockierungen [8–12]

Schenkelblockierungen im rechten oder im linken Schenkel zeigen an, daß die Erregungsausbreitung in einem Schenkel aufgehoben ist oder so verlangsamt, daß das entsprechende Ventrikelareal über den Schenkel der anderen Seite erregt wird. Die elektrophysiologischen Merkmale beim Schenkelblockbild, Rechtsschenkelblockbild (Abb. 9.3 B) oder Linksschenkelblockbild (Abb. 9.3 C), bestehen aus:

1. Zeitlich normale Erregung des intraventrikulären Septums von den septalen Ästen des nicht blockierten Schenkels. Beim Rechtsschenkelblock schreitet die Erregung vom linken Schenkel nach rechts fort, beim Linksschenkelblock vom rechten Schenkel nach links. Das führt zu einem EKG-Befund mit einem kleinen positiven Ausschlag, einer r-Zacke, die beim Rechtsschenkelblock in den rechtspräkardialen Ableitungen (V_1–V_2) und bei Linksschenkelblock in den linkspräkardialen Ableitungen V_5–V_6 und in Ableitung I gefunden wird.

2. Zeitlich normale Erregung der freien Wand des Ventrikels, der über den nicht blockierten Schenkel erregt wird. Die Erregung erreicht die Purkinje-Fasern mit

einer Erregungsausbreitung über den nicht blockierten Schenkel. Von den Purkinje-Fasern schreitet die Erregung über die freie Wand in eine Richtung fort, die gegensätzlich zu der der septalen Erregung ausgerichtet ist. Daher kommt es zu einem plötzlichen negativen Ausschlag in den Ableitungen, die ohne Schenkelblock initial einen positiven Ausschlag des QRS-Komplexes aufweisen, beim Rechtsschenkelblock in den Ableitungen V_1–V_2 und beim Linksschenkelblock in den Ableitungen V_5 und V_6 und/oder in Ableitung I.

3. Späte und verlängerte Erregung der freien Wand des Ventrikels, der normalerweise durch den blockierten Schenkel erregt wird. Die initiale Erregung zeichnet sich aus durch eine langsame Erregungsleitung vom nicht blockierten Ventrikelanteil durch die Muskelmasse der Spitzenregion und des Septums. In der freien Wand schreitet die Erregung in einer Richtung parallel zu derjenigen der septalen Erregungsausbreitung fort, und dies führt zur Aufzeichnung einer späten, breiten, positiven Welle R', beim Rechtsschenkelblock in den rechtspräkardialen Ableitungen V_1–V_2 und beim Linksschenkelblock in den linkspräkardialen Ableitungen V_5 und V_6 und in Ableitung I. Die Ableitungen, die auf das Herz in gegensinniger Richtung „sehen", zeichnen ein Spiegelbild des R' in Form einer breiten s- oder S-Zacke auf. Beim Rechtsschenkelblock erscheint sie in den linkspräkardialen Ableitungen V_5 und V_6 und in Ableitung I, beim Linksschenkelblock dagegen in den rechtspräkardialen Ableitungen V_1 und V_2.

4. Die gestörte intraventrikuläre Erregungsausbreitung führt zu einer entsprechenden pathologischen Repolarisation mit einer Verschiebung des ST-Segments und einer T-Welle, mit einer Polarität entgegengesetzt zum terminalen Ausschlag des QRS-Komplexes.

EKG-diagnostische Probleme

Das Vorhandensein oder die Entwicklung eines Links-schenkelblocks kann es unmöglich machen, einen Myo-kardinfarkt zu erkennen, während ein Myokardinfarkt an sich mit der Diagnose des Linksschenkelblockes nicht interferiert. Beim Rechtsschenkelblock erfolgt die septa-le und die linksventrikuläre Erregungsausbreitung in fast normaler Zeitfolge (vgl. Abb. 9.3 A und 9.3 B, S. 227). Pathologische Q-Zacken, als kardinale Zeichen eines transmuralen Myokardinfarktes (Abb. 14.6, S. 316), wer-den daher beim Infarkt, der durch einen Rechtsschen-kelblock kompliziert wird, trotzdem erscheinen. Da der Rechtsschenkelblock häufig als Komplikation eines ante-roseptalen Infarktes auftritt, werden die Q-Zacken am häufigsten in den rechtspräkardialen Ableitungen auf-gezeichnet, wo das rR'-Muster des unkomplizierten Rechtsschenkelblockes vorhanden ist (Abb. 9.8 B). Dies wird dann verändert in ein qR'- oder QR'-Muster (Abb. 9.8 B, 9.9, S. 237 und 9.10, S. 239). Eine q- oder Q-Zacke im Anfangsteil des QRS-Komplexes, d.h. wäh-rend der ersten 0,04 bis 0,06 s, zeigt den Infarkt an, während der Rechtsschenkelblock durch einen R'-Aus-schlag am Ende des QRS-Komplexes charakterisiert wird.

Prognose

Das Auftreten eines Schenkelblocks beim akuten Myokardinfarkt geht mindestens mit einer zweifachen Häufigkeitszunahme der Mortalität in der Krankenhaus-phase einher. Die Hauptursache des Todes ist Pumpver-sagen, aber plötzlicher arrhythmogener Tod infolge AV-Blockes oder häufiger durch Kammerflimmern trägt dazu bei.

Innerhalb der ersten Tage nach dem Infarkt ent-wickelt sich bei etwa 30 % der Patienten mit Rechts-schenkelblock oder Rechtsschenkelblock mit einem fas-zikulären Block ein AV-Block III° (Abb. 9.9), jedoch nur bei 15 % der Patienten mit Linksschenkelblock.

Während des Klinikaufenthaltes spät, d.h. 2–4 Wo-chen nach Infarkteintritt auftretendes Kammerflimmern findet sich bei ungefähr 30 % der Patienten mit Rechts-schenkelblock und anteroseptalem Infarkt, die die er-sten Wochen überlebt haben (Abb. 9.10). Diese späten Anfälle entwickeln sich gewöhnlicherweise in oder nach einer Phase einer schnellen ventrikulären Tachykardie, die zu Flimmern degeneriert. Im Gegensatz dazu wird Kammerflimmern, das in einem sehr frühen Stadium des Infarktes auftritt, häufig nur durch eine einzelne ventrikuläre Extrasystole oder eine nur kurz dauernde ventrikuläre Tachykardie ausgelöst. Beim spät auftre-tenden Kammerflimmern ist der Ausgang häufig fatal, weil es sich meistens erst einstellt, nachdem der Patient von der Intensivstation auf die Allgemeinstation verlegt wurde und nicht mehr länger unter konstanter EKG-Überwachung ist. Die meisten Opfer des spät auftre-tenden Kammerflimmerns haben vergrößerte Herzen und zeigen Zeichen einer Herzinsuffizienz oder würden sie zeigen, wenn sie nicht unter entsprechender Be-handlung stünden. Bei Patienten, bei denen sich der Schenkelblock während oder kurz nach dem Infarkt entwickelte, ist auch nach Klinikentlassung die Lang-zeitprognose schlecht, hauptsächlich wegen der sich progressiv entwickelnden Herzinsuffizienz. Darüber hinaus sterben eine nicht unbeträchtliche Anzahl von Patienten plötzlich. Die Ursache des plötzlichen Herzto-des ist dabei nicht voll geklärt, aber das sich anhäu-fende Beweismaterial deutet auf Kammerflimmern als den vorherrschenden pathogenetischen Faktor. Für die wenigen Patienten mit Schenkelblock, die in der frühen Phase des Infarktes einen zeitweiligen AV-Block III° überleben, kann das Risiko eines plötzlichen Herztodes durch Wiederauftreten des AV-Blockes erhöht sein. Je-doch fehlen statistische Hinweise bezüglich der Größen-ordnung dieses Risikos.

Behandlung

Die hohe Inzidenz von spätem, während des Klinikaufenthaltes auftretendem Kammerflimmerns bei anteroseptalem Infarkt, der durch Schenkelblock kompliziert
wird, hat in manchen Zentren dazu geführt, bei dieser
Gruppe von Patienten die konstante EKG-Überwachung auf eine Zeit von einigen Wochen auszudehnen.

Bezüglich der Langzeitprognose von Patienten, die
durch unmittelbare Reanimation einen Anfall von spät
auftretenden Kammertachykardien oder -flimmern
beim akuten Myokardinfarkt überlebt haben, besteht
ein erhöhtes Risiko in bezug auf das Wiederauftreten
dieser Anfälle und eines plötzlichen Todes. Daher sollten alle Möglichkeiten einer effektiven antitachykarden
Langzeit-Prophylaxe in Erwägung gezogen werden, wie
antitachykarde medikamentöse Behandlung, antitachykarde Chirurgie und die Implantation eines automatischen Defibrillators. Das bedeutet, daß diese Patienten in ein Zentrum überwiesen werden sollten, in
dem die Möglichkeit einer genauen elektrophysiologischen Untersuchung besteht.

Die Indikationen und Kontraindikationen einer prophylaktischen Schrittmacherbehandlung beim akuten
Myokardinfarkt mit Schenkelblock werden im Kapitel
über die Behandlung des AV-Blockes bei akutem Myokardinfarkt abgehandelt (Kapitel 10).

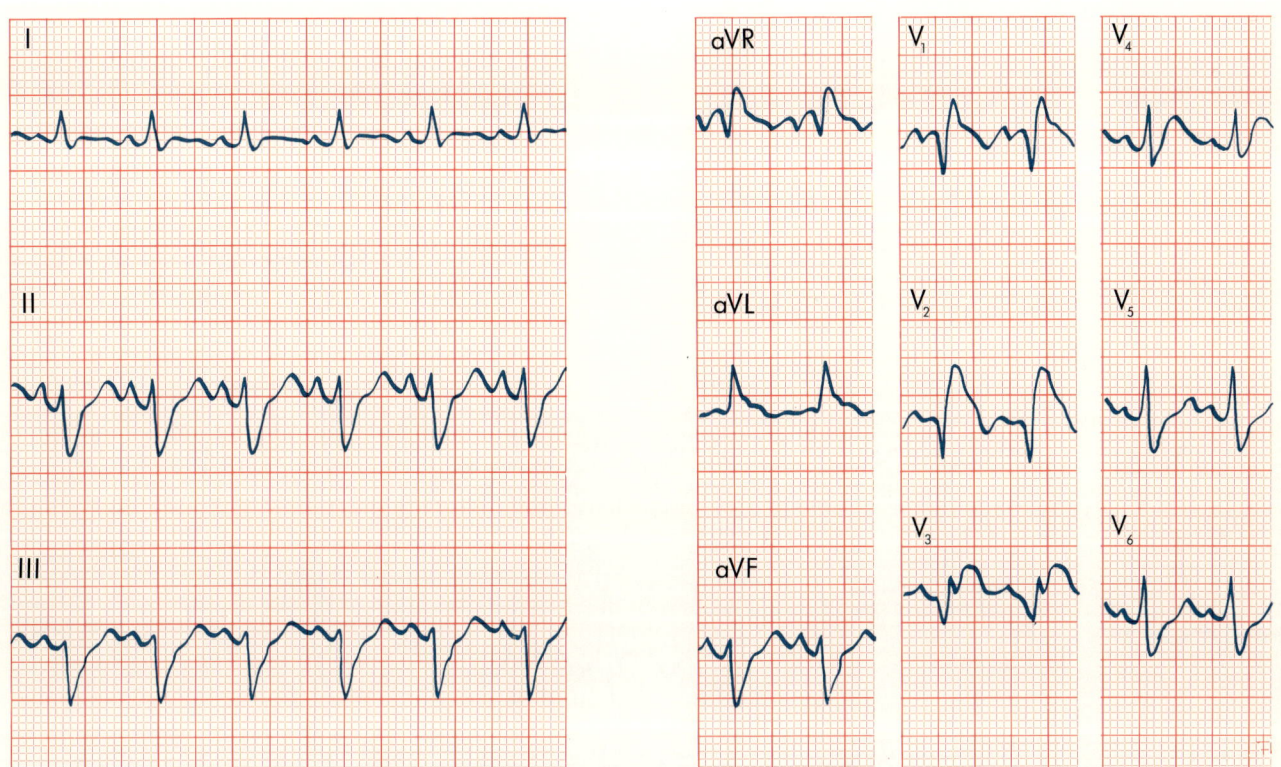

A EKG am zweiten Tag nach Beginn der Schmerzen. Rechtsschenkelblock (RSB) und linksanteriorer faszikulärer Block (LAFB). Die Diagnose RSB gründet sich auf: (1) einen verbreiterten QRS-Komplex (0,16 s), (2) einem qR'-Bild in den Abl. V_1 und V_2 und (3) späte verbreiterte s-Zacken in den Abl. V_5–V_6. Die Merkmale des gleichzeitigen faszikulären Linksschenkelblocks sind: (1) eine QRS-Achse, die überdreht linkstypisch (−70°) gerichtet ist, und (2) eine (q)R-Zacke in den Abl. I und aVL und ein rS-Zackenbild in den Abl. II, III und aVF. Die tiefen Q-Zacken in Abl. V_1, V_2 und V_3 zeigen den anteroseptalen Infarkt an (s. auch Abb. 9.8).

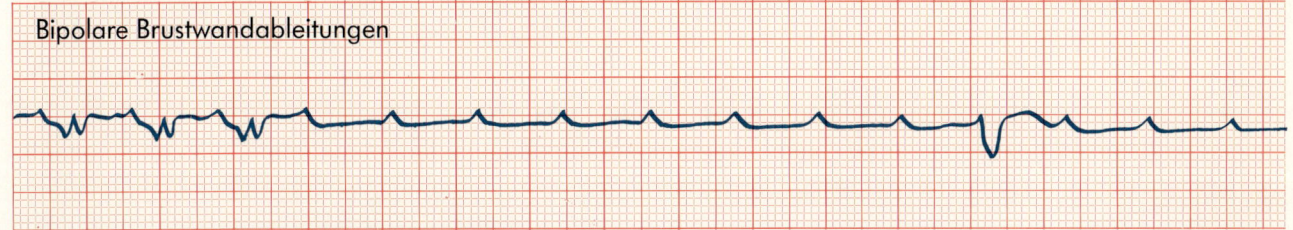

Bipolare Brustwandableitungen

B Folge einer kontinuierlichen EKG-Aufzeichnung während der Überwachung, kurze Zeit nach Abb. A aufgenommen. Die ersten drei Komplexe der Kurve entsprechen Sinusrhythmus mit Schenkelblock. Plötzlicher totaler AV-Block verbunden mit Kammerstillstand nach dem 3. Sinuskomplex. Es wurde über eine Zeitspanne von 2 Wochen eine Schrittmacherstimulation durchgeführt und dann die Stimulationselektroden entfernt. Ständige EKG-Überwachung über diesen Zeitraum zeigte weder das Wiederauftreten des AV-Blockes noch Anfälle von ventrikulärer Tachykardie. Echokardiographie und Radioisotopenventrikulographie vor der Entlassung bestätigten die Diagnose eines ausgedehnten Myokardinfarktes mit stark verminderter Auswurffraktion.

Abb. 9.9
Anteroseptaler Myokardinfarkt und Schenkelblock kompliziert durch AV-Block III° und Kammerstillstand.
EKG einer 65-jährigen Frau mit akutem Myokardinfarkt

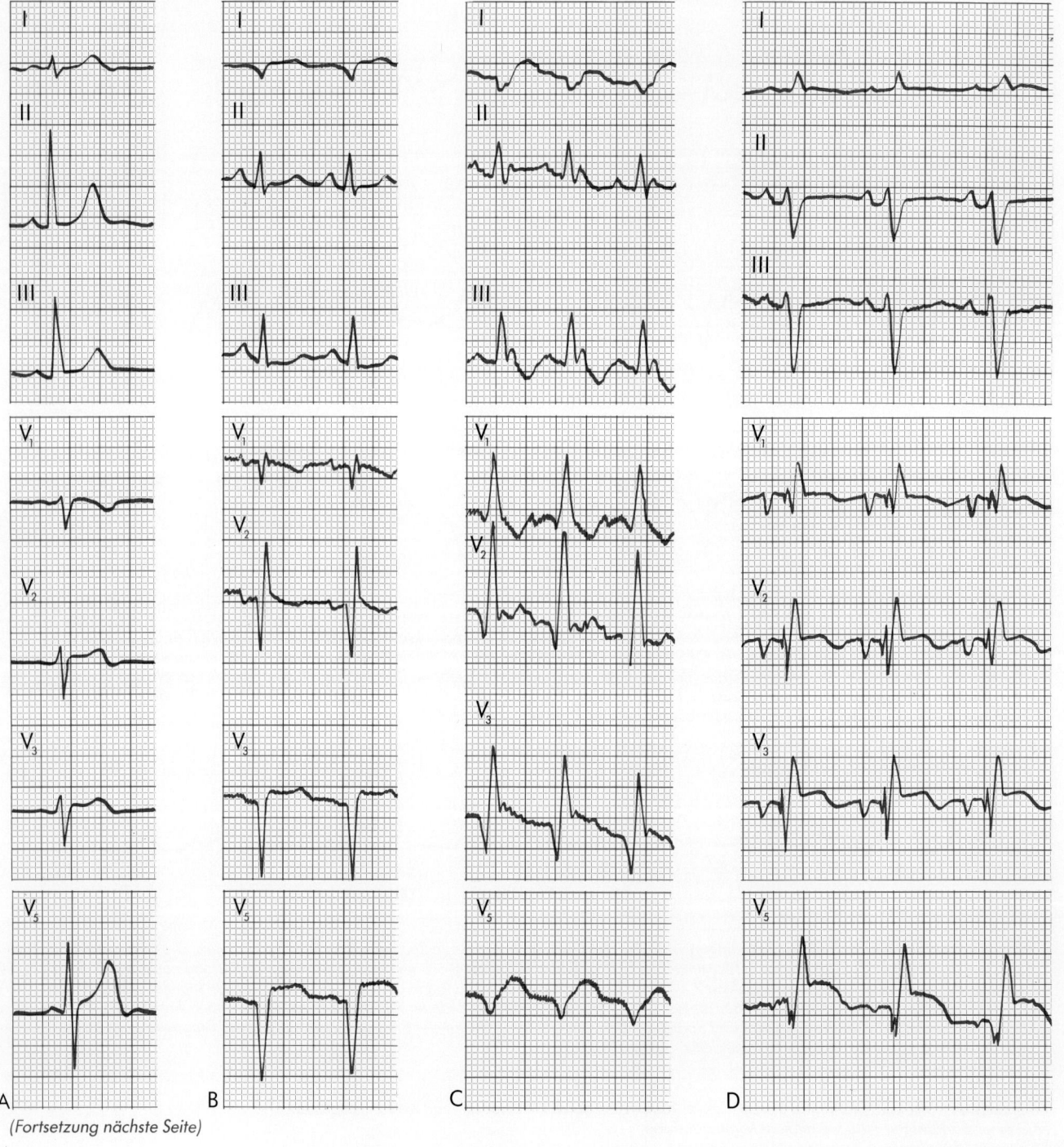

(Fortsetzung nächste Seite)

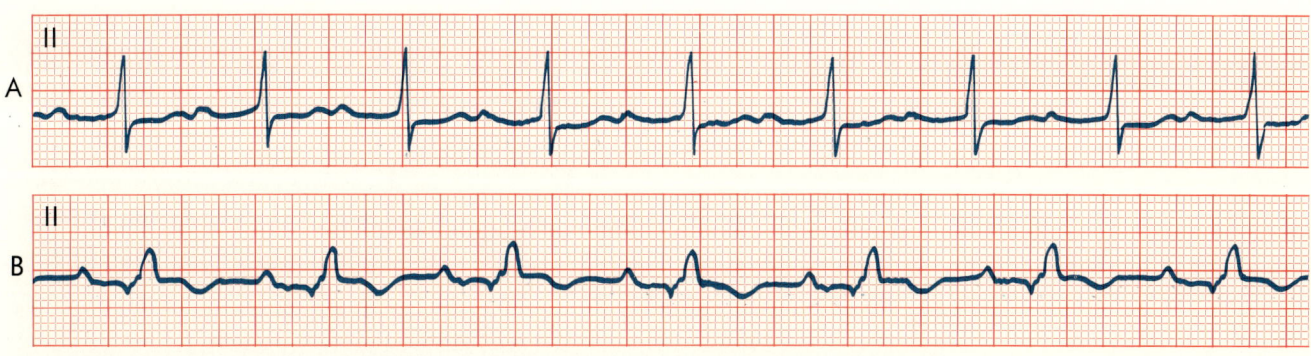

1 *AV-Block I° mit normaler intraventrikulärer Erregungsausbreitung (A) und mit Schenkelblockbild (B)*

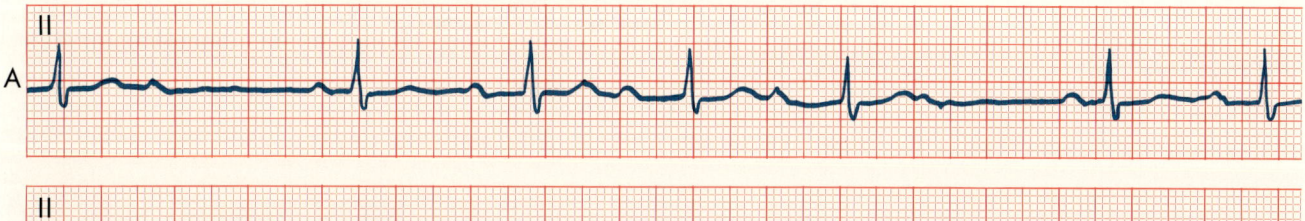

2 *AV-Block II° vom Typ Mobitz I (A) (5:4 Überleitung) mit normaler intraventrikulärer Erregungsausbreitung und vom Typ Mobitz II (B) mit Schenkelblockbild*

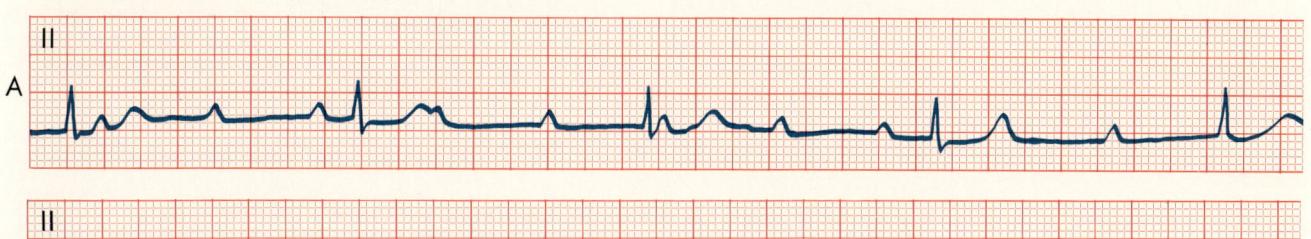

3 *AV-Block III° mit (A) nodalem Ersatzrhythmus und (B) ventrikulärem Ersatzrhythmus.*

Abb. 10.2
AV-Block ersten (I°), zweiten (II°) und dritten (III°) Grades

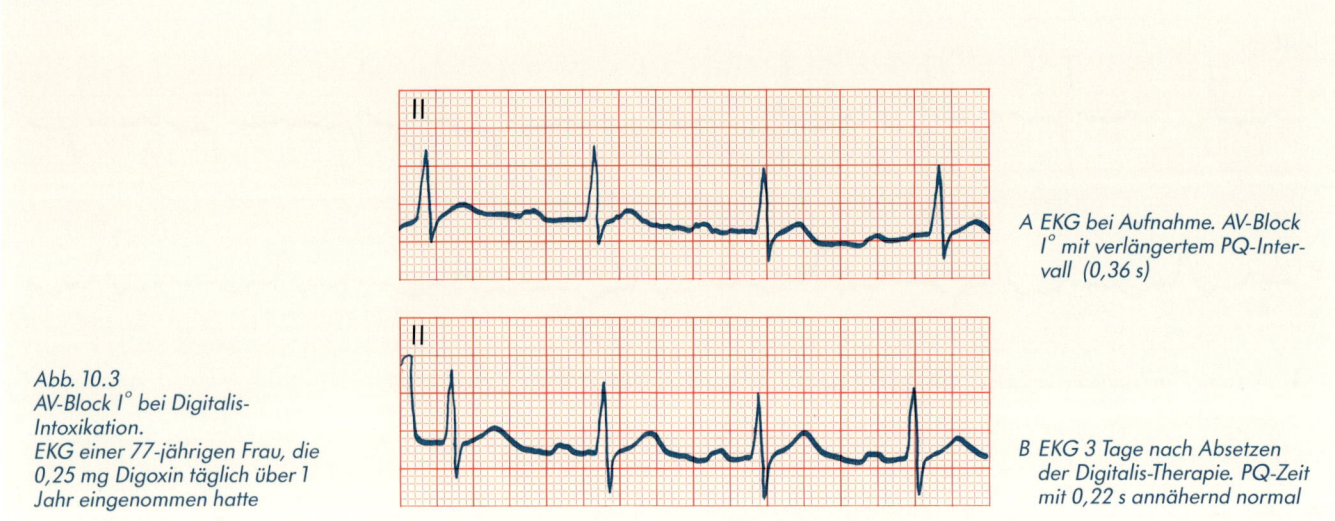

Abb. 10.3
AV-Block I° bei Digitalis-
Intoxikation.
EKG einer 77-jährigen Frau, die
0,25 mg Digoxin täglich über 1
Jahr eingenommen hatte

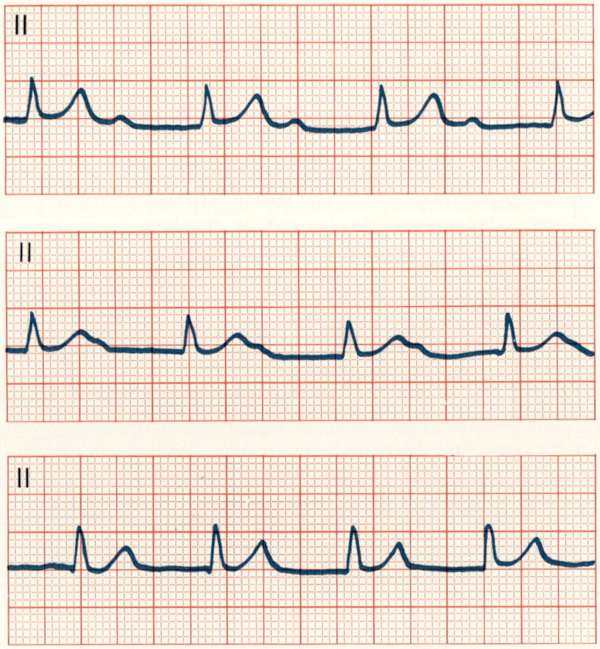

A EKG bei Aufnahme. AV-Block
I° mit verlängertem PQ-Intervall (0,36 s)

B EKG 3 Tage nach Absetzen
der Digitalis-Therapie. PQ-Zeit
mit 0,22 s annähernd normal

A Herzfrequenz 64/min. Die
P-Welle ist deutlich kurz hinter
der vorangehenden T-Welle
auszumachen

B Herzfrequenz 70/min. Die
P-Welle verschmilzt mit der
vorangehenden T-Welle

Abb. 10.4
AV-Block I°, bei dem die P-Welle
zeitweise in der vorangehenden
T-Welle verborgen ist.
EKG bei stufenweiser Belastung
am Fahrradergometer. Das PQ-
Intervall ist in allen drei Áuf-
zeichnungen auf 0,48 s verlängert

C Herzfrequenz 81/min. Die
P-Welle ist in der vorangehenden T-Welle verborgen

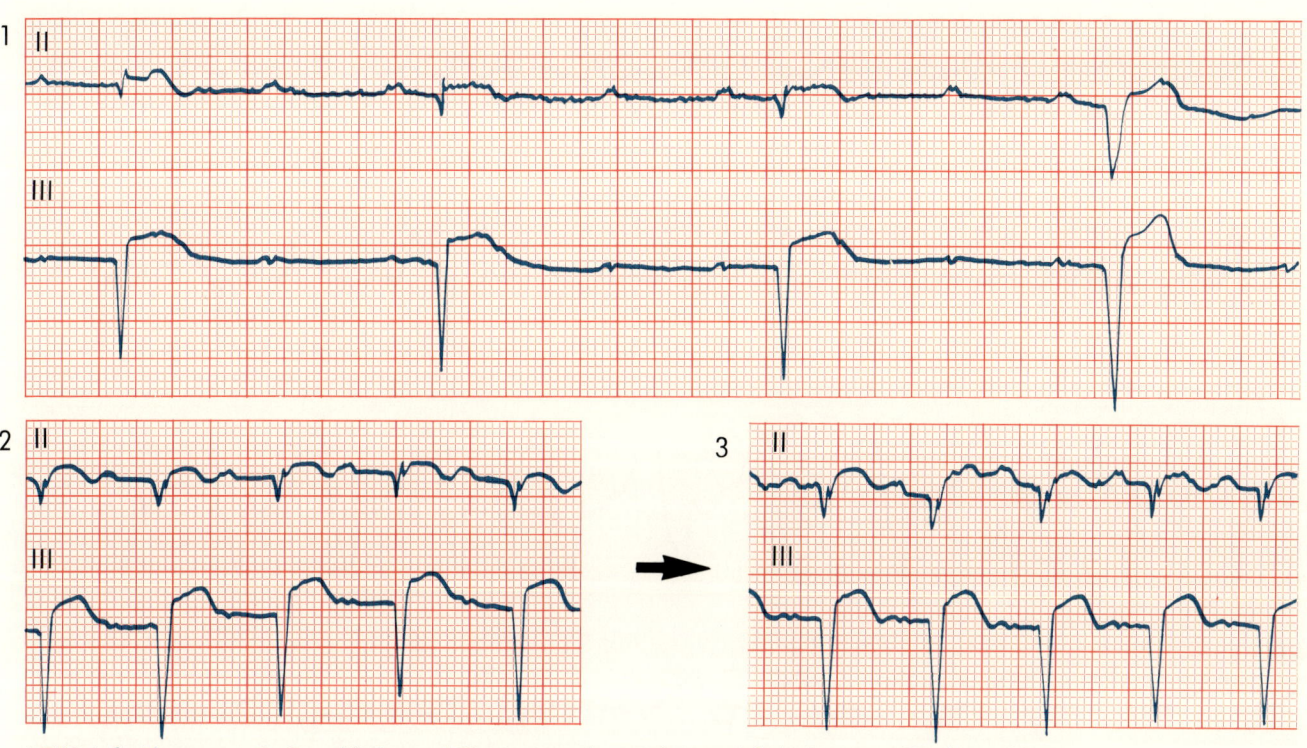

A EKG-Aufzeichnung vom 1., 2. und 3. Tag nach Eintritt eines akuten inferioren Infarkts bei einem 68-jährigen Mann

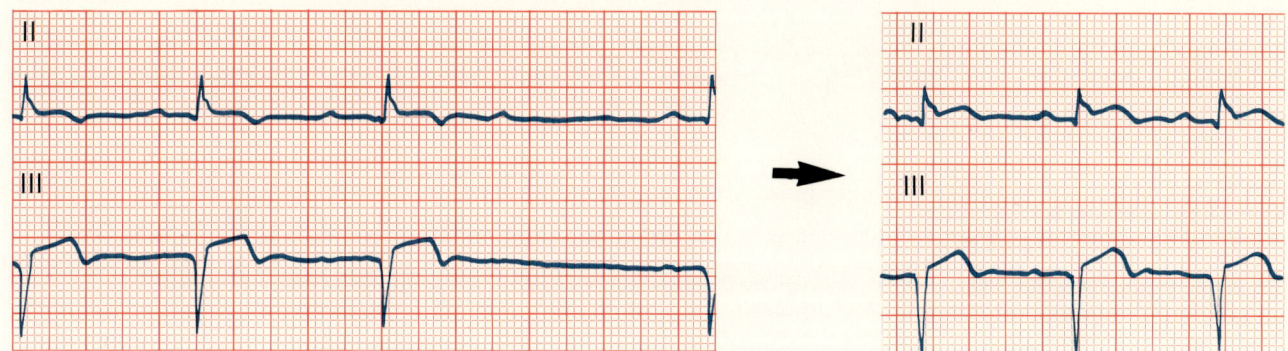

B EKG-Aufzeichnung vom 2. und 7. Tag nach akutem inferiorem Infarkt bei einer 50-jährigen Frau

Abb. 10.7
AV-Block bei akutem inferiorem Myokardinfarkt.
Die Diagnose des akuten inferioren Myokardinfarkts (Kapitel 14) stützt sich auf die Aufzeichnung pathologischer Q-Zacken und ST-Strecken-anhebung in den Abl. II, III und aVF.
Die AV-Blockierungen sind alle proximal lokalisiert: AV-Block III° mit AV-nodalem Ersatzrhythmus (A1), AV-Block II° vom Typ Mobitz I mit 4:3 Überleitungsverhältnis (B) und AV-Block I° (A2).

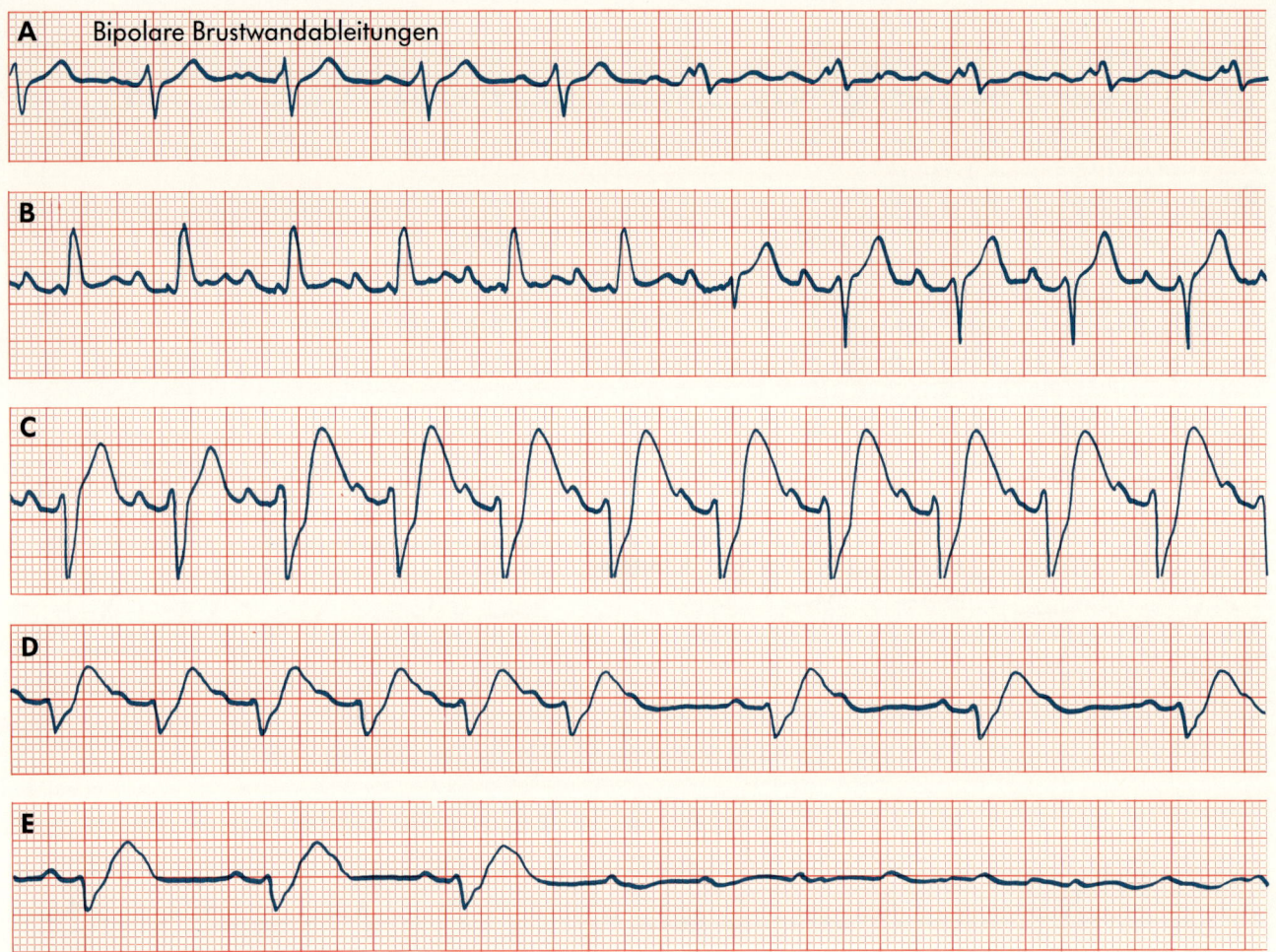

Abb. 10.8
AV-Block bei akutem Vorderwandinfarkt.
Ausschnitte aus den ersten 24-Stunden-EKG-Aufzeichnungen in der Intensivstation von einem 60-jährigen Mann mit akutem Vorderwand-infarkt.
Diagnose und Lokalisation des Infarkts und die nachfolgende Entwicklung von Schenkelblockbildern verschiedenen Typs wurden durch wiederholte 12-Ableitungs-EKGs gesichert (nicht abgebildet).

A Übergang von schmalen QRS-Komplexen zu breiten QRS-Komplexen, bedingt durch Wechsel von normaler intraventrikulärer Erregungs-ausbreitung zu Rechtsschenkelblock.
B Die Verstärkung des EKGs wurde erhöht mit entsprechenden Veränderungen in der QRS-Amplitude. Die ersten 6 breiten QRS-Komplexe zeigen an, daß weiterhin Rechtsschenkelblock besteht. Der Übergang zu schmalen QRS-Komplexen ist bedingt durch die Aufhebung der Blockierung im rechten Schenkel; da sich aber gleichzeitig eine Achsenabweichung einstellt, liegt jetzt ein linksanteriorer faszikulärer Block vor.
C Allmählicher Übergang von linksanteriorem faszikulärem Block mit schmalen QRS-Komplexen zum Linksschenkelblock mit weiten QRS-Komplexen.
D Weiterhin Bestehen eines Linksschenkelblocks zunächst mit 1:1 AV-Überleitung, dann kompliziert durch einen 2:1 AV-Block.
E Aus dem weiterbestehenden 2:1 AV-Block entwickelt sich plötzlich ein AV-Block III° mit Kammerstillstand (kein Ersatzrhythmus).

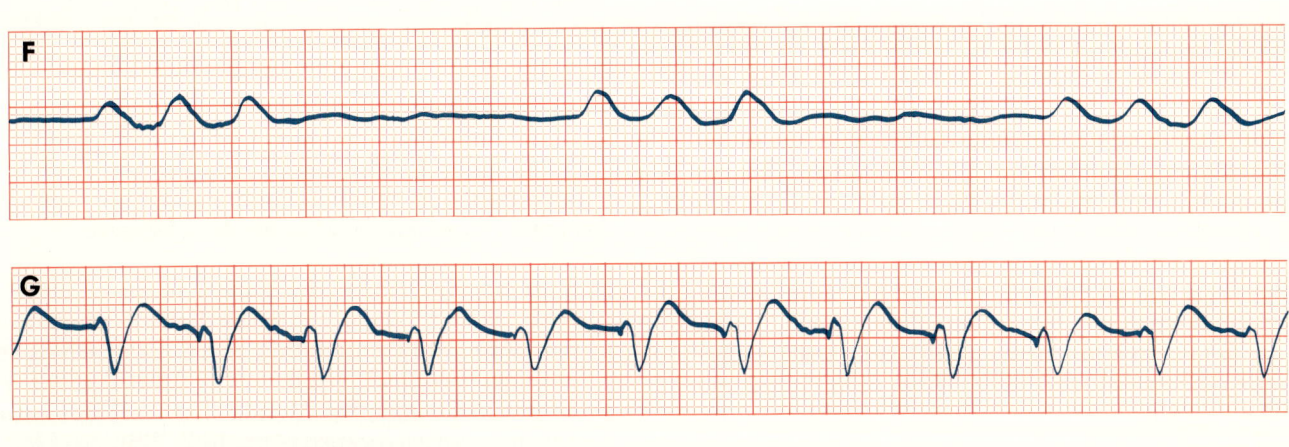

Abb. 10.8
(Fortsetzung)

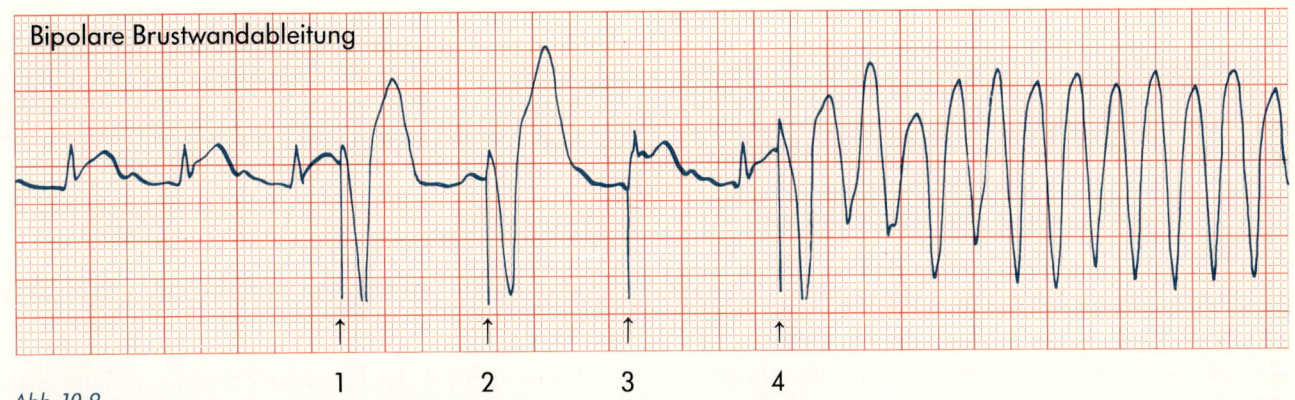

Abb. 10.9
Kammerflattern/-flimmern bei akutem Myokardinfarkt induziert durch elektrische Stimulation.
EKG eines 50-jährigen Mannes mit akutem inferiorem Infarkt. Der AV-Block III° entwickelte sich kurz nach Klinikaufnahme.
Schrittmacherstimulation über transvenösen Zugang wurde wegen der sich entwickelnden Bradykardie und Hypotension notwendig. Die Abbildung gibt eine Folge aus der EKG-Überwachung einige Stunden später wieder. Es besteht erneut Sinusrhythmus mit einem AV-Block I° (PQ-Intervall 0,28 s). Die Erkennungsfunktion des Schrittmachers ist gestört, so daß der 3. Sinuskomplex nicht erkannt wird und es zu einer kurzen Periode asynchroner Stimulation kommt mit 4 Schrittmacherimpulsen (1–4). Der 4. Stimulus fällt auf den Gipfel der T-Welle, d.h. in die vulnerable Periode des Ventrikels. Er löst einen Anfall von Kammerflattern aus, aus dem sich Kammerflimmern entwickelte (nicht abgebildet). Sinusrhythmus konnte sofort durch Gleichstrom-Defibrillation wiederhergestellt werden.

Stokes-Adams-Syndrom [17-21]

„Stokes-Adams-Anfall" ist die gebräuchliche Bezeichnung für einen synkopalen oder präsynkopalen Anfall, der auf einem vorübergehenden Herzstillstand mit spontaner Wiedererholung beruht. Einige Patienten leiden an wiederholten Stokes-Adams-Anfällen, die in unterschiedlichen Zeitintervallen über Wochen, Monate oder Jahre auftreten. Die zugrundeliegenden Ursachen sich wiederholender Stokes-Adams-Anfälle können sein:

1. Bei ungefähr 50–60 % der Patienten paroxysmale oder chronische AV-Blöcke, kompliziert durch Phasen von Kammerstillstand (Abb. 10.10), oder seltener Torsade de Pointes-Tachykardien (Abb. 6.33, S. 164 und 10.11, S. 265).

2. Bei ungefähr 30–40 % der Patienten sinoatriale Blokkierungen mit Kammerstillstand, d.h. Ausfall der Ersatzrhythmen, häufig mit Anfällen von supraventrikulären Tachykardien wechselnd, so daß dann das „Syndrom des kranken Sinusknotens" mit „Brady-Tachykardie-Syndrom" vorliegt (Abb. 11.7, S. 287). Da beim paroxysmal auftretenden Herzstillstand sowohl die Vorhöfe als auch die Kammern unerregt bleiben, wird von einem pankardialen Herzstillstand gesprochen.

3. Bei einem geringen Prozentsatz der Patienten beruhen die Anfälle nicht auf einem Herzblock, sondern auf Tachykardien oder Flimmern, sowohl ventrikulären (Abb. 6.35, S. 168, 6.38, S. 174, 6.41, S. 178 und 6.44, S. 183) als auch supraventrikulären (Abb. 6.18, S. 144, 7.11, S. 199, 7.13, S. 202 und 7.14, S. 204) Ursprungs.

Unter den verschiedenen Krankheitsbildern mit einer chronischen Neigung zu Stokes-Adams-Anfällen wird der Ausdruck Stokes-Adams-Syndrom für die Hauptgruppe der Patienten mit chronischem oder anfallsweisem AV-Block reserviert. Dies scheint historisch gut begründet, entspricht auch klinisch einer passenden Terminologie und wird deshalb in diesem Buch benutzt. Das Stokes-Adams-Syndrom ist zunächst eine Erkrankung des älteren Lebensalters, nämlich vorwiegend der 7. und 8. Lebensdekade. Die Anzahl sich neu entwickelnder Stokes-Adams-Syndrome per anno, bei denen eine

Schrittmacherimplantation indiziert ist, liegt in der Größenordnung von 100–150 pro 1 Mio. Einwohner.

EKG-Diagnose

Das EKG zwischen den Anfällen.

Zwischen den oft selten auftretenden Anfällen mit Synkopen kann das EKG folgendes aufweisen:

1. Etwa bei der Hälfte der Patienten ein chronischer AV-Block III°, häufig mit einem Kammerersatzrhythmus (Abb. 10.10 A und 10.2, 3 B, S. 249), ein höhergradiger AV-Block (Abb. 10.5, S. 251) oder ein AV-Block II° vom Typ Mobitz II in Verbindung mit einem Schenkelblockbild (Abb. 10.2, 2 B).

2. Bei der anderen Hälfte der Patienten mit Stokes-Adams-Syndrom findet man zwischen den Anfällen Sinusrhythmus, aber:

   A. Ein größerer Teil der Patienten hat verbreiterte QRS-Komplexe, die auf einen Schenkelblock hinweisen, gewöhnlich einen Rechtsschenkelblock mit oder ohne komplizierenden linksanterioren faszikulären Block.

   B. In sehr seltenen Fällen zeigt das EKG keine Zeichen für AV- oder intraventrikuläre Erregungsleitungsstörungen (Abb. 10.13, S. 269). Es könnte sich dabei aber immer noch um ein echtes hypersensitives Karotissinussyndrom handeln.

Das EKG bei einem Stokes-Adams-Anfall.

Das EKG während der Synkope oder Präsynkope zeigt:

– bei etwa 90 % der Patienten Phasen von Kammerstillstand, die mehr als 5–10 s andauern (Abb. 10.10);

– bei den verbleibenden 10 % der Patienten Anfälle von Torsade de Pointes-Tachykardien (Abb. 6.33 und 10.11).

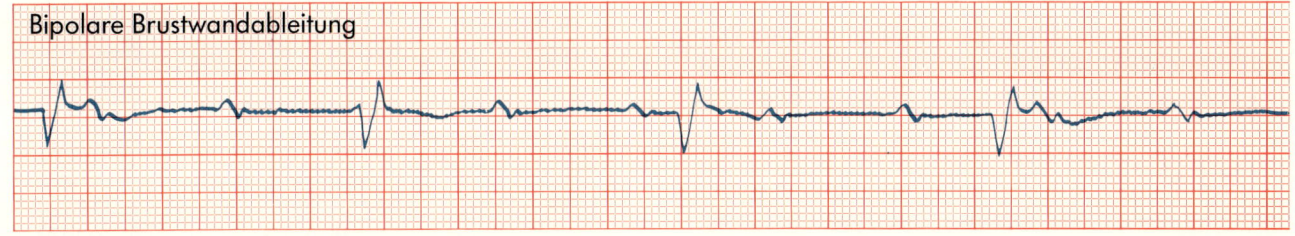

Bipolare Brustwandableitung

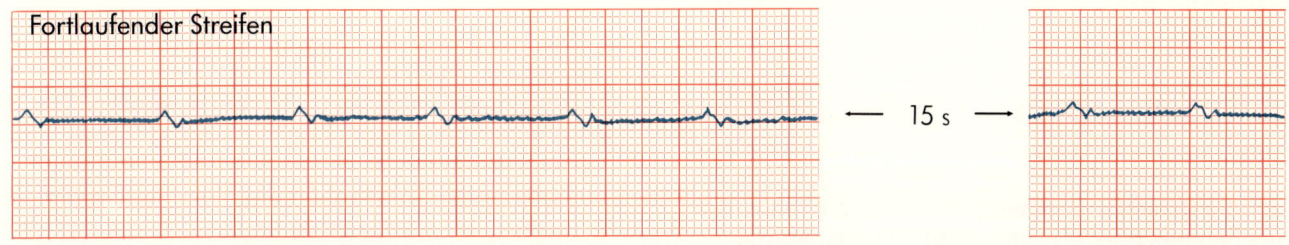

Fortlaufender Streifen

← 15 s →

Fortlaufender Streifen

A AV-Block III° mit einem ventrikulären Ersatzrhythmus mit einer Frequenz von 34/min (oberer Streifen), plötzlicher Verlust der Kammer-erregung für 20 s (mittlerer Streifen) und spontanes Wiederauftreten des ventrikulären Ersatzrhythmus mit einer etwas höheren Frequenz von 25–35/min (unterer Streifen). EKG von einem 83-jährigen Mann mit wiederholten synkopalen Anfällen in den letzten 2 Monaten.

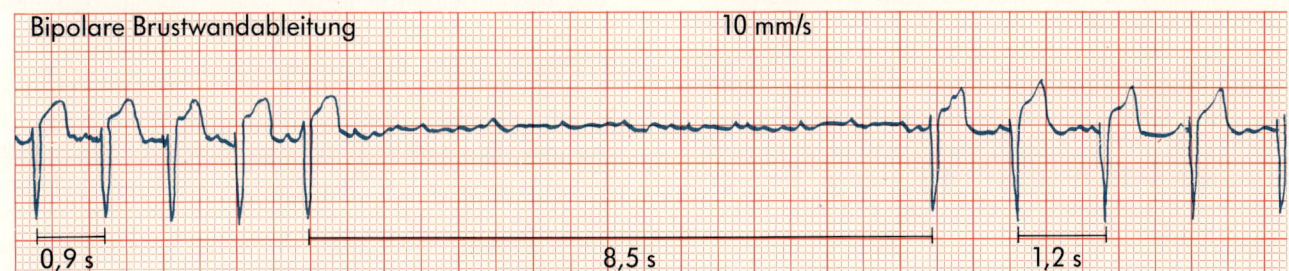

Bipolare Brustwandableitung   10 mm/s

0,9 s   8,5 s   1,2 s

B Sinusrhythmus und Schenkelblock mit plötzlichem Anfall eines AV-Blocks III° ohne Einspringen eines Ersatzrhythmus. Der Kammerstillstand über 8 s wird beendet durch Wiederaufnahme des Sinusrhythmus. EKG-Überwachung bei einem 70-jährigen Mann mit häufigen synko-palen Anfällen oder Präsynkopen im vergangenen Jahr vor Aufnahme in die Klinik (Papiergeschwindigkeit 10 mm/s).

Abb. 10.10
Stokes-Adams-Syndrom mit Synkope durch Kammerstillstand (EKG-Überwachung durch Telemetrie)

Differentialdiagnose

Ausgehend von der klinischen Situation sind die Differentialdiagnosen der Synkope oder der Präsynkope mannigfaltig und reichen von der Epilepsie oder der TIA bis zur Hypoglykämie, zur orthostatischen Hypotension, zum hypersensitiven Karotissinus, zu Husten-, Lach- oder Miktionssynkopen sowie vagalen Synkopen anderer Art. Auch die Aortenstenose und sinoatriale Blockierungen oder selten auch einmal paroxysmale Tachykardien oder Flimmern können (Prä-)Synkopen verursachen.

Wenn ein zwischen den Anfällen, d.h. im symptomfreien Intervall aufgezeichnetes EKG Veränderungen aufweist, wie sie unter (1) aufgeführt sind, können diese als fast beweisend für die Diagnose des Stokes-Adams-Syndroms angesehen, die unter 2 A beschriebenen Befunde aber als hinweisend gewertet werden.

Die weitere Abklärung der Patienten der letztgenannten Gruppe sowie die unter (2 B) aufgelistete kleinere Gruppe mit normalem EKG zwischen den Anfällen sollte durch Langzeit-EKG-Registrierung erfolgen, die bei diagnostisch schwierigen Fällen eventuell durch eine elektrophysiologische Untersuchung ergänzt werden muß.

Langzeit-EKG-Aufzeichnungen sollten durch Radiotelemetrie nach der Aufnahme auf die Intensivstation durchgeführt werden, da das Stokes-Adams-Syndrom eine möglicherweise lebensbedrohliche Erkrankung ist, die mit einem signifikant hohen Risiko des plötzlichen Herztodes einhergeht. Eine EKG-Langzeitaufzeichnung kann die Diagnose des Stokes-Adams-Syndroms bestätigen, wenn Episoden von AV-Block III° mit Kammerstillstand (Abb. 10.10, S. 263) oder Torsade de Pointes-Tachykardien (Abb. 10.11) gefunden werden. Deutliche diagnostische Hinweise für die Diagnose des Stokes-Adams-Syndroms sind:

1. ein AV-Block III° mit Ersatzrhythmen, gewöhnlich ventrikulären Ursprungs (Abb. 10.2, 3 B, S. 249);

2. ein AV-Block II° vom Mobitz-Typ-II (Abb. 10.2, 2 B);

3. wechselnde Schenkelblockbilder mit einem Wechsel zwischen Rechtsschenkelblock und Linksschenkelblock oder zwischen Rechtsschenkelblock + linksanteriorem faszikulärem Block und Rechtsschenkelblock + linksposteriorem faszikulärem Block.

Andererseits kann eine EKG-Langzeitaufzeichnung auch wertvolle Hinweise gegen die Annahme eines Stokes-Adams-Syndroms ergeben, wenn ein ungestörter Herzrhythmus während einer Episode von Präsynkope oder Synkope sowie bei anderen subjektiv angegebenen Symptomen gefunden wird.

Die His-Bündel-Elektrographie (Abb. 3.21, S. 55) ist häufig zur Abklärung von Patienten mit vermuteten Stokes-Adams-Syndromen eingesetzt worden. Die diagnostischen und prognostischen Aussagen eines verlängerten HV-Intervalles im His-Bündel-Elektrogramm, die auf eine distale Lokalisation des Blocks hindeuten, werden bezüglich ihrer Aussagekraft nach wie vor diskutiert. Der häufigste und vernünftigste diagnostische Zugang scheint primär in der Aussage des Langzeit-EKGs zu liegen. Elektrophysiologische Untersuchungen mit His-Bündel-Elektrographie, Sinusknotenerholungszeit und die Suche nach Reentry-Tachykardien sollten erst in den seltenen Fällen durchgeführt werden, in denen die Langzeit-EKG-Registrierung qualifizierte Zweifel an der Diagnose bestehen läßt.

Symptome

Es besteht eine charakteristische Dreiersymptomatik: Präsynkope, Synkope und plötzlicher Tod. Der Verlust des Bewußtseins tritt in der Regel plötzlich ein, meist ohne kardiale Symptome. Klonische oder tonische Krämpfe können folgen, Verletzungen sind häufig. Neben ihrem plötzlichen Eintritt ist ein typisches Merkmal der Synkope die schnelle Erholung ohne neurologische Ausfälle. Das Auftreten der synkopalen Anfälle ist völlig unvorhersagbar. Ein Patient kann mehrere Anfälle über Stunden oder Tage haben und dann symptomfrei über Tage, Wochen oder sogar Monate bleiben, bevor die Anfälle sich wiederholen oder bevor er plötzlich stirbt. Selten ist der plötzliche Herztod erstes und einziges klinisches Zeichen eines bis dahin verborgenen Stokes-Adams-Syndroms.

Ätiologie

Eine Übersicht über die verschiedenen Faktoren, die eine ätiologische Rolle beim AV-Block und daher auch beim Stokes-Adams-Syndrom spielen können, wird in Tabelle 10.1 (S. 256) wiedergegeben. Die häufigste Ursache ist eine mehr oder weniger ausgedehnte Fibrose im intraventrikulären Erregungsleitungssystem, die sogenannte Lenègre'sche Erkrankung. Eine langsame Zunahme bindegewebiger Strukturen im Leitungssystem tritt auch physiologisch mit zunehmendem Alter auf. Obgleich die Häufigkeit faszikulärer Blockbilder und Schenkelblockbilder mit zunehmendem Alter deutlich ansteigt, ist doch die Progressionsrate der fibrotischen Umwandlung so langsam, daß der Mensch aus anderen Ursachen stirbt, bevor sich ein ernster AV-Erregungsleitungsdefekt entwickelt. Bei Patienten mit Lenègre' scher Erkrankung wird der Prozeß der fibrotischen Umwandlung aus unbekannten Gründen beschleunigt. Hieraus resultiert ein Verlust an leitendem Gewebe und Schrittmacherarealen, was letztlich dazu führt, daß vermehrt intraventrikuläre Blockbilder und distale AV-Blöcke auftreten, kompliziert durch Phasen von Kammerstillstand und Torsade de Pointes-Tachykardien.

Fibrose und Verkalkungen, die einen AV-Block hervorrufen und zu Synkopen führen, werden im höheren Alter auch im „Herzskelett" gefunden, insbesondere im zentralen Bindegewebskörper und der Pars membranacea des ventrikulären Septums (Lev'sche Erkrankung). Es gibt Überschneidungen zwischen der Lenègre'schen und der Lev'schen Erkrankung, wobei erstere sich eher in den distalen Teilen der Schenkel, letztere mehr in den

weiter auf S. 268

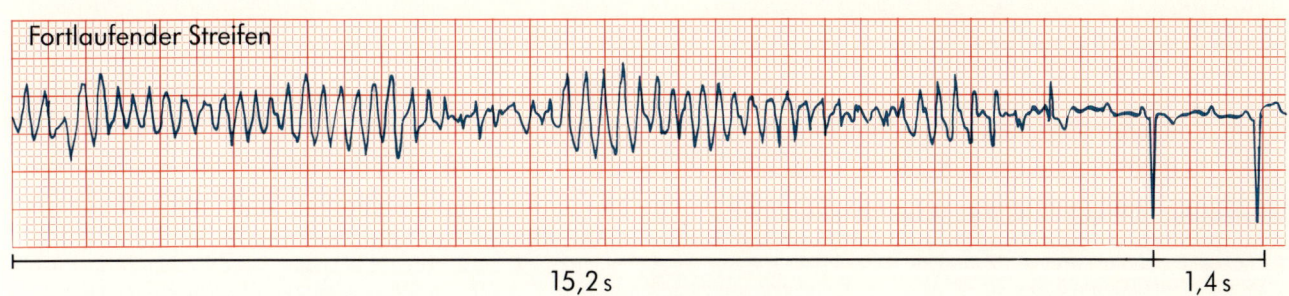

Bipolare Brustwandableitung

1,5 s   2,1 s   9,5 s

Fortlaufender Streifen

15,2 s   1,4 s

Abb. 10.11
Stokes-Adams-Syndrom mit Synkope durch Anfall einer Torsade de Pointes-Tachykardie.
Ausschnitt aus einer fortlaufenden telemetrischen EKG-Überwachung. Papiergeschwindigkeit 10 mm/s. Im ersten Teil der Aufzeichnung besteht ein 3:1 AV-Block, der höhergradig wird mit 5:1 Überleitungsverhältnis. Es tritt dann eine Torsade de Pointes-Tachykardie auf. Die Tachykardie geht einher mit einem synkopalen Anfall, bevor Sinusrhythmus mit einem AV-Block 3:1 wiederauftritt.
EKG einer 49 Jahre alten Patientin mit langsamem Puls und einer Synkope während des Jahres vor der Klinikaufnahme.

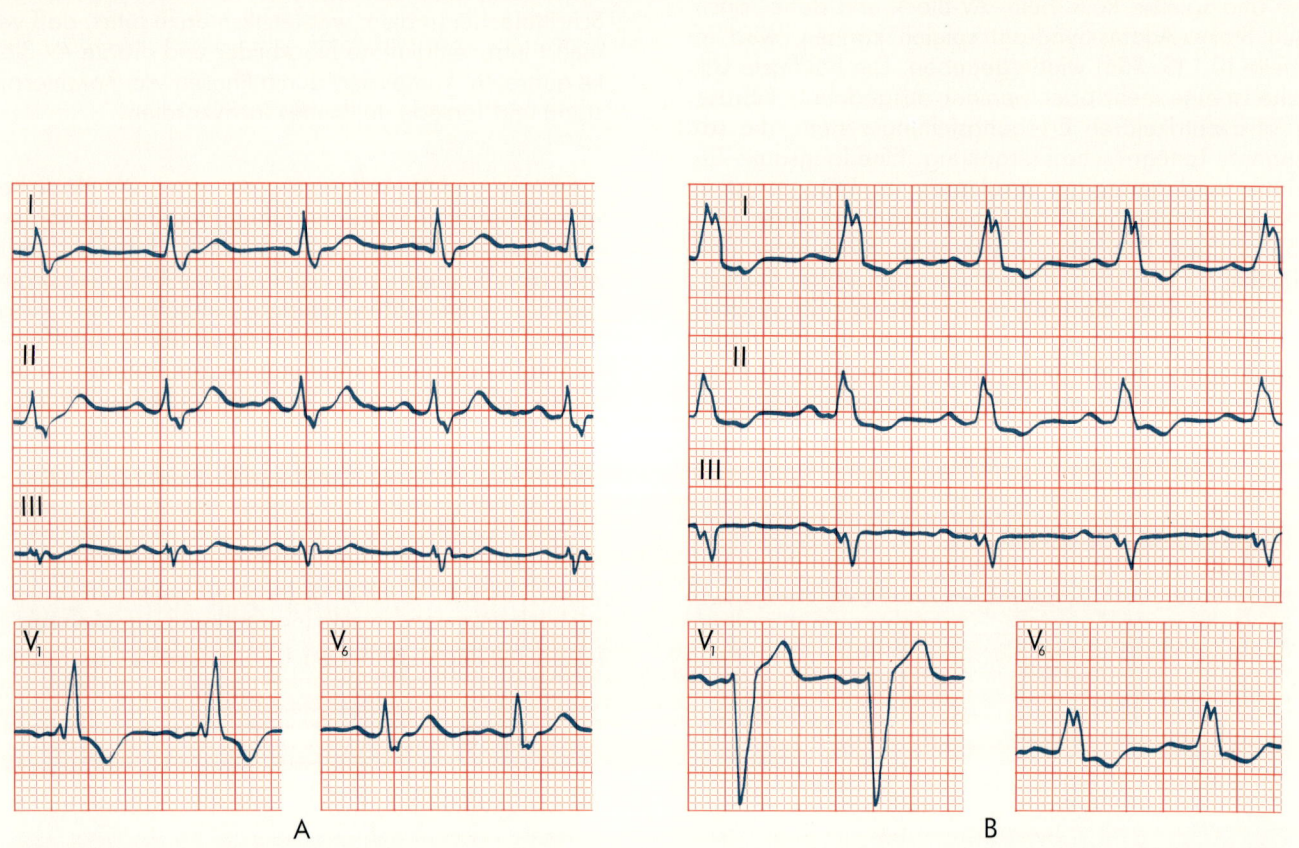

Abb. 10.12
Wechselnder Schenkelblock mit Stokes-Adams-Syndrom.

A EKG bei Erstaufnahme einer 77-jährigen Patientin, die kurz vor der Aufnahme eine kurze Synkope erlebt hatte. Das EKG zeigt Rechtsschenkelblock (ein QRS von 0,16 s, ein rR'-Muster in V_1 und eine späte breite s-Zacke in V_6 und I). Die Patientin blieb symptomlos während der nächsten Wochen nach Klinikaufnahme. Fortlaufende EKG-Überwachung zeigte immer Sinusrhythmus mit 1:1 AV-Überleitung und Rechtsschenkelblock. Es wurde daher angenommen, daß die Bewußtlosigkeit nicht kardialen Ursprungs war, und die Patientin wurde ohne Behandlung entlassen.

B EKG ein Jahr später, nachdem die Patientin wieder aufgenommen worden war wegen gehäufter synkopaler Anfälle zwei Monate vor Aufnahme. Das EKG zeigt Sinusrhythmus mit Linksschenkelblock (QRS 0,16 s, rR'-Muster in V_6 und I und eine späte breite S-Zacke in Abl. V_1 und V_2).

C 2:1, 3:1 und 4:1 AV-Blöcke wurden während der nächsten Tage beobachtet (s. Abb. 10.5, EKG von gleicher Patientin). Hier ist ein EKG mit AV-Block III° und Kammerersatzrhythmus abgebildet. Schrittmacherimplantation konnte die Symptome kontrollieren, so daß die Patientin für die nächsten 2 Jahre keine Synkopen oder Präsynkopen mehr erlebte.

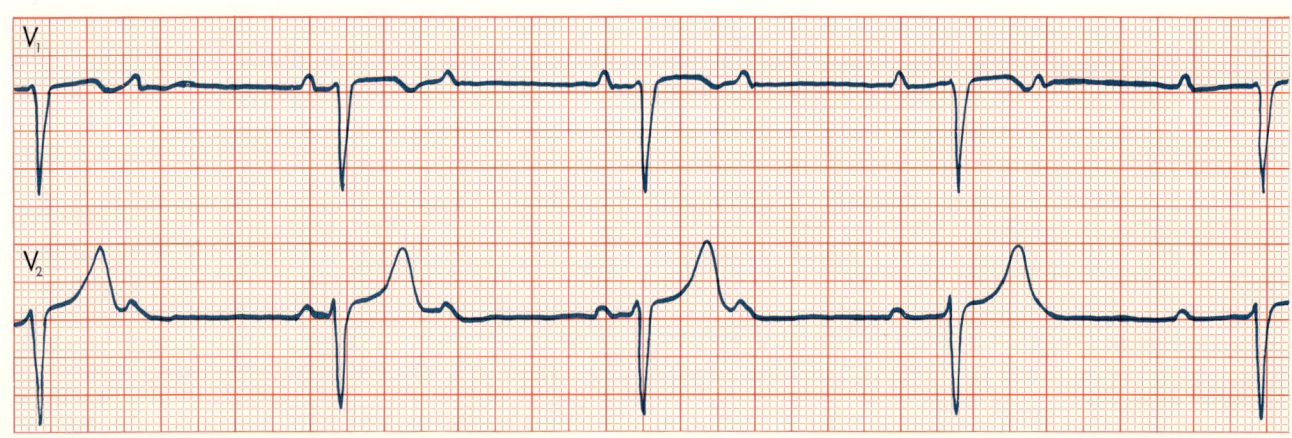

Abb. 10.14
AV-Block III° mit AV-Knotenersatzrhythmus und ventrikulophasischer Sinusarrhythmie.
EKG eines 18-jährigen Mannes mit kongenitalem AV-Block III°. Die Sinus-P-Wellen erscheinen unregelmäßig mit einer Frequenz von 73/min, der QRS-Komplex ist schmal (0,11 s), regelmäßig, jedoch mit 36/min von langsamer Frequenz. Die Unregelmäßigkeit der Sinus-P-Wellen scheint in Zusammenhang mit dem ventrikulären Rhythmus zu stehen, da die PP-Intervalle kürzer (0,76 s) sind, wenn zwei P-Wellen durch einen QRS-Komplex getrennt werden, und etwas länger (0,81–0,88 s), wenn zwischen den P-Wellen kein QRS-Komplex liegt.

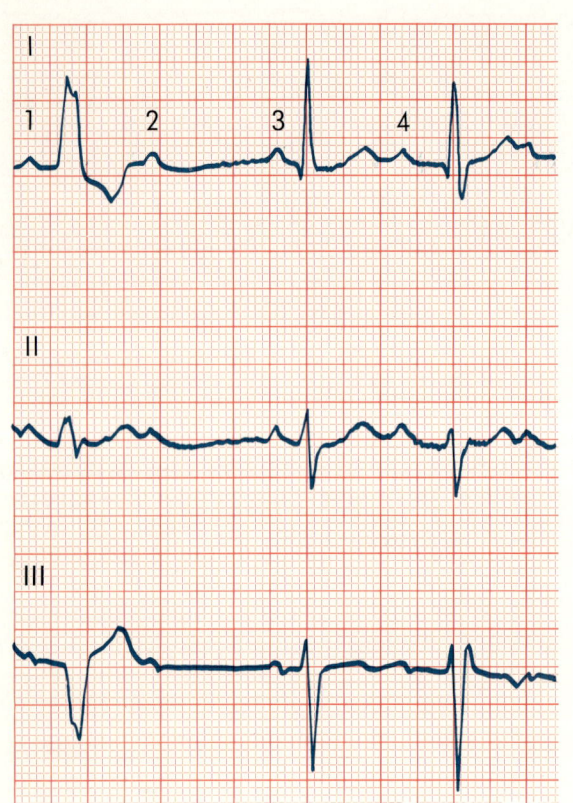
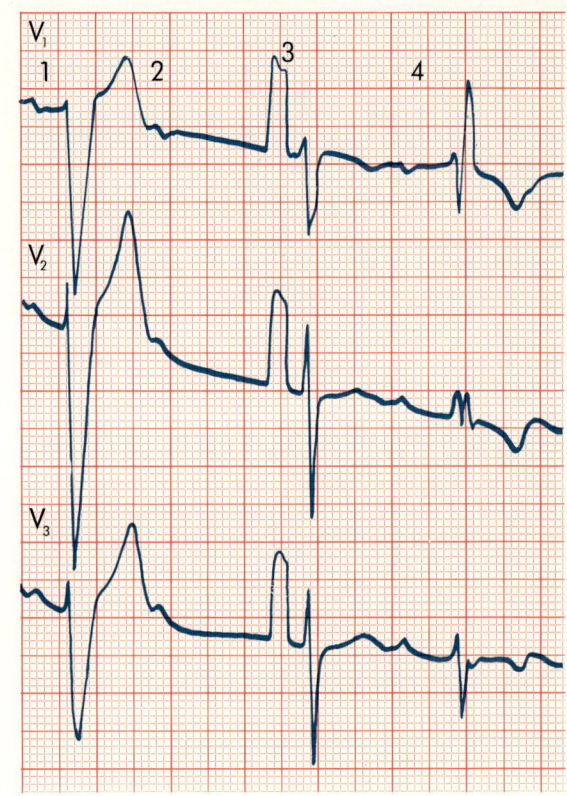

Abb. 10.15
Wechselnder Schenkelblock und AV-Block vom Mobitz-Typ-II bei einem asymptomatischen Patienten.
EKG eines 76 Jahre alten Mannes ohne Synkopen, kardiale Beschwerden oder Zeichen einer Herzerkrankung. In bezug auf die Numerierung der P-Wellen in den EKG-Aufzeichnungen können die folgenden Erregungsausbreitungsdefekte gesehen werden:

1 Normale AV-Überleitung, Linksschenkelblock
2 AV-Block II° Mobitz-Typ-II
3 Normale AV-Überleitung, linksanteriorer faszikulärer Block
4 AV-Block I°, Rechtsschenkelblock und linksanteriorer faszikulärer Block

Es wurde angenommen, daß ein distaler AV-Block vorlag, da ein Mobitz-Typ-II bestand und ein Wechsel zwischen Linksschenkelblock und Rechtsschenkelblock mit linksanteriorem faszikulärem Block stattfand.
Obgleich der Patient ohne Symptome war, wurde ein Schrittmacher implantiert, um die Möglichkeit eines Stokes-Adams-Anfalls und eines plötzlichen Todes zu verhindern.

AV-Block bei asymptomatischen Personen [11–13, 32–35]

Der Arzt wird gelegentlich mit dem Problem eines AV-Überleitungsdefektes bei sonst gesunden und symptomfreien Personen konfrontiert (Abb. 10.15). Die Aufzeichnung einer solchen Überleitungsanomalie indiziert die Suche nach einer zugrundeliegenden Herzerkrankung. Die Aufmerksamkeit sollte vor allen Dingen auf Faktoren gerichtet werden, die einen Block begünstigen können wie z.B. Elektrolytstörungen, Hyperkaliämie, Behandlung mit Digitalis, antiarrhythmische Therapie oder Einnahme von trizyklischen Antidepressiva. Auch eine Therapie mit Betarezeptorenblockern und Clonidin muß überprüft werden. Das Risiko eines plötzlichen Todes durch den AV-Block ist bei der Mehrzahl der Patienten gering, sollte aber in folgenden Fällen ernsthaft in Erwägung gezogen werden:

1. AV-Block III° mit Kammerersatzrhythmus (Abb. 10.2, 3 B, S. 249);
2. AV-Block II° vom Mobitz-Typ-II oder höhergradigem AV-Block, besonders in Kombination mit verbreiterten QRS-Komplexen von mehr als 0,12 s (Rechtsschenkelblock oder Linksschenkelblock) (Abb. 10.2, 2 B und 10.5, S. 251);
3. wechselnde Schenkelblockbilder mit Wechsel zwischen Rechtsschenkelblock und Linksschenkelblock (Abb. 10.15) oder zwischen Rechtsschenkelblock + linksanteriorem faszikulärem Block und Rechtsschenkelblock + linksposteriorem faszikulärem Block;
4. Schenkelblock in Kombination mit einer zunehmenden Verlängerung des PQ-Intervalls (Abb. 10.16, S. 274), wobei die PQ-Intervallverlängerung auf eine HV-Verlängerung im His-Bündel-Elektrogramm beruht.

Mehrheitlich herrscht die Meinung, daß bei dieser Patientengruppe, besonders bei denen, die unter (1) und (2) aufgeführt wurden, genügend Hinweise auf ein deutlich erhöhtes Risiko des plötzlichen Herztodes bestehen und daß die prophylaktische Implantation eines Schrittmachers gerechtfertigt ist. Dieser Standpunkt wird auch von den Autoren dieses Buches vertreten.

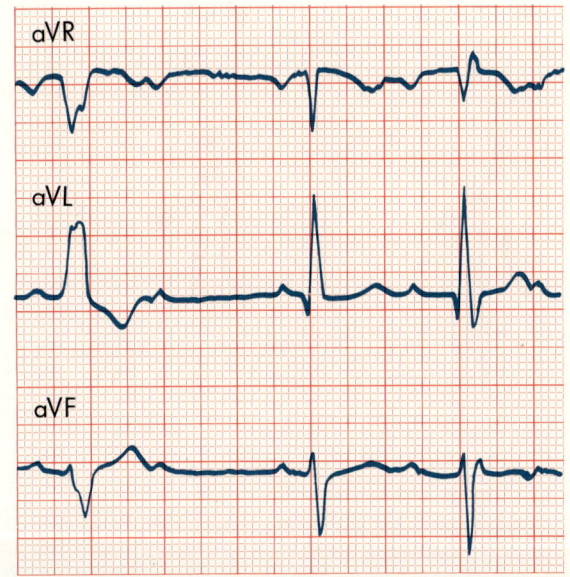

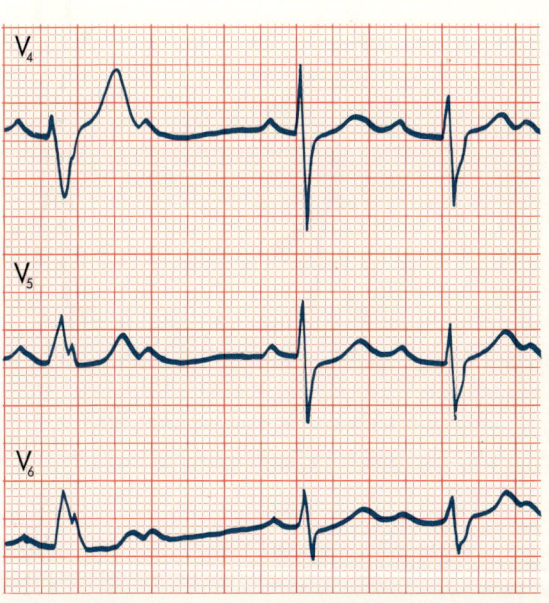

Abb. 10.15
(Fortsetzung)

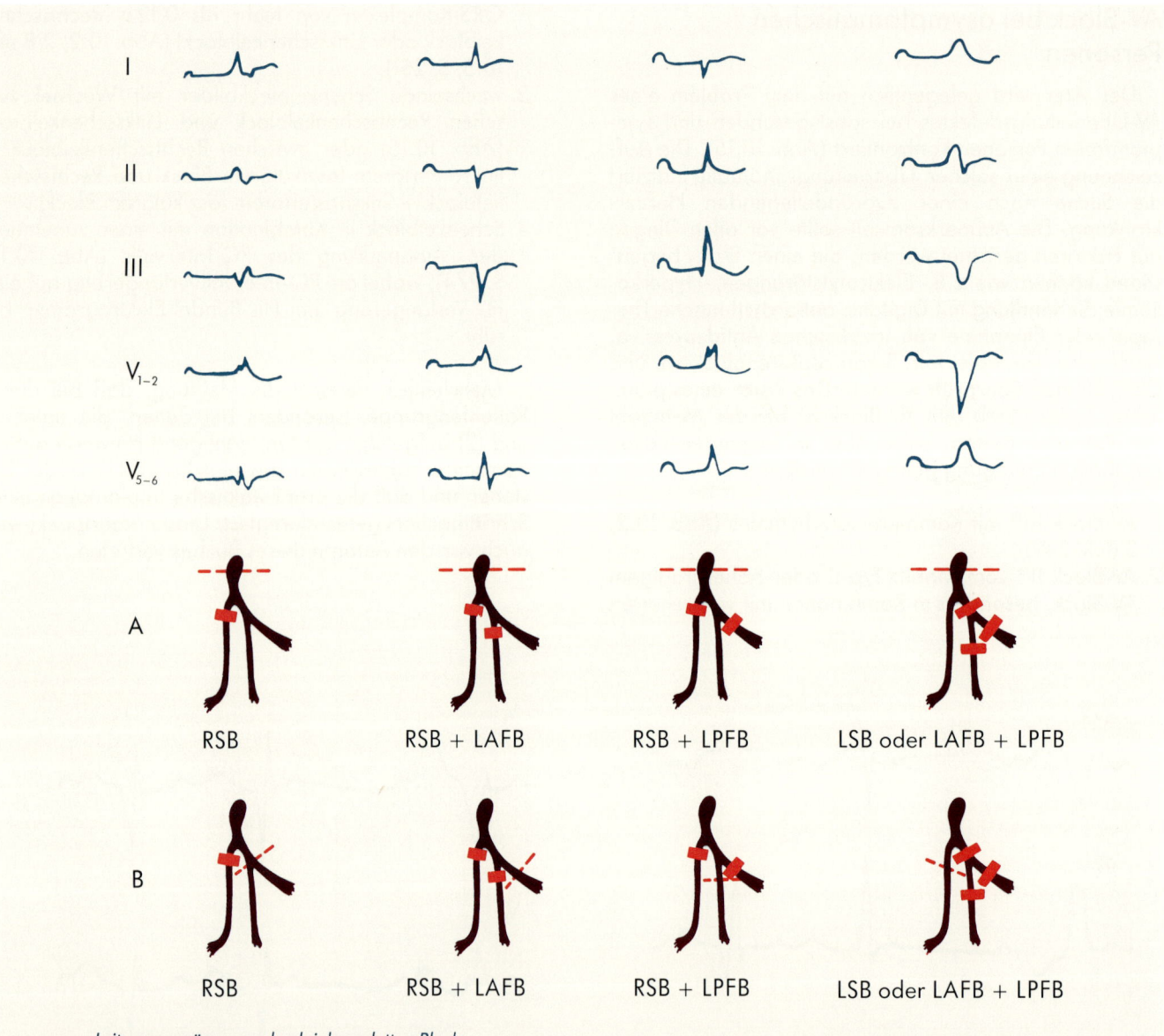

Abb. 10.16
Unterschiedliche Lokalisationen bei AV-Block I° bei Patienten, bei denen im EKG sowohl ein AV-Block I° mit Verlängerung von PQ als auch zusätzlich ein Schenkelblock ohne und mit für faszikulären Block typische Achsenabweichung besteht

A Störung auf zwei Ebenen mit proximalem AV-Block I°
B Störung auf einer Ebene mit distalem AV-Block I°

1. WHO ISFC Task Force, Definition of terms related to cardiac rhythm. Europ J Cardiol 1978; 8: 127–44.

2. Davies MJ, Anderson RH, Becker AE. The conduction system of the heart. London, Boston: Butterworths, 1983.

3. Demoulin J-C. The conduction system of the heart. Ingelheim am Rhein: Boehringer Ingelheim, 1986.

4. Puech P, Grolleau R. Localization of atrioventricular block. In: Puech P, Slama R, eds. The cardiac arrhythmias by the Arryhthmia Working Group of the French Cardiac Society. Paris: Corbière and Roussel, 1979; 139–50.

5. Slama R, Motte G, Grolleau R. Paroxysmal atrioventricular block. Indications for electrophysiological investigation and permanent pacing in patients in sinus rhythm. In: Puech P, Slama R, eds. The cardiac arrhythmias by the Arrhythmia Working Group of the French Cardiac Society. Paris: Corbière and Roussel, 1979; 151–63.

6. Puech P, Wainwright RJ. Clinical electrophysiology of atrioventricular block. In: Zipes DP, ed. Cardiol Clin 1983; 1: 209–24.

7. Fujimura O, Yee R, Klein GJ, et al. The diagnostic sensitivity of electrophysiologic testing in patients with syncope caused by transient bradycardia. New Engl J Med 1989; 321: 1703–07.

8. Bexton RS, Camm AJ. First degree atrioventricular block. Europ Heart J 1984; 5 (Suppl. A): 107–09.

9. Bexton RS, Camm AJ. Second degree atrioventricular block. Europ Heart J 1984; 5 (Suppl. A): 111–14.

10. Bjerregaard P. Mean 24 hour heart rate, minimal heart rate and pauses in healthy subjects at 40–79 years of age. Europ Heart J 1983; 4: 44–51.

11. Ingerslev J, Bjerregaard P. Prevalence and prognostic significance of cardiac arrhythmias detected by ambulatory electrocardiography in subjects 85 years of age. Europ Heart J 1986; 7: 570–75.

12. Huston TP, Puffer JC, MacMillan Rodney W. The athletic heart syndrome. New Engl J Med 1985; 313: 124–32.

13. Viitasalo MT, Kala R, Eisalo A. Ambulatory electrocardiographic findings in young athletes between 14 and 16 years of age. Europ Heart J 1984; 5: 2–6.

14. Roos JC, Dunning AJ. Bundle branch block in acute myocardial infarction. Europ J Cardiol 1978; 6: 403–24.

15. Haft JL. Clinical implications of atrioventricular and intraventricular conduction abnormalities. II. Acute myocardial infarction. Cardiovasc Clin 1977; 8: 65–77.

16. Tans AC, Lie KL, Durrer D. Clinical setting and prognostic significance of high degree atrioventricular block in acute inferior myocardial infarction. A study of 144 patients. Am Heart J 1980; 99: 4–8.

17. Johansson BW. Adams-Stokes syndrome. A review and follow-up study of forty-two cases. Am J Cardiol 1961; 8: 76–93.

18. Friedberg CK, Donoso E. Stein WG. Non-surgical aquired heart block. Ann NY Acad Sci 1964; 111: 835–47.

19. Edhag O, Swahn A. Prognosis of patients with complete heart block or arrhythmic syncope who were not treated with artifical pacemakers. A long-term follow-up study of 101 patients. Acta med scand 1976; 200: 457–63.

20. Jensen G, Sigurd B, Meibom J, et al. Adams-Stokes syndrome caused by paroxysmal third-degree atrioventricular block. Br heart J 1973; 35: 516–20.

21. Perelman M, Rowland E, Krikler DM. Torsade de pointes. A review. Int Med 1983; 11: 126–31.

22. Camm AJ, Bexton RS. Congenital complete heart block. Europ Heart J 1984; 5 (Suppl. A): 115–17.

23. Vilhelmsen R, Mortensen SA, Sandøe E. Diagnostic fallacies and drug management in Prinzmetal's variant angina. In: Mason DT, Collins JJ, eds. Myocardial revascularization. Medical and surgical advances in coronary disease. New York: Yorke Medical Books, 1981: 122–37.

24. Roberts NK, Somerville J. Pathological significance of electrocardiographic changes in aortic valve endocarditis. Br Heart J 1969; 31: 395–96.

25. Fowler NO, McCall D, Chou T-C, et al. Electrocardiographic changes and cardiac arrhythmias in patients receiving psychotropic drugs. Am J Cardiol 1976; 37: 223–30.

26. Hultén B-Å, Heath A. Clinical aspects of tricyclic antidepressant poisoning. Acta med scand 1983; 213: 275–78.

27. Lev M, Bharati S. Atrioventricular and intraventricular conduction disease. Arch Intern Med 1975; 135: 405–10.

28. Lenègre J. Bilateral bundle branch block. Cardiologia 1966; 48: 134–47.

29. Jensen G, Sigurd B. Atrioventricular block in aortic in sufficiency. Mechanism, ECG features and clinical consequences. Acta med scand 1972; 192: 391–94.

30. Wenger TL, Dohrmann ML, Strauss HC, et al. Hypersensitive carotid sinus syndrome manifested as cough syncope. Pace 1980; 3: 332–39.

31. Tomlinson IW, Fox KM. Carcinoma of the oesophagus with swallow syncope. Br Med J 1975; 2: 315–16.

32. Rasmussen V, Haunsø S, Skagen K. Cerebral attacks due to excessive vagal tone in heavily trained persons. A clinical and electrophysiologic study. Acta med scand 1978; 204: 401–05.

33. DiNardo-Ekery D, Abedin Z. High degree atrioventricular block in a marathoner with 5-year follow-up. Am Heart J 1987; 113: 835–37.

34. Northcote RJ, Rankin AC, Scullion R, et al. Is severe bradycardia in veteran athletes an indication for a permanent pacemaker? Br Med J 1989; 298: 231–32.

35. Bharati S, Dreifus LS, Chopskie E, et al. Conduction system in a trained jogger with sudden death. Chest 1988; 93: 348–51.

Deutschsprachige zusammenfassende Literatur

Lüderitz B. Herzschrittmacher. Therapie und Diagnostik kardialer Rhythmusstörungen. Springer Verlag: Berlin, Heidelberg, New York, Tokyo 1986.

Neuss H. Bradykarde Rhythmusstörungen. In: Herzrhythmusstörungen. Springer Verlag: Berlin, Heidelberg, New York 1983, 549–615.

Kapitel 11
Sinoatrialer (SA) Block und Sinusstillstand

Sinoatrialer (SA) Block und Sinusstillstand[1]

Der sinoatriale (SA) Block betrifft den normalen, primären Schrittmacher des Herzens, das Sinusknotenareal. Der Block verhindert die Erregungsüberleitung vom Sinusknoten zum umgebenden Vorhofmyokard. Im EKG kann dabei zwischen einer SA-Überleitungsstörung und einem Ausfall der Erregungsbildung nicht unterschieden werden. Wie bei den AV-Blöcken werden auch die SA-Blockierungen in Blöcke I°, II° und III° unterteilt mit der Subklassifikation von SA-Blöcken II° in Typ I und Typ II. Der SA-Block I° verursacht keine EKG-Veränderungen und der SA-Block II° vom Typ I nur geringe Veränderungen in Form eines etwas unregelmäßigen Sinusrhythmus (Abb. 11.1, S. 280). Über eine Folge von drei oder mehr P-Wellen wird das PP-Intervall geringgradig kürzer (Abnahme des Inkrements), und es folgt dann eine ziemlich lange Pause (meist weniger als das Doppelte des vorangegangenen PP-Intervalls), worauf das PP-Intervall wieder kürzer wird usw. Weder der SA-Block I° noch der II° Typ I sind von besonderer klinischer Bedeutung. Aus diesem Grund werden im folgenden hauptsächlich die klinisch und elektrokardiographisch bedeutsameren Formen der SA-Blöcke behandelt: der SA-Block II° Typ II, der höhergradige SA-Block und der SA-Block III°.

Zum Sinusstillstand kommt es durch Aussetzen der Erregungsbildung im Sinusknoten. Ein Sinusstillstand kann paroxysmal oder permanent sein.

EKG-Diagnose

SA-Block zweiten Grades Typ II

Ein SA-Block II° Typ II ist charakterisiert durch eine zeitweilig auftretende Unterbrechung der sinoatrialen Überleitung, die im EKG zu einem Fehlen des gesamten PQRS-Komplexes führt. Das PP-Intervall zwischen dem ausgefallenen PQRS-Komplex ist doppelt so lang wie das normale PP-Intervall (Abb. 11.2). Beim höhergradigen SA-Block II° (Abb. 11.3 und 11.4, S. 283) fällt z.B. jeder zweite PQRS-Komplex aus (2:1 SA-Block) oder sogar zwei und mehr aufeinanderfolgende PQRS-Komplexe. Die Differentialdiagnose zwischen einer Sinusbradykardie kann schwierig sein, es sei denn, daß entweder das Auftreten des Blocks zu einer plötzlichen Halbierung der Herzfrequenz führt oder bei Beendigung des Blocks die Herzfrequenz sich plötzlich verdoppelt (beim 2:1 SA-Block, Abb. 11.3). Beim höhergradigen SA-Block sind die Pausen stets ein Vielfaches des

üblichen PP-Intervalls (Abb. 11.3 und 11.4), wobei aufgrund des Einflusses des autonomen Nervensystems diese Abstände leicht schwanken können.

SA-Block dritten Grades und Sinusstillstand

Ein charakteristisches EKG-Merkmal sowohl für den SA-Block III° als auch den Sinusstillstand ist eine isoelektrische Linie ohne P-Wellen, bis ein Ersatzryhthmus, gewöhnlich vom AV-Knoten ausgehend, übernimmt oder der Sinusrhythmus wiederhergestellt wird (Abb. 11.4—11.7, S. 283—287). Während die Pausen, die auf einem SA-Block beruhen, Vielfache des normalen PP-Intervalls sind (Abb. 11.4), besteht ein solches Verhältnis beim Sinusstillstand nicht. Ein SA-Block III° kann sonst nicht vom Sinusstillstand unterschieden werden.

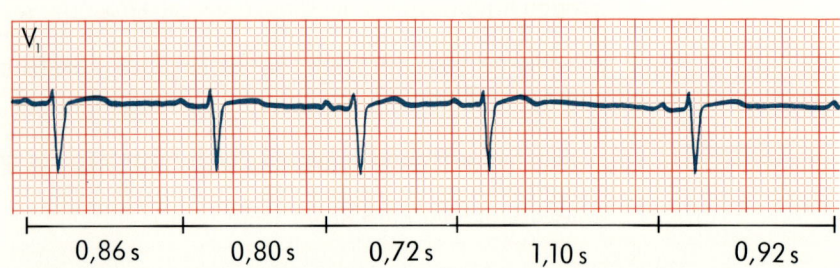

A Blockierungszyklus von 4 sinoatrialen Erregungen. Während der ersten drei Erregungen wird das PP-Intervall kürzer, bis es zu einer längeren Pause durch Ausfall einer Sinuserregung (4:3 SA-Überleitung) kommt.

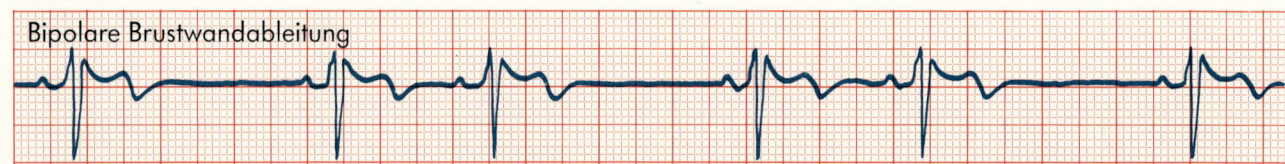

B Zyklus von 3 atrialen Erregungen mit dem Bild des Wechsels zwischen langen und kurzen PP- bzw. RR-Intervallen (3:2 Überleitung). Differentialdiagnostisch könnte es sich um Vorhofextrasystolen (3:1 Extrasystolie) handeln, die stets gleichbleibende Form und Höhe der P-Wellen und T-Wellen sprechen aber zugunsten der Diagnose eines SA-Blocks Typ I. Zusätzlich findet sich eine Verbreiterung und Aufsplitterung des QRS-Komplexes.

Abb. 11.1
SA-Block II° Typ I (Wençkebach-Block)

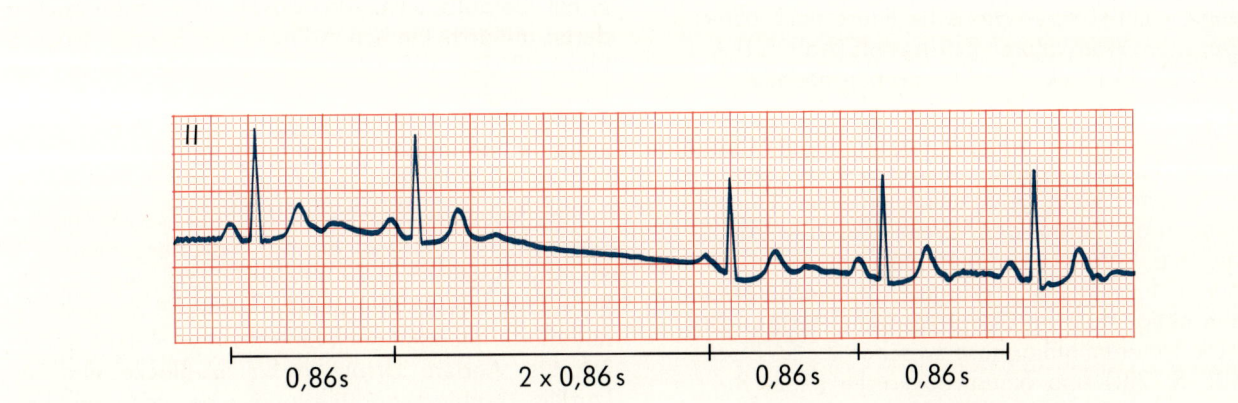

Abb. 11.2
SA-Block II° Typ II mit plötzlichem Ausfall eines PQRS-Komplexes. Die Pause ist doppelt so lang wie der Grundzyklus.

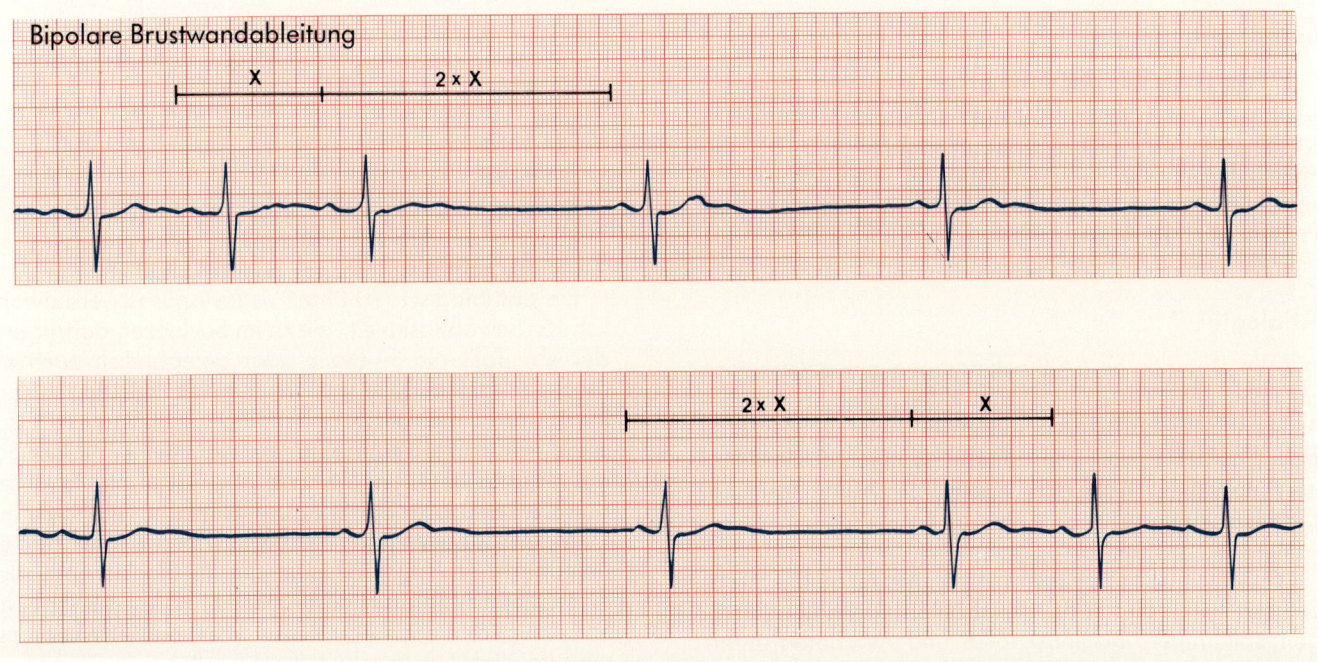

Abb. 11.3:
Beginn und Ende einer 2:1 SA-Blockierung. Bei Einsetzen der Blockierung wird die Frequenz halbiert, der PP-Abstand verdoppelt sich (keine fortlaufende Registrierung).

Differentialdiagnose

Die lange, nicht-kompensatorische Pause nach einer blockierten supraventrikulären Extrasystole (Abb. 5.11 A, S. 114) kann als SA-Block II° oder vorübergehender Sinusstillstand mißinterpretiert werden. Wegen des kurzen Kopplungsintervalls wird die P-Welle als einziges EKG-Zeichen der Extrasystole von der T-Welle überlagert. Ihr Auftreten kann gelegentlich an einer kleinen Einbuchtung in der Kontur der T-Welle erkannt werden, oder aber die P-Welle wird komplett und nicht erkennbar von der T-Welle überlagert. Die Vorhoferregung kann nötigenfalls im Ösophagus-EKG festgestellt werden. Die Differentialdiagnose zwischen 2:1 SA-Block (Abb. 11.3, S. 281) und Sinusbradykardie (Abb. 8.4, S. 218) wurde bereits unter „EKG-Diagnose" abgehandelt. Ein SA-Block II° Typ I kann einen unregelmäßigen Sinusrhythmus nachahmen (Abb. 8.5, S. 218), ist aber charakterisiert durch sich wiederholende PP-Verkürzungen mit einer dazwischenliegenden längeren Pause zwischen den sichtbaren P-Wellen.

Symptome

Einige Patienten klagen über ein Unsicherheitsgefühl bei irregulärem Herzschlag in Verbindung mit dem Auftreten oder der Beendigung eines SA-Blocks II°. Ein AV-Block III° oder Sinusstillstand mit verzögertem Einsetzen eines Ersatzrhythmus können zu Synkope oder Präsynkope führen (Abb. 11.4–11.7, S. 283–287).

Ätiologie[2-18]

Asymptomatische SA-Blockierungen mit gelegentlich ausfallenden PQRS-Komplexen oder einer vorübergehenden Bradykardie mit Einsetzen eines junktionalen Ersatzrhythmus sind ein relativ häufiges Phänomen, vorwiegend bei Kindern, jungen Erwachsenen und bei Hochleistungssportlern.

Bei einer Ösophagusskopie, Bronchoskopie, Pleuracentesis usw. können durch erhöhten Vagustonus Erregungsbildungen im Sinusknoten und AV-Knoten unterdrückt werden, und ein längerer Herzstillstand mit Synkope kann eintreten. Schmerz und Furcht können ebenso zu einem vagusinduzierten SA-Block oder Sinusstillstand mit Bewußtlosigkeit führen (Abb. 11.6, S. 285).

Überdosierung oder Intoxikation mit Digitalis, Verapamil, Betablockern, Amiodaron oder selten auch anderen antiarrhythmischen Pharmaka können einen SA-Block II° oder III° oder einen Sinusstillstand auslösen. Langzeitbehandlung mit Lithiumsalzen von Patienten mit Psychosen kann ebenfalls Ursache länger andauernder SA-Blöcke mit Bewußtlosigkeit sein.

Eine Sinusbradykardie im Wechsel mit AV-Knotenersatzrhythmen und gelegentlich vorübergehenden SA-Blockierungen III° oder einem Sinusstillstand sind häufig vorkommende Arrhythmien während der ersten Minuten oder Stunden nach Eintritt eines akuten inferioren Infarkts. Andere Ursachen für SA-Blöcke sind Myokarditis, Kardiomyopathie und eine Prinzmetall-Variant-Angina.

Hypersensitiver Karotissinus ist eine Anomalie, die vorwiegend bei älteren Menschen beobachtet wird, bei denen durch leichten ein- oder beidseitigen Druck auf den Karotissinus eine überschießende vagale Stimulation ausgelöst wird, die

- zu einer längeren SA-Blockierung oder zum Stillstand führt (Abb. 11.5, S. 284) und/oder
- einen AV-Block mit oder ohne Kammer-Asystolie auslöst und/oder
- eine Vasodepression mit Absinken des systolischen Blutdrucks auslöst, die nicht mit dem Ausmaß des Herzfrequenzabfalls korreliert.

Ein pathologisch erhöhter Vagustonus ist verantwortlich für Bewußtlosigkeit, die beim Schlucken auftritt und der ebenfalls ein SA-Block oder gelegentlich auch ein AV-Block zugrundeliegt. Dies ist eine seltene Erkrankung und wird häufig in Verbindung mit einem Ösophagusdivertikel, einem Tumor oder einem Ösophagusspasmus gesehen. Sie kann aber auch bei Patienten ohne erkennbare Ösophaguserkrankung vorkommen. Eine glossopharyngale Neuralgie kann ebenfalls mit einer über dem Vagus ausgelösten SA-Blockierung oder einem Sinusstillstand einhergehen. Das ätiologische Spektrum des „Syndroms des kranken Sinusknotens" wird im nächsten Abschnitt behandelt.

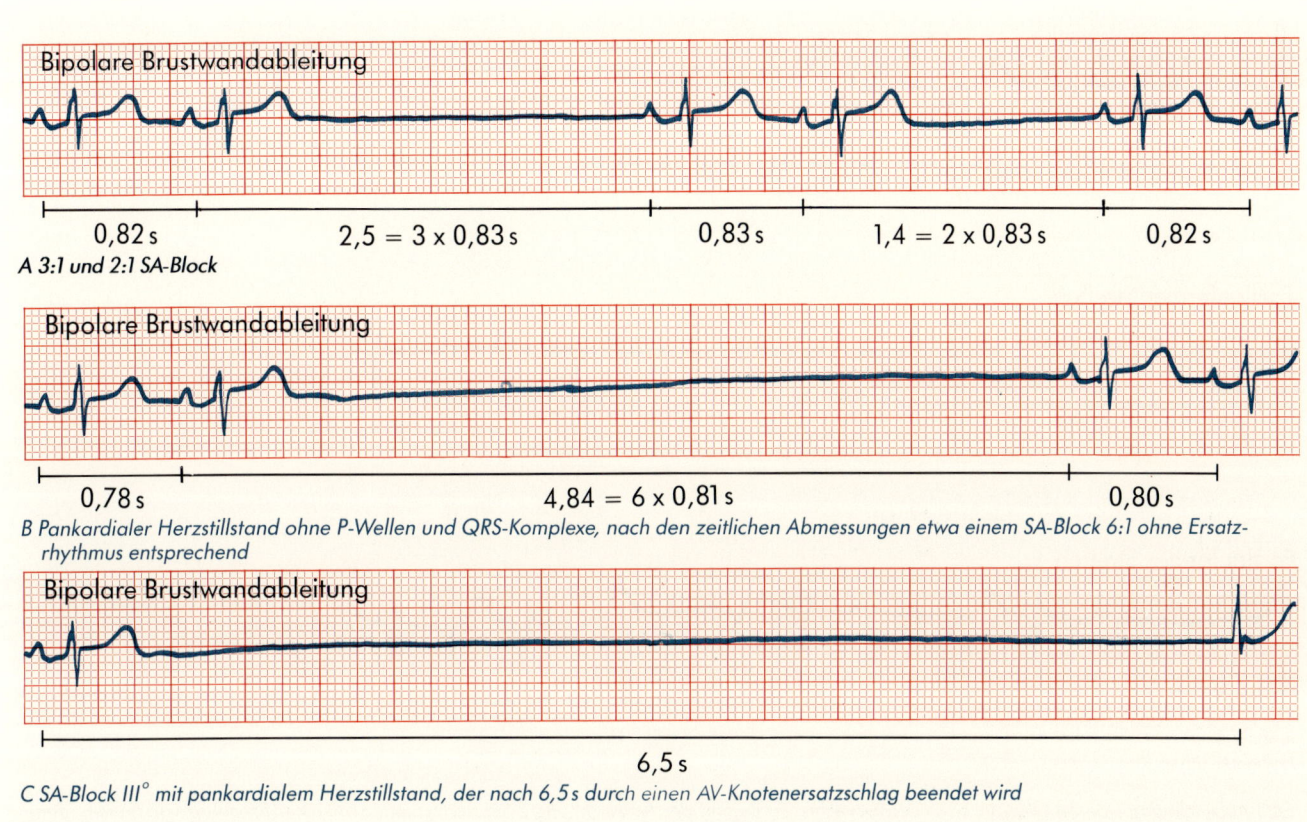

A 3:1 und 2:1 SA-Block

0,82 s   2,5 = 3 x 0,83 s   0,83 s   1,4 = 2 x 0,83 s   0,82 s

B Pankardialer Herzstillstand ohne P-Wellen und QRS-Komplexe, nach den zeitlichen Abmessungen etwa einem SA-Block 6:1 ohne Ersatzrhythmus entsprechend

0,78 s   4,84 = 6 x 0,81 s   0,80 s

C SA-Block III° mit pankardialem Herzstillstand, der nach 6,5 s durch einen AV-Knotenersatzschlag beendet wird

6,5 s

Abb. 11.4:
Höhergradiger SA-Block und SA-Block III°

EKG einer 73-jährigen Patientin mit Anfällen von Schwindel und Bewußtlosigkeit in den vorhergehenden Monaten. Bei telemetrischer EKG-Überwachung über 2 Wochen kam es zum wiederholten Auftreten von Blockierungen, wie sie Abb. A–C zeigen. Sie gingen einher mit Schwindel und präsynkopalen Zuständen. Die neurologischen Symptome verschwanden nach Implantation eines Schrittmachers.

Prognose

Ein SA-Block III° oder ein Sinusstillstand als isoliertes pathologisches Geschehen und ohne zusätzliche Erregungsleitungsdefekte führen sehr selten, wenn überhaupt, zum Tod. Gelegentlich springen sekundäre und tertiäre Schrittmacherareale entlang des Erregungsleitungssystems aus verschiedenen Gründen nicht schnell genug ein, so daß das Risiko eines über mehrere Sekunden dauernden Herzstillstands mit Synkope besteht; üblicherweise werden aber Erregungsbildung und -leitung frühzeitig genug für ein Überleben wieder aktiviert.

Behandlung

In der Notfallsituation kann ein SA-Block III° oder ein Sinusstillstand durch intravenöse Gabe von Atropin oder Ipratropiumbromid aufgehoben werden. Wenn diese Medikamente wirkungslos bleiben, sollte Isoprenalin infundiert werden. Die Möglichkeit einer Medikamentenintoxikation sollte stets bedacht werden. Behandlung mit Medikamenten wie Betarezeptorenblockern, Verapamil und Verapamil-ähnlichen Kalziumantagonisten, Digitalis und verschiedenen anderen antiarrhythmischen Pharmaka sowie eine Hochdruckbe-

283

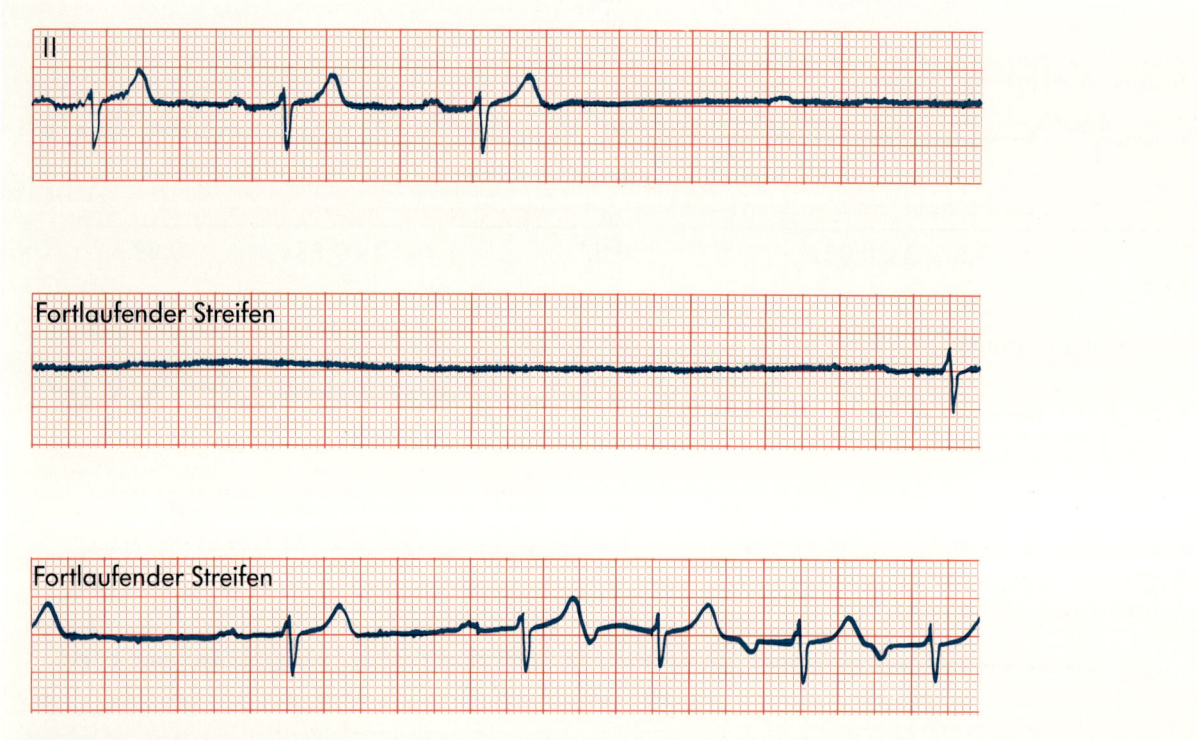

Abb. 11.5:
Hypersensitives Karotissinussyndrom.

EKG-Aufzeichnung während Karotissinusmassage rechts. Zu Beginn der Aufzeichnung 3 Sinuserregungen mit einer Frequenz von 56/min, denen ein SA-Block III° oder ein Sinusstillstand mit Fehlen von P-Wellen und QRS-Komplexen für die Dauer von 8 s folgt. Die Erregung des Herzens wird zunächst vom Sinusknoten mit einer bradykarden Frequenz von 42/min aufgenommen, dann kommt es zu einem AV-Knotenrhythmus mit einer Frequenz von 80/min.
EKG eines 73-jährigen Mannes, der bei schnellen Kopfbewegungen Schwindel und Bewußtlosigkeit erlitt. Die Reaktionen auf Karotissinusmassage konnten durch Atropin i.v. verhindert werden.

handlung mit Clonidin kann die Tendenz zur Blockierung und Bradykardie fördern.

Wenn bei einem hypersensitiven Karotissinussyndrom und bei anderen Zuständen mit pathologisch erhöhtem Vagustonus die Patienten symptomatisch werden (nicht nur bei Karotissinusdruck als diagnostische Maßnahme), kann eine orale Medikation mit Atropin oder Ipratropiumbromid versucht werden, um die sich wiederholenden Anfälle eines SA-Blocks mit Bewußtlosigkeit zu kontrollieren. Eine solche Behandlung muß jedoch häufig deswegen aufgegeben werden, weil wirksame Dosen mit unerträglichen Nebenwirkungen in Form von Mundtrockenheit, verschwommenem Sehen und Mik-

tionsbeschwerden einhergehen. Bei diesen Patienten wird eine Schrittmacherimplantation häufig nötig sein, um die Anfälle von Bewußtlosigkeit zu beherrschen. Dabei sind gute Ergebnisse durch Implantation eines vorhofstimulierenden Systems (AAI) bei Patienten mit vagus-induzierten SA-Blockierungen und mit Zweikammersystemen (DDD) bei Patienten mit gleichzeitigen SA- und AV-Blockierungen erzielt worden. Da eine Schrittmacherbehandlung einem pathologischen vagalvermittelten Vasodepressor-Effekt nicht entgegenwirkt, wird eine Schrittmachertherapie bei Patienten, bei denen die vasodepressorische Wirkung hauptsächliche Ursache der Ohnmacht ist, ohne Nutzen sein.

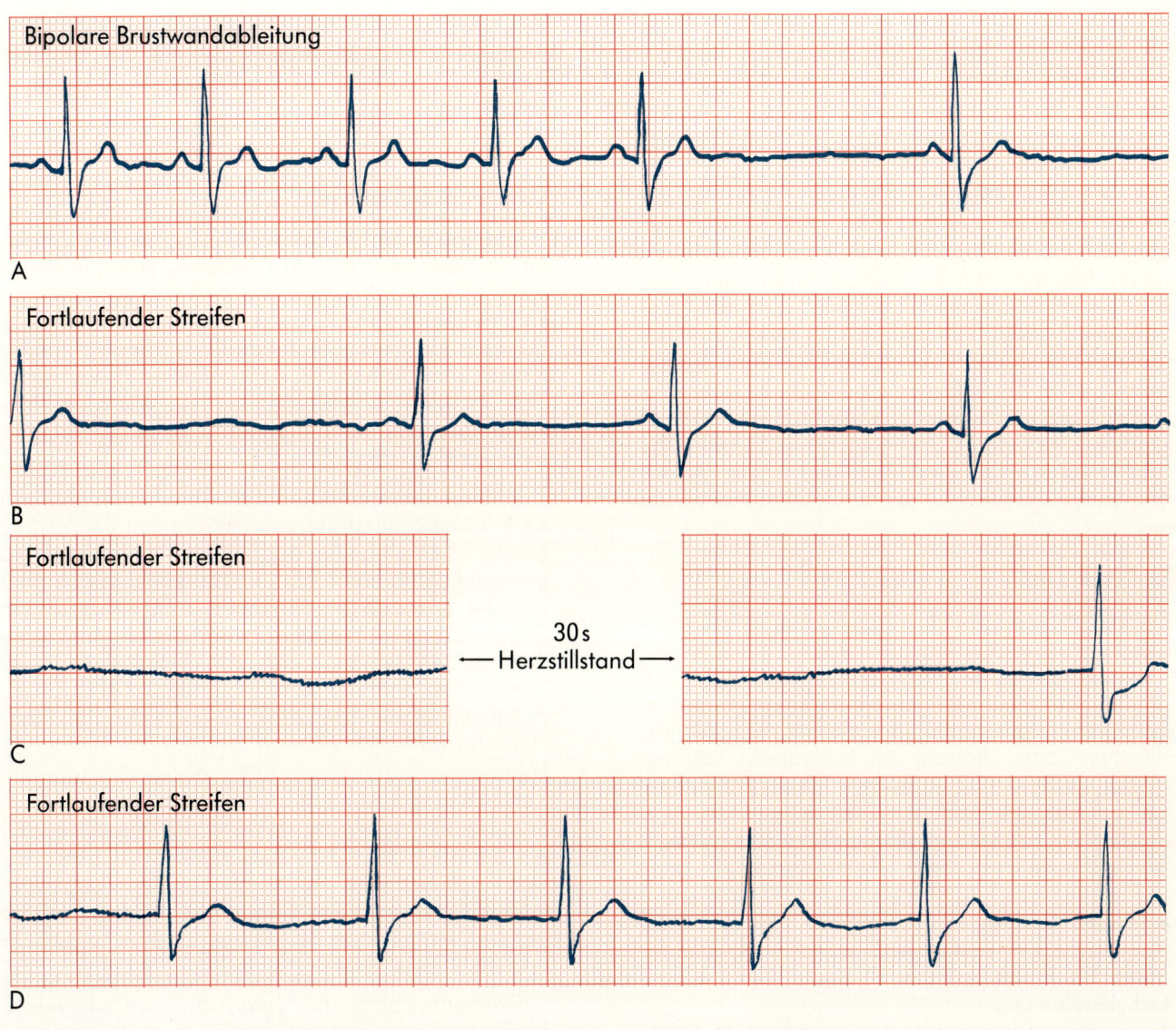

Abb. 11.6:
Durch Furcht und Angst ausgelöster SA-Block, der zur Bewußtlosigkeit führte.
EKG-Überwachung während einer Synkope bei einem 35-jährigen gesunden Mann. Nach der Geburt des vierten Kindes wurde er von seiner
Frau überredet, sich einer Vasektomie zu unterziehen, der er jedoch zögernd und ängstlich gegenüberstand. Auf dem Operationstisch – und
während die Schwester die Spritze mit dem Lokalanästhetikum vorbereitete – wurde er plötzlich bewußtlos. Er erholte sich rasch, und nach
Applikation des Lokalanästhetikums konnte die Vasektomie ohne weitere Komplikationen durchgeführt werden (fortlaufende EKG-Registrierung).
A Sinusrhythmus mit einer Frequenz von 65–70/min mit plötzlichem Auftreten eines 2:1 SA-Blocks
B Sinusbradykardie, unregelmäßiger Sinusrhythmus und/oder SA-Block
C Sinusknotenstillstand über 35 s
D AV-Knotenersatzrhythmus mit einer Frequenz von 55/min

Das „Syndrom des kranken Sinusknotens" [19, 20]

Mit dem „Syndrom des kranken Sinusknotens" wird ein chronischer Zustand beschrieben mit Episoden oder permanentem Vorhandensein einer Vielzahl von supraventrikulären Arrhythmien zusammen mit sich wiederholenden Anfällen von Bewußtlosigkeit oder Präsynkopen, die auf SA-Blockierungen oder Sinusstillstand beruhen. Das Syndrom des kranken Sinusknotens kann sich in jedem Lebensalter entwickeln, wird aber häufiger in der 6. und 7. Lebensdekade gesehen, d.h. eine Dekade früher als das Stokes-Adams-Syndrom. Jährlich erkranken etwa 100 Patienten pro Million Einwohner an einem sich neu einstellenden „Syndrom des kranken Sinusknotens", das durch Schrittmacherimplantation behandelt werden muß. Diese Zahl liegt in der gleichen Größenordnung wie die für das Stokes-Adams-Syndrom.

EKG-Diagnose

Einige Patienten leiden lediglich unter einer supraventrikulären Bradykardie (Abb. 11.5, S. 284), die sich als Sinusbradykardie, AV-Knotenersatzrhythmus, SA-Block II°, Vorhofextrasystolen mit verlängerter postextrasystolischer Pause oder gelegentlich auch als Vorhofflimmern oder -flattern mit langsamem Kammerrhythmus manifestiert. Der größere Teil der Patienten — sicher mehr als die Hälfte — leiden unter einem sogenannten Tachykardie/Bradykardie-Syndrom, charakterisiert durch einen Wechsel zwischen (Abb. 11.7):

— einerseits Anfällen von Tachykardie, häufig Vorhofflimmern oder -flattern mit schneller Kammerfrequenz oder aber seltener AV-Knoten- und Vorhoftachykardien und

— andererseits Phasen von supraventrikulärer Bradykardie, wie sie bereits beschrieben wurden.

Beide Patientengruppen haben intermittierende Anfälle von sinoatrialer Blockierung oder Sinusstillstand mit länger dauerndem Kammerstillstand, der lange genug anhält (5s oder mehr), um zur Synkope oder Präsynkope zu führen (Abb. 11.4, S. 283, 11.5 und 11.7). Beim Tachykardie/Bradykardie-Syndrom treten die Phasen des Kammerstillstands meist nach einer Tachykardie

auf (Abb. 11.7). Ein Sinusrhythmus kann über lange Zeit, Wochen oder Monate vorherrschend sein. Gleichzeitige Schenkelblockbilder werden bei 15—20 % dieser Patienten gefunden, AV-Blockierungen zusätzlich bei 10 % der Kranken.

Differentialdiagnose [21, 22]

Die Diagnose des Syndroms des kranken Sinusknotens sollte immer dann in Erwägung gezogen werden, wenn es zu wiederholten Anfällen von Synkopen oder Präsynkopen kommt, die sich nach dem 50. bis 60. Lebensjahr einstellen. Als besonderer Hinweis kann die Klage über Palpitationen oder anamnestische Angaben über Tachykardien gewertet werden. Wie beim Stokes-Adams-Syndrom ist die klinische Differentialdiagnose umfassend (s. dort).

Während das zwischen den Anfällen aufgenommene EKG beim Syndrom des kranken Sinusknotens, wie bereits beschrieben, wenig zur Diagnose beiträgt oder bestenfalls Hinweise ergibt, ist das diagnostische Vorgehen der ersten Wahl die Langzeit-EKG-Aufzeichnung. Es kann durch Telemetrie beim hospitalisierten Patienten durchgeführt werden oder, da diese angenommene Herzrhythmusstörung nicht lebensbedrohend ist, auch durch ambulante Langzeit-EKG-Aufzeichnung. Positive Hinweise für einen kranken Sinusknoten, der zu Synkopen oder Präsynkopen führt, stellen simultane EKG-Aufzeichnungen von Kammerstillstand (mehr als 4s) bei SA-Block III° oder Sinusstillstand dar, die dann häufig mit paroxysmalen Tachykardien wechseln (Abb. 11.7). Durch gleichzeitige Aufzeichnung eines ungestörten Herzrhythmus während einer ungeklärten Bewußtlosigkeit werden definitive Beweise gegen eine kardiale Verursachung gewonnen.

Elektrophysiologische Untersuchungen mit dem Befund einer verlängerten Sinusknotenerholungszeit nach schneller Vorhofstimulation stützen die Diagnose des Syndroms des kranken Sinusknotens erheblich. Jedoch schließt der Befund einer normalen Sinusknotenerholungszeit die Diagnose nicht aus, da bei ungefähr der Hälfte der Patienten mit einer durch SA-Block oder Sinusstillstand verursachten Bewußtlosigkeit ein normaler Befund erhoben werden kann. Hier spielen aber Einflüsse des vegetativen Nervensystems und tageszeitliche Schwankungen eine erhebliche Rolle.

Kapitel 12
Digitalis und EKG

Die Wirkung von Digitalis auf das EKG [1, 2]

Wenn ein Patient Digitalis in therapeutischen Dosen erhält, kann das EKG erkennbare Veränderungen zeigen, diese können aber fehlen. Wenn diese Veränderungen auftreten, werden sie als „Digitalis-Effekt" bezeichnet (Abb. 12.1). Diese Veränderungen sind gewöhnlich in den Ableitungen am ausgeprägtesten, in denen eine große R-Zacke besteht. Sie bestehen aus:

1. Flachwerden oder Inversion der T-Welle;
2. einer ST-Streckensenkung (muldenförmig), wobei gelegentlich die Konkavität in der Senkung aufwärts gerichtet ist;
3. einer geringen Verkürzung des QT-Intervalls;
4. einer geringen Verlängerung des PQ-Intervalls bis zu einem Wert von 0,24 s.

Ein die Digitalis-Therapie begleitender „Digitalis-Effekt" erlaubt keine Hinweise zur Frage, ob die Digitalis-Dosis zu hoch, adäquat oder zu gering ist. Hinsichtlich der Veränderungen am ST-Segment und der T-Welle kann jedoch ein solcher Digitalis-Effekt differentialdiagnostische Probleme bezüglich einer ventrikulären Hypertrophie, eines Myokardinfarkts oder einer Ischämie aufwerfen (Abb. 14.36, S. 358).

Digitalis-Intoxikation [1, 3–5]

Mit zunehmender Digitalis-Überdosierung kann es zur Entwicklung eines weiten Spektrums von Arrhythmien kommen, die von einer harmlosen Sinusbradykardie über ventrikuläre Extrasystolen, beschleunigte AV-Knoten-Rhythmen, SA-Block oder AV-Block I° oder II°

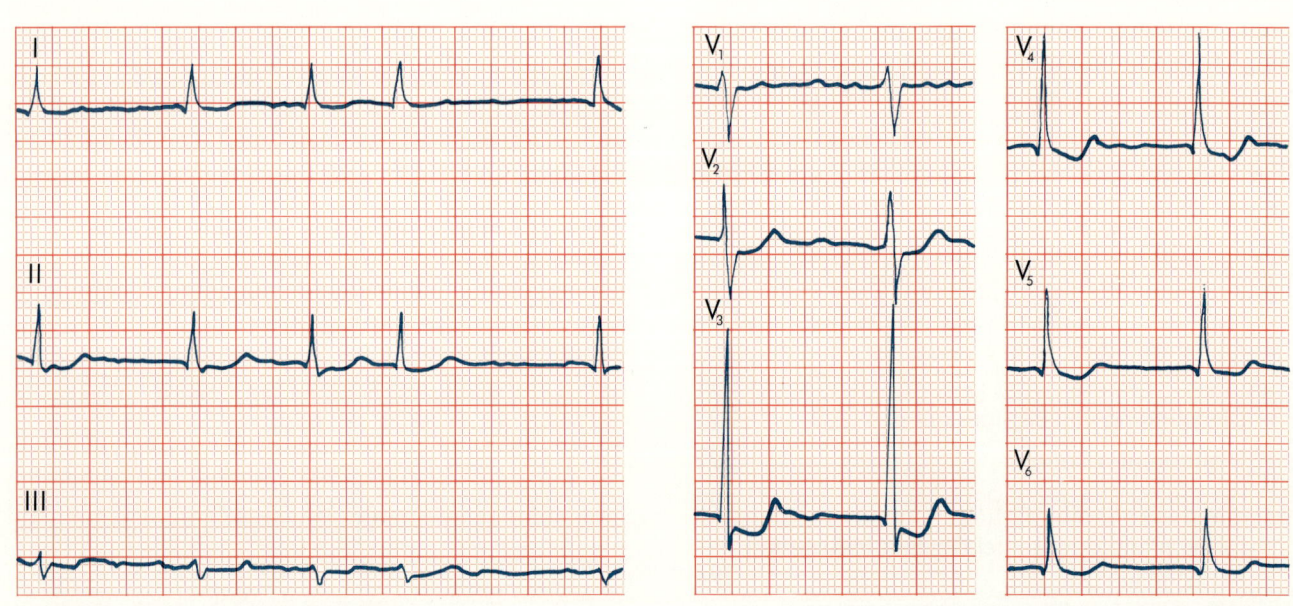

Abb. 12.1
Mit Digitalis behandeltes Vorhofflimmern. Die unregelmäßige Frequenz liegt zwischen 75 und 80/min ohne ektope ventrikuläre Erregungen, so daß das Vorhofflimmern durch Digitalis-Behandlung gut eingestellt ist. Eine „Digitaliswirkung" (Cohn-Effekt) zeigt sich in der muldenförmigen Senkung der ST-Strecke in mehreren Ableitungen.

Typ I bis zu tödlichen Anfällen von Kammertachykardie und Kammerflimmern reichen. Vor oder bei diesen Arrhythmien können nicht-kardiale Digitalis-Nebenwirkungen, wie z.B. Schwindel, Erbrechen, Diarrhöe, verwaschenes Sehen oder seltener Farbsehen (z.B. grüne oder gelbe Halos um Lichter) auftreten. Häufig entwickeln sich die Arrhythmien jedoch als einzige, aber bedeutsame Manifestation einer Digitalis-Intoxikation. Die therapeutische Wirkung der Digitalisglykoside bei Arrhythmien hängt zusammen mit indirekten elektrophysiologischen Wirkungen an der Herzmuskelzelle, die über das autonome Nervensystem vermittelt werden. Die Arrhythmien als Folge einer Überdosierung sind dagegen auf direkten Angriff an der Herzmuskelzelle zurückzuführen.

Ein geringes Serum-Kalium, ein geringes Serum-Magnesium und ein hohes Serum-Calcium verstärken die Empfindlichkeit gegenüber Digitalis. Ein Myxödem geht mit einer hohen Sensitivität gegenüber Digitalis einher, während Patienten mit Hyperthyreose eine abgeschwächte Sensitivität gegenüber den Glykosiden aufweisen. Insbesondere Patienten mit chronischer Lungenerkrankung und Cor pulmonale neigen dazu, Digitalis-induzierte Arrhythmien zu entwickeln.

Wird während einer Behandlung mit Digoxin zusätzlich Chinidin verabreicht, vermindert sich die renale Ausscheidung des Glykosids bis zu 50 %, so daß die Erhaltungsdosis auch bis zu 50 % reduziert werden muß. Bei gleichzeitiger Behandlung mit Digoxin und Amiodaron wird die renale Ausscheidung um ca. 30 %, bei Kombinationstherapie mit Verapamil in der Größenordnung 10–15 % herabgesetzt. Auch hier muß die Erhaltungsdosis entsprechend (eventuell unter Kontrolle der Serumspiegel) angepaßt werden.

Digitalis-induzierte Arrhythmien [6–8]

Die Digitalis-induzierten Arrhythmien können sich mit dem Schweregrad der Digitalis-Intoxikation verändern:

A. Arrhythmien, die bei geringer Überdosierung beobachtet werden:
   – Sinusbradykardie oder bei Patienten mit Vorhofflattern oder -flimmern eine niedrige Kammerfrequenz von 40–60/min.
   – AV-Block I° mit einem PQ von 0,25–0,40s (Abb. 10.3, S. 250).
   – Häufige ventrikuläre Extrasystolen z.T. als permanenter Bigeminus oder Trigeminus.
   – SA-Block II°.
   – AV-Block II° vom Typ Mobitz I (Wenckebach-Block).

Behandlung: Bei Vorliegen dieser Zeichen sollte die Digitalis-Therapie für einige Tage ausgesetzt werden. Serum-Kalium, Serum-Kreatinin und auch der Serum-Digoxingehalt bzw. Digitoxingehalt sollten überprüft werden. Eine Hypokaliämie muß durch Gabe von Kaliumsalzen ausgeglichen werden, und bei gleichzeitiger Therapie mit einem Diuretikum sollte auf ein kaliumsparendes Diuretikum übergegangen werden. Eine zukünftige Digoxin- oder Digitoxindosierung sollte neu festgelegt werden.

B. Arrhythmien, die bei einer *bedeutsamen Digitalis-Überdosierung* auftreten:
   – Multifokale ventrikuläre Extrasystolen und ventrikuläre Extrasystolen in Paaren oder als Triplets auftretend.
   – AV-Knoten-Ersatzrhythmen oder beschleunigte AV-Knotenrhythmen (aktive Heterotopie).
   – Paroxysmale atriale Tachykardien mit AV-Block.

Behandlung: Bei dieser Situation sollten zunächst die oben erwähnten Richtlinien beachtet werden, jedoch ist bei solchen Patienten klinische Behandlung mit fortlaufender EKG-Beobachtung in Erwägung zu ziehen.

C. Arrhythmien bei *schwerer Intoxikation*:
- Nicht-paroxysmale AV-Knotentachykardien mit Frequenzen von 100–200/min.
- Paroxysmaler SA-Block III° oder Sinusstillstand, der gleichzeitig durch Kammerstillstand und Synkope kompliziert wird (pankardialer Herzstillstand).
- AV-Block III° mit AV-Knoten-Ersatzrhythmus (Abb. 10.6 A, S. 254), der gelegentlich mit Kammerstillstand und Synkope einhergehen kann.
- Kammertachykardien, insbesondere im Rahmen einer Doppeltachykardie (AV-Knoten und ventrikuläre Tachykardie oder Vorhof- und ventrikuläre Tachykardien) und bidirektionale Tachykardien (Abb. 6.37, S. 172).
- Sich wiederholende Anfälle von schnellen Kammertachykardien und/oder Kammerflimmern.

Behandlung: Bei Patienten mit diesem elektrokardiographischen Bild besteht die Gefahr eines Herzstillstands, und die Patienten sollten ohne Verzögerung in eine Klinik eingewiesen werden; eine fortlaufende EKG-Beobachtung in der Intensivstation ist notwendig. Die Richtlinien für die Behandlung der verschiedenen Typen von Arrhythmien werden am Ende dieses Kapitels bei der Behandlung der schweren Digitalis-Intoxikation behandelt.

Differentialdiagnose bei Digitalis-induzierten Arrhythmien [4–9]

Es muß zunächst versucht werden, die Frage zu beantworten, ob neue Arrhythmien, die sich während einer Digitalis-Behandlung einstellen, durch die Glykoside selbst hervorgerufen wurden oder nur ein zufälliges Zusammentreffen der Arrhythmie mit der Digitalis-Behandlung besteht, wobei möglicherweise die Arrhythmie durch eine Erhöhung der Digitalis-Dosis verbessert würde. Um diese Frage zu beantworten, kann die Bewertung einer Reihe von Variablen hilfreich sein:

A. *Der Grad der Digitalis-Akkumulation im Organismus.* Die Digitalis-Bilanz kann abgeschätzt werden, indem die tägliche Digitalis-Dosis mit der angenommenen täglichen Ausscheidung verglichen wird, wobei letztere von Gewicht, Alter und der Nierenfunktion des Patienten abhängt.

B. *Der Serum-Digoxin- und Digitoxin-Spiegel.* Arrhythmogene Komplikationen stellen sich häufig bei einem Serum-Digoxinspiegel von über 2,5 nmol/l oder 2,0 ng/l ein. Beim Digitoxin müßte der Serumspiegel über 30 ng/l liegen. Während bei einem Serumspiegel von weniger als 1,0 nmol/l oder 0,8 ng/l Digoxin eine Digitalis-Toxikation fast ausgeschlossen ist (entsprechend bei Digitoxin unter 12 ng/l), wird eine Glykosid-Intoxikation bei Digoxin-Spiegel unter 2,5 nmol/l oder 2,0 ng/l oder bei einem Digitoxin-Spiegel unterhalb 25 ng/l zumindest unwahrscheinlicher.

C. *Serum-Elektrolyte.* Ein niedriges Serum-Kalium und/oder ein niedriges Serum-Magnesium und/oder ein erhöhtes Serum-Calzium erhöhen die Empfindlichkeit gegenüber Digitalis-Glykosiden und sind prädisponierende Faktoren für die Entwicklung einer Digitalis-Intoxikation.

Andererseits wurde bei Digitalis-Vergiftungen in suizidaler Absicht mit Dosen zwischen 5 und 20 mg Digoxin Kaliumausstrom aus den Muskeln beobachtet, der zu einer Erhöhung des Serum-Kaliumspiegels bis auf 6–8 mmol/l führte mit einer fragwürdigen Prognose bei den Patienten, bei denen durch die Digitalis-Überdosierung das Serum-Kalium auf Werte über 6,5 mmol/l anstieg.

D. *Der Typ der Arrhythmie.* Obgleich durch Digitalis fast jede Form der Arrhythmie hervorgerufen werden kann, gibt es einige Arrhythmien, die sehr selten, wenn überhaupt je, durch Digitalis induziert werden. Dies ist der Fall bei einer Parasystolie, einem AV-Block II° vom Mobitz-Typ-II, Vorhofflattern und Schenkelblockbildern. Obgleich nicht häufig, kann aber Vorhofflimmern gelegentlich durch Digitalis induziert werden.

E. *Nicht-kardiale Symptome der Digitalis-Intoxikation.* Begleitende Symptome wie Schwindel, Erbrechen, Diarrhöe, verwaschenes Sehen oder, wie oben beschrieben, Farbsehen, sprechen für die Diagnose einer Digitalis-Intoxikation.

F. Letztlich *die zeitlichen Beziehungen* zwischen dem Aussetzen der Digitalis-Therapie, dem Abfall des Serumspiegels und dem Verschwinden der Arrhythmie.

Behandlung der akuten schweren Digitalis-Intoxikation[1, 3–5, 10–15]

Bei Patienten, die größere Mengen von Digitalis fehlerhaft oder in suizidaler Absicht eingenommen haben, sollte der Magen von verbleibenden Tabletten so schnell wie möglich geleert werden. Orales Cholestyramin bindet insbesondere Digitoxin-Glykoside durch Unterbrechung des enterohepatischen Kreislaufes, so daß Cholestyramin bei allen Fällen von Digitoxin-Intoxikation Mittel der ersten Wahl ist. Unterstützend kann Aktiv-Kohle gegeben werden, um die Ausscheidung über den Darm weiter zu erhöhen.

Selbstverständlich müssen alle Digitalis-Präparate abgesetzt werden, bei Vorliegen einer Hypokaliämie sollte Kalium zugeführt werden und dies sogar bei normokalämischen Patienten mit der Absicht, das Serum-Kalium in den oberen Grenzwert des Normalen zu bringen. Beim AV-Block sollte dagegen Kalium nur dann gegeben werden, wenn der Serum-Kaliumgehalt gering ist, weil durch einen hohen Serum-Kaliumgehalt, und besonders wenn dieser schnell durch Kaliumzufuhr erreicht wird, die AV-Überleitung weiter behindert und der AV-Block höhergradig werden kann.

Kammertachykardien und Kammerflimmern werden mit Lidocain, Diphenylhydantoin oder Betablockern behandelt. Zur Zeit kann nicht definitiv gesagt werden, welchem Medikament der Vorzug zu geben ist. Gute Erfolge sind bei Behandlung mit intravenösem Magnesiumsulfat (20 ml einer 20 %igen Lösung in einer Dosis von 1 ml/min) auch bei Patienten mit einem normalem Serum-Magnesiumspiegel erzielt worden. Chinidin oder Amiodaron sollten bei Digoxin-Vergiftung wegen ihrer Wirkung auf die renale Ausscheidung nicht benutzt werden.

Wegen des Risikos, neue und gefährliche Arrhythmien auszulösen, sollte eine Defibrillation nur bei Anfällen von lebensbedrohlichen Tachykardien durchgeführt werden, und es sollten die geringstmöglichen Energien angewendet werden, beginnend mit 10 J. Wenn bei den Symptomen AV-Block und SA-Block vorherrschen, ist ein Behandlungsversuch mit intravenösem Atropin 2–3 mg angezeigt; wird eine Wirkung vermißt, muß vorübergehend eine Schrittmacherstimulation vorgenommen werden.

Die lebensbedrohlichen kardialen Arrhythmien bei schwerer Digoxin-Intoxikation können erfolgreich in 30–60 min unterdrückt werden, wenn digoxinspezifische Antikörperfragmente intravenös gegeben werden. Diese teure Form der Behandlung ist aber wegen der schlechten Prognose einer schweren Digoxin-Intoxikation gerechtfertigt und sollte so früh wie möglich begonnen werden bei:

– Patienten, die 10 mg oder mehr Digoxin oral genommen haben oder bei denen fehlerhaft eine i.v. Injektion von 5 mg oder mehr Digoxin gegeben wurde;
– Digoxin-bewirktem Anstieg des Serum-Kaliums auf 6 mmol/l oder mehr;
– Sich wiederholenden Lidocain-refraktären Anfällen von ventrikulärer Tachykardie oder Kammerflimmern.

Hinsichtlich der Behandlung mit Digitalis-Glykosiden und der Therapie bei Überdosierung sollte immer berücksichtigt werden, daß die therapeutische Breite der Glykoside gering ist und die individuelle Ansprechbarkeit große Variabilität aufweist. Glykoside können arrhythmogen wirken, aber sich auch durch richtigen Einsatz bei der Behandlung einer kardialen Grundkrankheit als gute Antiarrhythmika erweisen.

1. Smith TW. Digitalis. Mechanisms of action and clinical use. In: Epstein FH, ed. Mechanism of disease. New Engl J Med 1988; 77: 358–76.
2. Saner HE, Lange HW, Pierach CA, et al. Relation between serum digoxin concentration and the electrocardiogram. Clin Cardiol 1988; 11: 752–56.
3. Marcus FI, Opie LH, Sonnenblick EH. Digitalis, sympathometics and inotropic-dilators. In: Opie LH. Drugs for the heart. Orlando, New York, London: Grune & Stratton, Inc., 1987; 91–110.
4. Smith TW, Antman EM, Friedman PL, et al. Digitalis glycosides: Mechanisms and manifestations of toxicity. Prog Cardiovasc Dis 1984; 27: 21–56.
5. Storstein L. Digitoxin intoxication. Am Heart J 1977; 93: 434–43.
6. Wellens HJJ. The electrocardiogram in digitalis in toxication. In: Yu PN, Goodwin JF, eds. Progress in cardiology. Philadelphia: Lea & Febiger, 1976; 271–90.
7. Marriott HJL. Conover MH. Advanced concepts in arrhythmias. Digitalis dysrhythmias. St. Louis: The C.V. Mosby Co., 1983; 324–38.
8. Fisch C, Knoebel SB. Digitalis cardiotoxicity. JACC 1985; 5: 91–98.
9. Surawicz B. Factors affecting tolerance to digitalis. JACC 1985; 5: 69–81.
10. Smith TW, Butler VP Jr, Haber E, et al. Treatment of life-threatening digitalis intoxication with digoxin-specific Fab fragments. Experience in 26 cases. New Engl J Med 1982; 307: 1357.
11. Lignian H, Vincent JL, Hallemans R. Treatment of severe digitoxin intoxication by digoxin-specific Fab antibody fragments. Acta Cardiol 1984; 39: 301–05.
12. Citrin D, Stevenson IH, O'Malley K. Massive digoxin over dose. Observations on hyperkalaemia and plasma digoxin levels. Scott Med J 1972; 17: 275.
13. Bismuth C, Motté G, Fréjaville JP, et al. L'hyperkaliémie dans l'intoxication digitalique massive. Valeur pronostique et implications thérapeutiques. Arch Mal Coeur 1973; 66: 1537–41.
14. Wenger TL, Butler VP, Haber E, et al. Treatment of 63 severely digitalis-toxic patients with digoxin-specific antibody fragments. JACC 1985; 5: 118–23.
15. Proudfoot AT. A star treatment for digoxin overdose? Br Med J 1986; 293: 642–43.

Deutschsprachige zusammenfassende Literatur

Theissen K. Glykoside. In: Herzrhythmusstörungen. Springer Verlag: Berlin, Heidelberg, New York 1983, 719–808.

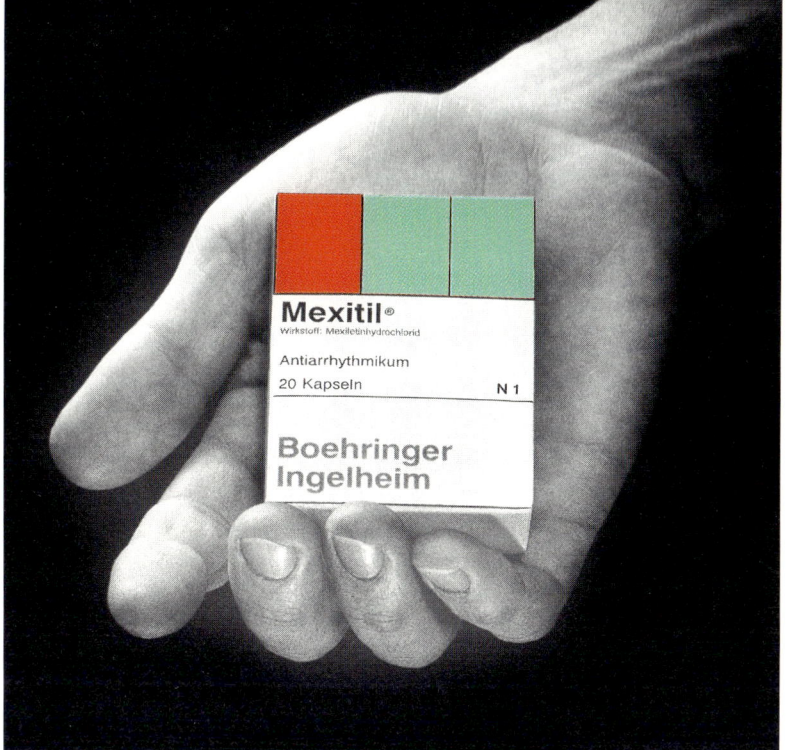

Hohe Sicherheit aus Ihrer Hand

in der gezielten Behandlung
ventrikulärer Rhythmusstörungen

Mexitil®
Mexitil® mite
Mexitil® Depot

Zusammensetzung:
1 Ampulle Mexitil enthält 250 mg, 1 Kapsel Mexitil 200 mg, 1 Kapsel Mexitil mite 100 mg, 1 Retard-kapsel Mexitil Depot 360 mg Mexiletinhydrochlorid.

Indikationen:
Behandlung und Verhinderung ventrikulärer Herz-rhythmusstörungen.

Kontraindikationen:
Vorsicht ist geboten beim Syndrom des kranken Sinusknotens, beim Vorliegen einer Bradykardie, Hypotonie und Herzinsuffizienz.

Bei dekompensierter Leberzirrhose sind Abbau und Ausscheidung von Mexitil verzögert. Dies kann auch bei manchen Patienten mit terminaler Nieren-insuffizienz bei einer Kreatinin-Clearance unter 10 ml/min auftreten. Bei diesen Patienten ist eine individuelle Dosisanpassung erforderlich.

Da Mexitil in die Plazenta und in die Muttermilch übergeht, sollte Mexitil in der Schwangerschaft und während der Stillzeit nur bei lebensbedroh-lichen Zuständen angewendet werden.

Nebenwirkungen:
Beobachtet wurden Magenbeschwerden, Geschmacksstörungen, Übelkeit, Erbrechen, Schläfrigkeit, unartikuliertes Sprechen, Nystagmus, verschwommenes Sehen, Ataxie, Tremor, Parästhesien, Verwirrtheit, zerebrale Krampfanfälle, in Einzelfällen Halluzinationen.

In wenigen Fällen kann es nach Mexitil zum ver-mehrten Auftreten von ventrikulären Extrasystolen kommen. Selten können Pulsverlangsamung, Vor-hofflimmern und Herzklopfen sowie Hypotonie auftreten.

Allergische Hautreaktionen sind in einigen Fällen beobachtet worden.

In wenigen Fällen wurde der Verdacht auf eine Leberschädigung durch Mexitil geäußert.

Dieses Arzneimittel kann auch bei bestimmungs-gemäßem Gebrauch das Reaktionsvermögen so weit verändern, daß die Fähigkeit zur Teilnahme am Straßenverkehr oder zum Bedienen von Maschinen beeinträchtigt wird. Dies gilt in verstärktem Maße im Zusammenwirken mit Alkohol.

Boehringer Ingelheim KG, 6507 Ingelheim am Rhein

Wechselwirkungen:
Bei gleichzeitiger Gabe von Mexitil und anderen gegen Herzrhythmusstörungen wirksamen Arznei-mitteln muß eine verstärkte Wirkung auf das Reiz-leitungssystem und die Pumpfunktion des Herzens berücksichtigt werden.

Da Mexitil hauptsächlich in der Leber abgebaut wird, können Substanzen, die die Leberfunktion beeinträchtigen, die Konzentration von Mexitil im Blut verändern.

Bei einer gleichzeitigen Therapie mit Stoffen, die den Abbau vieler Medikamente verzögern (wie z.B. Cimetidin), kann eine Dosisreduktion von Mexitil erforderlich werden.

Führt die Begleitmedikation dagegen zu einer Enzyminduktion in der Leber (wie z.B. Rifampicin), muß die Dosis von Mexitil wegen des beschleunig-ten Abbaus erhöht werden.

Vereinzelt wurde über ein Ansteigen des Serum-Theophyllin-Spiegels während einer gleichzeitigen Behandlung mit Mexitil berichtet.

Opiate können die Aufnahme des in der Kapsel enthaltenen Mexitil in die Blutbahn verzögern.

Alle Medikamente, die die Magen-Darm-Bewegung beeinflussen, können die Aufnahme von Mexitil verändern.

Hinweis:
Weitere Einzelheiten enthalten die Fach- bzw. Gebrauchsinformationen, deren aufmerksame Durchsicht wir empfehlen.

Packungen: (Stand November 1989) A.V.P.

Mexitil	
5 Ampullen (250 mg/10 ml)	DM 56,82
20 Kapseln (N 1) (200 mg)	DM 22,01
50 Kapseln (N 2) (200 mg)	DM 48,64
100 Kapseln (N 3) (200 mg)	DM 92,09
Mexitil mite	
20 Kapseln (N 1) (100 mg)	DM 14,88
50 Kapseln (N 2) (100 mg)	DM 34,70
100 Kapseln (N 3) (100 mg)	DM 64,33
Mexitil Depot	
20 Retardkapseln (N 1) (360 mg)	DM 40,72
50 Retardkapseln (N 2) (360 mg)	DM 93,26
100 Retardkapseln (N 3) (360 mg)	DM 175,80
Klinikpackungen	

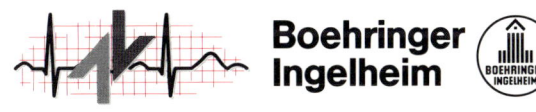

Boehringer Ingelheim

BOEHRINGER INGELHEIM

8/90

Befindlichkeit ist Herzenssache

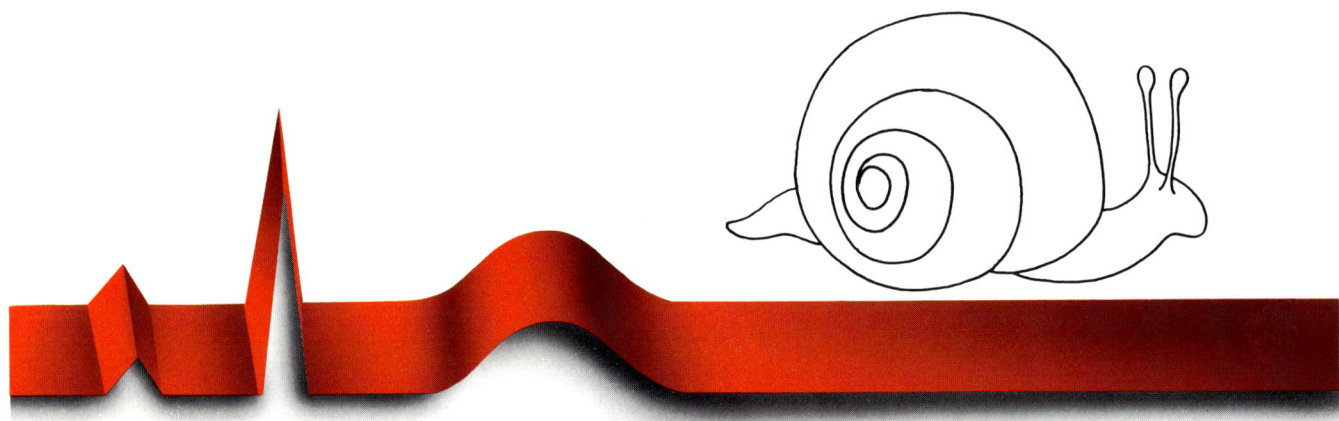

Wenn das Herz zu langsam schlägt

Itrop®

zur Langzeitbehandlung bradykarder Herzrhythmusstörungen

Itrop®

- verbesserte kardiale Pumpleistung
- bessere zerebrale Durchblutung

Lebensqualität, die vom Herzen kommt

Zusammensetzung:
1 Ampulle zu 1 ml enthält 0,5 mg,
1 Filmtablette 10 mg Ipratropiumbromid.

Indikationen:
Vorwiegend vagal-bedingte Sinusbradykardien, Bradyarrhythmien mit sinuatrialen Blockierungen, AV-Blockierungen II. Grades vom Wenckebach-Typ und bradykarde absolute Arrhythmie bei Vorhofflimmern.

Kontraindikationen:
Glaukom bzw. Glaukomverdacht, Prostatahypertrophie, mechanische Stenosen im Bereich des Magen-Darm-Kanals, Tachykardien, Megakolon.

Während der Schwangerschaft, besonders in den ersten 3 Monaten, wird die für Arzneimittel übliche Zurückhaltung empfohlen.

Nebenwirkungen:
Nach Gabe von Itrop können Mundtrockenheit, Völlegefühl, Appetitlosigkeit, Obstipation auftreten, bei chronischer Obstipation sowie bei

dekompensierter Herzinsuffizienz und gleichzeitiger Digitalisierung kann es zu einem nach Absetzen von Itrop reversiblen, funktionellen Ileus kommen. Es können Akkommodationsstörungen, Auslösung von Glaukomanfällen, Miktionsstörungen, Minderung der Schweißdrüsensekretion mit einhergehendem Wärmestau, Hautrötung, in seltenen Fällen auch tachykarde supraventrikuläre und ventrikuläre (z.B. ventrikuläre Extrasystolien/Tachykardien) Herzrhythmusstörungen auftreten.

Dieses Arzneimittel kann auch bei bestimmungsgemäßem Gebrauch die Sehleistung und somit das Reaktionsvermögen im Straßenverkehr oder bei der Bedienung von Maschinen beeinflussen.

Boehringer Ingelheim KG, 6507 Ingelheim am Rhein

Wechselwirkungen:
Die anticholinerge Wirkung von Itrop kann durch Anti-Parkinson-Mittel, Chinidin und trizyklische Antidepressiva verstärkt werden.

Hinweis:
Weitere Einzelheiten enthalten die Fach- bzw. Gebrauchsinformationen, deren aufmerksame Durchsicht wir empfehlen.

Packungen:	(Stand Juli 1990)	A.V.P.
5 Ampullen (1 ml/0,5 mg)	DM	65,58
20 Filmtabletten (N 1) (10 mg)	DM	34,38
50 Filmtabletten (N 2) (10 mg)	DM	77,51
100 Filmtabletten (N 3) (10 mg)	DM	147,12
Klinikpackungen		

Boehringer Ingelheim

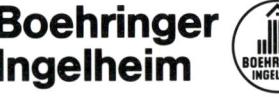

BOEHRINGER INGELHEIM

4/90

Kapitel 13
Elektrolyte und das EKG

Elektrolytverschiebungen und das EKG[1]

Elektrolytverschiebungen, besonders ein nicht ausgeglichener Serum-Kaliumspiegel und weniger häufig auch Veränderungen des Magnesium- und Calziumspiegels, können Veränderungen im EKG hervorrufen und zur Entwicklung von Herzrhythmusstörungen führen. Die Wirkungen durch die Elektrolytverschiebungen hängen ab von:

— der relativen Konzentration der einzelnen Elektrolyte untereinander;
— der Beziehung zwischen der extrazellulären und zellulären Konzentration der Ionen, wobei der zelluläre Spiegel gewöhnlich nicht bekannt ist, der extrazelluläre Gehalt aber der Serumkonzentration entspricht;
— dem funktionellen Zustand des Herzens und der begleitenden medikamentösen Behandlung z.B. mit Digitalis.

Die resultierenden EKG-Veränderungen und Arrhythmien sind unspezifisch und können von denjenigen, die z.B. durch Myokardinfarkt oder Ischämie oder durch Medikamente allein hervorgerufen werden, anhand des EKGs nicht unterschieden werden.

Aus diesen und anderen Gründen kann eine EKG-Aufzeichnung die Messung der Serumkonzentration von Kalium und/oder Magnesium oder Calzium nicht ersetzen. Die Bestimmung des Serumspiegels von Kalium und gelegentlich Magnesium und/oder Calzium ist daher für die richtige Interpretation der beobachteten EKG-Veränderungen ebenso erforderlich wie für eine optimale Behandlung der auftretenden Arrhythmien.

Hyperkaliämie [1–4]

Eine hohe Serumionenkonzentration von Kalium, eine Hyperkaliämie, führt zu EKG-Veränderungen, die sich um so ausgeprägter darstellen, je höher der Serum-Kaliumspiegel ist (Abb. 13.1). Eine strikte Korrelation zwischen dem Serum-Kalium und den auftretenden EKG-Veränderungen besteht jedoch nicht. Die folgenden Veränderungen werden bei Erhöhung des Serum-Kaliums gefunden (Abb. 13.1):

1. Als frühestes Zeichen kommt es zur Entwicklung hoher spitzer T-Wellen in den präkardialen Ableitungen (Abb. 13.2, S. 301).
2. Eine Verkleinerung der P-Wellenamplitude bis hin zum Verschwinden der P-Welle (Abb. 13.2). Die EKG-Aufzeichnung kann dabei einen beschleunigten AV-Knotenrhythmus vortäuschen, aber aus Tierversuchen ist bekannt, daß der Sinusknoten Schrittmacher des Herzens bleibt und daß die vom Sinusknoten ausgehende Erregung zum AV-Knoten über noch funktionierende atriale Muskelbündel bei sonst schon paralysiertem und nicht mehr aktivierbarem atrialem Myokard fortgeleitet wird.
3. Eine Reduktion der R-Zackenhöhe, eine Verbreiterung des QRS-Komplexes, eine ST-Streckensenkung oder Anhebung und/oder eine PQ-Verlängerung.
4. Eine weiter fortschreitende Verbreiterung des QRS-Komplexes und ventrikuläre Extrasystolen.
5. Herzstillstand, der droht, wenn das Serum-Kalium 7–8 mmol/l überschreitet. EKG-Aufzeichnungen während des Herzstillstandes zeigen ein dem Flattern ähnliches Bild mit sehr breiten QRST-Komplexen und einer schnellen regelmäßigen Frequenz, die einer Sinusschwingungskurve gleichen kann. Das Flattern kann zu Kammerflimmern degenerieren, oder abwechselnd können Phasen von AV-Block und Kammerstillstand auftreten.

Eine Hyperkaliämie als Ursache eines Herzstillstandes kann eine Urämie komplizieren oder durch Langzeitbehandlung mit kaliumsparenden Diuretika wie Spironolacton oder Amilorid auftreten. Sie wird auch als Nebenwirkung bei Kaliumsubstitution bei älteren Patienten mit hypertensiver oder anderer kardialer Grunderkrankung und verminderter Nierenfunktion beobachtet. Eine lebensbedrohliche Hyperkaliämie kann sich auch als akute Komplikation bei diabetischer Ketacidose einstellen, bei schweren Verbrennungen, multiplen Traumen oder beim Ertrinken.

Behandlung

Ernste Arrhythmien, die auf einer Hyperkaliämie beruhen, können schnell unterdrückt werden durch Bolusinjektion von Calziumsalzen. Das Calziumion wirkt dem kardiotoxischen Effekt der Hyperkaliämie entgegen, beeinflußt aber die Hyperkaliämie selbst nicht. Als nächster Schritt sollte der erhöhte Serum-Kaliumgehalt

Das Abpuffern der Acidose durch intravenöse Infusionen von konzentrierter Natriumbikarbonat-Lösung wird meistens bei Herzstillstand angewandt. Es gibt aber nur wenige Befunde, die belegen, daß Abpuffern mit Natriumbikarbonat oder anderen alkalischen Puffern die Ergebnisse wirklich verbessern. Gegenteilige Hinweise beruhen auf klinischen und Labordaten, die darauf hindeuten, daß Bikarbonat-Lösungen folgende nachteilige Wirkungen entfalten können:

— Sie begünstigen im Tierversuch weder die Möglichkeit der Defibrillation noch wird dadurch die Überlebensrate erhöht.
— Sie verschieben die Oxyhaemoglobin-Sättigungskurve, so daß weniger Sauerstoff abgegeben wird.
— Sie führen zu Hyperosmolalität und zur Hypernatriämie.
— Sie können durch CO_2-Abgabe eine paradoxe Acidose bewirken. Das CO_2 kann dabei frei in Myokard- und Hirnzellen diffundieren und speziell im Herzen zur Funktionsminderung der Zellen beitragen.
— Sie können nachteilige Wirkungen durch extrazelluläre Alkalose bewirken.

Bei Patienten mit und nach Herzstillstand und vorbestehender Acidose und mit oder ohne Hyperkaliämie wirken Natriumbikarbonat-Lösungen aber meistens dennoch günstig. Es sollten als Initialdosis aber nicht mehr als 1/2—1 mmol/kg Körpergewicht infundiert werden. So schnell wie möglich sollten pH, Standard-Bikarbonat und Basendefizit bestimmt werden, und diese Werte müssen bei der weiteren Dosierung berücksichtigt werden.

1. Surawicz B, Braun HA, Crum WB, et al. Quantitative analysis of the electrocardiographic pattern of hypopotassemia. Circulation 1957; 16: 750–3.
2. Ettinger PO, Hega J, Oldewurtel A. Hyperkalemia, cardiac conduction and the electrocardiogram: A review. Am Heart J 1974; 88: 360–1.
3. Ettinger PO, Regan TJ, Oldewurtel HA, et al. Ventricular conduction delay and asystole during systemic hyperkalemia. Am J Cardinol 1974; 33: 876–8
4. Chakko SC, Frutchey J, Gheorghiade M. Life-threatening hyperkalemia in severe heart failure. Veterans Administration Center, Salem, Va. Am Heart J 1989; 117: 1083–1.
5. Helfant RH. Hypokalemia and arrhythmias. Am J Med 1986; 80 (Suppl. 4A): 13–2.
6. Nordrehaug JE, von der Lippe G. Hypokalaemia and ventricular fibrillation in acute myocardial infarction. Br Heart J 1983; 50: 525–9.
7. Nordehaug JE, von der Lippe G. Serum potassium concentrations are inversely related to ventricular, but not to atrial, arrhythmias in acute myocardial infarction. Europ Heart J 1986; 7: 204–9.
8. Blomström-Lundqvist C, Caidahl K, Olsson SB, et al. Electrocardiographic findings and frequency of arrhythmias in Bartter's syndrome. Br Heart J 1989; 61: 274–9.
9. Surawicz B. Is hypomagnesemia or magnesium deficiency arrhythmogenic? JACC 1989; 14: 1093–6.
10. DiCarlo LA, Morady F, de Buitleir M, et al. Effects of magnesium sulfate on cardiac conduction and refractoriness in humans. JACC 1986; 7: 1356–2.
11. Rasmussen HS, Suensson M, McNair P, Nørregard P, Balsløv S. Magnesium infusion reduces the incidence of arrhythmias in acute myocardial infarction. A double-blind, placebo-controlled study. Clin Cardiol 1987; 10: 351–6.
12. Abraham AS, Rosenmann D, Kramer M, et al. Magnesium in the prevention of lethal arrhythmias in acute myocardial infarction. Arch Intern Med 1987; 147: 753–5.
13. Akiyama T, Batchelder J, Worsman J, et al. Hypocalcemic torsades de pointes. Electrocardiology 1989; 22: 89–2.
14. Jaffe AS. New and old paradoxes. Acidosis and cardiopulmonary resuscitation. Circulation 1989; 80: 1079–3.

Kapitel 14
Deutung des EKG bei Sinusrhythmus und supraventrikulären Arrhythmien

Diagnostische Begrenzung der EKG-Deutung bei ventrikulärer Präexzitation, Schenkelblock und ventrikulären Arrhythmien

Die normale Erregungsfolge in den verschiedenen Teilen des Ventrikelmyokards dient als Grundlage für die Interpretation des EKGs in bezug auf ventrikuläre Hypertrophie, Myokardinfarkt und Ischämie. Bei Kammerarrhythmien, einer Präexzitation oder einem Schenkelblock verändert sich die Erregungsfolge im Ventrikelmyokard. Unter diesen Umständen ist die Interpretation des EKGs beschränkt auf die Erkennung der Arrhythmie oder der Erregungsausbreitungsanomalie, während sichere Aussagen in bezug auf die zugrundeliegende Veränderung im Ventrikelmyokard selbst nicht gemacht werden können. Eine Ausnahme ist der Rechtsschenkelblock, bei dem die Erkennung pathologischer Q-Zacken als Diagnose für einen transmuralen Myokardinfarkt herangezogen werden kann (Abb. 9.8 , S. 234).

Dieses Kapitel ist im wesentlichen auf die diagnostischen Möglichkeiten des EKGs bei Sinusrhythmus oder bei supraventrikulären Arrhythmien ausgerichtet, ohne daß Hinweise für eine Kammerpräexzitation oder einen Schenkelblock vorliegen. Das bedeutet, das PQ-Intervall ist größer als 0,12 s und der QRS-Komplex mißt weniger als 0,12 s. Der erste Abschnitt dieses Kapitels über Vorhofvergrößerungen betrifft lediglich das EKG bei Sinusrhythmus.

Vorhofvergrößerung [1-4]

Vorhofvergrößerungen stellen sich als Veränderungen in der Form, in der Höhe oder in der Breite der Sinus-P-Welle dar. Die Veränderungen sind am deutlichsten ausgeprägt in Abl. II und V_1, gelegentlich wird der Ausdruck Vorhofhypertrophie synonym mit Vorhofvergrößerung benutzt. Da es jedoch keine signifikanten Beziehungen zwischen den Veränderungen der P-Welle und dem Gewicht der Vorhöfe gibt, ist diese Terminologie für die EKG-Interpretation nicht angebracht.

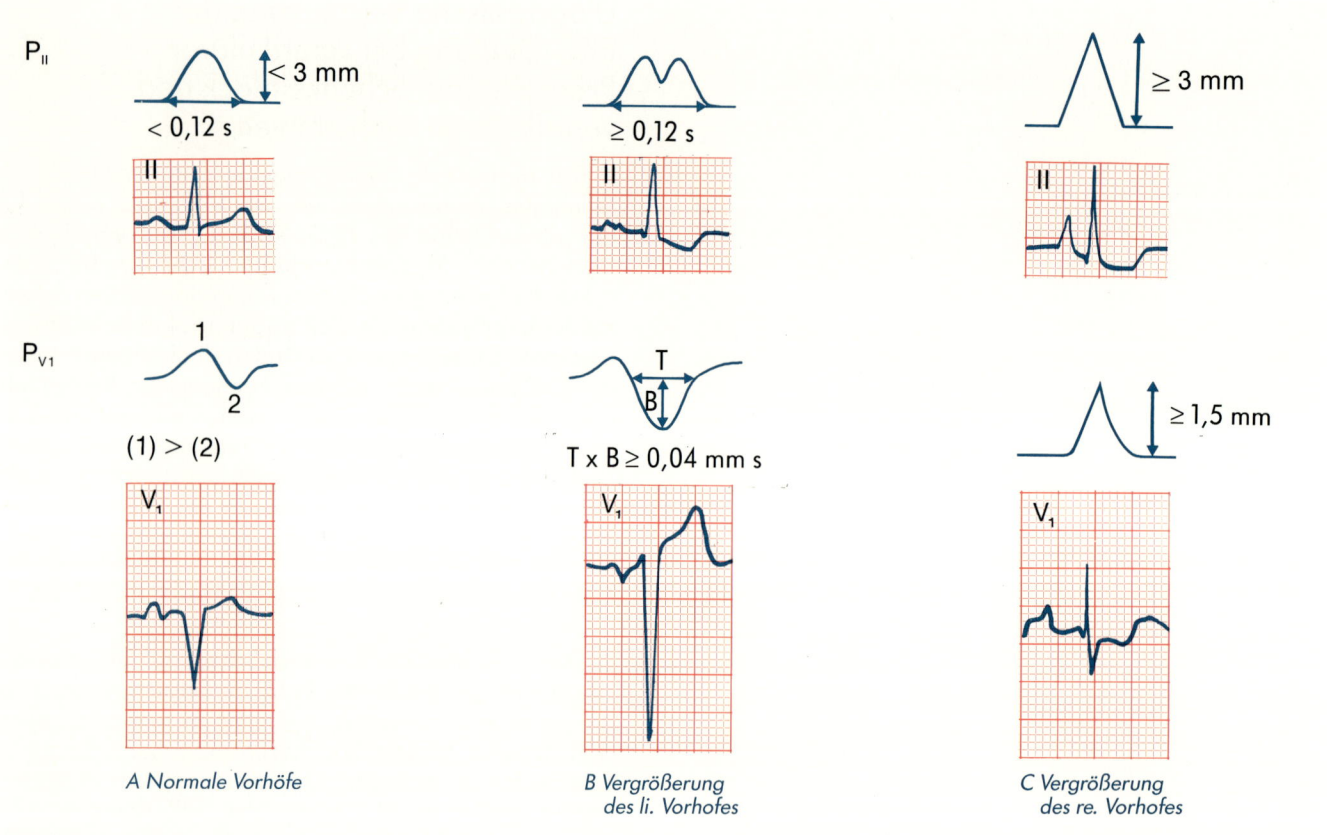

P_{II}

< 3 mm

< 0,12 s

II

≥ 0,12 s

II

≥ 3 mm

II

P_{V1}

1

2

(1) > (2)

V₁

T

B

T x B ≥ 0,04 mm s

V₁

≥ 1,5 mm

V₁

A Normale Vorhöfe

B Vergrößerung des li. Vorhofes

C Vergrößerung des re. Vorhofes

Abb. 14.1
Vorhof-Vergrößerung. Hauptsächliche Veränderungen der P-Welle.

Die normale Sinus-P-Welle

Als Bezug seien die Kriterien der normalen P-Welle angegeben (Abb. 14.1 A):

- in Abl. II ist die P-Welle weniger als 2 mm hoch und weniger als 0,12 s breit; und

- in Abl. V$_1$ ist die P-Welle am häufigsten biphasisch mit einer initialen positiven und aus einer darauffolgenden negativen Komponente, wobei letztere nicht die vorangehende Positivität überschreitet, oder die P-Welle ist vermindert bis zu nur einem kleinen positiven Ausschlag.

Vergrößerung des linken Vorhofes

Eine Vergrößerung des linken Vorhofes (Abb. 14.1 B) stellt sich dar durch eine breite geknotete P-Welle in Abl. II, die gleich oder mehr als 0,12 s mißt, ein sogenanntes P mitrale oder P sinistro-atriale. In Abl. V$_1$ kommt die linksatriale Vergrößerung durch einen dominierenden negativen Ausschlag mit einer Tiefe (T) von mehr oder gleich 1 mm oder in einer Breite (B), die gleich oder mehr als 0,04 s mißt, zum Ausdruck. Die Nettofläche der P-Welle (T x B) kann dabei 0,04 mm s übersteigen. EKG-Zeichen einer linksatrialen Vergrößerung finden sich bei Mitralstenose und in einer großen Anzahl von Konstellationen, bei denen primär die Drucküberlastung des linken Ventrikels vorhanden ist und die nachfolgend zu einer Dilatation des linken Ventrikels

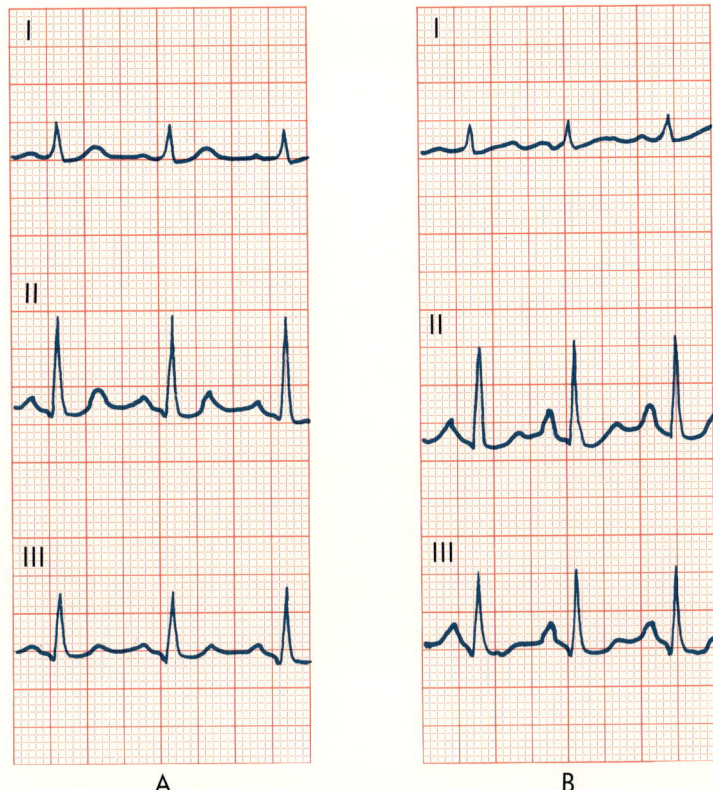

Abb. 14.2
Vorhofvergrößerung. Akutes Auftreten eines P-pulmonale (P-dextroatriale) bei Asthma bronchiale. 20-jähriges Mädchen mit Anfällen von
Asthma bronchiale seit einigen Jahren. Das EKG zwischen den Anfällen (A) zeigt normale P-Wellen (stumpfe P-Wellen von 2 mm in Abl. II).
Bei der EKG-Aufzeichnung während eines langanhaltenden schweren Anfalls (B) zeigt sich ein P-pulmonale (spitzes P von 3,5 mm in Abl. II).
Nach dem Anfall (nicht abgebildet) Wiederauftreten einer normalen P-Welle.

führen. Daher ist der Ausdruck P sinistro-atriale dem P mitrale vorzuziehen.

Vergrößerung des rechten Vorhofes

Eine Vergrößerung des rechten Vorhofes (Abb. 14.1 C) kann eine große, schmale und scharfgeformte P-Welle hervorrufen, die größer oder gleich 3 mm in Abl. II ist, ein sogenanntes P pulmonale oder besser P dextro-atriale. Ähnliche große P-Wellen werden oft in Abl. III und aVF beobachtet mit einem initialen großen, schmalen, positiven Ausschlag, der größer oder gleich 1,5 mm mißt. EKG-Hinweise auf eine Vergrößerung des rechten

Vorhofs können bei einer Vielzahl von Erkrankungen auftreten, insbesondere solchen, die mit einer Druckerhöhung im rechten Ventrikel einhergehen und als Folge davon zu einer Dilatation des rechten Vorhofs führen. Akut und vorübergehend und völlig reversibel kann sich ein P pulmonale entwickeln in Verbindung mit einem akuten Anfall von Asthma bronchiale oder bei akuter Lungenembolie (Abb. 14.2).

Ventrikuläre Hypertrophie [1-4]

Mehrere Kriterien können auf eine Hypertrophie, d.h. eine Wandverdickung des linken oder rechten Ventrikels, hinweisen. Sie können wie folgt zusammengefaßt werden:

— Hypertrophiemuster (Abb. 14.3 B—C) mit übernormal großen R-Zacken in den linkspräkardialen Ableitungen V_5-V_6 bei Linkshypertrophie und bei Rechtshypertrophie mit großen R-Zacken in V_1 und/oder V_2. Tiefe S-Zacken werden häufig in den kontralateralen Brustwandableitungen gefunden.

— Überlastungszeichen (Abb. 14.3 B—C) mit ST-Segmentsenkung und/oder T-Welleninversion in den linkspräkardialen Ableitungen V_5-V_6 und/oder in Abl. I bei linksventrikulärer Hypertrophie oder in den rechtspräkardialen Ableitungen V_1-V_3 bei rechtsventrikulärer Hypertrophie.

— QRS-Achsenabweichung (Abb. 1.28, S. 22), insbesondere als Abweichung der QRS-Achse nach rechts bei rechtsventrikulärer Hypertrophie.

— EKG-Hinweise für Vorhofvergrößerung (Abb. 14.1 B—C, S. 308), bei denen ein P sinistro-atriale bei linksventrikulärer Hypertrophie und ein P dextro-atriale bei rechtsventrikulärer Hypertrophie gefunden wird.

Einige dieser Kriterien zeichnen sich durch eine größere Sensitivität als Spezifität aus, und einige sind mehr spezifisch als sensitiv. Im allgemeinen kann gelten, daß je größer die Anzahl der Kriterien, desto wahrscheinlicher ist die Diagnose einer ventrikulären Hypertrophie.

Der normale QRST-Komplex

Kurz zusammengefaßt zeichnet sich ein normaler QRST-Komplex durch die folgenden Kriterien aus:

— In den Brustwandableitungen (Abb. 14.3 A) wird in V_1 ein rS-Muster und ein qR(s)-Muster in den Abl. V_5-V_6 gefunden mit einem R in V_5-V_6 von weniger als 27 mm oder einem R in V_5 oder V_6 plus einem S in V_1 (Sokolow-Lyon-Index) von weniger als 35 mm. Das ST-Segment verläuft isoelektrisch, und die T-Welle ist positiv in den Abl. V_5-V_6.

— In den Extremitätenableitungen findet sich die mittlere QRS-Achse (Abb. 1.28) zwischen $-30°$ und $+90°$, das ST-Segment ist isoelektrisch, und die T-Welle ist positiv in Abl. I. Bei einem Hauptvektor von QRS in der Frontalebene von $-30°$ und mehr (Links- bis überdrehter Linkstyp) deutet ein rechtsgerichteter Hauptvektor von T mit einer Winkeldifferenz zu dem Hauptvektor von QRS und dem Hauptvektor von T $> 60°$ (T in III $>$ I) auf eine Vorderwandläsion hin.

Linksventrikuläre Hypertrophie

Bei linksventrikulärer Hypertrophie, d.h. Verdickung der Wand des linken Ventrikels, können folgende EKG-Befunde aufgezeichnet werden:

— Ein linksventrikuläres Hypertrophiemuster (Abb. 14.3 B und 14.4 A, S. 313) mit einer übernormal hohen R-Zacke in den Abl. V_5-V_6 und häufig einer abnormal tiefen S-Zacke in den Abl. V_1 und V_2 mit einem R in $V_5-V_6 \geq 27$ mm und/oder einem R in V_5 oder V_6 plus einem S in $V_1 \geq 35$ mm (Sokolow-Lyon-Index).

— Ein linksventrikuläres Überlastungsmuster (Abb. 14.3 B und 14.4 A) mit einer Senkung des ST-Segments ≥ 1 mm und/oder einer negativen T-Welle in den Abl. V_5-V_6 oder in Abl. I. Das Überlastungsmuster und das Hypertrophiemuster werden häufig gleichzeitig gefunden, können aber auch einzeln als isolierte EKG-Manifestation einer linksventrikulären Hypertrophie aufgezeichnet werden.

— Verschiebung der QRS-Achse nach links (Abb. 1.28) ist ein nicht durchgehend zu erhebender Befund, der aber dann auftritt, wenn die zur Linkshypertrophie führende Erkrankung durch einen linksanterioren faszikulären Block kompliziert wird (Abb. 9.2, S. 225).

— Ein P sinistro-atriale in Abl. II und/oder ein P in V_1 mit einer prominenten negativen Komponenten (Abb. 14.1 B). Die Vergrößerung des linken Vorhofs ist eine häufige Komplikation bei linksventrikulärer Erkrankung. Daher sind EKG-Hinweise für eine Vergrößerung des linken Vorhofs häufig ein indirektes Zeichen für eine linksventrikuläre Hypertrophie.

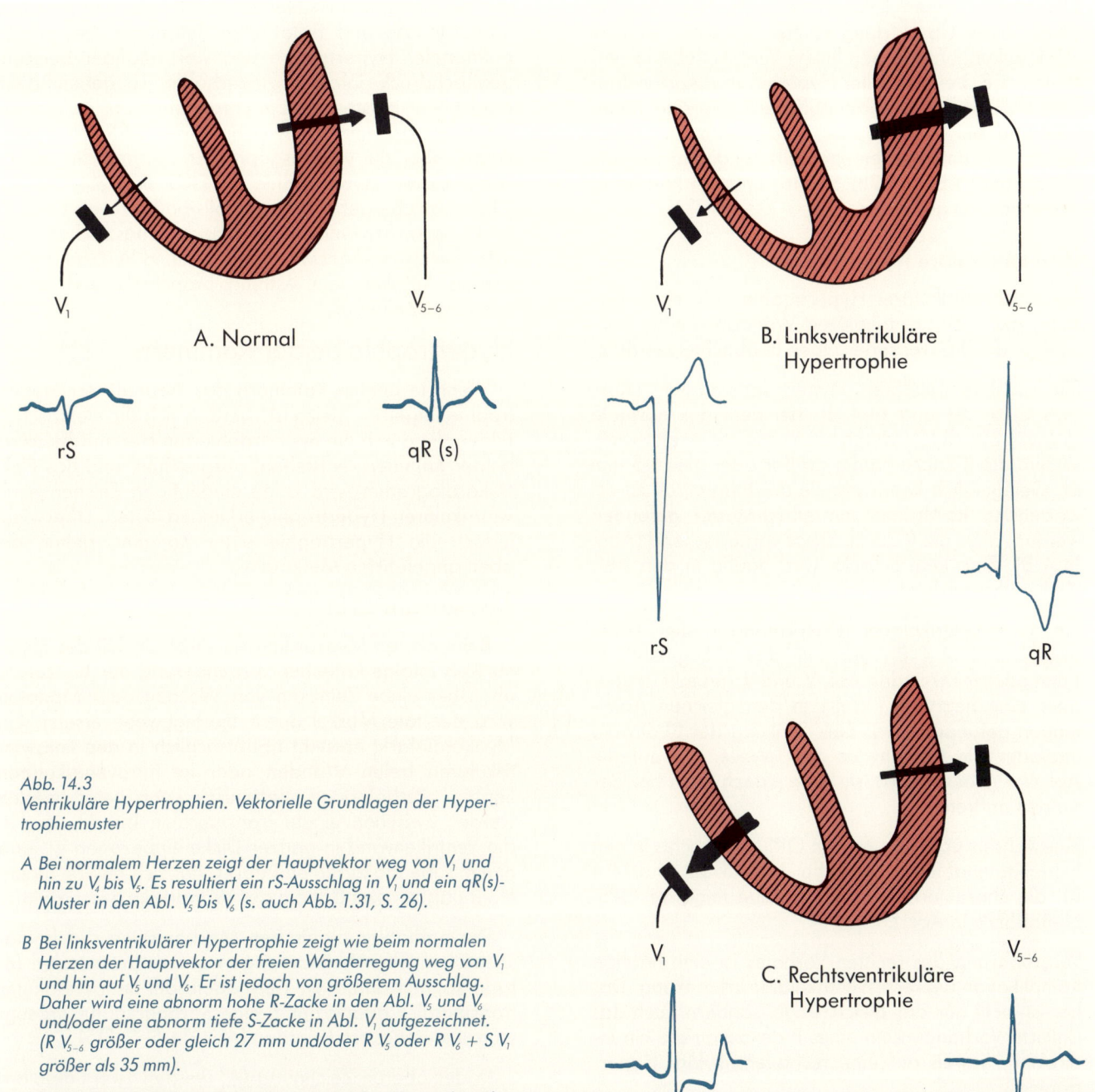

Abb. 14.3
Ventrikuläre Hypertrophien. Vektorielle Grundlagen der Hypertrophiemuster

A Bei normalem Herzen zeigt der Hauptvektor weg von V_1 und
hin zu V_4 bis V_5. Es resultiert ein rS-Ausschlag in V_1 und ein qR(s)-
Muster in den Abl. V_5 bis V_6 (s. auch Abb. 1.31, S. 26).

B Bei linksventrikulärer Hypertrophie zeigt wie beim normalen
Herzen der Hauptvektor der freien Wanderregung weg von V_1
und hin auf V_5 und V_6. Er ist jedoch von größerem Ausschlag.
Daher wird eine abnorm hohe R-Zacke in den Abl. V_5 und V_6
und/oder eine abnorm tiefe S-Zacke in Abl. V_1 aufgezeichnet.
(R V_{5-6} größer oder gleich 27 mm und/oder R V_5 oder R V_6 + S V_1
größer als 35 mm).

C Bei rechtsventrikulärer Hypertrophie zeigt der Hauptvektor der
freien Wand auf V_1 und mehr oder weniger weg von V_5 und V_6.
Dies führt zu einem Rs-Muster in Abl. V_1 und häufig zu einem
RS-Muster in den Abl. V_5 und/oder V_6.

EKG-Muster einer linksventrikulären Hypertrophie und/oder einer Überlastung können bei einer Vielzahl von Erkrankungen, die den linken Ventrikel überlasten, auftreten, z.B. bei arterieller Hypertension, Aortenklappenerkrankung oder Mitralinsuffizienz. Sie sind häufiger Befund bei hypertropher Kardiomyopathie (Abb. 14.29, S. 347) und werden ebenfalls bei dilatativer Kardiomyopathie (Abb. 14.28, S. 346) und bei koronarer Herzerkrankung gefunden.

Rechtsventrikuläre Hypertrophie

Bei rechtsventrikulärer Hypertrophie, d.h. einer Verdickung der rechtsventrikulären Wandabschnitte, können folgende EKG-Veränderungen beobachtet werden:

— Ein rechtsventrikuläres Hypertrophiemuster (Abb. 14.3 C, S. 311 und 14.4 B), bei dem das normale rS-Muster in Abl. V_1 durch ein Rs-Muster ersetzt wird, in dem die R-Zacke häufig größer oder gleich 5 mm ist. Gelegentlich kann anstelle des theoretisch zu erwartenden Rs-Musters ein qR-(s)-Muster gefunden werden, aber die R-Zacke bleibt vorherrschend (Abb. 14.4 B). Eine tiefe S-Zacke wird häufig in. den Abl. V_5−V_6 aufgezeichnet.

— Ein rechtsventrikuläres Überlastungsmuster (Abb. 14.3 C und 14.4 B), bei dem das ST-Segment um 1 mm oder mehr in den Abl. V_1 und V_2 gesenkt ist und/ oder eine negative T-Welle in den gleichen Ableitungen gefunden wird. Eine Senkung der ST-Strecke und/oder die Negativität der T-Welle, die auf die Abl. V_1−V_2 beschränkt ist, kann jedoch auch bei Gesunden auftreten.

— Eine Achsenverschiebung von QRS nach rechts in den Extremitätenableitungen (Abb. 1.28, S. 22 und 14.4 B), die charakterisiert ist durch eine negative QRS-Nettofläche in Abl. I.

— Vergrößerung des rechten Vorhofes ist eine häufige Komplikation bei rechtsventrikulärer Erkrankung. Daher ist nicht nur das gleichzeitige, sondern auch das isolierte Vorhandensein eines P dextro-atriale ein indirekter Hinweis auf eine rechtsventrikuläre Hypertrophie.

Rechtsventrikuläre Hypertrophiemuster findet man in Verbindung mit einer größeren Anzahl von Erkrankungen mit Belastung des rechten Ventrikels. Sie treten auf bei kongenitalen Herzerkrankungen wie z.B. Pulmonalstenose und Fallot'scher Tetralogie, bei primär pulmonaler Hypertension und weit häufiger bei Lungenhochdruck infolge wiederholter Lungenembolien oder bei Mitralstenose. Ein chronisches Cor pulmonale führt häufig zu einer Abweichung der QRS-Achse nach rechts, aber die voll ausgeprägten Zeichen der rechtsventrikulären Hypertrophie im EKG sind eher selten. Akute, vorübergehende und vollständig reversible Entwicklung rechtsventrikulärer Überlastungszeichen und/ oder Rechtsachsenabweichung treten in Verbindung mit akuten Anfällen von Asthma bronchiale und akuter Lungenembolie auf.

Hypertrophie beider Kammern

Wenn in beiden Kammern das Ausmaß der Hypertrophie ungefähr gleich ist, werden sich die elektrischen Bilder, die durch die hypertrophierten Herzmuskelzellen beider Kammern entstehen, ausgleichen, und das Elektrokardiogramm wird keine eindeutigen Zeichen einer ventrikulären Hypertrophie erkennen lassen. Überwiegt jedoch die Hypertrophie einer Kammer, gelten die oben angeführten Merkmale.

Myokardinfarkt [1, 2, 5–9]

Beim akuten Myokardinfarkt stirbt ein Teil des Herzmuskels infolge kritischer Verminderung der Blutzufuhr ab. Über einen Zeitraum von Wochen oder Monaten wird der tote Muskel durch Bindegewebe ersetzt. Ein Myokardinfarkt entsteht hauptsächlich in den linksventrikulären freien Wänden oder im intraventrikulären Septum. Pathologisch-anatomisch kann unterschieden werden zwischen einem transmuralen Infarkt, in den die Ventrikelwand in ganzer Dicke einbezogen ist, und einem subendokardialen Infarkt, der sich auf die innere Hälfte bis zu zwei Dritteln der Wanddicke beschränkt.

Die pathophysiologischen Mechanismen der hauptsächlichen EKG-Veränderungen beim transmuralen Infarkt können durch ein Tiermodell, bei dem ein akuter transmuraler Infarkt durch eine Koronarligatur erzeugt wurde, demonstriert werden (Abb. 14.5, S. 315).

In der oberen Zeichnung (A) werden zwei unipolare Elektroden dargestellt, die direkt auf der epikardialen Oberfläche der Kammerwand des freigelegten Tierherzens plaziert wurden. Eine der Elektroden liegt im Zentrum, und die andere ist im elektrisch beschädigten,

Abb. 14.4
Ventrikuläre Hypertrophie. EKG
eines 60-jährigen Mannes mit
schwerer Aortenstenose (A) und
einer 35-jährigen Frau mit
früheren häufigeren
Lungenembolien (B)

A Linksventrikuläre
  Hypertrophie

- *linksventrikuläres*
  Hypertrophiemuster (R V_5 +
  S V_1 = 46 mm) und

- *linksventrikuläres Überla-*
  stungsmuster (1–2 mm ST-
  Streckensenkung und negative
  T-Wellen in den Abl. V_{5-6} und
  I–III)

Die QRS-Achse ist normal bei
+70°; kein P-sinistro-atriale, P-
Welle in Abl. II weniger als
0,13 s breit und positiv in P V_1

B Rechtsventrikuläre
  Hypertrophie

- *Achsenabweichung nach*
  rechts (QRS-Achse = 100°)

- *Rechtsventrikuläres Hyper-*
  trophiemuster mit qR-Bild in
  V_1 und RS-Bild in V_6

- *Rechtsventrikuläres Überla-*
  stungsmuster (ST-Strecken-
  senkung von 1–3 mm in den
  Abl. V_{2-4} und

- *P-pulmonale (spitze P-Welle*
  von 3 mm in Abl. II)

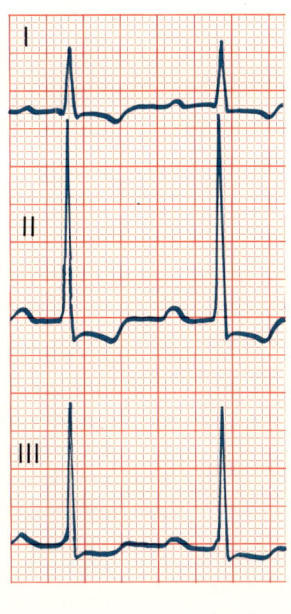

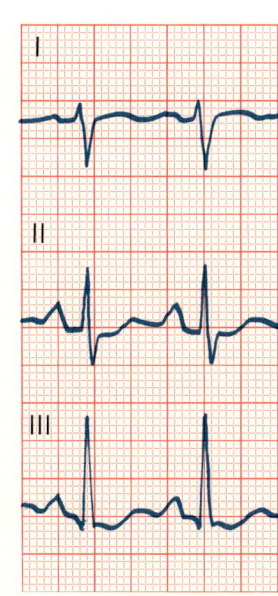

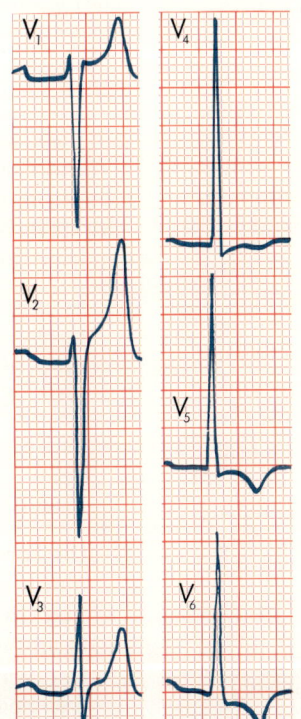

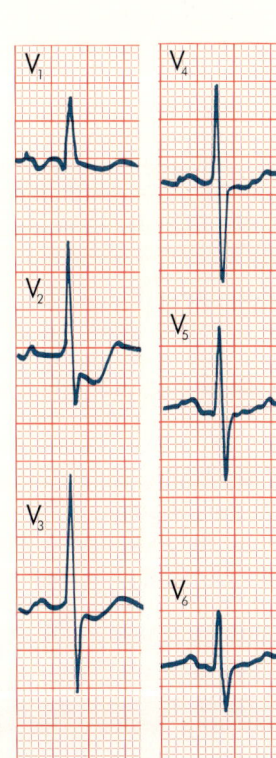

A

B

aber nach wie vor lebenden Muskel in der Peripherie des Infarkts angelegt.

Unterschiedliche elektrokardiographische Muster werden durch die zwei Elektroden aufgezeichnet:

1. Die Elektrode, die im Zentrum des Infarkts lokalisiert ist, sieht durch den elektrisch neutralen Muskel wie durch ein Fenster in das Innere der Kammer. Sie „sieht" die Erregung des lebenden Muskels der gegenüberliegenden Wand, die sich von ihr wegbewegt. Es resultiert die Aufzeichnung eines monophasischen negativen Komplexes, eines QS-Komplexes, d.h. eine typische Aufzeichnung von einer Elektrode, die auf den toten oder fibrotischen Bezirk der Kammerwand sieht.

2. Über die periphere Elektrode dagegen wird ein mehr oder weniger normaler QRS-Komplex aufgezeichnet, dem ein angehobenes ST-Segment folgt, durch das eine Zellschädigung in der Grenzzone des Infarkts widergespiegelt wird. Über eine Zeitspanne von Tagen bildet sich die ST-Segmenterhöhung langsam zurück zugleich mit der Entwicklung einer tief negativen (invertierten) symmetrischen T-Welle. Die graduelle Verkleinerung und letztlich das Verschwinden der ST-Streckenanhebung zeigen an, daß die geschädigten Zellen, die ursprünglich dieses Muster hervorgerufen haben, entweder abgestorben sind oder sich erholt haben, während die invertierte T-Welle wahrscheinlich von einer abnormalen Repolarisation in den nicht voll wiederhergestellten Zellen abhängt.

Die untere Zeichnung (B) der Abb. 14.5 zeigt dieselbe experimentelle Situation, aber mit einer EKG-Aufzeichnung durch eine Elektrode, die in Entfernung von der Kammerwand plaziert ist, möglicherweise an der Oberfläche der Brust an den präkardialen Ableitungspunkten. Diese Elektrode „sieht" die Infarktzone in ihrer Gesamtheit, und von ihr wird daher ein zusammengesetztes EKG-Muster abgeleitet. Dieses Muster besteht aus einer breiten, tiefen Q-Zacke und einer kleinen r-Zacke, der ursprünglich eine ST-Streckenanhebung folgt $(1-2_1)$. Die ST-Streckenanhebung verschwindet allmählich, und simultan kommt es zur Entwicklung einer tiefen, negativen symmetrischen T-Welle, so daß das „Endmuster" aus einer breiten, tiefen Q-Zacke und einer kleinen r-Zacke besteht, der eine isoelektrische ST-Strecke folgt mit einer tiefen, negativen, symmetrischen T-Welle $(1-2_2)$.

Durch vergleichbare experimentelle Befunde über die EKG-Veränderungen beim subendokardialen Infarkt konnte ein Verlust in der Höhe der R-Zacke und ST/T-Veränderungen nachgewiesen werden, aber nicht die Entwicklung einer Q-Zacke.

Nach der aufgrund solcher Tierversuche entwickelten Hypothese ist es üblich geworden, Myokardinfarkte in zwei Typen zu unterscheiden: „transmurale Infarkte" und „subendokardiale Infarkte", wobei sich diese Unterscheidung auf das Vorhandensein oder Fehlen abnormer Q-Zacken im 12-Ableitungs-EKG gründet. Autoptische Studien jedoch haben die Inkonsistenz zwischen der muralen Ausdehnung eines Infarkts und dem Vorhandensein oder Fehlen abnormer Q-Zacken im in vivo EKG gezeigt. Eine Anzahl von Patienten mit transmuralen Infarkten haben im EKG keine Q-Zackenabnormalität, während andererseits ein Teil der Patienten mit autoptisch nachgewiesenen subendokardialen Infarkten pathologische Q-Zacken im EKG aufwiesen. Aus diesen Gründen ist vorgeschlagen und allgemein akzeptiert worden, daß für den klinischen Gebrauch die Terminologie „transmuraler" und „subendokardialer" Myokardinfarkt ersetzt werden sollte durch die bloße EKG-Beschreibung mit der Terminologie Infarkt mit und ohne Q-Zacke.

Trotz einer nicht vorhandenen Korrelation über die Wandausdehnung des Infarkts mit dem Vorhandensein oder Fehlen von Q-Zacken hat die Klassifikation der Infarkte in Q-Zacken- und Nicht-Q-Zackeninfarkte größere klinische Bedeutung, da gefunden wurde:

— Es besteht ein signifikant höheres Vorkommen einer begleitenden und möglicherweise ursächlichen Koronararterienthrombose bei Q-Zackeninfarkten als bei Nicht-Q-Zackeninfarkten (80—90% vs 20—30%).

— Es besteht eine signifikant höhere Kurzzeitmortalität beim Q-Zackeninfarkt als beim Nicht-Q-Zackeninfarkt (20% vs 10%).

— Die Langzeitüberlebensrate (1—2 Jahre) ist ungefähr gleich bei beiden Typen von Infarkten, aber in einigen Untersuchungen (nicht in allen) wurde eine signifikant höhere Reinfarktrate und eine höhere Häufigkeit von Postinfarkt-Angina-pectoris beim Nicht-Q-Zackeninfarkt nachgewiesen.

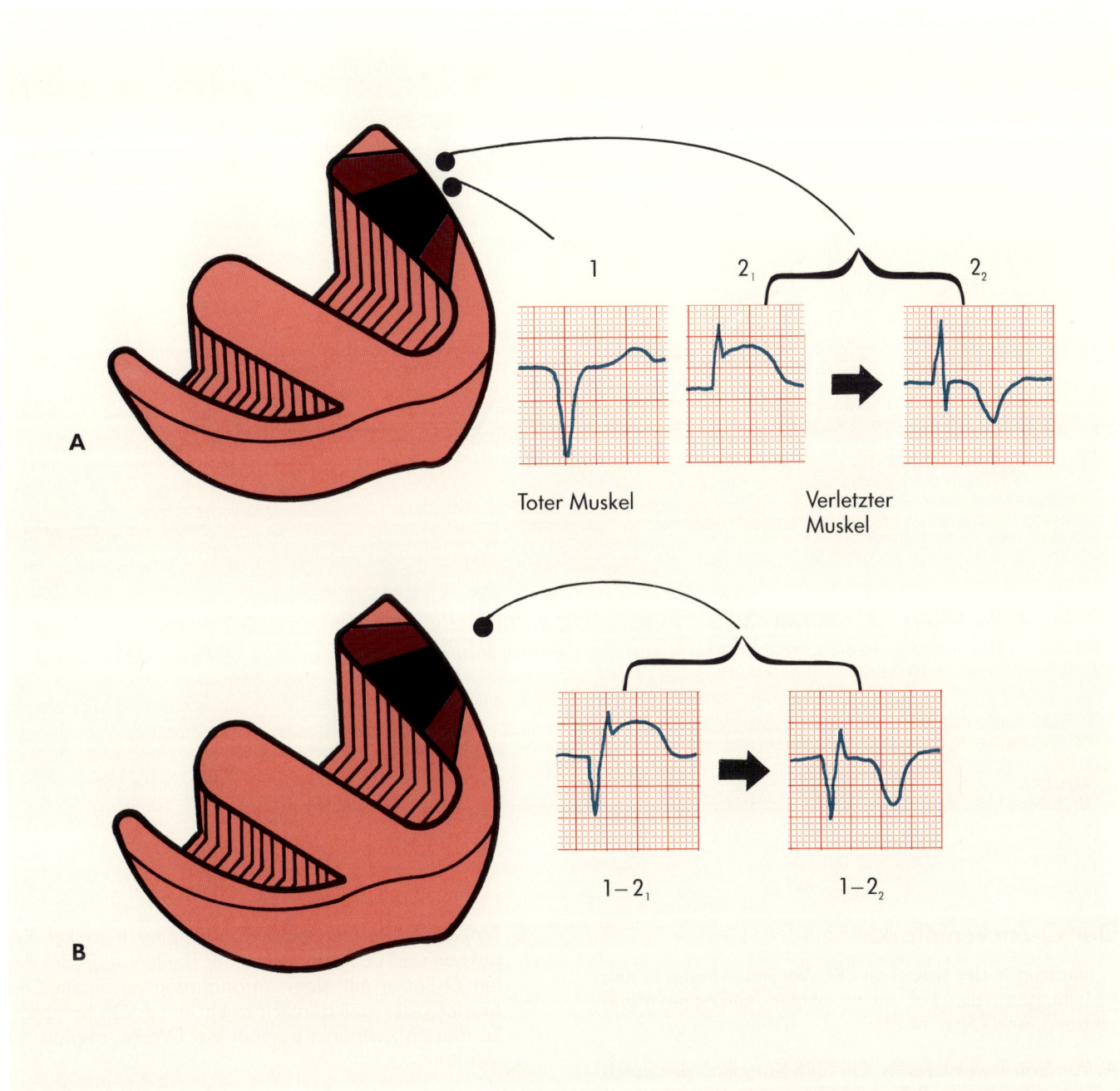

Abb. 14.5
Transmuraler Myokardinfarkt. EKG vom freigelegten Herzen im Tierversuch. Die schematische Zeichnung gibt die Situation wenige Stunden
nach Auftreten des Myokardinfarkts durch zeitweilige Unterbrechung eines Hauptastes einer Koronararterie wieder. Erläuterung s. Text

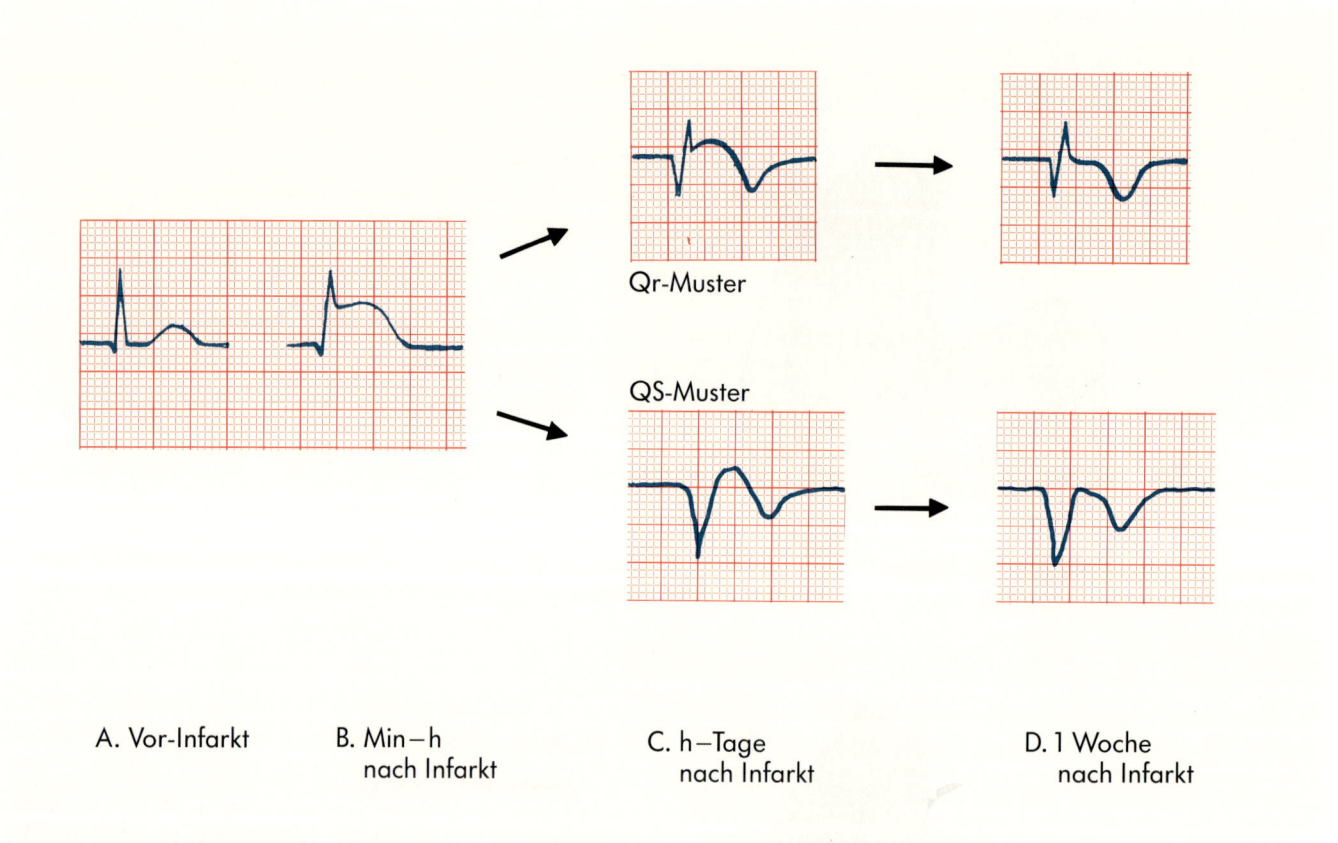

Abb. 14.6
Q-Zacken-Myokard-Infarkt. Ausschnitte der EKG-Veränderungen in einer Ableitung, die auf den Infarkt sieht

Der Q-Zackeninfarkt [1, 2, 5–7]

Die Folgen der typischen EKG-Veränderungen in den Ableitungen, die auf einen akuten Q-Zackeninfarkt schauen, sind (Abb. 14.6):

A. *Vor Eintritt des Infarkts.* Ein QRS-Komplex, der durch eine prominente R-Zacke beherrscht und von einer positiven T-Welle gefolgt wird.

B. *Innerhalb Minuten oder Stunden.* Das plötzliche Auftreten einer oft massiven ST-Streckenanhebung.

C. *Innerhalb Stunden oder Tagen.* Eine R-Zacken-Reduktion und das Auftreten einer breiten und/oder tiefen Q-Zacke mit einer Veränderung zu einem QR-Muster oder gelegentlich auch einem QS-Komplex. Zu diesem Zeitpunkt beginnt die T-Welle, negativ zu werden.

D. *Innerhalb Tagen, Wochen oder noch längerer Zeit.* Eine Rückkehr der ST-Strecke zur isoelektrischen Linie und das Auftreten einer tiefen, symmetrischen und negativen T-Welle.

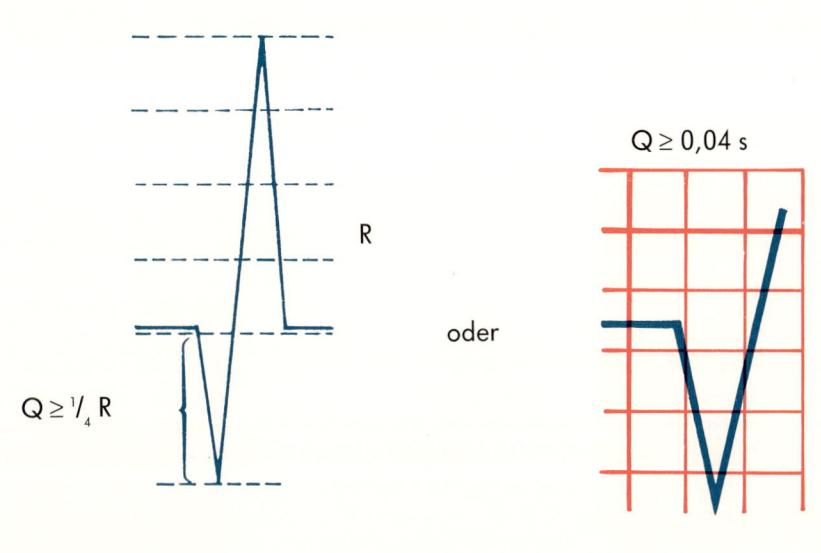

Abb. 14.7
Q-Zacken-Myokardinfarkt. Die
pathologischen Q-Zacken. Die
abgebildeten pathologischen
Kriterien treffen für alle Ableitungen zu mit der Ausnahme
von Abl. aVR, aVL V$_{1-2}$ und Abl.
III

E. *Monate danach.* Bestehenbleiben einer abnormalen Q-Zacke und einer reduzierten R-Zacke oder eines QS-Komplexes. Die tiefe, symmetrische negative T-Welle kann unverändert bestehenbleiben, sie kann sich abflachen, isoelektrisch oder gelegentlich sogar positiv werden.

Die pathologische Q-Zacke [1, 2, 5]

Eine pathologische Q-Zacke oder ein QS-Komplex ist die EKG-Manifestation einer Myokardnekrose oder Fibrose und ist das beherrschende Element bei der EKG-Diagnose des Infarkts. Die Kriterien für eine pathologische Q-Zacke sind (Abb. 14.7):

- eine verbreiterte Q-Zacke, die 0,04 s überschreitet; und/oder

- die Tiefe der Q-Zacke überschreitet 25 % der nachfolgenden R-Zacke, vorausgesetzt die R-Zacke selbst ist größer als 5 mm.

Diese Kriterien für pathologische Q-Zacken treffen für alle Ableitungen zu mit der Ausnahme von Abl. aVR, in der eine breite und tiefe Q-Zacke normalerweise vorkommt, und den Abl. V$_1$–V$_2$, III und aVF, in denen eine breite oder tiefe Q-Zacke gelegentlich auch bei sonst Gesunden gefunden wird.

Ein Myokardinfarkt ist die häufigste, aber nicht die einzige Ursache einer pathologischen Q-Zacke. Auch bei anderen Krankheiten können pathologische Q-Zacken oder ein QS-Komplex aufgezeichnet werden, z.B. bei der Lungenembolie, der Kardiomyopathie, bei Brustkorbdeformitäten, bei der muskulären Dystrophie und bei Herztumoren.

Gegensinnige Veränderungen

In den Ableitungen, die gegenüber dem Infarkt plaziert sind (Abb. 1.23, S. 17), finden sich auch gegensinnige Veränderungen verglichen mit denen, die in den Ableitungen aufgezeichnet werden, die auf den Infarkt gerichtet sind (Abb. 14.8). Die pathologische Q-Zacke ist ersetzt durch eine pathologische R-Zacke, die ST-Streckenanhebung durch eine Senkung und die tiefe, symmetrische negative T-Welle durch eine hohe, symmetrische positive T-Welle.

Lokalisation der Infarkte [1, 2, 5, 6]

Entsprechend dem Auftreten einer pathologischen Q-Zacke oder eines QR-Komplexes in einzelnen Ableitungen und entsprechend der Beziehung dieser Ableitungen zu den verschiedenen Teilen des Ventrikelmyokards (Abb. 1.23) kann die Lokalisation des Infarkts vorgenommen werden (Abb. 14.9). Eine Unterscheidung kann getroffen werden zwischen:

1. Einem anterioren Myokardinfarkt (Vorderwandinfarkt), der sich unterteilen läßt in:

   – einen anteroseptalen Infarkt mit einem pathologischen Q in den Ableitungen V_1-V_3;

   – einen anterolateralen Infarkt mit pathologischen Q-Zacken in den Ableitungen V_5-V_6, I und aVL;

   – einen hochlateralen Infarkt mit pathologischen Q-Zacken in Abl. aVL;

   – einen ausgedehnten Vorderwandinfarkt mit pathologischen Q-Zacken in den Ableitungen V_1-V_6, I und aVL (Abb. 14.10, S. 320).

2. Einem inferioren Infarkt mit pathologischen Q-Zacken in den Ableitungen III, aVF und oft auch in Abl. II (Abb. 14.11, S. 321).

3. Einem echten Hinterwandinfarkt (posteriorer Infarkt) mit pathologischen R-Zacken (überhöht) in den Ableitungen V_1-V_2 oder gelegentlich V_2-V_3 (Abb. 14.9).

Ausgedehnte EKG-Veränderungen können bei gleichzeitigem Auftreten eines Vorderwand- und inferioren Infarkts gesehen werden. Ein echter posteriorer Infarkt wird häufig in Verbindung mit einem inferioren Infarkt beobachtet (Abb. 14.12, S. 322). Post mortem-Untersuchungen zeigen nur eine geringe Korrelation zwischen dem Auftreten von Q-Zacken im 12-Ableitungs-EKG auf der einen Seite und der pathologisch-anatomischen Lokalisation und der Ausdehnung des Infarkts auf der anderen Seite.

Komplikationen durch Schenkelblock [9]

Das Auftreten eines Schenkelblocks ist eine häufige Komplikation beim akuten Myokardinfarkt. Das Auftreten eines Linksschenkelblocks schließt entweder weitere EKG-Hinweise für einen Myokardinfarkt aus oder läßt die Diagnose zumindest sehr schwierig werden. Beim Rechtsschenkelblock dagegen können pathologische Q-Zacken, die auf einen Zelltod oder Fibrose hinweisen, weiterhin erkannt werden (Abb. 9.8, S. 234). Die diagnostische und prognostische Bedeutung beim Auftreten eines Schenkelblocks beim Myokardinfarkt wurde bereits in Kapitel 9 abgehandelt.

Die Anhebung der ST-Strecke und die tiefe, symmetrische negative T-Welle

Die Diagnose eines akuten Myokardinfarkts kann durch unterstützende Hinweise aus seriellen EKG-Aufzeichnungen gewonnen werden, aus denen die typische Folge der Veränderungen hervorgeht. Sie beginnen mit einer plötzlichen ST-Streckenanhebung, die über Tage bestehenbleiben kann, gleichzeitig mit der Entwicklung einer pathologischen Q-Zacke, einer R-Zacken-Reduktion und dem Auftreten einer tiefen, symmetrischen negativen T-Welle. Bei akuter klinischer Situation kann Vorhandensein oder Fehlen einer ST-Streckenanhebung Hinweise auf das Alter eines Q-Zackeninfarkts geben, der sonst primär durch die Aufzeichnung pathologischer Q-Zacken oder eines QS-Komplexes diagnostiziert wurde. Jedoch kann das Bestehenbleiben einer ST-Streckenanhebung, besonders bei ausgedehnten transmuralen Infarkten, beobachtet werden, bei denen größere Teile der Vorderwand betroffen sind. Einige, jedoch bei weitem nicht alle Patienten mit persistierender ST-Streckenanhebung haben ein Ventrikelaneurysma, d.h. eine nach auswärts gerichtete, nicht kontrahierende Vorwölbung der Vorderwand des linken Ventrikels, die sich als Folge des Infarkts entwickelt hat.

weiter auf S. 323

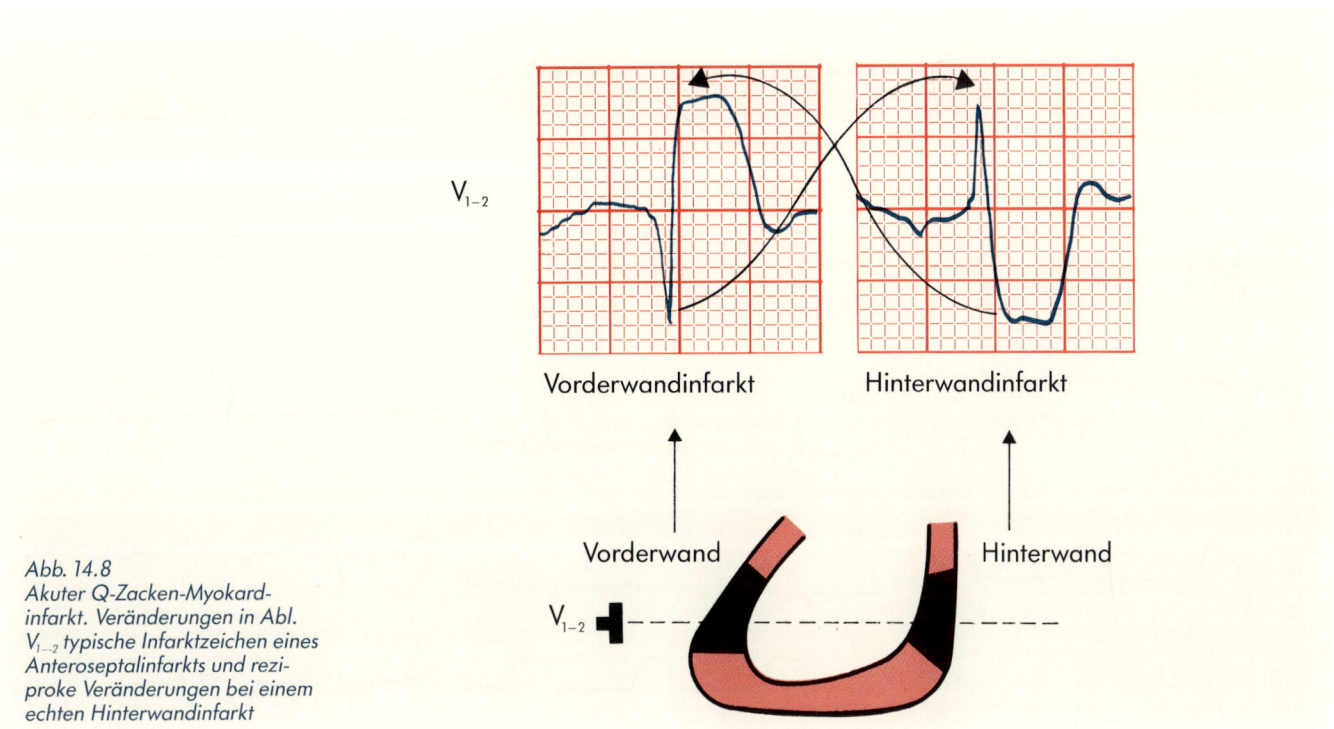

Abb. 14.8
Akuter Q-Zacken-Myokard-
infarkt. Veränderungen in Abl.
V_{1-2} typische Infarktzeichen eines
Anteroseptalinfarkts und reziproke Veränderungen bei einem
echten Hinterwandinfarkt

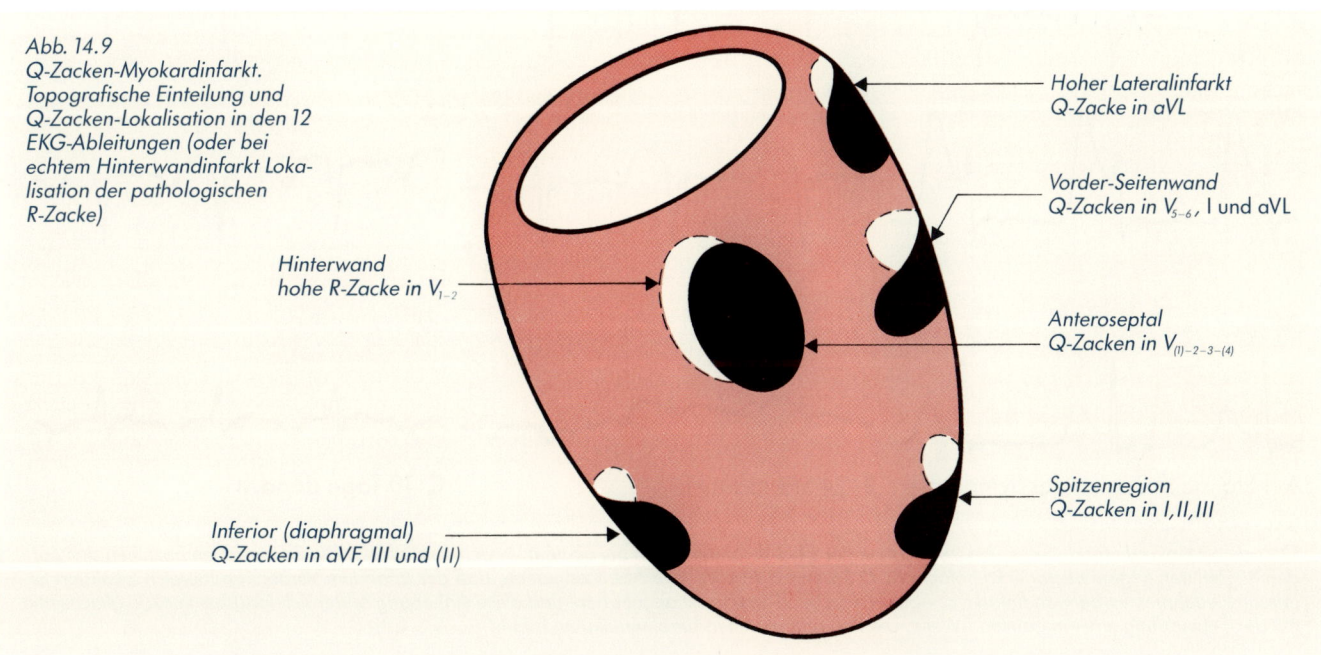

Abb. 14.9
Q-Zacken-Myokardinfarkt.
Topografische Einteilung und
Q-Zacken-Lokalisation in den 12
EKG-Ableitungen (oder bei
echtem Hinterwandinfarkt Loka-
lisation der pathologischen
R-Zacke)

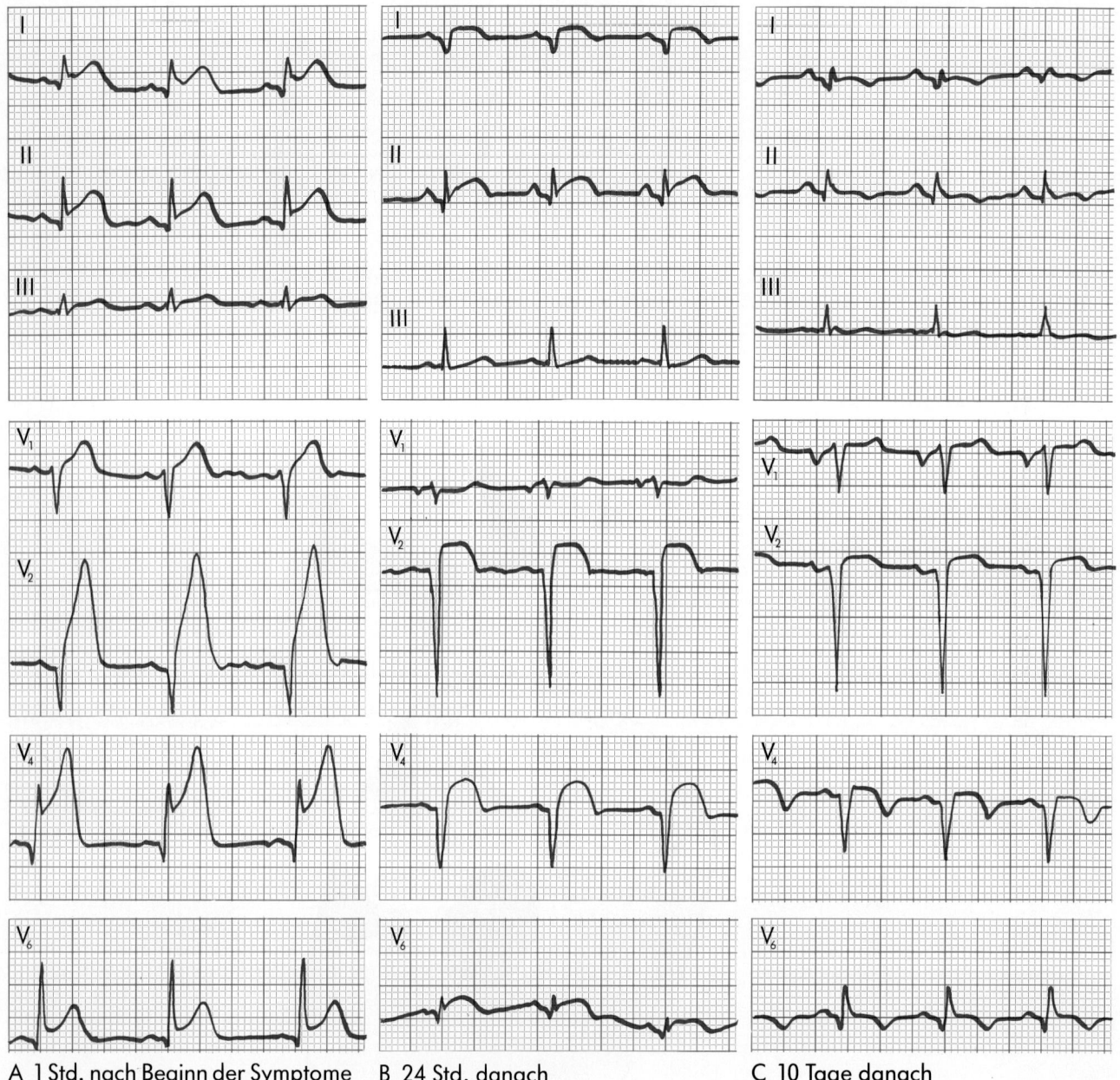

A 1 Std. nach Beginn der Symptome   B 24 Std. danach   C 10 Tage danach

Abb. 14.10
Q-Zacken-Myokardinfarkt. Folge und Lokalisation der EKG-Veränderungen bei akutem Vorderwandinfarkt. Die Zeitangaben beziehen sich auf den Beginn der Angina pectoris. Pathologische Q-Zacken in Abl. V₁₋₆ und Abl. I zeigen an, daß der Infarkt im Vorderwandbereich lokalisiert ist (ein ausgedehnter Vorderwandinfarkt, s. Abb. 14.9). Die ST-Strecke ist angehoben, und diese Anhebung bildet sich langsam zurück, gleichzeitig mit der Entwicklung einer negativen T-Welle. Die Befunde sprechen für einen akuten Infarkt.

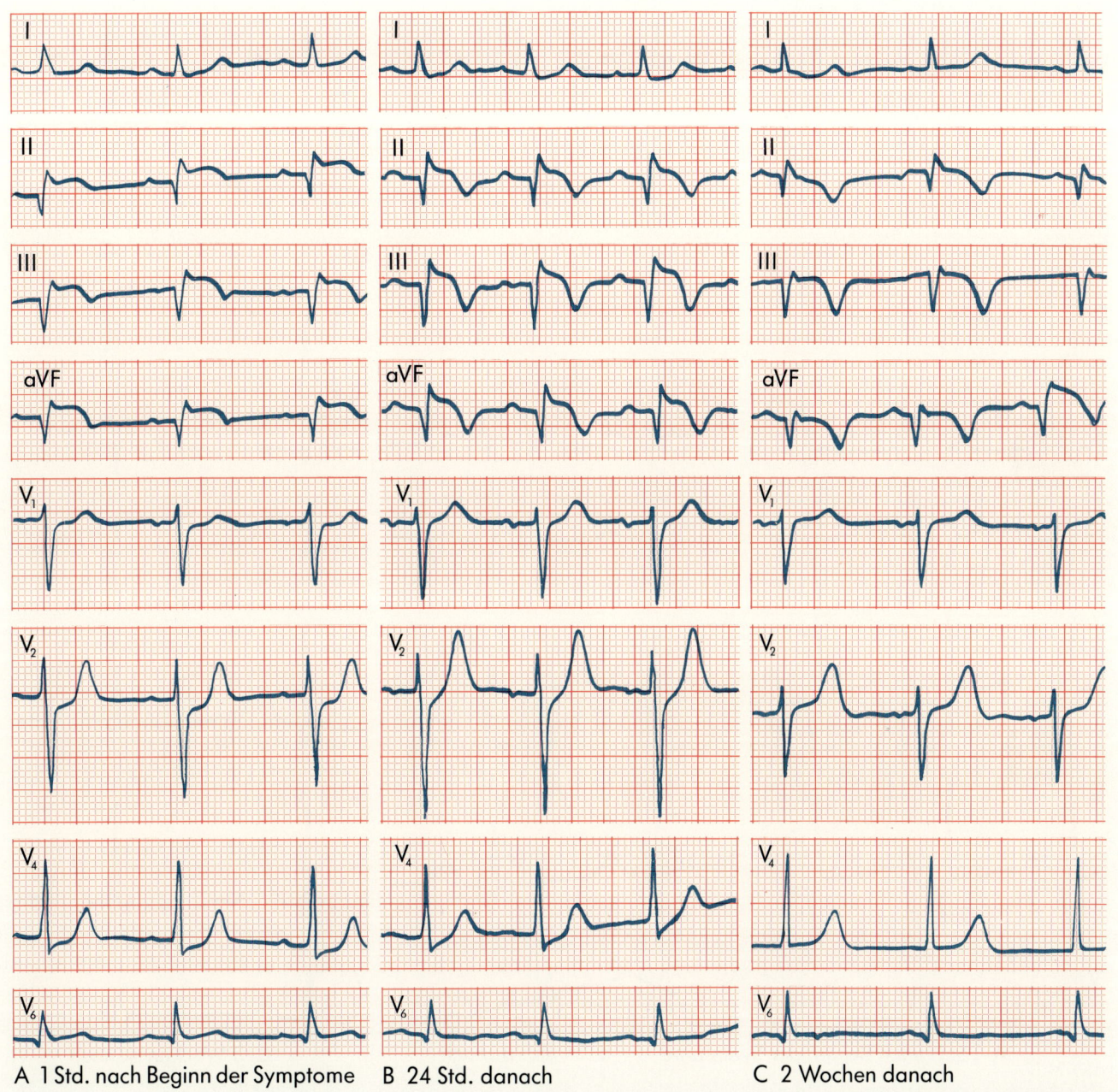

A 1 Std. nach Beginn der Symptome   B 24 Std. danach   C 2 Wochen danach

Abb. 14.11
Q-Zacken-Myokardinfarkt. Folge und Lokalisation der EKG-Veränderungen bei akutem inferiorem Infarkt. Die Zeitangaben beziehen sich auf den Beginn der Angina pectoris. Pathologische Q-Zacken in Abl. aVF, II und III zeigen an, daß der Infarkt im diaphragmalen Teil (inferior) lokalisiert ist (s. Abb. 14.9). Die ST-Strecken sind angehoben und bilden sich langsam zurück bei gleichzeitiger Entwicklung einer negativen T-Welle. Die Befunde sprechen für einen akuten Infarkt.

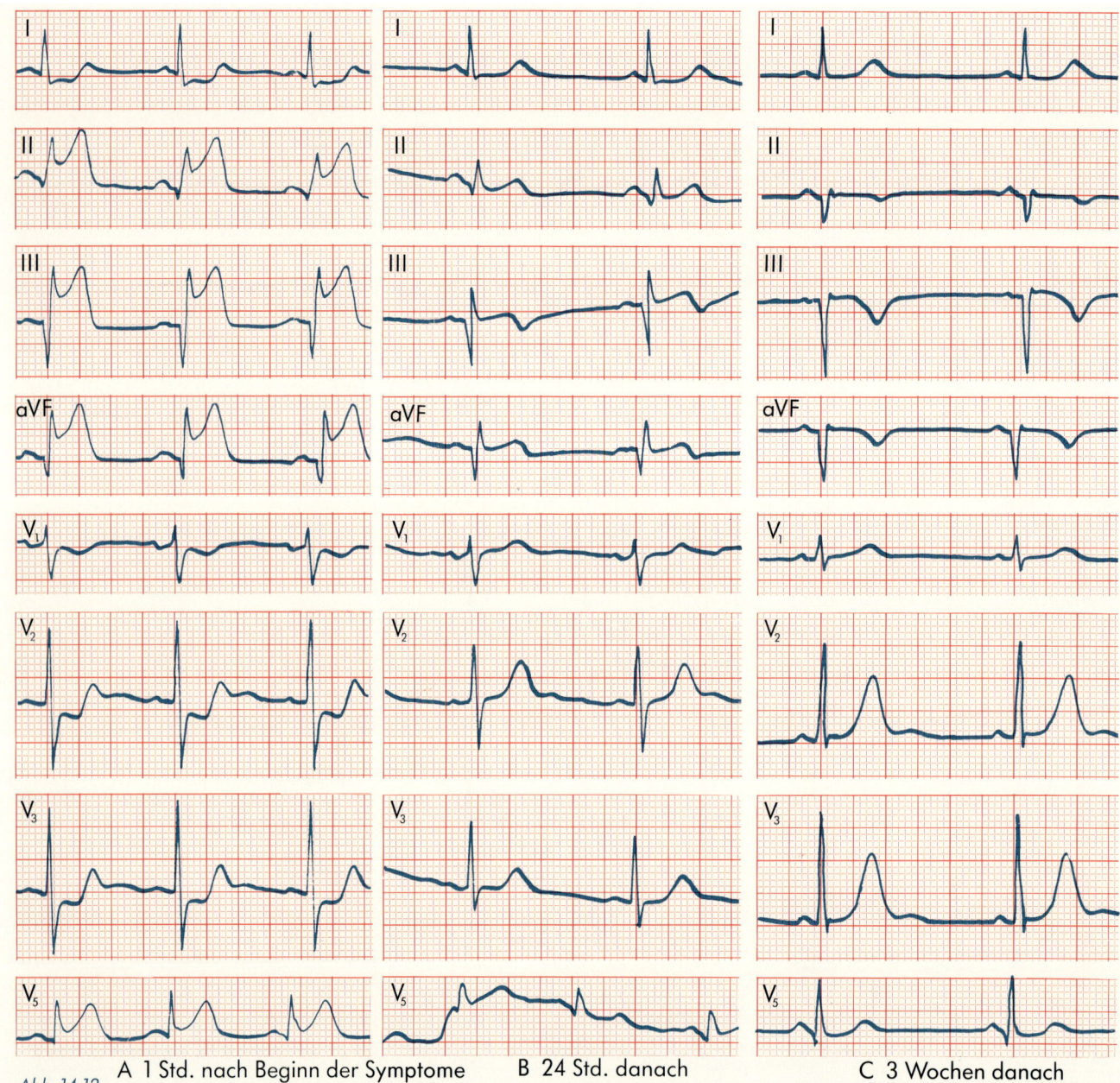

Abb. 14.12

A 1 Std. nach Beginn der Symptome **B** 24 Std. danach **C** 3 Wochen danach

Q-Zacken-Myokardinfarkt. Folge und Lokalisation der EKG-Veränderungen bei akutem posterior-inferiorem Infarkt. Zeitangaben beziehen sich auf den Beginn der Angina pectoris. Die Aufzeichnung eines reziproken Infarktmusters in Form einer hohen R-Zacke und ST-Streckensenkung, die sich zurückbilden bei gleichzeitiger Entwicklung hoher, spitzer, positiver T-Wellen in den Brustwandableitungen, spricht für einen akuten echten Hinterwandinfarkt (s. Abb. 14.8). Das gleichzeitige Auftreten von typischen EKG-Mustern (Q-Zacken, ST-Streckenanhebung und mit Rückbildung Entwicklung von tiefen symmetrisch negativen T-Wellen) in den Abl. aVF, II und III deutet auf das Übergreifen auf den diaphragmalen Anteil hin.

Eine ST-Streckenanhebung findet sich gewöhnlich bei akuter Perikarditis, eine Erkrankung, die mit plötzlichen Brustschmerzen einhergeht und oft nicht unterscheidbar von einer Angina pectoris bei akutem Myokardinfarkt ist. Differentialdiagnostische Anhaltspunkte für die Unterscheidung der ST-Streckenanhebung bei beiden Erkrankungen werden später abgehandelt.

Negative T-Wellen sind ein ziemlich unspezifischer Befund und können bei einer Anzahl von pathologischen Bedingungen auftreten (Abb. 14.36, S. 358).

Nicht-Q-Zackeninfarkt [7-9]

Ein Nicht-Q-Zackeninfarkt kann mit einer Vielzahl von EKG-Veränderungen einhergehen (Abb. 14.13):

– ST-Streckensenkung und/oder
– tiefe, symmetrische negative T-Wellen und/oder

– R-Zacken-Reduktion, aber natürlich nicht mit der Entwicklung pathologischer Q-Zacken.

Die EKG-Veränderungen werden gewöhnlich in mehreren Ableitungen aufgezeichnet, da die Tendenz besteht, daß der Nicht-Q-Zackeninfarkt den linksventrikulären Binnenraum umgreift. Die Veränderungen können plötzlich auftreten oder sich langsam über mehrere Tage entwickeln. Sie bilden sich häufig in einigen Tagen oder innerhalb einer Woche zurück (Abb. 14.14, S. 324), können aber auch bestehenbleiben (Abb. 14.15, S. 325). Die ST-Streckensenkung und/oder die T-Wellenveränderungen, die kurz nach einem Angina pectoris-Anfall wieder verschwinden, sind wahrscheinlich auf eine vorübergehende Myokardischämie zurückzuführen und beruhen nicht auf einer Myokardnekrose. Die Serumenzyme sind wichtigster Parameter in der Differentialdiagnose zwischen Infarkt bei instabiler Angina pectoris. Perikarditis und Myokarditis können gelegentlich differentialdiagnostische Probleme bieten.

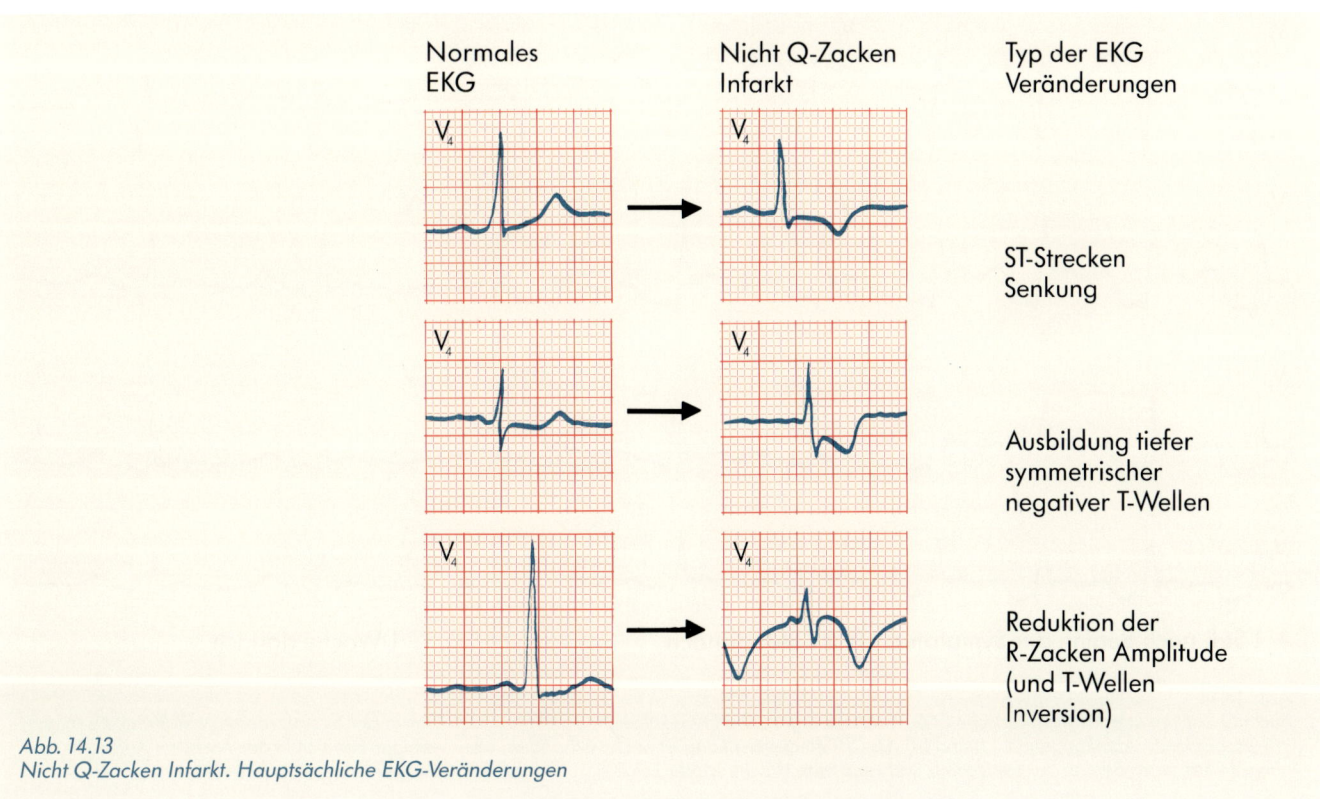

Normales EKG — Nicht Q-Zacken Infarkt — Typ der EKG Veränderungen

ST-Strecken Senkung

Ausbildung tiefer symmetrischer negativer T-Wellen

Reduktion der R-Zacken Amplitude (und T-Wellen Inversion)

Abb. 14.13
Nicht Q-Zacken Infarkt. Hauptsächliche EKG-Veränderungen

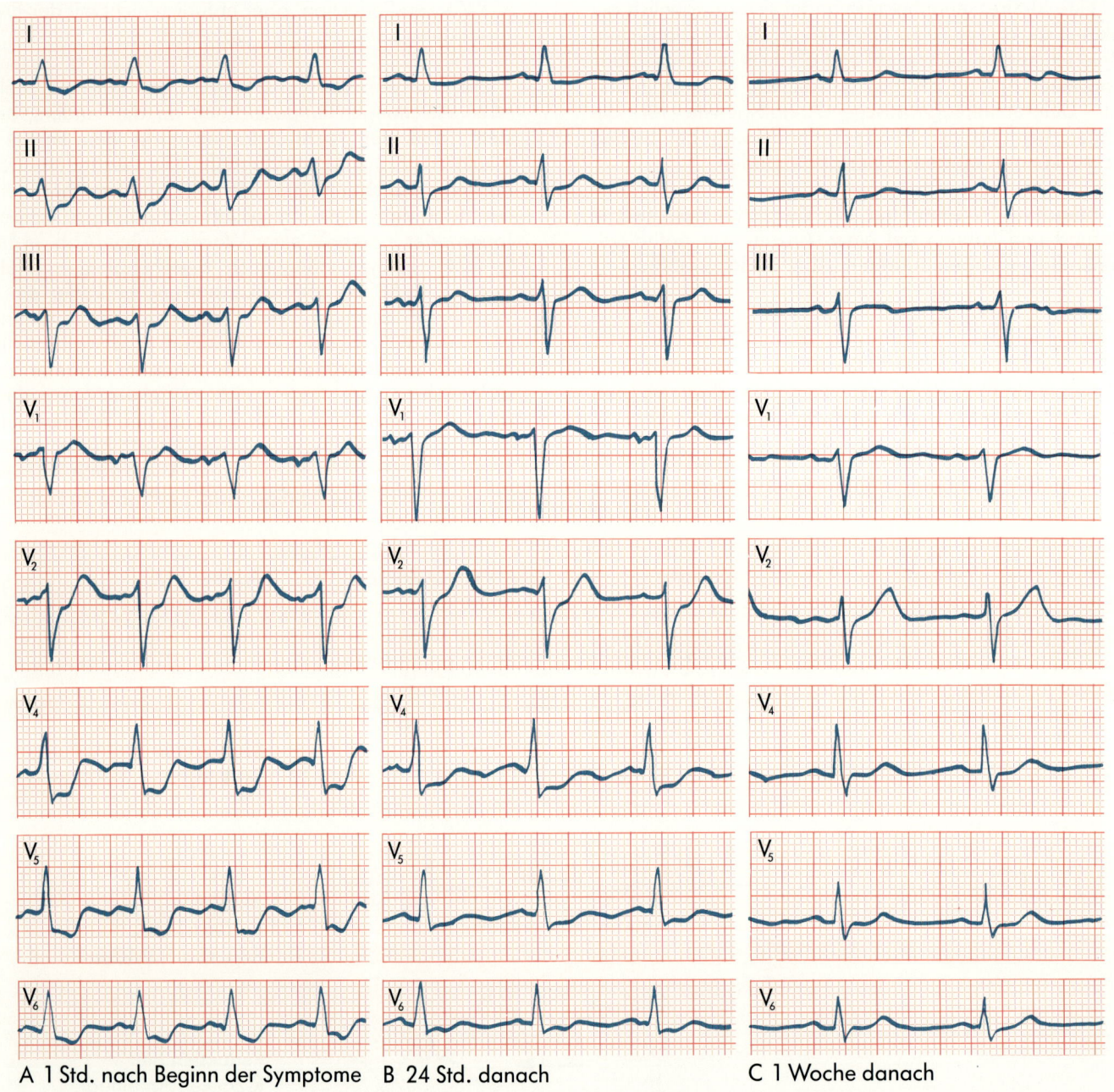

A 1 Std. nach Beginn der Symptome   B 24 Std. danach   C 1 Woche danach

Abb. 14.14
Nicht Q-Zacken Infarkt. Transitorische EKG-Veränderungen. Die EKG-Aufzeichnung 1 Std. nach Eintritt der Symptome zeigt ST-Streckensenkung in verschiedenen Ableitungen (V$_{2-6}$, II und III). Die ST-Streckensenkung ist noch vorhanden, aber weniger deutlich in der nächsten Aufzeichnung 24 Std. nach Beginn der Symptome, während eine Woche später keine signifikante ST-Streckensenkung mehr besteht

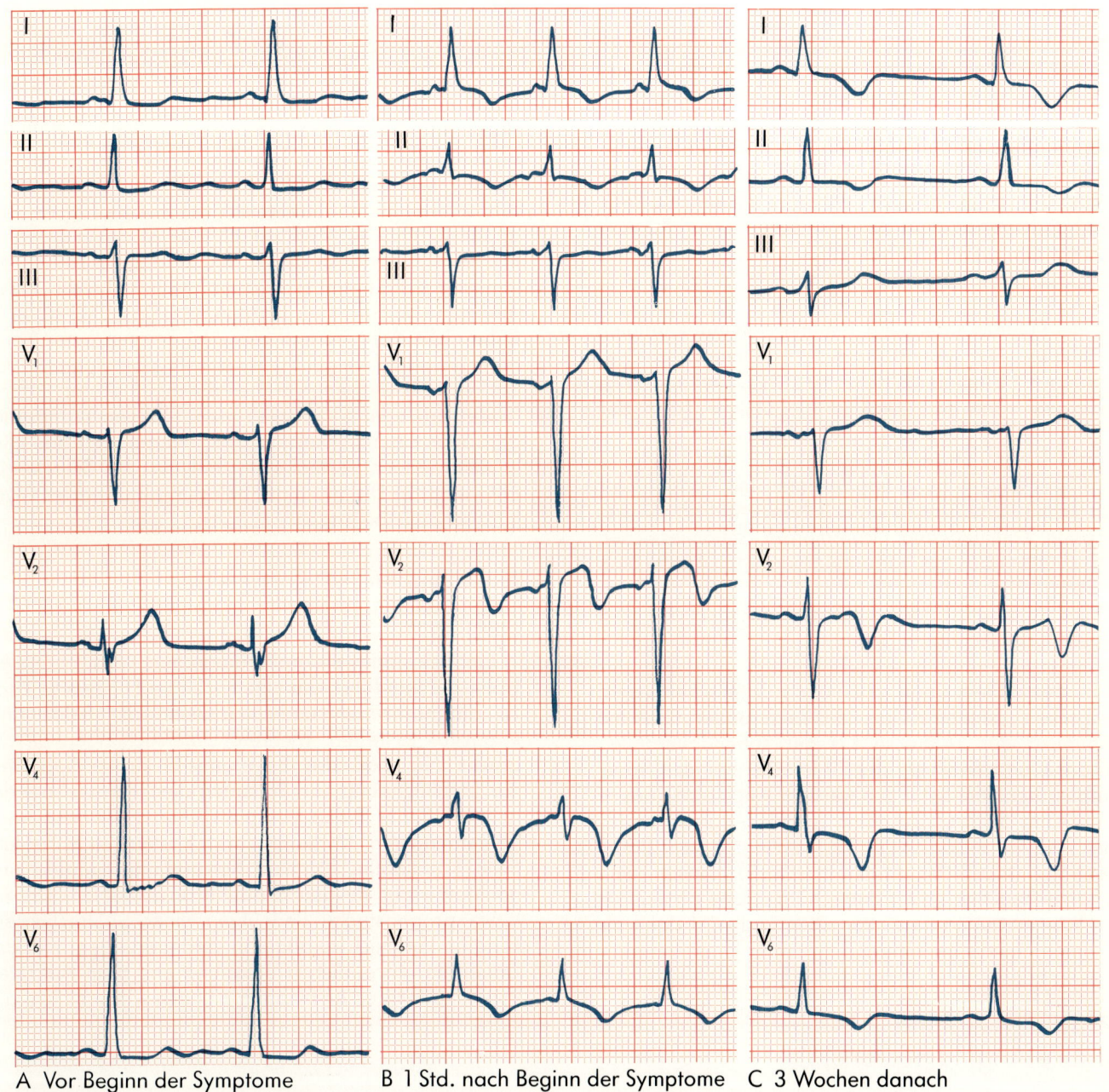

A Vor Beginn der Symptome   B 1 Std. nach Beginn der Symptome   C 3 Wochen danach

Abb. 14.15
Nicht Q-Zacken Infarkt. Persistierende EKG-Veränderungen. Die R-Zacke ist bereits in ihrer Amplitude 1 Std. nach Beginn der Symptome reduziert, und es haben sich bereits tiefe negative T-Wellen entwickelt. Die EKG-Veränderungen 3 Wochen später sind gleich und zeigen eine Persistenz der R-Zacken-Reduktion und der T-Wellen-Inversion.

Myokardischämie [9-20]

Eine Myokardischämie ist Ausdruck eines Sauerstoffmangels in Teilen des Kammermyokards als Folge einer zeitweiligen und voll reversiblen Störung im Gleichgewicht zwischen Sauerstoffbedarf und dem regionalen Blutfluß, der dem Sauerstoffangebot gleichzusetzen ist. Sie geht gewöhnlich mit Veränderungen der ST-Strecke einher. Die Veränderungen sind voll reversibel und kommen und gehen mit der Ischämie. Die EKG-Aufzeichnungen zeigen in den Ableitungen, die auf das ischämische Myokardareal blicken (Abb. 14.16):

A. Eine ST-Streckensenkung bei der subendokardialen Ischämie. Die subendokardiale Ischämie beschränkt sich auf die innere Hälfte bis zu zwei Drittel der Dicke der Ventrikelwand. Dies ist die übliche Form der Ischämie, die bei Belastungs-Angina auftritt.

B. ST-Streckenanhebung bei Patienten mit transmuraler Ischämie. Eine transmurale Ischämie betrifft die gesamte Kammerwand. Transmurale Ischämiezeichen sind üblich bei der Variant-Angina nach Prinzmetal. Gelegentlich treten ST-Streckenanhebungen bei instabiler Angina pectoris auf oder auch seltener bei Belastungs-Angina (s. unten).

In den Ableitungen, die vom ischämischen Areal „wegsehen", können reziproke EKG-Veränderungen mit Anhebung der ST-Strecke bei der subendokardialen Ischämie und Senkung der ST-Strecke bei der transmuralen Ischämie gefunden werden. Angina pectoris in Form einer Belastungs-Angina (stabile Angina), unstabiler Angina pectoris oder Variant-Angina vom Prinzmetal-Typ (spastische Angina pectoris) können eine Ischämie begleiten, oder die Ischämie kann ohne jegliche Schmerzäußerung einhergehen und wird dann als stumme Ischämie bezeichnet.

Belastungs-Angina (stabile Angina pectoris) [10-17]

Belastungs-Angina tritt auf bei Ischämie durch signifikante Einengung von Koronararterien (50–90%ige Verengung) und betrifft häufig zwei oder drei Hauptgefäße und nur gelegentlich eine Ischämie durch Einengung eines großen Gefäßes, wobei es natürlich auf die

Lokalisation der Stenose (distal oder proximal) ankommt. Der Patient ist in Ruhe symptomfrei, aber körperliche Belastung und/oder psychischer Streß führen zu Angina pectoris. Dabei wird ein Anstieg der Herzfrequenz, des Blutdrucks und der Myokardkontraktilität durch Belastung und Streß hervorgerufen, so daß der myokardiale Sauerstoffverbrauch erhöht wird. Es kommt so zur Myokardischämie, da die Koronarstenosen der benötigten Steigerung des Koronarflusses entgegenstehen. Die Myokardischämie ist dabei gewöhnlich vom subendokardialen Typ und geht einher mit Senkung der ST-Strecke in gewöhnlich mehreren Ableitungen (Abb. 14.16 A, 14.17 A, B). Das EKG kann in Ruhe nicht mehr normal sein und Zeichen einer Koronarerkrankung zeigen, z.B. bereits pathologische Q-Zacken, die auf einen früher durchgemachten Infarkt hindeuten, oder ST-Strecken- und T-Wellenveränderungen oder ein Schenkelblockbild. Häufig wird das EKG in Ruhe jedoch normal sein, und nur das Belastungs-EKG wird zur Diagnose der belastungsinduzierten Myokardischämie beitragen.

Belastungs-Elektrokardiogramm [11]

Indikationen

Ein Belastungs-Elektrokardiogramm wird normalerweise durchgeführt, um eine koronare Herzerkrankung zu diagnostizieren und gleichzeitig die Belastungskapazität zu testen. Mehrere Untersuchungen deuten darauf hin, daß das Belastungs-Elektrokardiogramm zur Identifizierung von Patienten dienen kann, bei denen ein hohes Risiko des plötzlichen Herztodes nach überstandenem Myokardinfarkt besteht, d.h. potentielle Kandidaten für eine Koronarangiographie und nachfolgender Revaskularisation auszuwählen. Die relative prognostische Bedeutung einer ST-Streckensenkung im Vergleich zu anderen Veränderungen, z.B. der Dauer der körperlichen Belastung und dem Auftreten von ventrikulärer Arrhythmie, ist nach wie vor nicht geklärt.

weiter auf S. 330

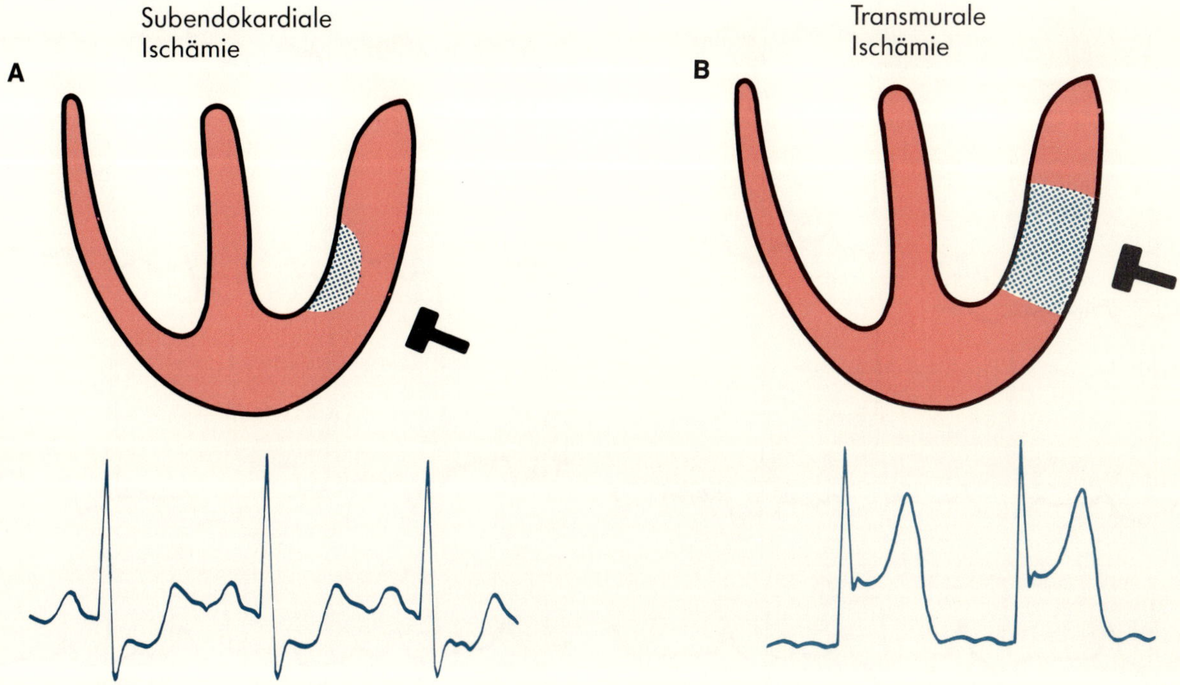

Subendokardiale
Ischämie

A

Transmurale
Ischämie

B

Abb. 14.16
Hauptsächliche EKG-Veränderungen bei subendokardialer (A) und transmuraler Myokard-Ischämie (B)

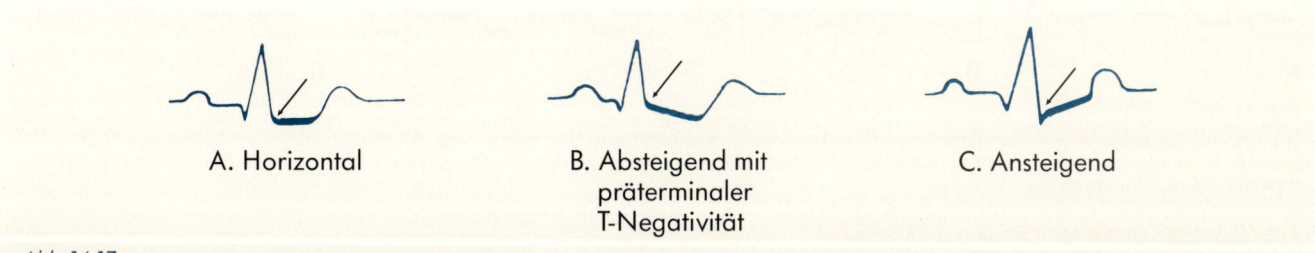

A. Horizontal

B. Absteigend mit
präterminaler
T-Negativität

C. Ansteigend

Abb. 14.17
Verschiedene Typen der ST-Streckensenkung bei subendokardialer Ischämie. Die ST-Streckensenkung von ansteigendem Typ ist ein nicht spezifischer Befund von geringer diagnostischer Bedeutung. Der Pfeil zeigt auf den J-Punkt (junction oder Verbindung zwischen terminalem Anteil des QRS-Komplexes und der ST-Strecke)

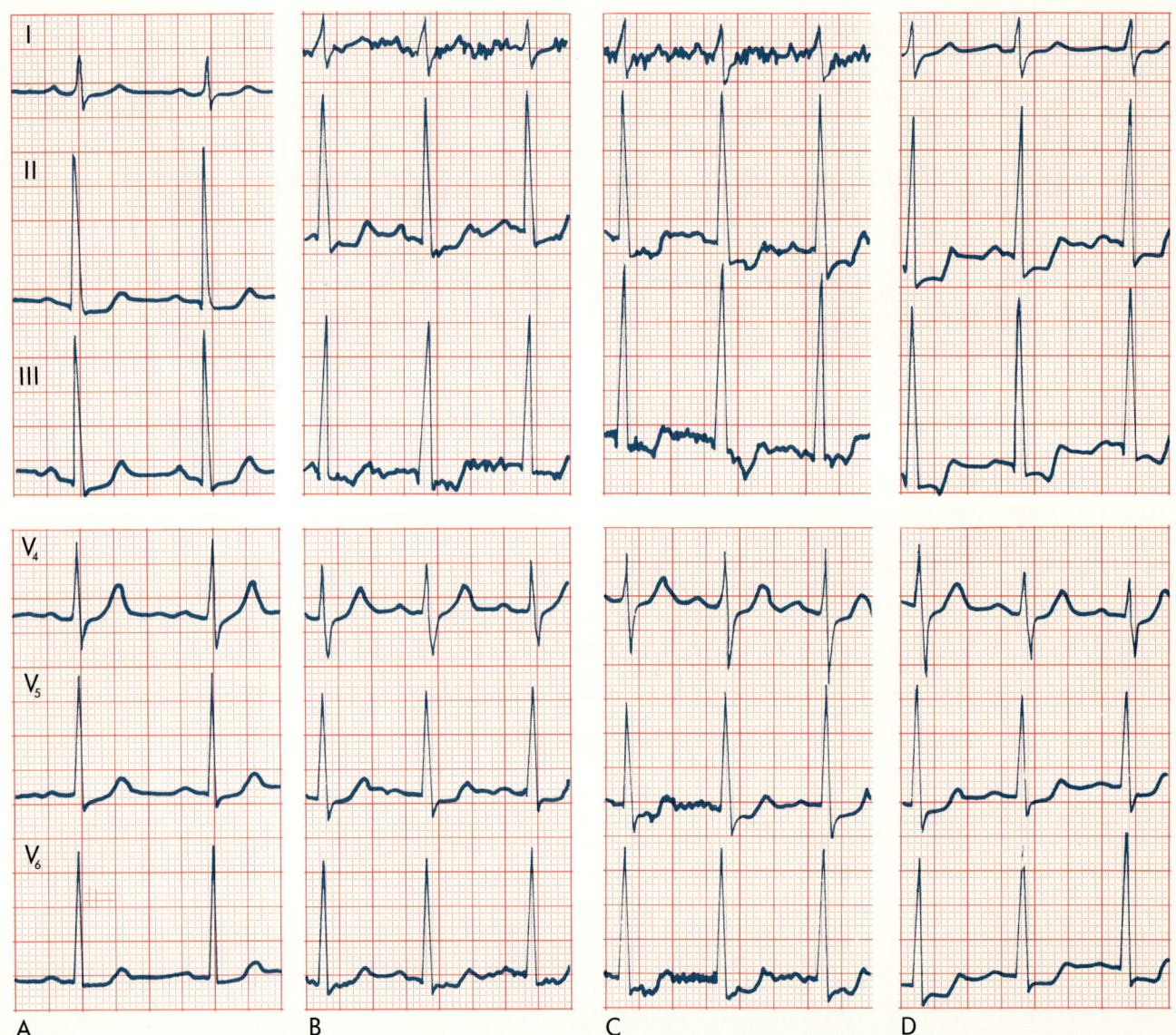

Abb. 14.18
Positiver Befund während und nach Belastungselektrokardiografie bei koronarer Herzerkrankung. 60-jähriger Mann mit Belastungs-Angina pectoris. Nachfolgende Koronarangiografie ergab eine Zweigefäßerkrankung mit signifikanten Stenosen in der rechten Koronararterie und im RIVA der linken Koronararterie.

A Vor Belastung. Patient ohne Symptome. EKG normal
B 50 Watt für 3 min. Horizontale ST-Streckensenkung in verschiedenen Ableitungen
C 75 Watt für 3 min. Das Belastungs-EKG 6 min nach Beginn der Belastung am Fahrradergometer wird geschrieben zu Beginn anginöser Beschwerden. Es besteht eine 1–2 mm horizontale absteigende ST-Streckensenkung in den Abl. I, II, III und V_{5-6}
D Nach Beendigung der Belastung. Die ST-Streckensenkung hält für ungefähr 8 min an

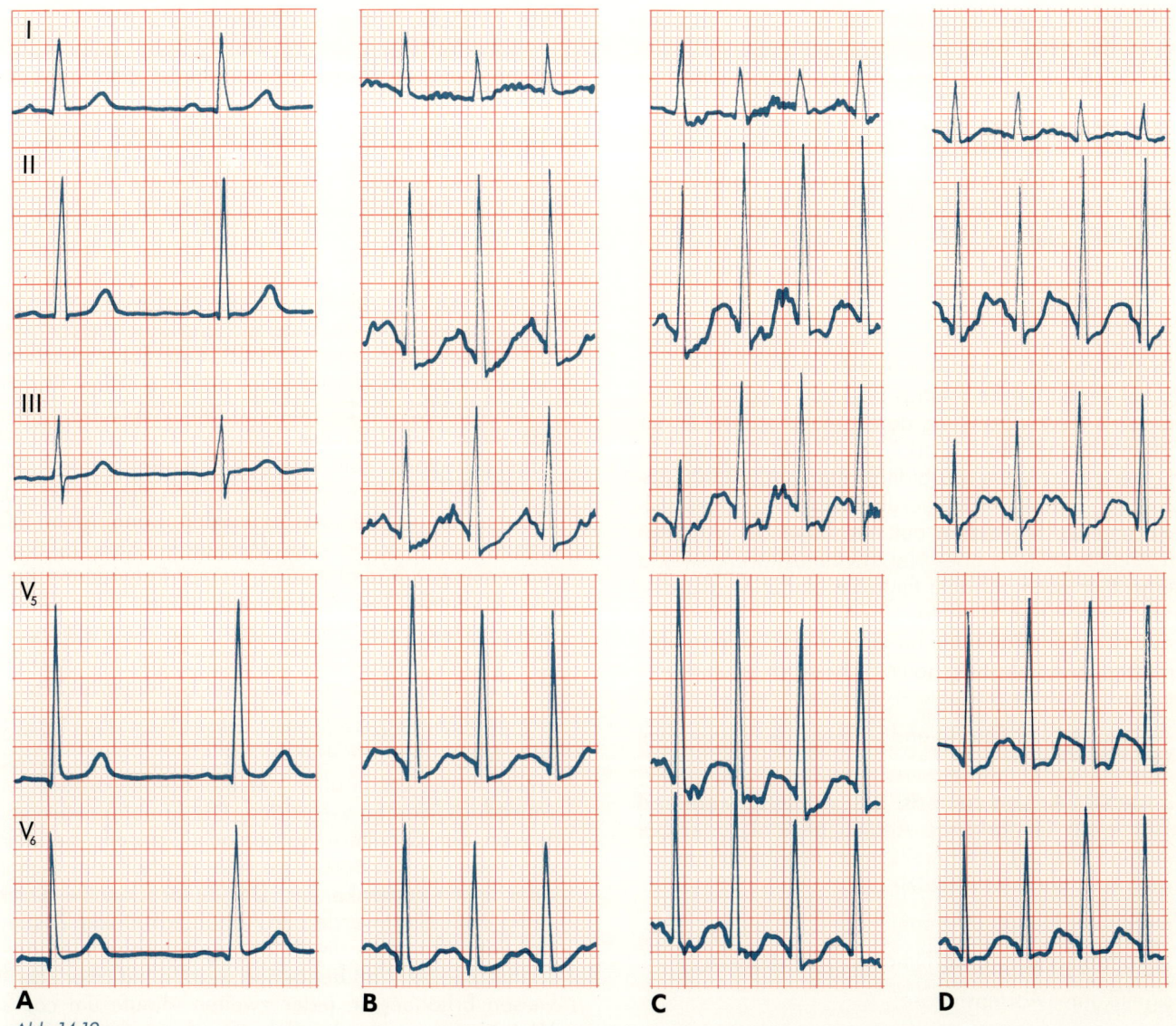

A **B** **C** **D**

Abb. 14.19
*Positiver Belastungstest bei einem gesunden Mann. Das EKG wurde während einer Routineuntersuchung bei dem 42-jährigen Zivil-Piloten
geschrieben. Er klagte über keine kardiopulmonalen Symptome. Klinische Untersuchung, Röntgen-Thorax und Echokardiografie sowie
Isotopen-Ventrikulografie während Belastung ergaben normale Befunde. Seine Lizenz wurde ihm aufgrund dieses Befundes entzogen, aber
ohne Bedingungen erneuert, nachdem durch Koronarangiografie und Ventrikulografie kein pathologischer Befund festgestellt worden war.*

A Vor Belastung. Das EKG ist normal
B 100 Watt 3 min. Ansteigende ST-Streckensenkung in vielen Ableitungen
C 150 Watt 3 min. Horizontale ST-Streckensenkung, die in manchen Ableitungen 2 mm übersteigt
*D Nach Beendigung der Belastung. Unverändert horizontale ST-Streckendepression in mehreren Ableitungen. Die ST-Streckensenkung bestand
   für etwa 15 min. Der Patient hatte keine Beschwerden.*

Die Belastungs-Elektrokardiographie ist hilfreich bei der Diagnose belastungsinduzierter Tachykardien oder Kammerflimmern. Der Zielpatient gibt anamnestische Hinweise auf belastungsinduzierte Synkopen oder Präsynkopen oder Schwindelzustände an (Abb. 6.41, S. 178/179 und 14.22, S. 336/337). In diesem Zusammenhang wird die Belastungs-Elektrokardiographie vornehmlich zur Diagnose und Klassifizierung zugrundeliegender Arrhythmien durchgeführt und kann wiederholt werden, um die Wirksamkeit einer antiarrhythmischen medikamentösen Behandlung zu überprüfen.

Sicherheit

In großen Serien fand sich eine Mortalität bei Patienten, bei denen ein Belastungs-EKG zur Diagnose einer koronaren Herzerkrankung durchgeführt wurde, in der Größenordnung von 0,5 bis 1 pro 10.000 Belastungen mit einer zusätzlichen Morbiditätsrate von 2/10.000 Belastungen. Die Mortalität beruht meistens auf Herzstillstand und die Morbidität auf nachfolgenden Anfällen von Angina pectoris oder Herzrhythmusstörungen und gelegentlich auch auf dem Eintreten akuter Myokardinfarkte. Vernünftige klinische Überlegungen sollten bei der Auswahl der Patienten für einen Belastungstest vorherrschen. Die Belastung sollte nicht durchgeführt werden bei:

— akutem Myokardinfarkt und während der ersten zwei Wochen danach;

— unstabiler Angina pectoris, d.h. sich in Schwere und Häufigkeit verstärkende Angina pectoris, oder bei Angina pectoris, die bereits unter Ruhebedingungen auftritt (s. nächster Absatz);

— manifester Herzinsuffizienz;

— unkontrolliertem Vorhofflimmern oder -flattern;

— signifikanter Aortenstenose;

— nicht medikamentös kontrolliertem Bluthochdruck (WHO-Grad III).

Bei der Belastung muß eine fortwährende EKG-Registrierung und ständige Überwachung verlangt werden. Ein Arzt sollte dabei sein, um im Falle eines Herzstillstandes innerhalb einer Minute eingreifen zu können. Ein Defibrillator zum sofortigen Gebrauch muß verlangt werden. Notfallmedikamente sollten Nitroglyzerin und Atropin einschließen, und ein venöser oder zentralvenöser Zugang muß sofort gelegt werden können. Weiterhin sollten ein Beatmungsbeutel und Sauerstoff zur Verfügung stehen. Das Personal sollte in Wiederbelebungsmaßnahmen ausgebildet sein. Eine Belastungsuntersuchung mit dem Zweck, mögliche lebensbedrohende Arrhythmien zu provozieren, sollte entsprechenden Klinikabteilungen vorbehalten bleiben, in denen das Personal besonders erfahren mit der Diagnose und der Behandlung solcher Arrhythmien ist.

Durchführung

Ein Belastungs-Elektrokardiogramm wird am besten als symptom-limitierte Untersuchung durchgeführt, wobei die Belastungsstufen entweder am Fahrradergometer oder am Laufband graduell erhöht werden. Primäre Endpunkte für die Beendigung der Untersuchung sind subjektive Angaben des Patienten über zunehmende Angina pectoris, Kurzatmigkeit, Erschöpfung und gelegentlich Schwindel oder Schmerzen in den Beinen. Die Untersuchung sollte beendet werden, wenn sich im EKG Zeichen einer schwereren Myokardischämie (ST-Streckensenkung > 3 mm) zeigen, es zur Entwicklung komplexer ventrikulärer Arrhythmien kommt oder der Patient Zeichen einer bedrohlichen Kreislaufsituation entwickelt, wie Blässe, Zyanose, feucht-kalte Hände, Abfall des Blutdruckes und Auftreten von Rasselgeräuschen.

Das Elektrokardiogramm wird am besten mit allen 12 Ableitungen geschrieben mit einer geringen Abweichung in der Lokalisation der Standardelektroden, um Muskelartefakte zu vermeiden. Die Armelektroden sollten an den Schultern festgemacht werden, die Beinelektroden am Abdomen gerade oberhalb des rechten oder linken Beckenkamms. Der Blutdruck sollte gleichzeitig kontrolliert werden. In Abhängigkeit vom Zustand des Patienten sollte die Belastung am Fahrradergometer mit 25—50 Watt begonnen werden mit einer schrittweisen Erhöhung in jeder zweiten Minute um ca. 25 Watt bis zur maximalen Belastungskapazität. EKG und Blutdruck sollten bestimmt werden:

— während der Ruhe vor Belastung;

— am Ende jeder zweiten Minute vor Erhöhung der Belastungsstufe und

— in der Nachbelastungsphase sofort nach Beendigung der Belastung und in 2—4-Minutenintervallen, bis die Herzfrequenz zum Ausgangswert zurückgekehrt ist.

Das Normalverhalten bei Belastung

Das normale EKG-Verhalten bei Belastung schließt ein:

— eine Erhöhung der P-Wellen-Amplitude;

— eine Verkürzung der PQ-Zeit;

— eine Verringerung der R-Zackenhöhe;

— eine Senkung des Anfangspunktes des ST-Segmentes (der sogenannte J-Punkt, wobei J für junktional, d.h. Verbindung zwischen dem Ende von QRS und dem Beginn der ST-Strecke, steht). Die ST-Strecke steigt dann an, bis sie in die T-Welle mündet;

— eine Abflachung der T-Welle.

Die durch Belastung ausgelöste Frequenzerhöhung nimmt mit zunehmendem Alter ab. Durch die einfache Formel

0,85 x (220 - Alter in Jahren) Herzschläge/min

kann abgeschätzt werden, wie hoch die Frequenz sein sollte, die bei maximaler Ausbelastung erreicht werden müßte. Diese Formel ist anwendbar für Gesunde, die 20 Jahre und älter sind. Um daher valide Aussagen über ein Belastungs-EKG machen zu können, sollte der Patient angehalten werden, mit der Belastung fortzufahren, bis diese dem Alter gemäße Herzfrequenz erreicht wird, es sei denn, daß alarmierende Abbruchsymptome auftreten.

Ischämisch bedingte ST-Streckenveränderungen bei Belastung

Bei durch Belastung induzierter subendokardialer Ischämie kommt es zu typischen EKG-Veränderungen, die in einer horizontalen ST-Streckensenkung oder einer absteigenden ST-Streckendepression bestehen (Abb. 14.17 A, S. 327). Eine ansteigende ST-Streckensenkung (Abb. 14.17 C) entspricht einem mehr oder weniger normalen Befund und kann ohne diagnostische Bedeutung sein, wenn nicht gleichzeitig entsprechende Symptome auftreten. Die Größe der ST-Streckensenkung sollte als Abweichung von der vertikalen Linie zwischen der isoelektrischen Linie zwischen P und dem Beginn des QRS-Komplexes oder des TP-Segmentes gemessen werden, und zwar 80 ms nach dem J-Punkt (Verbindung gleich

Junction zwischen QRS-Komplex und ST-Segment). Eine ST-Streckensenkung ist dann als pathologisch zu bezeichnen, wenn sie 1 mm = 0,1 mV übersteigt. Wenn in verschiedenen Ableitungen ST-Streckensenkungen aufgezeichnet werden – der häufigste Befund (Abb. 14.18, S. 328) –, sollte die am stärksten ausgeprägte Senkung als Maß genommen werden. Meistens finden sich die ST-Streckensenkungen am stärksten ausgeprägt in den Ableitungen V_5–V_6.

Die Anzahl der falsch-negativen Befunde der Belastungs-Elektrokardiographie, d.h. keine ST-Streckensenkung trotz vorhandener signifikanter Koronararterienerkrankung, liegt in der Größenordnung von 10–20%, wenn der Patient sich bis zur altersabhängigen Herzfrequenz belastet.

Wenn die Belastung infolge nichtspezifischer Symptome wie Müdigkeit, Kurzatmigkeit oder Beinschmerzen unterhalb dieser zu erreichenden Herzfrequenz abgebrochen wird, erhöht sich das Risiko falsch-negativer Befunde. Belastungen unter Behandlung mit Betablockern oder Calziumantagonisten können die durch die Belastung auftretende Erhöhung der Herzfrequenz ebenso wie den Anstieg des Blutdrucks unter Belastung signifikant niedriger halten und können daher zu falschnegativen Befunden Anlaß geben.

Unter verschiedenen Bedingungen kann eine falschpositive ST-Streckensenkung unter Belastung auftreten, die nicht auf einer Myokardischämie beruht:

— Präexzitation mit einem WPW-Muster im Ruhe-EKG.

— Linksschenkelblock.

— Rechtsschenkelblock, wobei ST-Streckensenkungen in V_1–V_2 ein unspezifischer Befund sind, ST-Streckensenkungen in V_5–V_6 eine Ischämie anzeigen können.

— Frequenzabhängiger Block (Abb. 9.12, S. 243).

— Tiefe, verbreiterte Q-Zacken in den präkardialen Ableitungen, die auf einem alten Q-Zacken-Vorderwandinfarkt beruhen, wogegen Q-Zacken in den Extremitätenableitungen nach einem inferioren Infarkt keine Bedeutung zu haben brauchen.

— Krankheiten wie Klappenerkrankungen, arterielle Hypertension und Lungenhochdruck, die Ursache einer Ventrikelhypertrophie sein können, die sich im Ruhe-

EKG nicht darstellt, sich jedoch unter einer Belastung als ST-Streckensenkung manifestiert und fälschlich für eine subendokardiale Ischämie gehalten werden kann.

Selbst wenn diese besonderen Umstände in Betracht gezogen werden, kann die Häufigkeit falsch-positiver Befunde hoch sein, da sie mit dem Vorherrschen einer ischämischen Herzerkrankung in der untersuchten Bevölkerungsgruppe schwankt. Die Anzahl falsch-positiver Befunde ist gering und die Spezifität hoch, wenn in der untersuchten Population ein häufiges Vorkommen einer Koronararterienerkrankung zu erwarten ist, d.h. wenn die Belastungsuntersuchung auf Patienten mit Angina-pectoris-Beschwerden beschränkt wird. Die Anzahl falsch-positiver Befunde nimmt zu und die Spezifität der Untersuchung entsprechend ab, wenn das Vorkommen einer koronaren Herzerkrankung in der untersuchten Population von vornherein als gering angesehen wird. Wenn asymptomatische Patienten in einer Art „Screening-Test" mit Belastungs-Elektrokardiographie untersucht werden, wird bei unkritischem Gebrauch der Belastungs-Elektrokardiographie diese zu mehr falsch-positiven Befunden führen als zu einer sicheren Diagnose. Wird eine Belastungs-Elektrokardiographie in einer Population unselektierter Männer zwischen 40 und 60 Jahren durchgeführt, wird das Verhältnis zwischen falsch-positiven und echten ischämischen ST-Streckensenkungen in der Größenordnung von 4:1 liegen, und es kann bis zu 10:1 ansteigen, wenn Frauen und/oder jüngere Individuen untersucht werden. Dies birgt die Gefahr in sich, daß es eher zum Auftreten iatrogener Erkrankungsmuster kommt als zur Feststellung echter präklinischer Zustände bei Koronararterienerkrankung. Praktisch wichtige Probleme sind bereits dadurch entstanden, daß Belastungsuntersuchungen als Routine-Gesundheitsuntersuchung bei Flugpiloten durchgeführt werden (Abb. 14.19, S. 329). Hier wird aber auch auf den Abschnitt „Stumme Ischämie" verwiesen.

Zusätzliche ischämische Veränderungen bei Belastung

Eine Anhebung der ST-Strecke um mehr als 1 mm während der Belastung wird am häufigsten bei Patienten mit durchgemachtem Myokardinfarkt und größeren dyskinetischen oder akinetischen Bezirken des linken Ventrikels gesehen. Ohne vorausgegangenen Infarkt ist eine ST-Streckenanhebung unter Belastung selten, kann aber bei Patienten mit Variant-Angina aufgrund belastungsinduzierter Koronararterienspasmen auftreten oder bei Patienten mit schwerer Koronarerkrankung und einer schlechten Prognose.

Die Entwicklung einer negativen U-Welle in Abl. II und den linkspräkardialen Brustwandableitungen ist ein relativ wenig sensitives, aber hochspezifisches Zeichen für eine Koronararterienerkrankung. Es wird besonders bei Patienten mit einer Stenose im proximalen Teil des R. interventricularis anterior beobachtet.

Veränderungen der T-Welle bei oder nach Belastung sind häufig, aber nicht spezifisch und haben geringe oder keine diagnostische Bedeutung.

Wird eine Belastungsuntersuchung *in der zweiten oder dritten Woche nach einem akuten Myokardinfarkt* beim sonst symptomlosen Patienten durchgeführt, sind die hauptsächlichen prognostischen Kriterien, um zwischen Patienten mit hohem und geringem Risiko zu unterscheiden:

— eine niedrige maximale Herzfrequenz und ein ungenügender Anstieg des systolischen Blutdrucks oder, als ein noch schlechteres prognostisches Zeichen, ein Abfall des Blutdrucks und/oder

— das Auftreten häufiger und sich wiederholender ventrikulärer Extrasystolen.

In diesem Zusammenhang sind Senkungen der ST-Strecke allein ohne prognostische Bedeutung.

Instabile Angina pectoris [12, 13]

Eine instabile Angina pectoris ist ein klinisches Syndrom, das durch folgende Kriterien charakterisiert wird:

— neu auftretende Angina pectoris bei nur geringer Belastung; oder

— deutlich schwerere, längere und häufigere Anfälle von Angina pectoris bei einer vorher bestehenden stabilen belastungsinduzierten Angina pectoris; oder am häufigsten

— anhaltende Anfälle von Angina pectoris in Ruhe.

Die Anfälle von Angina pectoris gehen gewöhnlich mit reversiblen EKG-Veränderungen in Form von ST-Streckensenkung und häufig auch ST-Streckenanhebung und/oder T-Wellenveränderungen einher, z.B. der Entwicklung von negativen T-Wellen oder bei vorbestehenden negativen T-Wellen reziproke Veränderungen zu einer positiven T-Welle. Das Syndrom kann sich ausweiten zu einem Myokardinfarkt oder kompliziert werden durch Herzstillstand und plötzlichen Tod. Häufiger lassen die Symptome aber nach, und die Situation wird wieder stabil.

Die Differentialdiagnose zwischen instabiler Angina pectoris und subendokardialem Infarkt hängt von der Regression der EKG-Veränderungen nach Aufhören der Schmerzen ab und von der Höhe der Serumenzyme. Bleiben die EKG-Veränderungen bestehen und/oder kommt es zu einem bedeutsamen Anstieg der Serumenzyme, hat sich als Komplikation des Syndroms ein Infarkt eingestellt. Die Differentialdiagnose zwischen einer instabilen Angina pectoris und zeitweiser ST-Streckenanhebung bei Variant-Angina (Prinzmetal) (s. nächster Abschnitt) kann nur durch Dauerüberwachung des Patienten, z.B. in der Intensivstation, geklärt werden.

Variant-Angina vom Prinzmetal-Typ (vasospastische Angina pectoris) [14–16]

Die Variant-Angina pectoris, wie sie ursprünglich von Prinzmetal beschrieben wurde, oder auch vasospastische Angina pectoris, wird durch Gefäßwandspasmen in einer der größeren Koronararterien hervorgerufen und führt zu einem plötzlichen totalen Verschluß dieses Gefäßes. Dies ist eine seltenere Form der Angina pectoris, die vorwiegend bei jüngeren Patienten beobachtet wird. Sie wird aber auch beobachtet in Verbindung mit einem breiten Spektrum arteriosklerotischer Veränderungen in den Koronargefäßen, die von normalen Koronararterien bis zu Koronararterien mit schweren arteriosklerotischen Veränderungen reichen. Die Anfälle stellen sich charakteristischerweise entweder spät in der Nacht oder früh am Morgen ein, wenn der Vagustonus noch hoch ist, der Sympathikustonus jedoch niedrig, aber ansteigend gefunden wird. Der plötzliche und totale Verschluß einer größeren Koronararterie führt zur akuten transmuralen Ischämie, die sehr häufig mit sehr bedeutsamen ST-Streckenanhebungen einhergeht. Sie werden in Abl. III und aVF gefunden, wenn der Spasmus in der rechten Kranzarterie auftritt (Abb. 14.20 A, S. 334 und 14.21, S. 335), oder in den präkardialen Brustwandableitungen, wenn der Vasospasmus in den größeren Ästen der linken Koronararterie auftritt (Abb. 14.20 B). Die Anfälle sind häufig verbunden mit Arrhythmien, z.B. AV-Block, SA-Block oder einer ventrikulären Tachykardie, die sich häufig, aber nicht immer als Torsade de Pointes darstellt (Abb. 14.21). Die Diagnose einer Prinzmetal-Variant-Angina pectoris wird häufig dadurch verzögert oder übersehen, daß die Schmerzanfälle und die Arrhythmien sehr kurz sind, so daß ein EKG nicht während des Anfalls geschrieben werden kann. Gelegentlich werden anstelle von ST-Streckenanhebungen ST-Streckensenkungen beobachtet, wobei darauf geachtet werden muß, daß die Senkung der ST-Strecke bei fortlaufender EKG-Registrierung auf der Intensivstation nicht durch eine inverse positiv-negative Orientierung der zur Überwachung benutzten Ableitungen zustande kommt, die sich dann von den Standardableitungen oder den Brustwandableitungen, die sie eigentlich darstellen sollten, unterscheiden (Abb. 14.21). Es kann sich dabei aber auch um eine gegensinnige Aufzeichnung einer transmuralen Myokardischämie handeln, bei der die Ableitung gegenüber der Ischämieregion angebracht ist.

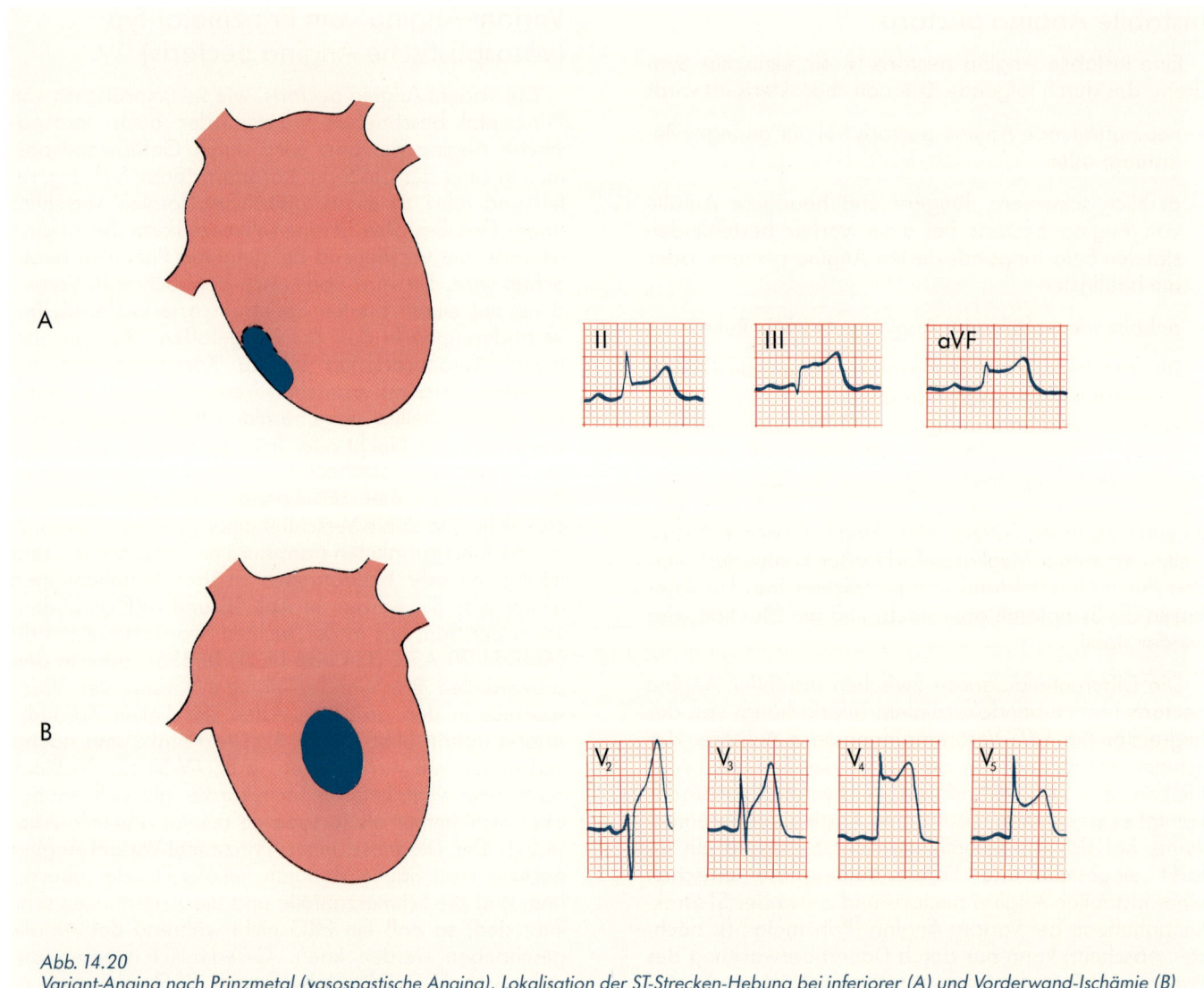

Abb. 14.20
Variant-Angina nach Prinzmetal (vasospastische Angina). Lokalisation der ST-Strecken-Hebung bei inferiorer (A) und Vorderwand-Ischämie (B)

In einer Reihe von Untersuchungen, die durch Koronararteriographie belegt wurden, wurde gezeigt, daß bei vasospastischer Angina gelegentlich sowohl ST-Streckensenkung als auch ST-Streckenanhebung auftreten kann. Die Vasospasmen, die für eine echte ST-Streckensenkung verantwortlich sind und damit für eine subendokardiale Ischämie, sind normalerweise entweder subtotal oder in einem kleineren Ast der Koronararterien lokalisiert.

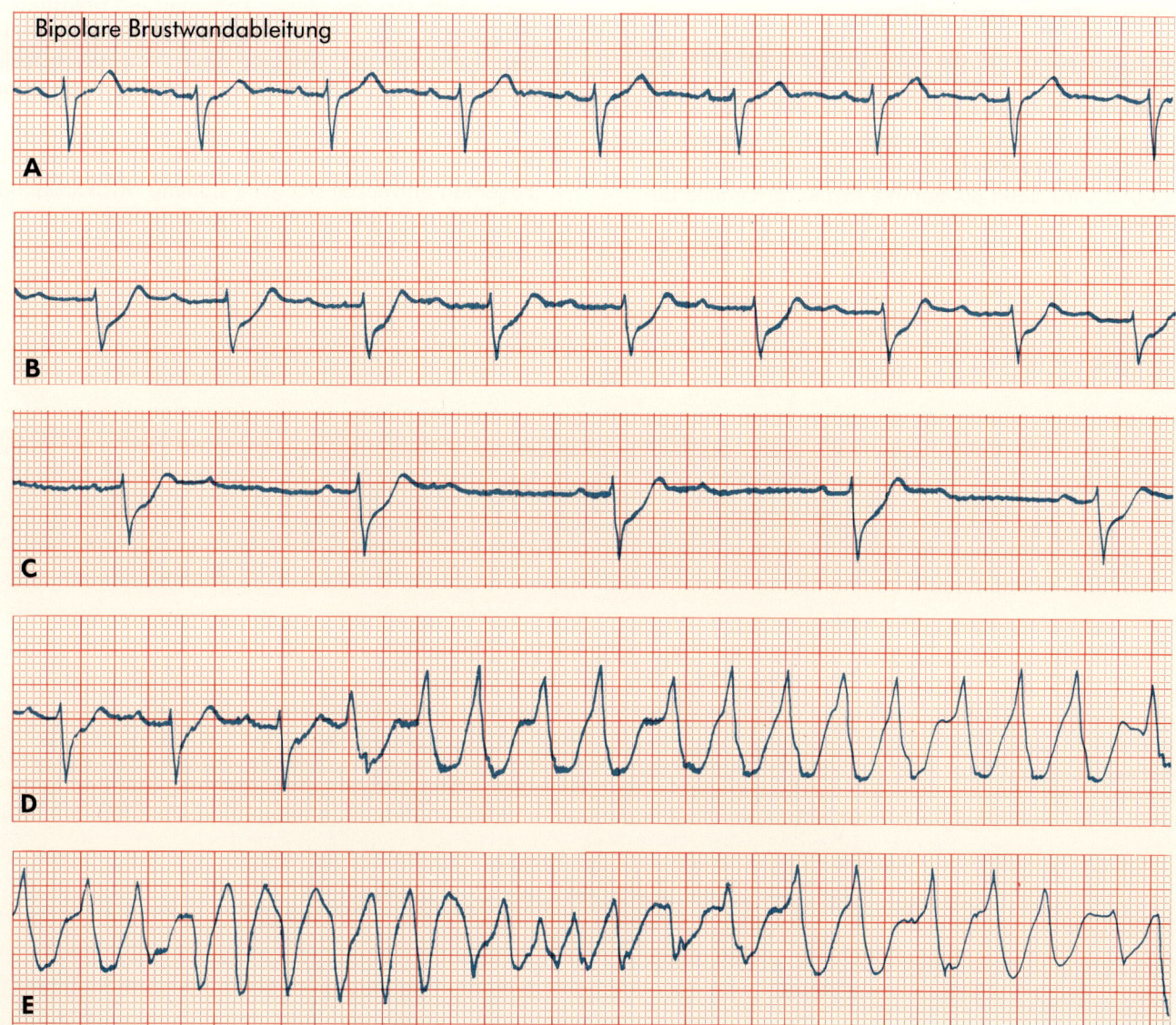

Bipolare Brustwandableitung

A

B

C

D

E

Abb. 14.21
Variant-Angina nach Prinzmetal (vasospastische Angina). Kompliziert durch Arrhythmien. Ausschnitte der EKG-Überwachung dieses Patienten
sind in Abb. 14.20 A wiedergegeben. A: EKG-Aufzeichnung zwischen den Anfällen, B–E: Aufzeichnung während wiederholter Schmerzanfälle.
Die Aufzeichnung über eine bipolare Brustwandableitung ähneln Abl. aVF (s. Kapitel 3, Abb. 3.8), aber die Ausschlagrichtung dieser Ableitung ist gegensätzlich, so daß sich die transmurale Ischämie durch eine ST-Streckensenkung anstelle einer ST-Streckenhebung darstellt.

A Keine Schmerzen. Sinusrhthmus, normales PQ-Intervall, keine ST-Streckenveränderung
B Schmerzen. AV-Block I° (PQ 0,36 s), ST-Streckensenkung
C Schmerzen. AV-Block II° (2:1 Block), ST-Streckensenkung
D Schmerzen. Sinusrhythmus mit ST-Streckensenkung, der in eine ventrikuläre Tachykardie übergeht
E Schmerzen. Torsade de Pointes-Tachykardie

Stumme Myokardischämie [17–20]

Angina pectoris ist die häufigste und bestens bekannte klinische Manifestation einer Myokardischämie. Eine Myokardischämie, die sich im EKG durch ST-Streckensenkung oder gelegentlich ST-Streckenanhebung darstellt, kann jedoch ohne Schmerzereignis auftreten und wird dann als stumme Myokardischämie bezeichnet.

1. Die größte Gruppe stellen Patienten mit belastungsinduzierter oder Variant-Angina dar, bei denen neben Ischämie mit schmerzhaften Angina-pectoris-Anfällen oft auch längerdauernde Phasen von stummer Myokardischämie auftreten.

2. Bei einer anderen, ebenfalls größeren Gruppe von Patienten entwickelt sich eine stumme Myokardischämie nach durchgemachtem Myokardinfarkt.

Ruhe

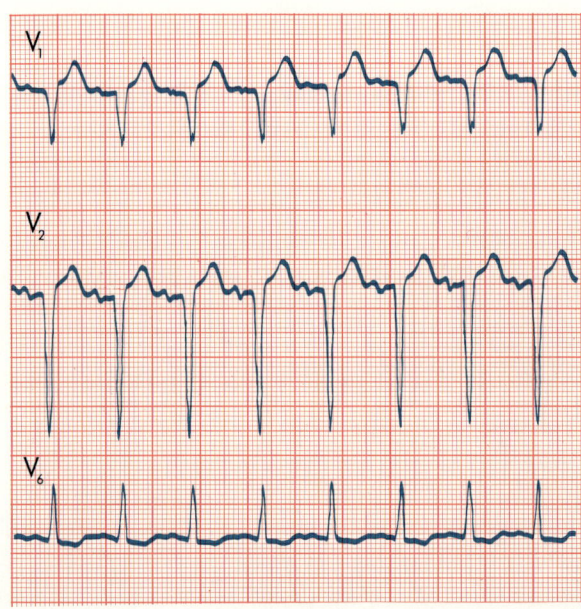

25 mm/s

Abb. 14.22
Belastungsinduzierte stumme Myokardischämie, in deren Verlauf es zu einem Anfall ventrikulärer Tachykardie und Kammerflimmern kommt. EKG eines 49-jährigen Mannes, der wegen Kammerflimmern aufgenommen wurde. Zwei Anfälle von Bewußtlosigkeit in der der Aufnahme vorangehenden Woche. Ein Anfall davon in Beziehung zu körperlicher Belastung. Keine kardialen Beschwerden. Niemals Angina oder Myokardinfarkt. Belastung an einem Fahrradergometer induziert eine horizontale ST-Streckensenkung von 3–4 mm in Ableitung I und V$_{4–6}$ bei einer Herzfrequenz von 120/min. Keine Angina pectoris, aber bei 2 von insgesamt 3 Belastungsuntersuchungen Übergang einer Myokardischämie mit ST-Streckensenkung in multiforme ventrikuläre Tachykardie, welche bei dem hier wiedergegebenen Belastungstest in Kammerflimmern degenerierte (Sinusrhythmus wurde unmittelbar nach Gleichstrom-Defibrillation wieder hergestellt). Koronararteriografie zeigte eine 75%ige Stenose des RIVA und eine 50%ige Stenose der Circumflexa. Nach chirurgischer Revaskularisation kam es weder zu belastungsinduzierter Myokardischämie noch zu Anfällen von ventrikulärer Tachykardie oder Kammerflimmern oder Synkopen (Nachuntersuchungsperiode 2 Jahre).

3. Eine kleinere Gruppe von Patienten hat niemals Zeichen einer ischämischen Herzerkrankung und niemals Angina pectoris oder einen akuten Myokardinfarkt. Die EKG-Zeichen der stummen Ischämie können dabei zufällig entdeckt werden, z.B. bei einer Vorsorgeuntersuchung, die ein Belastungs-EKG einschließt, oder während einer Langzeit-EKG-Aufzeich-

nung. Infolge der hohen Wahrscheinlichkeit falsch-positiver Befunde, d.h. nicht-ischämischer ST-Streckenveränderungen in einer solchen symptomfreien Population, sollte die Diagnose der stummen Myokardischämie durch weitere Maßnahmen bestätigt werden, z.B. vornehmlich durch Radionuklid-Szintigraphie, bevor die Diagnose als gegeben betrachtet

4 min Belastung

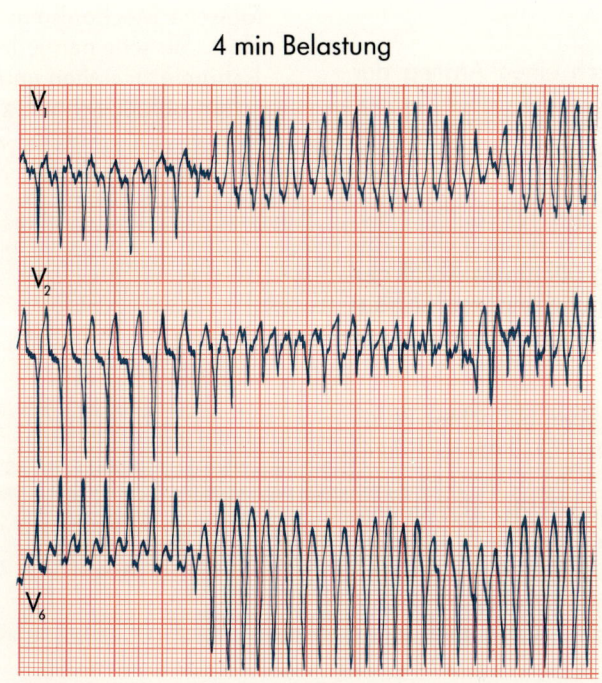

10 mm/s

Abb. 14.22
(Fortsetzung)

wird und invasive Methoden wie Koronararteriographie in Betracht gezogen werden.

4. Nach einigen Untersuchungen sollen Patienten mit Diabetes mellitus und signifikanter koronarer Herzerkrankung häufiger Zeichen einer stummen Ischämie aufweisen.

Die diagnostischen Methoden für die Erkennung einer stummen Myokardischämie sollten ein Belastungs-EKG und eine 24-Stunden-Langzeit-EKG-Aufzeichnung einschließen. Pathophysiologisch können mit beiden Untersuchungen zwei Arten von stummer Ischämie wahrscheinlich gemacht werden:

— Stumme Ischämie bedingt durch einen Anstieg der Herzfrequenz und des Blutdrucks und daher bedingt durch einen erhöhten Sauerstoffbedarf. Hierbei wäre ein positives Belastungs-EKG zu erwarten.

— Stumme Ischämie, denen weder ein Anstieg der Herzfrequenz noch wahrscheinlich ein Anstieg des Blutdrucks vorausgeht. Sie beruhen auf einem Abfall der myokardialen Sauerstoffversorgung und werden häufig während einer 24-Stunden-EKG-Aufzeichnung gefunden.

Schließt man die seltenen Patienten mit echter Prinzmetal-Angina aus, wird die Langzeit-EKG-Aufzeichnung nur wenig zusätzliche Information zur Diagnose einer stummen Ischämie über das Ergebnis der Belastungs-Elektrokardiographie hinaus liefern, während das Gegenteil häufiger beobachtet wird. Daher genügt eine exakt durchgeführte Belastungs-Elektrokardiographie allein häufig zur Diagnose bei der Suche nach einer stummen Myokardischämie.

Eine stumme Myokardischämie kann zu Anfällen von paroxysmalen ventrikulären Tachykardien führe, die durch entsprechende Revaskularisationsmaßnahmen geheilt werden können (Abb. 14.22, S. 336/337). Bei einer stummen Prinzmetal-Angina kann durch Calziumantagonisten ein guter Therapieerfolg erzielt werden.

Vorübergehende T-Wellen- und/oder ST-Streckenveränderungen bei Sinusrhythmus nach einem Anfall von Tachykardie [21-23]

T-Welleninversion oder spitze T-Wellen und gelegentlich ST-Streckensenkung oder -anhebung können bei Sinusrhythmus unmittelbar nach einem Anfall von Tachykardie gefunden werden (Abb. 14.23). Diese Veränderungen bilden sich gewöhnlich langsam in Tagen bis zu einer Woche zurück, können aber gelegentlich auch für mehrere Wochen bestehenbleiben. Der pathophysiologische Mechanismus dieser Veränderungen ist ungeklärt. Sie scheinen jedoch in keiner Beziehung zu einer Ischämie zu stehen und werden häufig bei jungen Menschen aufgezeichnet, z.B. auch nach einer supraventrikulären Tachykardie. Sie sind ohne prognostische Bedeutung.

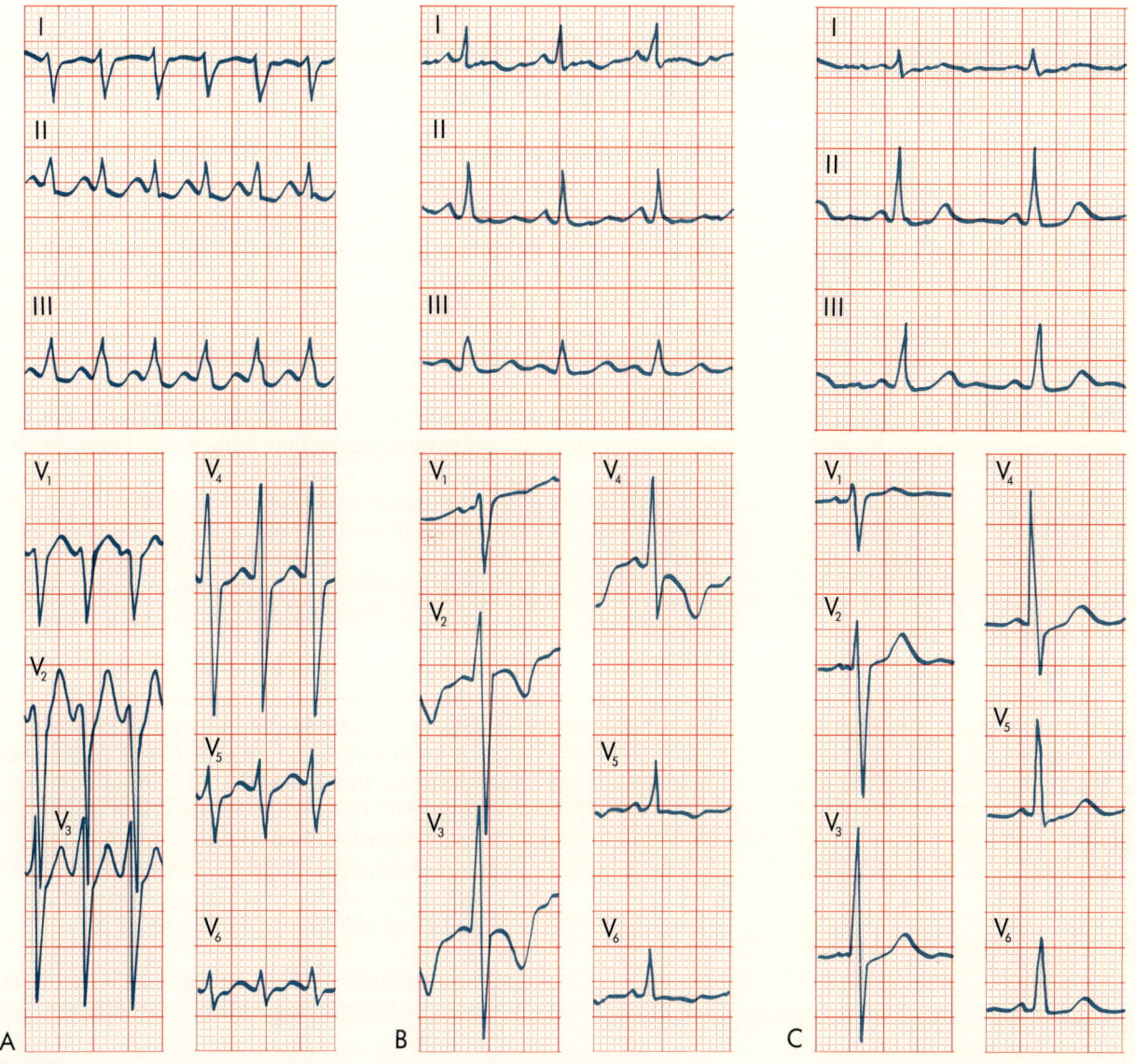

Abb. 14.23
Supraventrikuläre Tachykardie, nach deren Beendigung vorübergehende T-Wellen-Inversion besteht. EKG eines 30-jährigen Mannes mit paroxysmalen Tachykardien seit der Kindheit ohne begleitende Herzerkrankung

A Supraventrikuläre Tachykardie: QRS-Komplexe mit unterschiedlicher Achsenrichtung und geringgradig verbreitert gegenüber denen bei Sinusrhythmus, aber immer noch < 0,12 s. Geringe Senkung der ST-Strecke in verschiedenen Ableitungen. Herzfrequenz 200/min. Die Tachykardie ist regelmäßig, so daß Vorhofflimmern ausgeschlossen werden kann. Weitere Differenzierung unmöglich, da die Vorhoferregungen nicht ausgemacht werden können. Statistisch gesehen ist die Diagnose einer AV-Knoten-Tachykardie am wahrscheinlichsten.
B Sinusrhythmus. EKG-Aufzeichnung 24 Std. nach dem Tachykardieanfall. Symmetrische tiefe negative T-Wellen in den Abl. V_{2-4}, gering negative T-Wellen in I und II sowie V_{5-6}
C Sinusrhythmus, EKG-Aufzeichnung 4 Tage nach dem Anfall. Die T-Wellen sind in allen Ableitungen normal

Akute Lungenembolie [24]

Die EKG-Veränderungen, die bei akuter Lungenembolie auftreten, variieren mit der Größe des Embolus und der Belastung, die dem rechten Ventrikel auferlegt wird. Es können jedoch massive Lungenembolien auftreten ohne signifikante EKG-Veränderungen. Die EKG-Veränderungen sind gewöhnlich vorübergehender Natur, so daß sie übersehen werden können, wenn das EKG einige Stunden oder sogar Tage später aufgezeichnet wird. Typische Befunde bei akuter Lungenembolie sind (Abb. 14.24):

1. In den Brustwandableitungen:
   - ein rechtsventrikuläres Überlastungsmuster mit einer negativen T-Welle und/oder einer ST-Streckensenkung in den Abl. $V_1–V_3$ (Abb. 14.24 A–B und 14.25, S. 342); oder
   - ein inkompletter oder kompletter Rechtsschenkelblock (Abb. 14.24 C).

2. In den Extremitätenableitungen:
   - ein P dextro-atriale (Abb. 14.24 D); und/oder
   - eine Verschiebung der QRS-Achse nach rechts mit Entwicklung einer tiefen S-Zacke in Abl. I;
   - das Auftreten eines sogenannten $S_IQ_{III}T_{III}$-Musters (Abb. 14.24 und 14.25). Es besteht aus einer tiefen S-Zacke in Abl. I und einer tiefen Q-Zacke und einer invertierten T-Welle in Abl. III und gelegentlich auch in Abl. aVF. Dieses Muster kann dem eines inferioren Myokardinfarkts ähneln (Abb. 14.11, S. 321), und das differentialdiagnostische Dilemma kann weiterhin durch eine transitorische ST-Streckenanhebung in den Abl. III und aVF kompliziert werden.

3. Lungenembolien führen häufig zur Sinustachykardie, seltener zu paroxysmalem Vorhofflimmern oder -flattern.

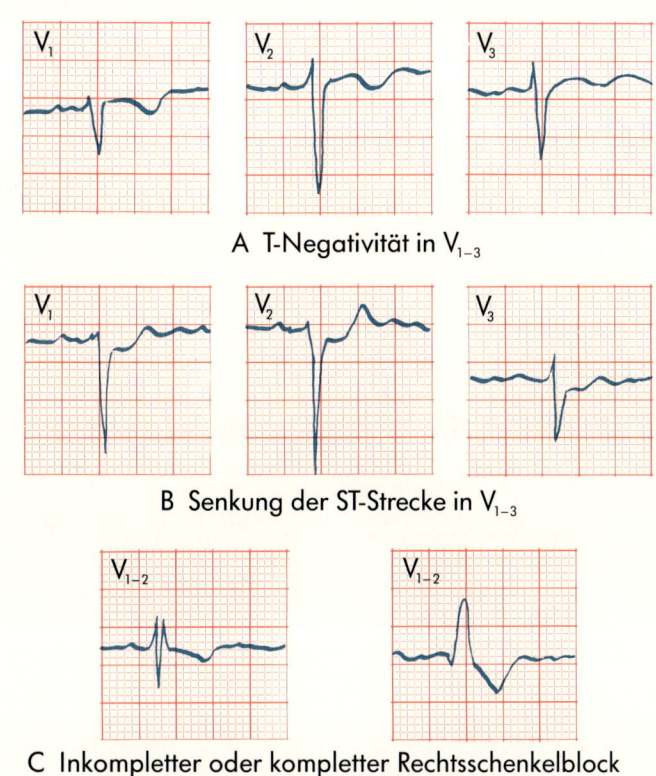

A T-Negativität in V$_{1-3}$

B Senkung der ST-Strecke in V$_{1-3}$

C Inkompletter oder kompletter Rechtsschenkelblock

D (dextro-atriale)

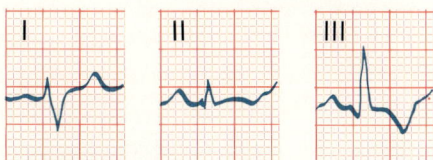

E Abweichung der Achse nach rechts
S$_I$Q$_{III}$T$_{III}$ Muster

Abb. 14.24
Lungenembolie: Spektrum der EKG-Veränderungen

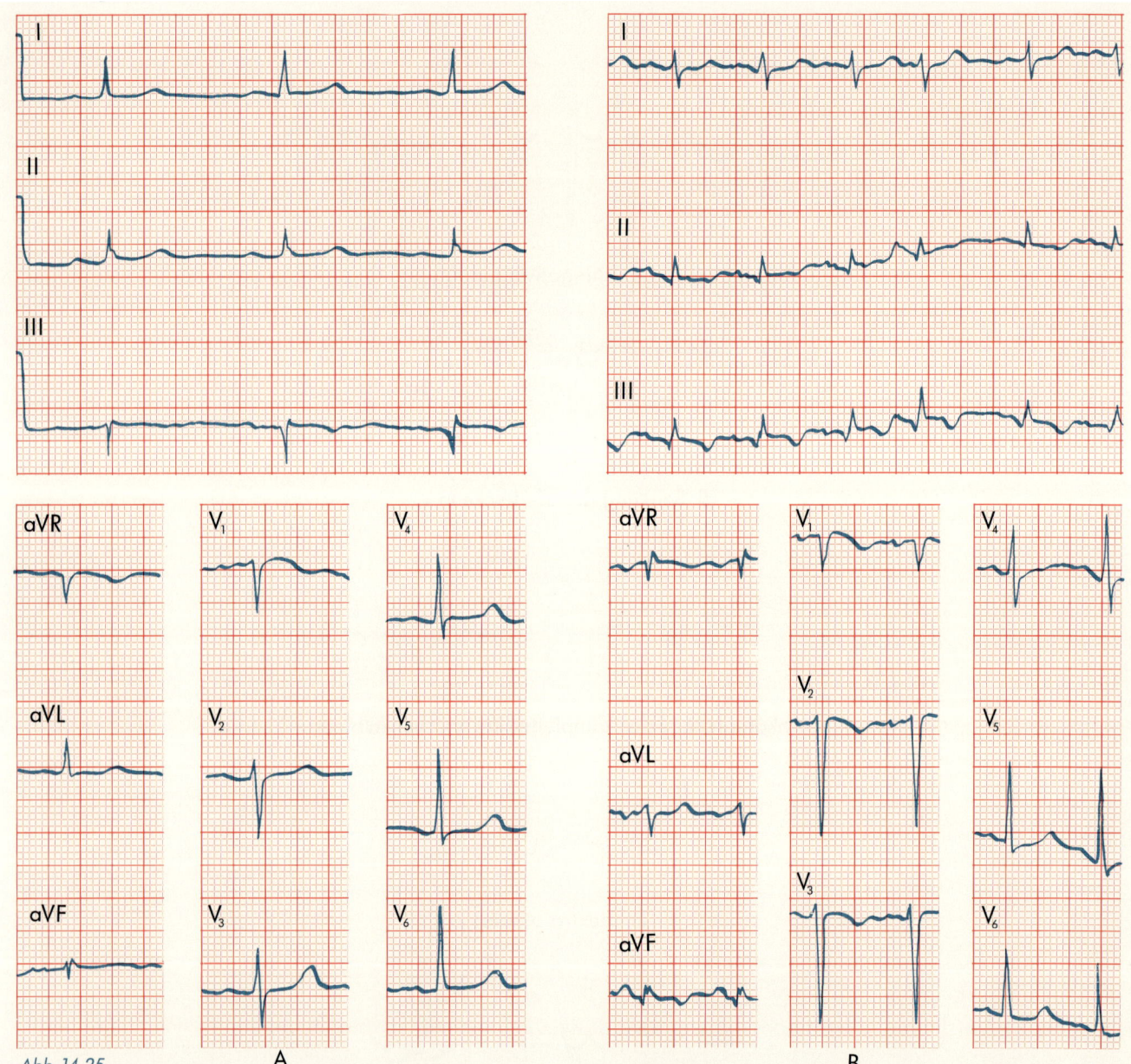

Abb. 14.25

A

B

Lungenembolie. EKG-Veränderungen bei einer 40-jährigen Frau eine Woche nach alloplastischer Operation des rechten Hüftgelenks

A EKG vor der Lungenembolie
B EKG-Aufzeichnung eine Woche nach der Operation. Vor der EKG-Aufzeichnung klagte die Patientin über Brustschmerzen und Kurzatmigkeit; es bestanden Zeichen eines beginnenden Schocks mit niedrigem Blutdruck und feucht-kühlen Extremitäten. Gegenüber dem normalen EKG (A) hatten sich die T-Wellen in den Abl. V_{1-3} von positiv nach negativ verändert. Die QRS-Achse in der Frontalebene ist von nahezu 0° nach 120° rechts abgewichen, und es besteht in den Standardableitungen ein $S_I Q_{III}$-Bild des QRS-Komplexes, dem eine negative T-Welle folgt.

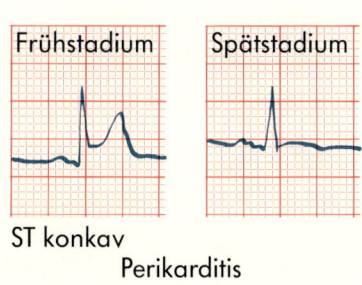
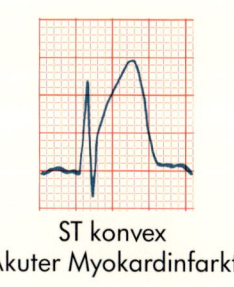

Frühstadium Spätstadium

ST konkav
Perikarditis

ST konvex
Akuter Myokardinfarkt

Abb. 14.26
Perikarditis. Frühe und späte
EKG-Veränderungen. Zum
Vergleich in der Abb. rechts
Anhebung der ST-Strecke bei
akutem transmuralem Infarkt

Perikarditis [25-28]

Der typische EKG-Befund bei akuter Perikarditis ist eine ST-Streckenanhebung (Abb. 14.25 und 14.27 A, S. 344), die mit unterschiedlichem Ausmaß in fast allen EKG-Ableitungen vorkommt mit Ausnahme von Abl. aVF und V_1, die eine ST-Streckensenkung zeigen können. Während die ST-Streckenanhebung beim Myokardinfarkt gewöhnlich auf wenige Ableitungen lokalisiert und begrenzt ist und eine mehr konvexe Kurvenform annimmt (Abb. 14.10–14.12, S. 320–322 und 14.25), ist die ST-Streckenanhebung bei akuter Perikarditis dagegen generalisiert und in fast allen Ableitungen mit einer konkaven Form zu sehen (Abb. 14.26 und 14.27). Nach der initialen ST-Streckenanhebung kommt es zu einem allmählichen Abfall der ST-Strecke zur isoelektrischen Linie mit gleichzeitiger Entwicklung einer negativen T-Welle (Abb. 14.27 B). Gelegentlich ist eine negative T-Welle, die in mehreren Ableitungen gefunden wird, das vorherrschende EKG-Zeichen bei Perikarditis, und zwar von Beginn an.

Eine *exsudative Perikarditis* mit Ansammlung von Perikardflüssigkeit führt häufig zu einer Reduktion der QRS-Amplitude und damit zu einer peripheren Niedervoltage in den Extremitätenableitungen. Die QRS-Amplitude sollte dabei in allen Ausschlägen nicht höher als 5 mm sein.

Bei der *chronisch konstriktiven Perikarditis* mit fibrotischer Verdickung des Perikards kann es ebenfalls zur peripheren Niedervoltage kommen, verbunden mit einer allgemeinen T-Negativität.

Eine *Niedervoltage* des QRS-Komplexes in den Extremitätenableitungen ist nicht auf die exsudative oder chronische konstriktive Perikarditis beschränkt, sondern kann auch bei Myxödem, Kardiomyopathien oder schwerer koronarer Herzerkrankung gefunden werden und gelegentlich auch bei normalen Individuen (Adipositas).

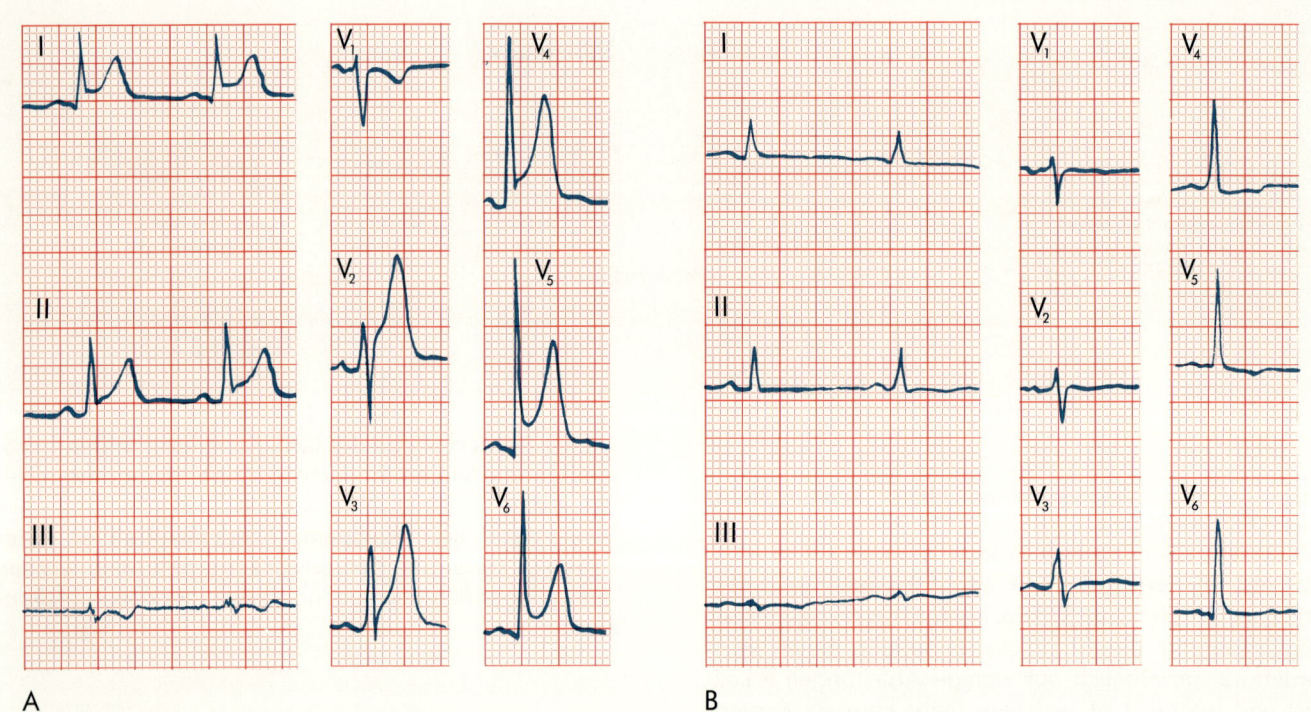

A

B

Abb. 14.27
Perikarditis. EKG eines 20-jährigen Mannes mit wahrscheinlich viraler Perikarditis. Der Patient wurde nach mehreren Tagen mit geringem Fieber und erheblichen Brustschmerzen aufgenommen. Zum Zeitpunkt der Aufnahme bestand Perikardreiben über dem Präkordium und ein röntgenologisch gering vergrößertes Herz. Die echokardiografische Untersuchung zeigte geringes Perikardexsudat. Symptome und Exsudat verschwanden innerhalb weniger Wochen. Kein Enzymanstieg

A EKG zum Zeitpunkt der Aufnahme. Anhebung der ST-Strecke in mehreren Ableitungen deutet auf eine Perikarditis hin. Keine pathologischen Q-Zacken

B EKG zum Zeitpunkt der Entlassung. Die T-Wellen sind entweder isoelektrisch oder gering negativ in den meisten Ableitungen

Myokarditis [29, 30]

Bei der rheumatischen Myokarditis während eines akuten rheumatischen Fiebers sind die häufigsten EKG-Veränderungen ein AV-Block I°, eine ST-Streckensenkung und eine T-Welleninversion. Viele Viruserkrankungen, wie z.B. Mumps, infektiöse Mononukleose, Hepatitis und Coxsackie-Virusinfektionen, gehen mit vorübergehenden EKG-Veränderungen einher, am häufigsten in Form von ST-Streckensenkungen und/oder T-Welleninversionen und gelegentlich mit einem AV-Block.

Kardiomyopathien [31–33]

Dilatative Kardiomyopathien. Ein weites Spektrum nicht-spezifischer EKG-Veränderungen kann bei dilatativen Kardiomyopathien gesehen werden. Linksventrikuläre Hypertrophie und/oder Überlastungsmuster (Abb. 14.28, S. 346), Schenkelblock (hauptsächlich Linksschenkelblockbilder) und Niedervoltage sind häufige Befunde. Herzrhythmusstörungen von ventrikulären Extrasystolen, Vorhofflimmern, Kammertachykardien und Kammerflimmern bis hin zu gelegentlichen AV- oder SA-Blöcken sind häufige Komplikationen und können als Frühsymptome der Erkrankung auftreten.

Hypertrophe Kardiomyopathien. Das EKG ist in vieler Hinsicht pathologisch, oft mit einer linksventrikulären Hypertrophie und einem linksventrikulären Überlastungsmuster (Abb. 14.29, S. 347), Linksschenkelblock (Abb. 14.30 A, S. 348) oder gelegentlich einem WPW-ähnlichen Muster (Abb. 14.30 B, S. 349). Pathologische Q-Zacken (Pseudo-Infarktmuster) werden häufig in den Extremitätenableitungen oder in den Brustwandableitungen aufgezeichnet (Abb. 14.29). Kammerarrhythmien sind häufige Komplikationen: ventrikuläre Extrasystolen, paroxysmale ventrikuläre Tachykardien und Kammerflimmern.

Restriktive Kardiomyopathien. Patienten mit Löffler'scher Endokarditis/Endomyokardfibrose können Niedervoltagen sowie Merkmale einer Vergrößerung des linken Vorhofes und supraventrikuläre Arrhythmien zeigen.

weiter auf S. 350

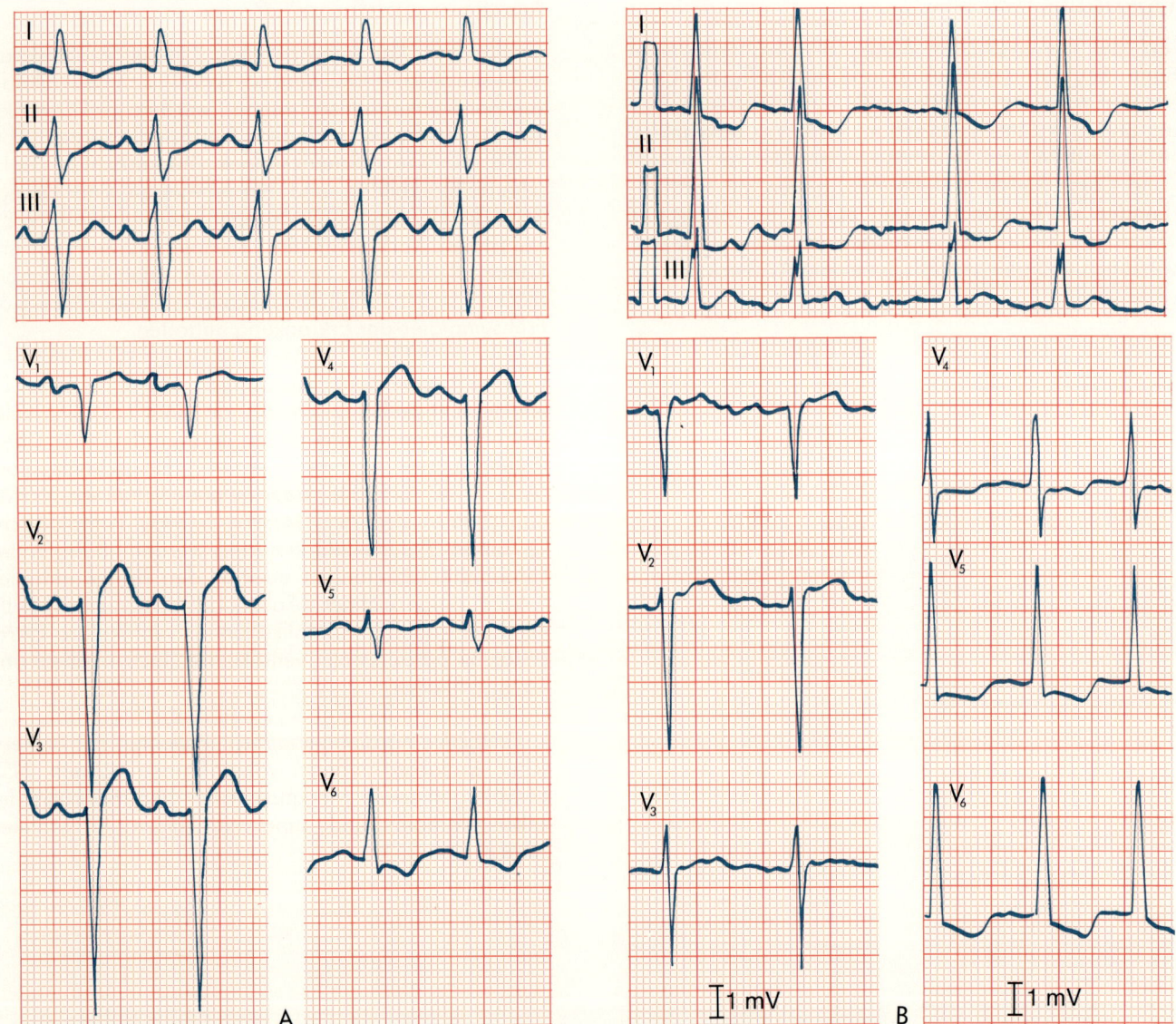

Abb. 14.28
Dilatative Kardiomyopathie bei zwei jungen Männern, einem 32-jährigen mit chronischem Alkoholabusus und einem früher gesunden 16-jährigen mit leerer Familienanamnese. Beide Patienten litten unter Kurzatmigkeit bei Belastung, die sich über einen Zeitraum von 1–2 Jahren deutlich verstärkt hatte, und wurden aufgenommen mit manifester Herzinsuffizienz (sowohl Links- als auch Rechtsherzinsuffizienz). Die Thorax-Röntgen-Aufnahme zeigte ein stark vergrößertes Herz, und bei der Echokardiografie wurde ein ausgeweiteter linker Ventrikel mit einer herabgesetzten Verkürzungsfraktion gefunden.

A Linksventrikuläre Überlastung mit grenzwertiger Senkung der ST-Strecke und negativen T-Wellen in Abl. V_{5-6} und in I

B Vorhofflimmern, linksventrikuläre Hypertrophie mit pathologisch überhöhten R-Zacken in den Abl. V_{5-6} und linksventrikulären Überlastungszeichen mit Senkung der ST-Strecke und negativen T-Wellen in den Abl. V_{5-6} und I

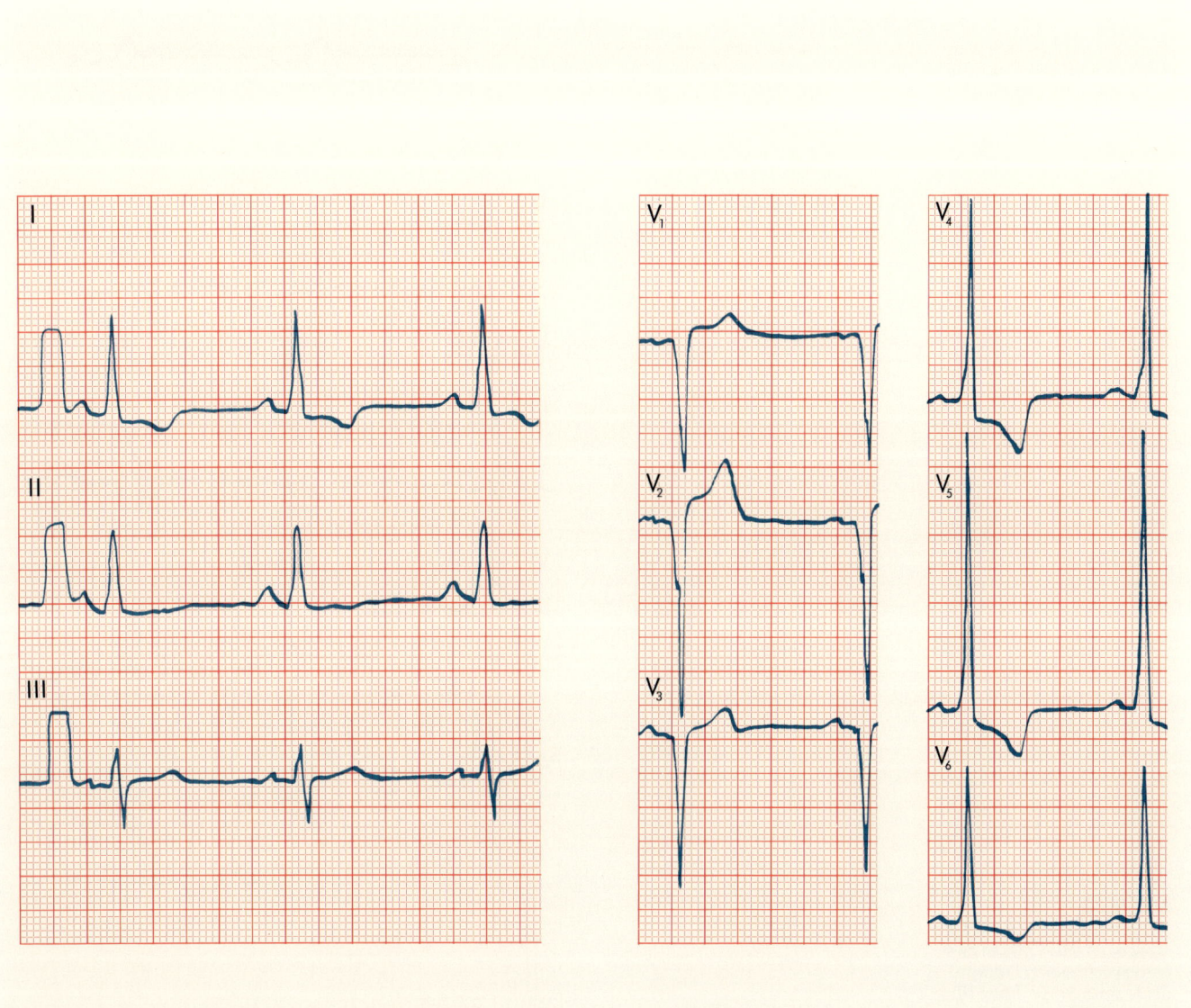

Abb. 14.29
Nicht obstruktive hypertrophe Kardiomyopathie bei einem 18-jährigen Jugendlichen. Sein Vater starb plötzlich mit 25 Jahren. Seit einem Jahr klagte der junge Mann über Kurzatmigkeit und anginöse Beschwerden bei Belastung. Die Echokardiografie zeigte eine diffuse Hypertrophie des linken Ventrikels. Im EKG Sinusrhythmus, linksventrikluläre Hypertrophie und Überlastungsmuster.

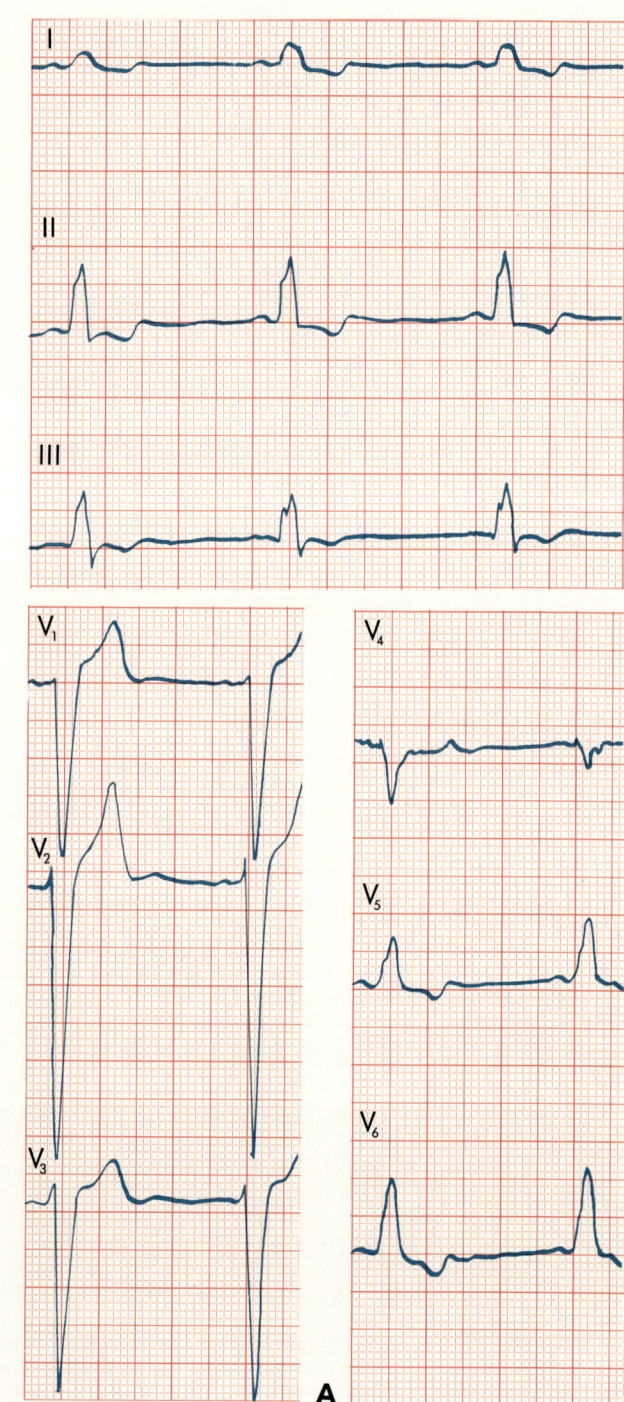

Abb. 14.30
Hypertrophe obstruktive Kardiomyopathie (HOCM) bei zwei
heranwachsenden Brüdern.
Beide starben vor ihrem 18.
Geburtstag, der eine (A) plötzlich und der andere während
einer Aufnahme wegen bakte-
rieller Endocarditis (B). Die
Echokardiografie zeigte eine
asymmetrische linksventrikuläre
Hypertrophie mit massiver
Hypertrophie des ventrikulären
Septums. Im EKG Sinusrhythmus
und in (A) Linksschenkelblock
und (B) WPW-ähnliches Bild mit
sehr kurzer PQ-Zeit

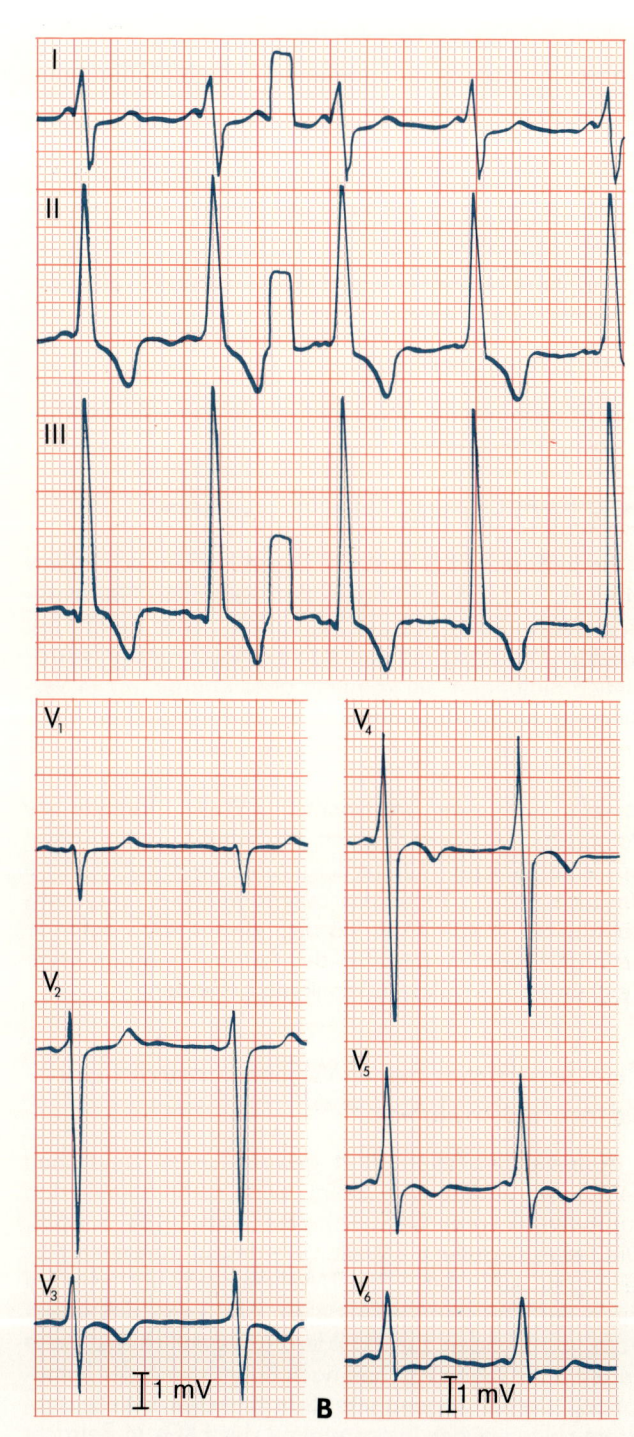

Abb. 14.30
(Fortsetzung)

Das EKG bei Myxödem [34, 35]

Beim Myxödem sind folgende EKG-Veränderungen häufig (Abb. 14.31):

1. Sinusbradykardie.

2. Ein gering verlängertes PQ-Intervall entsprechend einem AV-Block I°.

3. Periphere Niedervoltage (QRS-Amplitude in allen Extremitätenableitungen < 5 mm).

4. Abflachung der T-Welle.

5. QT-Verlängerung, die selten zu Torsade de Pointes-Tachykardien führt.

Das EKG bei Hirnschädigung [36–38]

Bedeutsame EKG-Veränderungen können sich in Verbindung mit Erkrankungen des zentralen Nervensystems entwickeln (Abb. 14.32, S. 352). Dies betrifft besonders Patienten mit subarachnoidalen und intrakraniellen Blutungen, sie kommen aber ebenso vor in Verbindung mit Kopftraumen und neurochirurgischen Maßnahmen. Die häufigsten Befunde sind tief invertierte oder hohe aufrechte T-Wellen, Verlängerung des QT-Intervalls und eine prominente U-Welle. Torsade de Pointes-Tachykardien wurden als seltene Komplikation bei einer solchen QT-Verlängerung beobachtet. Eine Veränderung im Tonus des autonomen Nervensystems könnte als mögliche Erklärung dieser EKG-Befunde herangezogen werden. Bei der Autopsie werden keine Zeichen einer Myokarderkrankung gefunden.

Das Schrittmacher-T-Wellensyndrom bei Kammerstimulation [39, 40]

Kammerstimulation führt gewöhnlich zu deutlichen T-Wellenveränderungen beim nicht mehr stimulierten supraventrikulären QRST-Komplex (Abb. 14.33, S. 353). Die tiefen negativen T-Wellen werden in mehreren Ableitungen gefunden. Die T-Wellennegativität tritt bei Ende der Kammerstimulation ein und kann sich innerhalb von Stunden zurückbilden, gelegentlich erst nach Tagen oder sogar Wochen nach Beendigung der Stimulation. Dieses sogenannte Schrittmacher-T-Wellensyndrom sollte bei der Interpretation des EKGs in Betracht

gezogen werden, um eine Fehldiagnose eines Nicht-Q-Zackeninfarkts zu vermeiden. Dabei ist auch zu berücksichtigen, daß differentialdiagnostische Schwierigkeiten dadurch entstehen können, daß die Insertion der Stimulationselektrode selbst mit einem geringen bis mäßigen Anstieg der Enzyme verbunden ist. Die Laktat-Dehydrogenase ist häufig erhöht, und die CK-MB kann ebenfalls erhöht sein. Vorhofstimulation führt dagegen nicht zur Entwicklung eines T-Wellensyndroms.

Mitralklappenprolapssyndrom [41]

Gewöhnlich zeigt das EKG keine Veränderungen beim asymptomatischen Patienten mit Mitralklappenprolapssyndrom, auch wenn typische auskultatorische Befunde wie mittsystolischer Klick und spätsystolisches Geräusch vorliegen und ein charakteristischer echokardiographischer Befund mit Durchschlagen eines oder beider Mitralsegel zu erheben sind. In einer Minderzahl der Patienten zeigt das EKG negative und nichtspezifische ST-Streckenveränderungen in den Abl. II, III und aVF oder gelegentlich auch in den Brustwandableitungen.

Andere mögliche EKG-Veränderungen bestehen in einer Verlängerung des QT-Intervalls, dem Auftreten prominenter U-Wellen und pathologischer Q-Zacken. Eine Anzahl von Untersuchungen deuten darauf hin, daß bei Patienten mit Mitralklappenprolaps supraventrikuläre und ventrikuläre Arrhythmien gehäuft auftreten. Bei einigen Patienten sind Stokes-Adams-Anfälle und plötzliche Todesfälle beschrieben worden, die in Verbindung mit paroxysmalem AV-Block oder ventrikulärer Tachykardie auftraten (Abb. 6.41, S. 178/179). Bei Patienten mit Mitralklappenprolaps und QT-Verlängerung sind Anfälle von Torsade de Pointes-Tachykardien beobachtet worden.

Ein Kausalzusammenhang zwischen einem Patienten mit sonst asymptomatischem Mitralklappenprolapssyndrom auf der einen Seite und den oben erwähnten EKG-Veränderungen und Arrhythmien auf der anderen Seite ist nicht sicher nachgewiesen. Es ist daher nicht auszuschließen, daß das gleichzeitige Auftreten zufällig sein kann und der großen Häufigkeit des Mitralklappenprolapssyndroms in der allgemeinen Bevölkerung (5–10 %) zugeschrieben werden muß.

weiter auf S. 354

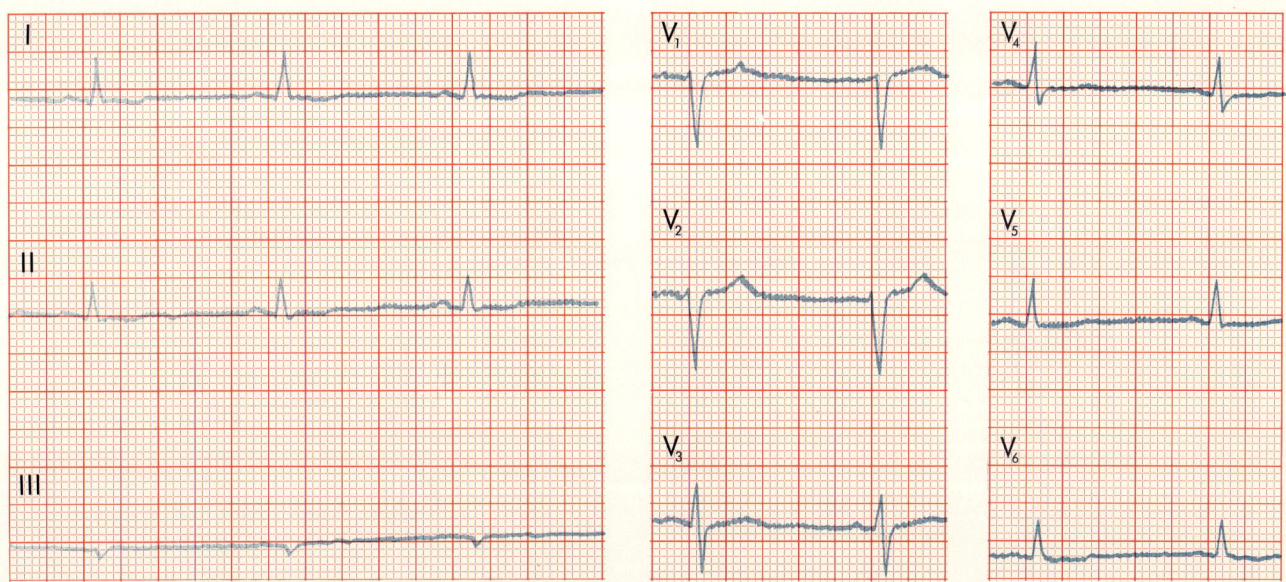

A Niedervoltage und Abflachung der T-Wellen (Serumthyroxin 17 nmol/l, Trijodthyronin 1,0 nmol/l und TSH 13,2 myU/ml)

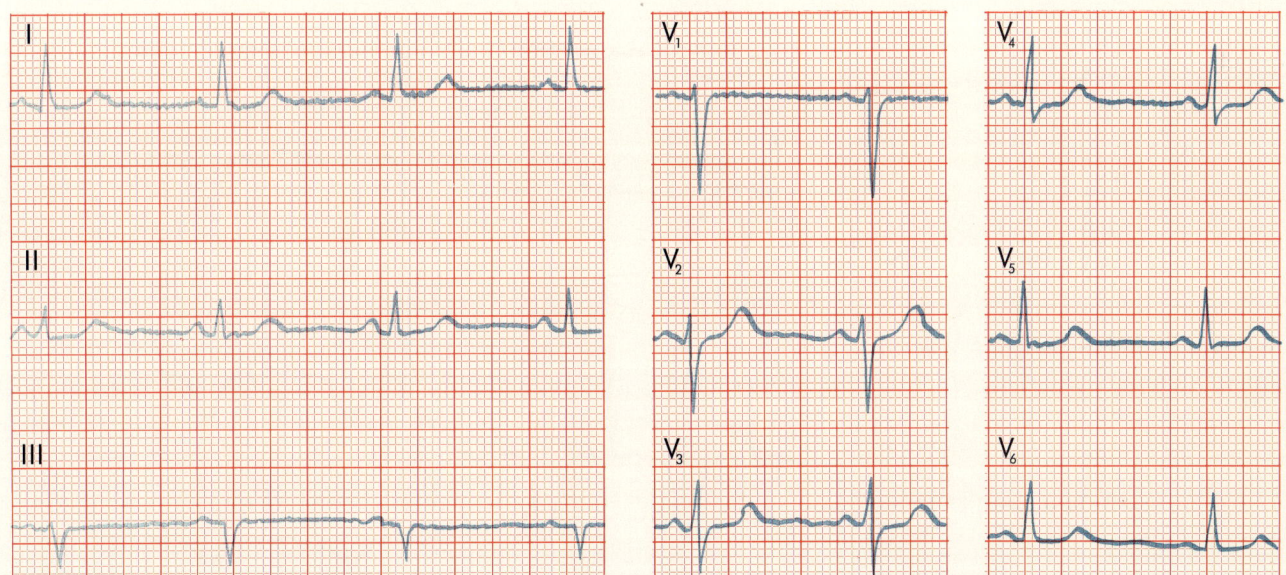

B Nach Behandlung mit 0,1 mg Levothyroxin pro Tag über 8 Monate (Serumthyroxin 114 nmol/l, Trijodthyronin 2,5 nmol/l und TSH weniger als
0,2 myU/ml). Das EKG hat sich normalisiert

Abb. 14.31
Myxödem. EKG einer 58-jährigen Frau mit Überempfindlichkeit gegen Kälte, Zunahme des Körpergewichts, heiserer Stimme und Müdigkeit seit
18 Monaten

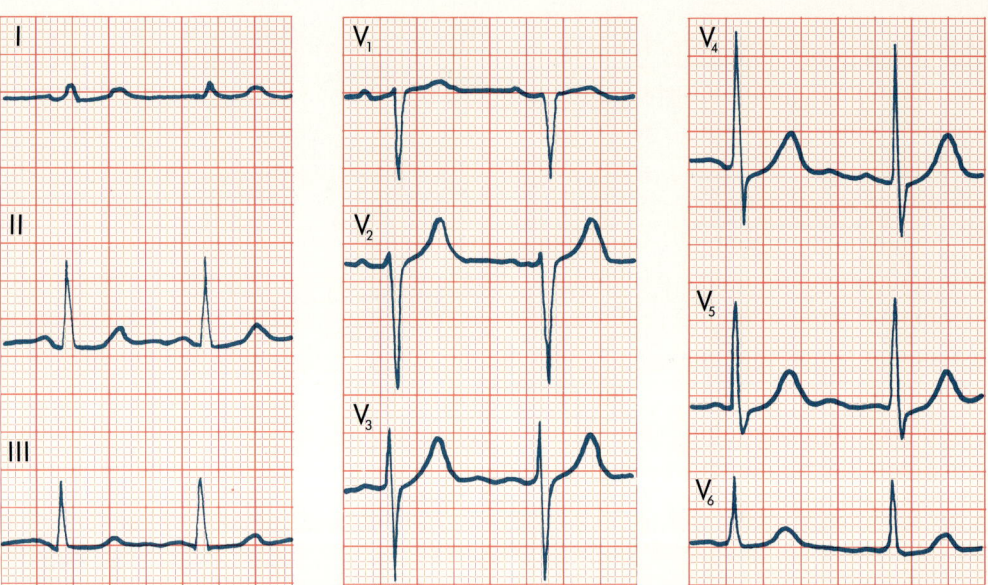

A Bei Aufnahme weitgehend normales EKG

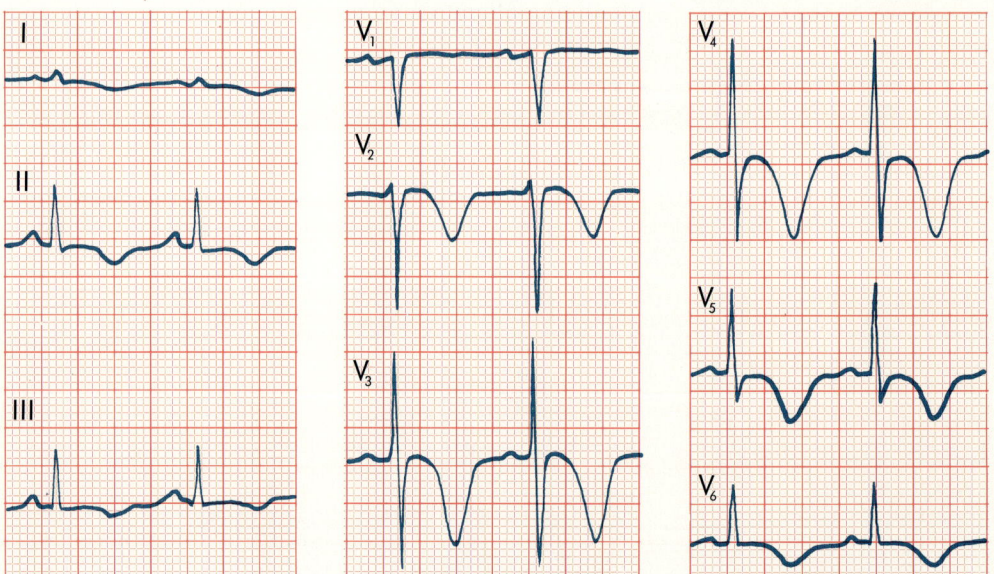

B EKG am Tag nach Eintritt der Hemiparese. Tiefe symmetrische negative T-Wellen in V₁₋₆ und negative T-Wellen in Abl. I, II und III

Abb. 14.32
Schlaganfall und T-Wellen-Veränderungen. EKG einer 73-jährigen Frau, die 3 Tage nach Klinikaufnahme eine massive linksseitige Hemiparese entwickelte. Blutdruck normal. Keine anamnestischen Angaben über Angina pectoris und kein Anstieg der Serum-Enzyme

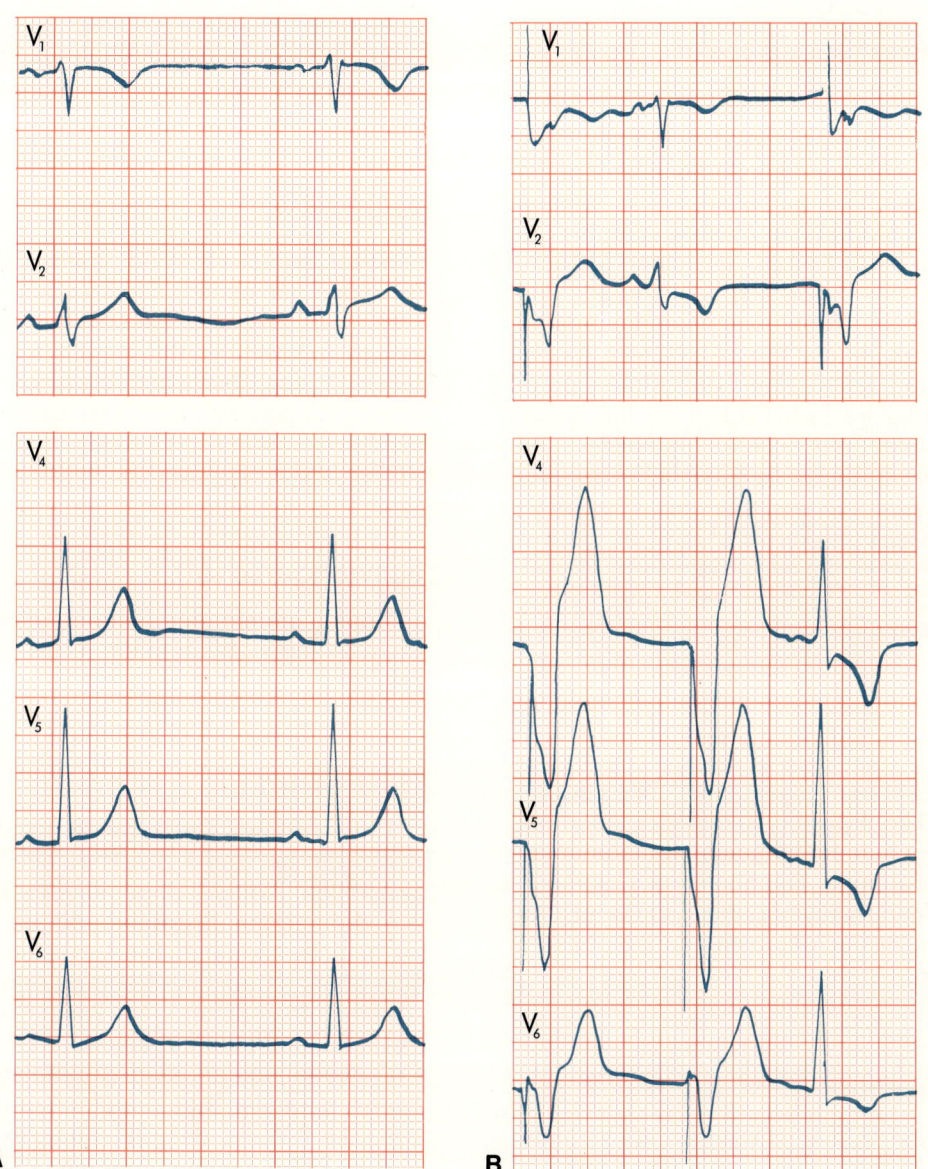

Abb. 14.33
*Kammerstimulation (VVI-Modus). T-Wellen-Veränderungen bei nicht stimulierten supraventrikulären QRS-Komplexen. EKG eines 69-jährigen
Mannes mit Syndrom des kranken Sinusknotens*

A Vor Schrittmacherimplantation. Es besteht eine Sinusbradykardie von 41/min und positive T-Wellen in allen Brustwandableitungen

*B Nach Schrittmacherimplantation. Es kommt zu einem Wechsel zwischen den stimulierten QRS-Komplexen (Frequenz 74/min) und dazwi-
schenliegenden Sinuserregungen. Die T-Wellen der vom Sinusknoten übergeleiteten Kammererregungen sind in allen Brustwandableitungen
negativ.*

EKG bei Neuromyopathien [42, 43]

Zu den Neuromyopathien gehören die progressive Muskeldystrophie des Duchenne-Typs, die Friedreich'-sche Ataxie und die myotonische Dystrophie; sie können einhergehen mit Beteiligung des Herzens. Die ST-Strecke und die T-Welle sind häufig bei allen drei Erkrankungen verändert. Eine pathologische Rs-Relation in V_1 wird häufig bei progressiver Muskeldystrophie gefunden. Pathologische Q-Zacken, die einer Q-Zacke eines transmuralen Infarkts ähnlich sein können, sind ein häufiger Befund bei progressiver Muskeldystrophie und gelegentlich auch bei der Friedreich'schem Ataxie. Supraventrikuläre und ventrikuläre Extrasystolen, paroxysmale supraventrikuläre Tachykardien, AV-Blöcke unterschiedlichen Grades und Schenkelblockbilder sind nicht selten. Eine Sinustachykardie herrscht bei der progressiven Muskeldystrophie und bei der Friedreich'-schen Ataxie vor. Sinusbradykardie ist häufiger bei der myotonischen Dystrophie. Bei der progressiven Muskeldystrophie kann sich das „Syndrom des kranken Sinusknotens" entwickeln.

Bindegewebserkrankungen [44–48]

Bei Bindegewebserkrankungen, z.B. Sklerodermie und dem systemischen Lupus erythematodes, kann das Myokard mitbeteiligt sein. Nicht-spezifische ST-Strecken- und T-Wellenveränderungen sind häufigster elektrokardiographischer Befund, Arrhythmien in Form von Extrasystolen, paroxysmalen Tachykardien und Blockbildern können vorkommen.

Brustkorbdeformitäten [49, 50]

Bei Deformität der Brustwand können EKG-Veränderungen auftreten, hauptsächlich wegen der damit verbundenen Veränderung der Herzlage. Bei Patienten mit *Pectus excavatum* wird die P-Welle in V_1 häufig negativ, und pathologische Q-Zacken, die entweder einen Vorderwand- oder einen inferioren transmuralen Infarkt nachahmen, können gefunden werden. T-Welleninversionen sind häufig. Beim sogenannten *Straight-Back-Syndrom*, bei dem ein Verlust der normalen oberen thorakalen Kyphose der Wirbelsäule vorliegt und es da-

durch zu einer Verengung des Sagittaldurchmessers kommt mit Kompression und Drehung des Herzens zwischen Sternum und Wirbelsäule (Cor planum), können ebenfalls T-Wellenveränderungen und gelegentlich pathologische Q-Zacken auftreten.

Adipositas [51]

Selbst bei schwerer Adipositas sind die EKG-Veränderungen nur gering. Die R-Zacke kann in ihrer Höhe vermindert sein, aber eine Niedervoltage ist besonders in den Extremitätenableitungen selten, nicht ganz so selten in den Brustwandableitungen. Die QRS-Achse kann geringgradig nach links abweichen, bleibt aber meistens in normalen Grenzen. Eine Abflachung der T-Wellen ist das häufigste und konstanteste Merkmal.

Schwangerschaft [52]

Häufig besteht eine Sinustachykardie. Eine Achsendrehung kann sowohl nach rechts als auch nach links erfolgen.

Dextrokardie [53]

Der Ausdruck Dextrokardie beinhaltet alle Veränderungen, bei denen das Herz eine zum Üblichen gegensinnige Position eingenommen hat, hauptsächlich auf der rechten Brustseite, mit der Herzspitze nach rechts unten zeigend. Die Lunge und der abdominale Situs können dabei mit invertiert sein oder normal. Die typischen EKG-Befunde bei Patienten mit isolierter Dextrokardie und/oder begleitender Herzerkrankung sind EKG-Kurven, die in etwa gegensinnig zu denen sind, die bei normaler Lage des Herzens aufgezeichnet werden. Die P-Welle, der QRS-Komplex und die T-Wellen sind in Abl. I negativ, und die Brustwandableitungen zeigen ein RS-Muster in V_5–V_6 (Abb. 14.34 A). Eine EKG-Aufzeichnung mit Vertauschen der rechten und linken Armelektroden und Lokalisation der Brustwandelektroden von V_{1R}–V_{6R} wird einen normalen Befund ergeben. Dabei ist die Elektrode V_{1R} über dem vierten Interkostalraum an der linken Seite des Sternums und V_{6R} über dem fünften Interkostalraum in der rechten mittleren Axillarlinie plaziert (Abb. 14.34 B).

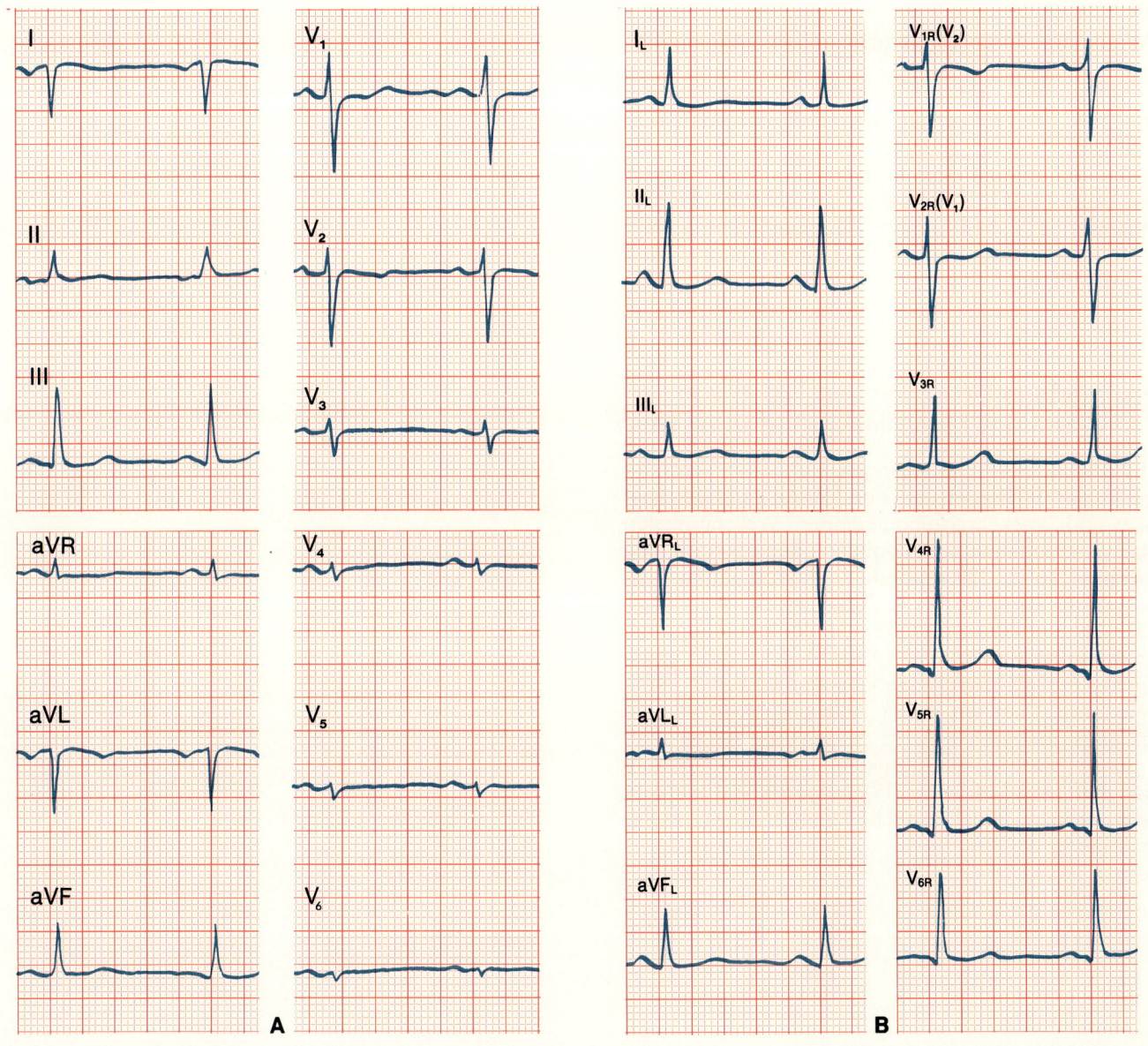

Abb. 14.34
Dextrokardie bei einem 15-jährigen gesunden Jungen.

A EKG mit üblichen Ableitungen

B EKG-Aufzeichnungen mit vertauschten Armelektroden (rechts ←→ links). Die linkspräkardialen Brustwandableitungen (V_1–V_6) wurden rechtspräkardial (V_{1R}–V_{6R}) angelegt (s. Text).

Hypothermie[54, 55]

Wenn die Körpertemperatur abfällt, verlangsamt sich die Sinusfrequenz, und eine Verlängerung des PQ- und QT-Intervalls tritt auf. Fällt die Körpertemperatur unter 25°C, kommt es zum Auftreten einer pathologischen Welle, der sogenannten J-Welle, früh in der ST-Strecke, die z.T. mit dem QRS-Komplex verschmelzen kann (Abb. 14.35). Eine häufige Komplikation der Hypothermie ist Vorhofflimmern. Kammerflimmern stellt ein Hauptrisiko dar, wenn die Herztemperatur zwischen 27 und 30°C liegt.

Verschiedene Ursachen und Typen von ST-Strecken- und T-Wellenveränderungen

Es gibt mehrere Erkrankungen, bei denen Veränderungen der ST-Strecke und der T-Welle aufgezeichnet werden. ST-Streckensenkung und/oder T-Welleninversion unter verschiedenen pathologischen Bedingungen sind in Abb. 14.36, S. 358 dargestellt. ST-Streckenanhebungen werden beim akuten Q-Zackeninfarkt (Abb. 14.7, S. 317), akuter Perikarditis (Abb. 14.26, S. 343) und bei der transmuralen Ischämie (Abb. 14.16, S. 327) gesehen. Reziproke ST-Streckenanhebungen und/oder T-Wellennegativität können in der Ableitung auftreten, die eine entgegengesetzte Achse zu den Ableitungen hat, in denen die ST-Streckensenkung und/oder T-Wellenpositivität (Abb. 14.8, S. 319) aufgezeichnet werden. Diese Verhältnisse gelten auch sozusagen in umgekehrter Richtung.

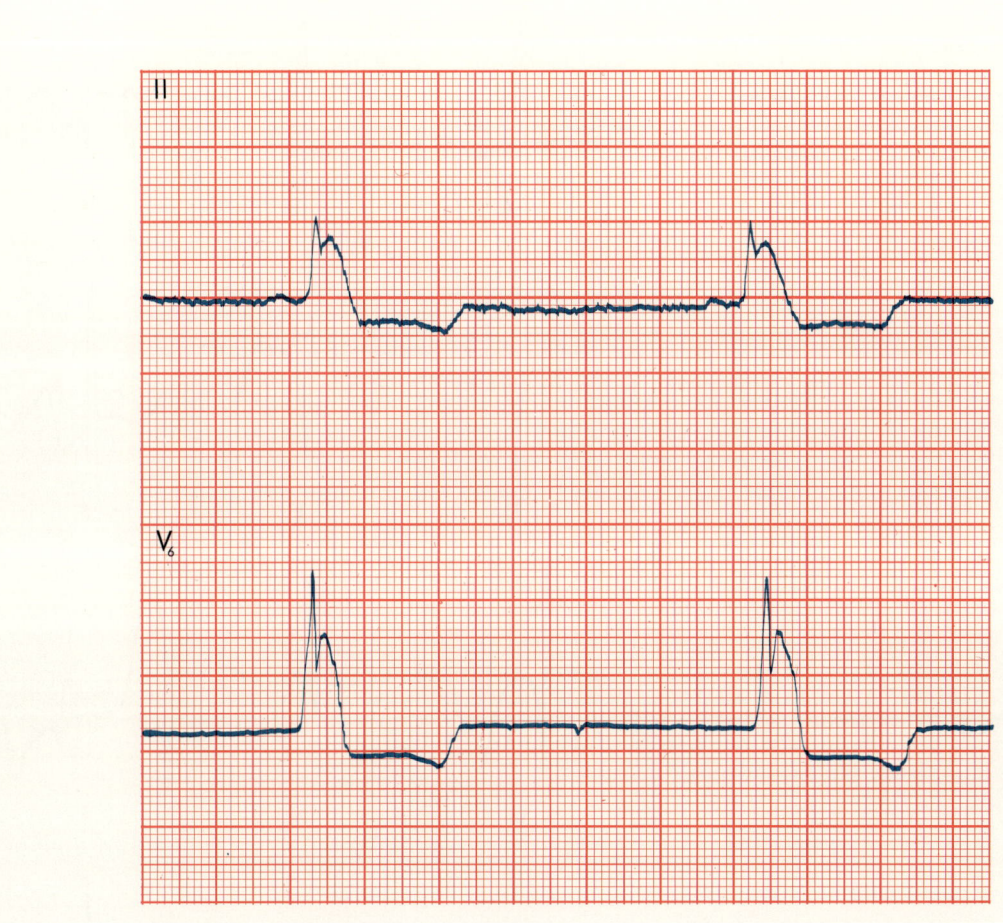

Abb. 14.35
EKG bei einem Ertrunkenen. Rektaltemperatur 14° Celsius

A. Linksventrikuläre Hypertrophie und Überlastung

B. Digitalis Wirkung (Cohn Effekt)

C. Rechtsventrikuläre Hypertrophie und Überbelastung

D. Akuter Q-Zacken Infarkt (Tage-Wochen)

E. Nicht Q-Zacken Infarkt

F. Subendokardiale Ischämie

G. Schlaganfall

H. Nach paroxysmaler Tachykardie

I. Spontane Sinus-Erregung bei VVI-stimuliertem Patienten

J. Rechtsschenkelblock

K. Linksschenkelblock

L. Präexzitation vom WPW-Typ

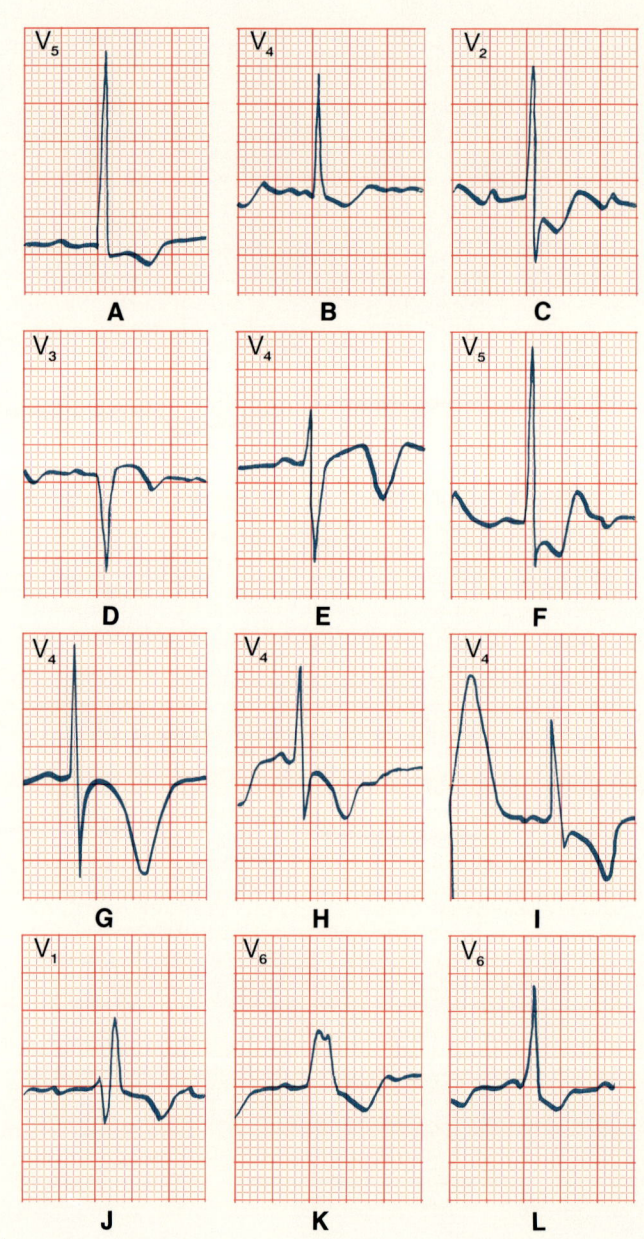

Abb. 14.36
Verschiedene Ursachen für Senkung der ST-Strecke und/oder T-Negativität

1. The Criteria Committee of the New York Heart Association: Nomenclature and Criteria for Diagnosis of Diseases of the Heart and Great Vessels, 8th edition. Boston: Little, Brown and Co., 1979; 90–119.

2. Schamroth L. An introduction to electrocardiography. Oxford, London: Blackwell Scientific Publications, 1976.

3. Schamroth L. Abnormalities of the P wave. Ingelheim am Rhein: Boehringer Ingelheim Postgraduate Medical Services, 1983; 3–26.

4. Surawicz B. Electrocardiographic diagnosis of chamber en largement. JACC 1986; 711–24.

5. Schamroth L. The electrocardiology of coronary artery disease. 2nd edition. Oxford: Blackwell Scientific Pub lications, 1984.

6. Yasuda T, Ribeiro HG, Holman BL. Accuracy of localization of acute myocardial infarction by 12 lead electrocardiography. J Electrocardiol 1982; 15: 181–88.

7. Phibbs B. "Transmural" versus "subendocardial" myocardial infarction: An electrocardiographic myth. JACC 1983; 1: 561–64.

8. Gibson RS. Non-Q-wave myocardial infarction: Diagnosis, prognosis and management. In: O'Rourke RA, Crawford MH, eds. Current problems in cardiology. Chicago, Illinois: Year Book Medical Publisher, Inc.; 5–72.

9. Mandel WJ, Peter CT, Hoffmann I. Electrocardiographic diagnostic dilemmas in myocardial ischemia and infarction. In: Wellens HJJ, Kulbertus HE, eds. What's new in electrocardiography. The Hague, Boston, London: Martinus Nijhoff Publishers, 1981; 58–78.

10. Christie LG, Conti CR. Systematic approach to evaluation of anginalike chest pain: Pathophysiology and clinical testing with emphasis on objective documentation of myocardial ischemia. Am Heart J 1981; 102: 897–912.

11. Detrano R, Froelicher VF. Exercise testing: Uses and limitations considering recent studies. Prog Cardiovasc Dis 1988; 31: 173–204.

12. Chahine RA. Unstable angina. The problem of definition. Br Heart J 1975; 37: 1246–49.

13. Hugenholtz PG. Unstable angina revisited once more. Europ Heart J 1986; 7: 1010–13.

14. Maseri A, L'Abbate A, Chierchia S, et al. Significance of spasm in the pathogenensis of ischemic heart disease. Am J Cardiol 1979; 44–47.

15. Bertrand ME, Cherrier F. L'Langine de poitrine de Prinz metal: 20 ans après. Arch Mal Coeur 1979; 72: 939–42.

16. Vilhelmsen R, Mortensen SA, Sandøe E. Diagnostic fallacies and drug management in Prinzmetal's variant angina. In: Mason DT, Collins JJ, eds. Myocardial revascularization. Medical and surgical advances in coronary disease. New York: Yorke Medical Books, 1981; 122–37.

17. Egstrup K. The sensitivity of the symptom angina pectoris as a marker of transient myocardial ischaemia in chronic stable angina. Acta med scand 1987; 222: 301–06.

18. Epstein SE, Quyyumi AA, Bonow RO. Myocardial ischemia – silent or symptomatic. New Engl J Med 1988; 318: 1038–43.

19. Amsterdam EA. Relation of silent myocardial ischemia to ventricular arrhythmias and sudden death. Am J Cardiol 1988; 62: 24–27.

20. Pedersen F, Pietersen A, Sandøe E. Silent myocardial ischaemia and life threatening ventricular arrhythmias. Ann Clin Res 1988; 20: 404–09.

21. Sargin O, Demirkol C. Deeply inverted T-waves after supraventricular paroxysmal tachycardia. Dis Chest 1965; 48: 321–23.

22. Campbell M. Inversion of T waves after long paroxysms of tachycardia. Br Heart J 1942; 4: 49–56.

23. Nelson SD, Kou WH, Annesley T, et al. Significance of ST segment depression during paroxysmal supraventricular tachycardia. JACC 1988; 12: 383–87.

24. Brugada P, Gorgeis AP, Wellens HJJ. The electrocardiogram in pulmonary embolism. In: Wellens HJJ, Kulbertus HE, eds. What's new in electrocardiography. The Hague, Boston, London: Martinus Nijhoff Publishers, 1981: 366–80.

25. Spodick DH. Pathogenesis and clinical correlations of the electrocardiographic abnormalities of pericardial disease. Cardiovasc Clin 1977; 8: 201–13.

26. Bruce MA, Spodick DH. Atypical electrocardiogram in acute pericarditis: Characteristics and prevalence. J Electro cardiol 1980; 13: 61–66.

27. Unverferth DV, Williams TE, Fulkerson PK. Electrocardiographic voltage in pericardial effusion. Chest 1979; 75: 157–60.

28. Chesier E, Mitha AS, Matison RE. The ECG of constrictive pericarditis – Pattern resembling right ventricular hypertrophy. Am Heart J 1976; 91: 420–24.

29. Keith JD. Rheumatic fever and rheumatic heart disease. In: Keith JD, Rowe RD, Vlad P, eds. Heart disease in infancy and childhood. New York: Macmillan Publishing Co., 1978; 213–14.

30. Fine I, Bramerd H, Sokolow M. Myocarditis in acute infectious diseases. A clinical and electrocardiographic study. Circulation 1950; 2: 859–71.

31. Oakley CM. Clinical recognition of the cardiomyopathies. Circulation Res 1974; 34,35 (Suppl. II): 152–67.

32. McKenna WJ, Borggrefe M, England D, et al. The natural history of left ventricular hypertrophy in hypertrophic cardiomyopathy: An electrocardiographic study. Circulation 1982; 66: 1233–40.

33. Kuhn H, Breithardt G, Knieriem H-J, et al. Prognosis and possible presymptomatic manifestations of congestive cardiomyopathy (COCM). Postgrad Med J 1978; 54: 451–59.

34. Surawicz B, Mangiardi ML. Electrocardiogram in endocrine and metabolic disorders. In: Rios JC, ed. Clinical-electrocardiographic correlations. Cardiovasc Clin 1977; 8: 243–66.

35. Fredlund B-O, Olsson SB. Long QT interval and ventricular tachycardia of "Torsade de pointe" type in hypothyroidism. Acta med scand 1983; 213: 231–35.

36. Weidler DJ. Myocardial damage and cardiac arrhythmias after intracranial hemorrhage: A critical review. Stroke 1974; 5: 759.

37. Melein J, Fogelholm R. Electrocardiographic findings in subarachnoid hemmorhage. A population study. Acta med scand 1983; 213: 5–8.

38. Nakamura Y, Kaseno K, Kubo T. Transient ST-segment elevation in subarachnoid hemmorhage. J Electrocardiol 1989; 22: 133–37.

39. Mortensen SA, Meibom J, Nyboe I, et al. Influence on electrocardiogram and cardiac enzymes of permanent pacing simulating myocardial infarction. In: Ferugio GA, ed. Cardiac pacing. Electrophysiology and pacemaker technology. Padova: Piccin Medical Books, 1983; 967–70.

40. Chatterjee K, Harris AM, Davies JG, et al. T-wave changes after artificial pacing. Lnacet 1969; i: 759–62.

41. Ansari A. Syndrome of mitral valve prolapse: Current perspectives. Prog Cardiovasc Dis 1989; 32: 31–72.
42. Waters DD. Cardiovascular manifestations of neuromuscular disease. In: Hurst JW, ed. Update V. The heart. New York: McGraw-Hill Book Co. 1978; 51–79.
43. Olofsson B-O, Forsberg H, Anderson S, et al. Electrocardiographic findings in myotonic dystrophy. Br Heart J 1988; 59: 47–52.
44. Bulkley BH, Ridolfi RL, Salyer WR, et al. Myocardial lesions of progressive systemic sclerosis. A cause of cardiac dysfunction. Circulation 1976; 53: 483–90.
45. Roberts NK, Cabeen WR, Moss J, et al. The prevalence of conduction defects and cardiac arrhythmias in progressive systemic sclerosis. Ann Int Med 1981; 94: 38–40.
46. Bharati S, de la Fuente DJ, Kallen RJ, et al. Conduction system in systemic lupus erythematosus with atrioventricular block. Am J Cardiol 1975; 35: 299–304.
47. Thunen M, Bjerie P, Stjernberg N. ECG abnormalities in patients with sarcoidosis. Acta med scand 1983; 213: 115–18.
48. Eriksson P, Karp K, Bjerie P, et al. Disturbances of cardiac rhythm and conduction in familial amyloidosis with polyneuropathy. Br Heart J 1984; 51: 658–62.
49. Elisberg EI. Electrocardiographic changes associated with pectus excavatum. Ann Int Med 1958; 49: 130–41.
50. De Oliveira JM, Sambhi MP, Zimmermann HA. The electrocardiogram in pectus excavatum. Br Heart J 1958; 20: 495–501.
51. Eisenstein I, Edelstein J, Sarma R, et al. The electrocardiogram in obesity. J Electrocardiol 1982; 15: 115–18.
52. Schwartz DB, Schamroth L. The effect of pregnancy on the frontal plane QRS axis. J Electrocardiol 1979; 12: 279–81.
53. Van Praagh R, Van Praagh S, Vlad P, et al. Diagnosis of the anatomic types of congenital dextrocardia. Am J Cardiol 1965; 15: 234–47.
54. Vandam LD, Burnap TK. Hyopthermia. New Engl J Med 1959; 261: 546–603.
55. Reuler JB. Hypothermia: Pathophysiology, clinical settings and management. Ann Intern Med 1978; 89: 519–27.

Verzeichnis der Abbildungen